中药标准饮片制备技术规范

主　编　肖永庆　李　丽
主　审　许腊英　梁生旺

科学出版社

北　京

内 容 简 介

本书为科技部科技基础专项重点项目——"中药标准饮片制备技术规范制定"的研究成果。全书分为七章：第一章介绍了原料药材采集加工技术，原形饮片炮制工艺技术，候选标准饮片均匀化、包装、贮存技术的研究通则；第二至六章按照类别详细介绍了关黄柏等80种饮片的原料药材采集加工技术规范，原形饮片炮制工艺技术规范，候选标准饮片均匀化、包装及贮存技术规范；第七章主要收录了80种饮片的原料药材、原形饮片及候选标准饮片鉴别特征及鉴别图片。

本书的出版为完善中药饮片质量评价标准物质、健全中药饮片质量标准体系提供了重要的研究基础，同时为中药饮片生产、流通及应用部门的相关专业技术人员进行中药饮片质量标准研究和制定提供了有价值的参考。

图书在版编目（CIP）数据

中药标准饮片制备技术规范 / 肖永庆，李丽主编 . —北京：科学出版社，2022.8

　ISBN 978-7-03-072840-1

Ⅰ. ①中… Ⅱ. ①肖… ②李… Ⅲ. ①饮片－中药炮制学－规范－中国 Ⅳ. ① R283.64-65

中国版本图书馆 CIP 数据核字（2022）第 144933 号

责任编辑：刘　亚　鲍　燕 / 责任校对：韩　杨
责任印制：肖　兴 / 封面设计：蓝正设计

科 学 出 版 社 出版

北京东黄城根北街 16 号
邮政编码：100717
http://www.sciencep.com

北京汇瑞嘉合文化发展有限公司 印刷
科学出版社发行　各地新华书店经销

*

2022 年 8 月第 一 版　开本：787×1092　1/16
2022 年 8 月第一次印刷　印张：36
字数：835 000
定价：**358.00 元**
（如有印装质量问题，我社负责调换）

作者简介

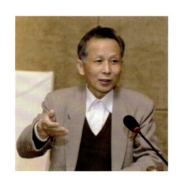

肖永庆, 日本大阪药科大学药学博士,中国中医科学院首席研究员、二级教授、博士生导师,国家中医药管理局中药炮制学重点学科带头人,全国老中医药专家学术经验继承工作指导老师,享受政府特殊津贴专家。主要研究领域涉及中药化学和中药炮制学。作为主编出版专著8部。获中华中医药学会、中国民族医药协会等省部级一等奖、二等奖以及中国中医科学院院级奖励多项。

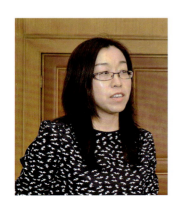

李 丽, 研究员,硕士生导师。国家中医药管理局中药炮制重点学科后备学科带头人,第六批全国老中医药专家学术经验继承人。主要从事中药炮制、中药质量评价及复方配伍机制等领域的科研工作。在建立以加热炮制和配伍炮制为代表的炮制理论研究模式、基于炮制与药性相关性的炮制原理研究模式、基于炮制原理的饮片个性特色质量评价模式及中药饮片产地加工与炮制一体化生产模式等方面进行了大量有益的探索。研究成果获得中华中医药学会科学技术奖一等奖3项、二等奖2项,中国民族医药协会科学技术奖一等奖1项。作为主编及副主编出版著作9部,获得中国民族医药协会中医药著作奖一等奖1项。

编　委　会

项目参与研究单位及人员

项目承担单位

中国中医科学院中药研究所

项目参与单位

湖北中医药大学	北京中医药大学
成都中医药大学	福建中医药大学
广东药科大学	河南中医药大学
山东中医药大学	山东省中医药研究院
安徽中医药大学	南京中医药大学
江西中医药大学	大连市药品检验所

参与研究人员

（按姓氏笔画排序）

丁安伟　于　生　于　欢　万　超　王光忠　王成永　王英姿　王淑美
石亚囡　石典花　叶　静　付　伟　付　静　代　悦　任　晶　刘　颖
刘先琼　刘苗苗　刘艳菊　许腊英　许煜迪　孙　飞　孙立立　孙　萌
孙　黎　孙雄杰　苏　慧　李　飞　李　军　李　丽　李　蒙　李水清
李听弦　杨立梅　扶垭东　肖　芳　肖永庆　吴　娜　吴月娇　吴纯洁
吴国学　吴德玲　何　宁　张　伟　张　丽　张　超　张　晶　张学兰
张春泥　张振凌　张崇佩　陈　红　陈志敏　范　晖　范润勇　易炳学
岳　琳　周　艳　周　萍　单鸣秋　孟　冉　孟　江　胡昌江　胡景莲
钟凌云　姜明瑞　袁　芮　聂诗明　栾茹乔　高明阳　涂济源　黄永亮
黄勤挽　龚千锋　梁生旺　彭诗涛　程再兴　谢　婧　甄　臻　窦佩丹
蔡真真　翟文泽　颜春潮　霍雨佳　戴衍朋　魏学鑫

序

　　目前大多数饮片标准仍借用或套用药材的标准，生、制饮片多以同一"指标成分"为指标进行质量评价，造成药性差别很大的生、制饮片混用，严重影响了中医临床疗效，也加重了饮片监管的难度。中药饮片据"依法炮制"而制备，饮片质量据"生熟有度"而评价，用于中药饮片质量评价的标准物质必须体现中药饮片整体性、专属性的特点。中药质量标准体系的标准物质尚不完善，满足不了进一步健全中药质量标准体系的需要。标准饮片较之单一化学成分对照品可提供更多的饮片属性信息，可以较为全面地展示饮片内在质量，提高饮片真伪鉴别、质量优劣的可靠性和专属性，同时可弥补化学对照品匮乏之不足。因此，中药"标准饮片"是用来评价饮片质量最合适的"标准物质"。"标准饮片"作为标准物质用于中药饮片质量评价，其资源丰富、制备方法相对简单以及内涵信息量大，可从整体上体现炮制作用，科学地评价生、制饮片质量，保障中药饮片的安全性、有效性和质量可控性，对于提高临床疗效、促进饮片产业健康发展、促进中药现代化与国际化具有重要意义。

　　专著《中药标准饮片制备技术规范》是在科技部科技基础重点专项"中药标准饮片制备技术规范制定"项目研究成果的基础上编制而成。中国中医科学院中药所通过多年的炮制工艺规范化及饮片质量评价方法研究的经验积累，针对中药饮片质量评价标准物质有待完善的现实情况，根据健全中药饮片质量标准体系的需要，于 2012 及 2013 年先后两次牵头组织全国 20 余所科研院所、大专院校及饮片生产企业，共同通过中国中医科学院和国家中医药管理局向科技部提出建议，立项进行"中药标准饮片制备技术规范化研究"。2014 年科技部以科技基础重点专项"中药标准饮片制备技术规范制定"立项进行研究。中国中医科学院为项目牵头单位，肖永庆首席研究员为项目负责人中标，与全国 20 余所科研院所、大专院校及饮片生产企业的数十位专家一道进行了 80 种饮片的研究。项目以《中国药典》（2010 版）收载的中药饮片炮制通则和各饮片独自的炮制技术要点，通过具有一定规模饮片企业的饮片生产技术人员规范化各饮片炮制工艺，在近十年的饮片炮制工艺规范及质量评价标准研究成果的基础上，制定了 80 种标准饮片的炮制技术规范；研究了 80 种标准饮片具有个性特色的质量属性并制定了各饮片属性的识别技术规范；开展标准饮片均匀性、储存方法和稳定性研究，确定作为饮片标准物质的指导原则和技术规范。建立可溯源的标准饮片制备技术和身份认证信息数据库。为向相关部门申请国家标准物质认定提供基础科学数据。为进一步扩大中药标准物质资源开辟了一条新途径。

中国中医科学院中药研究所所长

国际欧亚科学院院士　陈士林

2021 年元月

前　言

　　中药饮片是中医临床的基本用药形式，又是中成药、中药配方颗粒及中药保健产品的生产原料，是整个中药产业的支柱。因此，中药饮片质量的优劣直接影响到中医药的临床疗效，关系到中医药行业的健康发展。

　　质量是产品的生命，标准是质量的根本。科学合理地评价中药饮片的质量，需要建立客观可行的质量评价体系。系统深入地进行中药饮片炮制原理研究，在明确了中药饮片炮制原理的基础上，才能为规范炮制工艺、制定饮片质量评价标准提供科学、客观的评判依据。此外，在制定饮片质量标准的过程中，应用合适的标准物质是极其关键的。

　　目前，化学对照品、对照药材及对照提取物是中药质量标准体系中最常用的标准物质，三者在中药饮片质量控制中发挥了重要作用，然而由于中药饮片成分和炮制机制的复杂性，采用当前的质量评价方法和质量控制标准仍然无法反映中药饮片的科学内涵和特征属性，特别是对于制片。就目前中药质量标准中常用的标准物质——"化学对照品"和"对照中药材"而言，其所能表征的质量信息均具有一定的局限性：一方面，一种或几种可进行含量测定的化学成分不能全面反映中药饮片和中成药的化学物质内涵，而且在中成药的生产过程中受人为影响的可控性较大。另一方面，许多化学对照品分离纯化难度大，特别是在利用多成分作为标准物质时，不仅成本昂贵，而且实际应用性不强，对于生产企业来讲则往往由于缺乏化学对照品或分析成本过高而难以达到相关部门所制定的质量标准。"对照中药材"作为标准物质，其自身所具有的特征属性（理化数据）可用于中药材质量标准的制定，但却不能作为标准物质科学地应用于中药饮片质量标准的制定，其原因在于中药材和中药饮片二者的本质差异。中药材经过炮制加工为饮片的过程中，化学成分的结构或含量发生了相应的变化，即使是同一药材所炮制的生片和制片，由于炮制条件的不同，其化学内涵的变化方式也各不相同。因此，在尚不能完整、无偏地表征中药饮片特征属性的情况下，依靠"标准饮片"来实现对饮片药效物质群的整体控制，利用中药标准饮片作为标准物质来制定饮片的质量标准才具有科学性和实用性。

　　基于上述背景，中国中医科学院中药研究所肖永庆首席研究员提出将标准饮片作为中药饮片质量评价的标准物质，建立基于整体观的中药饮片质量评价思路。2012～2013年，联合全国科研院所、大专院校及饮片生产企业，通过中国中医科学院和国家中医药管理局共同向科技部提出开展"中药标准饮片制备技术规范化研究"的项目建议。2014年，科技部以科技基础重点专项立项，进行"中药标准饮片制备技术规范制定"研究。中国中医科学院中药研究所为项目牵头单位、肖永庆首席研究员为项目负责人，与全国 20 余所科研院所、大专院校及饮片生产企业的专家，共同开展了 80 种中药标准饮片的研究。

本书以该项目的研究成果为主要内容，收录了关黄柏等 80 种中药标准饮片的制备技术规范。全书共分为七章，第一章主要介绍中药标准饮片制备技术通则；第二至六章按药用部位分类介绍了 80 种标准饮片的制备技术规范，其中，第二章为根及根茎类，第三章为皮类，第四章为全草类，第五章为叶类及花类，第六章为果实及种子类；第七章收录了 80 种中药的原料药材、原形饮片及候选标准饮片的彩色照片及其鉴别特征。本书的出版不仅填补了中药标准饮片作为标准物质的研究空白，也为标准饮片作为标准物质的应用提供了较为系统的技术支撑和物质支持，完善了中药质量评价标准物质体系，提升了中药饮片质量评价的科学性和专属性。

编者虽付出诸多努力，但书中仍难免存在不足之处，恳请广大读者提出宝贵意见，以便再版时进一步完善、修订。

编　者

2020 年 12 月 10 日

目 录

第一章

中药标准饮片制备技术通则

中药标准饮片制备技术规范研究以《中国药典》（2010 年版）收载的中药饮片品种为基础，选择临床常用的 80 种饮片为研究对象，通过原料药材采集加工技术，原形饮片炮制工艺技术，候选标准饮片均匀化、包装及贮存技术，候选标准饮片属性识别技术的研究，制定了 80 种候选标准饮片的制备技术规范。研究过程均参照本通则进行。

第一节　原料药材采集加工技术研究

中药标准饮片的原料药材必须以《中国药典》收载的基原为准，选择道地产区或 GAP 种植基地种植的优质药材，按照最佳生长期和采收时间采集，并按规范的产地加工方法进行加工，以确保原料药材的准确性、质量的稳定性和可追溯性。原料药材采集及加工过程中，详细记录各环节的基本信息，并依此制订原料药材采集加工技术规范。原料药材采集加工技术规范包括药材概述、基原、产地、采集及加工依据、主要设备、工艺流程、加工工艺操作要求及关键参数、贮存及注意事项、原料药材质量标准等内容。

×× 原料药材采集加工技术规范

1　概述

名称：参照《中国药典》列出原料药材的中文名称。
采集时间：按照批次分别记录原料药材的采集时间，采集时间应具体到年、月。
采集地点：记录原料药材的实际采集地点，应具体到省、市、县。
生长年限：按照原料药材采集的批次，分别记录各批药材的实际生长年限。
药材图片：提供能够反映原料药材性状特征的彩色照片。

2　基原

按照《中国药典》格式列出原料药材的基原。即 ×× 为 ×× 科植物 ××（拉丁名）的

××药用部位。

3 原料药材产地

原料药材产地应为公认的药材道地产区或经过认证的 GAP 种植基地，以 GAP 种植基地为原料药材来源的，应提供 GAP 认证证明材料。产地具体到省、市、县。

4 采集及加工依据

以《中国药典》为基本依据，结合各品种的实际情况，记录原料药材采集和产地加工的参照标准。

5 主要设备

根据原料药材产地加工的实际情况，记录采收及加工过程中应用到的主要设备名称。

6 工艺流程

根据原料药材的采集和产地加工方法，以流程图方式记录药材采集、加工工艺过程。

7 加工工艺操作要求及关键参数

详细记录原料药材的采集及产地加工过程，包括各环节的具体工艺参数（如温度、时间等）、应用的加工设备（包括设备名称、型号等主要参数）。特别须说明在采集和产地加工过程中应注意的关键步骤、相应的关键参数。

8 贮存及注意事项

根据中药材一般贮存方法，结合各品种自身特点，确定原料药材的贮存方式及贮存过程中应注意的关键问题。

9 原料药材质量标准

以《中国药典》收载的中药材质量标准为参考依据，根据实际研究结果制定标准饮片制备所需原料药材的质量标准。质量标准应包括【基原】、【采集加工】、【性状】、【鉴别】、【检查】、【浸出物】、【含量测定】等内容。其中，【鉴别】项下应在《中国药典》基础上增加［特征图谱］鉴别方法。

第二节　原形饮片炮制工艺技术研究

以《中国药典》收载的中药饮片炮制通则、炮制方法，以及各地炮制规范收载的饮片炮制方法为依据，进行原形饮片炮制工艺规范化研究，依据动态变化规律确定标准饮片炮制工艺技术参数，并进行中试验证，制定原形饮片炮制工艺技术规范。原形饮片的生产企业须为通过 GMP 认证，并具有一定生产规模的地方知名企业，实际生产技术人员应具有 5 年以上饮片生产经验，以确保原形饮片生产工艺规范。原形饮片炮制工艺技术规范应包括原形饮片概述、来源、原料药材产地、生产依据、主要设备、工艺流程、炮制工艺操作要求及关键参数、包装规格、贮存及注意事项、原形饮片质量标准等内容。

×× 原形饮片炮制工艺技术规范

1　概述

品名：参照《中国药典》列出原形饮片的中文名称。

外观：参照《中国药典》记录原形饮片的外观性状特征，包括形、色、气、味、切面组织结构特征等。

规格：记录原形饮片的规格，并给出具体参数。

2　来源

按照《中国药典》格式列出原形饮片生产所需原料药材的基原，并说明其为该原料药材的炮制加工品。即 ×× 为 ×× 科植物 ××（拉丁名）的 ×× 药用部位经炮制加工后制成的饮片。

3　原料药材产地

记录原形饮片生产所需原料药材的产地。

4　生产依据

以《中国药典》四部收载的炮制通则和一部收载的各品种炮制方法，以及各地炮制规范收载的中药饮片炮制方法作为原形饮片的炮制生产依据。

5　主要设备

根据原形饮片生产的实际情况，记录生产过程中应用的主要生产设备名称。

6 工艺流程

根据原形饮片生产的实际情况,以流程图方式记录原形饮片的主要生产工艺过程。

7 炮制工艺操作要求及关键参数

详细记录原形饮片的炮制生产过程,包括各环节的具体工艺参数(如辅料、温度、时间等)、应用的生产设备(包括设备名称、型号等主要参数)。特别须说明在炮制生产过程中应注意的关键步骤和相应的关键参数。

8 包装规格

根据原形饮片的实际生产情况,记录其包装方式及包装规格标准,并说明所用包装材料及其执行标准。

9 贮存及注意事项

根据中药饮片一般贮存方法,结合各饮片品种的自身特点,确定原形饮片的贮存方式及贮存过程中应注意的关键问题。

10 原形饮片质量标准

以《中国药典》收载的中药饮片质量标准为参考依据,根据实际研究结果制定原形饮片的质量标准。质量标准应包括【原料药材】、【炮制】、【性状】、【鉴别】、【检查】、【浸出物】、【含量测定】等内容。其中,【鉴别】项下应在《中国药典》基础上增加［特征图谱］鉴别方法。

第三节 候选标准饮片均匀化、包装及贮存技术研究

根据原形饮片的物理、化学性质选择并优化候选标准饮片的均匀化方法,根据其后续作为标准物质应用的实际需要,确定适宜的包装方式、包装规格和包装材料。对不同包装方式、规格的候选标准饮片进行稳定性考察,以确定其有效期。候选标准饮片均匀化、包装及贮存技术规范应包括候选标准饮片概述、主要设备、均匀化操作要求及关键参数、包装操作要求及关键参数、贮存操作要求、候选标准饮片质量标准等内容。

×× 候选标准饮片均匀化、包装及贮存技术规范

1　概述

名称：参照原形饮片的命名方式确定候选标准饮片名称，并与原形饮片名称保持一致。
外观：对候选标准饮片的外观性状特征进行描述。
粒度：按照《中国药典》凡例中规定的药筛及其对应的目号对候选标准饮片的粒度进行描述。
均匀化方法：根据候选标准饮片的自身属性特征，确定适宜的均匀化方法，记录其均匀化方法。

2　主要设备

根据候选标准饮片均匀化、包装、贮存等实际情况，记录应用的主要生产设备名称。

3　均匀化操作要求及关键参数

详细记录候选标准饮片的均匀化方法，包括各环节的具体工艺参数（如破碎方式、破碎粒度等）、应用的生产设备（包括设备名称、型号等主要参数）。特别须说明在均匀化过程中应注意的关键步骤和相应的关键参数。

4　包装操作要求及关键参数

详细记录候选标准饮片的包装方式、包装规格和包装材料，包装所应用的主要设备及其技术参数。

5　贮存操作要求

根据候选标准饮片的物理、化学性质，结合稳定性考察结果，对其贮存方式和贮存条件进行说明，并规定其保质期。

6　候选标准饮片质量标准

以《中国药典》收载的中药饮片质量标准为参考依据，根据候选标准饮片的实际研究结果制定其质量标准。候选标准饮片的质量标准应包括【原料药材】、【采集加工】、【炮制】、【均匀化】、【性状】、【鉴别】、【检查】、【浸出物】、【含量测定】等内容。其中，【鉴别】项下应在《中国药典》基础上增加［特征图谱］鉴别方法。

第二章

根及根茎类中药标准饮片制备技术规范

中药以植物类药物为主，其中又以根及根茎类所占比例最高，约占三分之一，因此根及根茎类中药标准饮片制备技术的研究是中药饮片标准物质研究的重要内容。通过对原料药材 – 原形饮片 – 候选标准饮片质量传递规律的分析可知，生品从原料药材到原形饮片、候选标准饮片的制备过程中，其变化主要体现在外观性状方面，内在质量属性特征未发生显著改变；而制片由内至外均发生了显著改变，这与其炮制工艺密切相关，但从原形饮片到候选标准饮片的过程中，其质量属性特征未发生改变，说明候选标准饮片的制备技术稳定，能够真实反映其质量属性特征，在确定了作为标准物质所必需的理化参数后，可以作为中药饮片质量评价的标准物质应用。本章共分三十七节，收录了 16 种中药的原料药材采集加工技术规范、37 种原形饮片的炮制工艺技术规范及 37 种候选标准饮片的制备技术规范。

第一节 黄 芩

一、原料药材采集加工技术规范

1 概述

名称：黄芩。
采集时间：2015 年 4 月。
采集地点：河北承德。
生长年限：5 年。

2 基原

黄芩为唇形科植物黄芩 *Scutellaria baicalensis* Georgi 的干燥根。

3　原料药材产地

主产于河北承德、山西、山东莒县等地。

4　采集及加工依据

依据《中国药典》（2015 年版）进行采集加工。

5　工艺流程（图 2-1）

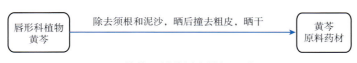

图 2-1　黄芩原料药材产地加工流程图

6　加工工艺操作要求及关键参数

唇形科植物黄芩，定植 5 年即可采收。除去泥沙杂质，晒至半干，撞去粗皮，在晴天进行，随撞随晾，反复数次，避免雨淋、变质，晒、晾至含水量在 12% 以下，即可。

7　贮存及注意事项

避光，阴凉处放置。

8　原料药材质量标准

黄芩　Huangqin

SCUTELLARIAE RADIX

【基原】、【采集加工】、【性状】　同《中国药典》（2015 年版）"黄芩"项下相应内容。
【鉴别】
（1）显微鉴别　同《中国药典》（2015 年版）"黄芩"项下相应内容。
（2）薄层鉴别　同《中国药典》（2015 年版）"黄芩"项下相应内容。
（3）特征图谱
1）HPLC 特征图谱：照高效液相色谱法［《中国药典》（2015 年版）通则 0512］测定。
　色谱条件与系统适用性试验　以十八烷基硅烷键合硅胶为填充剂；以甲醇为流动相 A，以水（0.1% 甲酸、20mmol/L 甲酸铵）溶液为流动相 B，进行梯度洗脱（表 2-1）；检测波长为 260nm。理论板数按黄芩苷计算应不低于 2500。

表 2-1　黄芩原料药材特征图谱流动相梯度

时间（min）	流动相 A（%）	流动相 B（%）
0 ～ 10	20 → 40	80 → 60
10 ～ 20	40 → 46	60 → 54
20 ～ 30	46 → 52	54 → 48
30 ～ 50	52 → 70	48 → 30

供试品溶液的制备　取本品粉末（过 60 目筛）0.2g，置 25mL 具塞锥形瓶中，精密量取 70% 甲醇 20mL，称定重量，超声处理 45min，取出，待提取液冷至室温后，补足减失重量，摇匀，滤过，取续滤液，进样前用 0.45μm 微孔滤膜过滤，备用。

测定法　精密吸取供试品溶液 5μL，注入液相色谱仪，测定，即得。

供试品特征图谱中应有 13 个特征峰，以参照峰（S）计算各特征峰的相对保留时间，其相对保留时间应在规定值的 ±5% 之内。规定值为 0.720（峰 1）、0.819（峰 2）、0.901（峰 3）、0.971（峰 4）、1.000［峰 5（S）］、1.180（峰 6）、1.241（峰 7）、1.290（峰 8）、1.350（峰 9）、1.830（峰 10）、2.060（峰 11）、2.170（峰 12）、2.270（峰 13），见图 2-2。

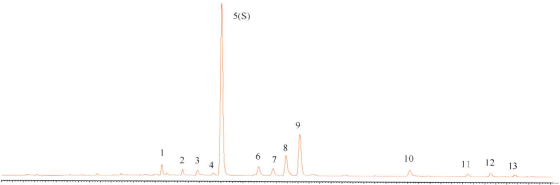

图 2-2　黄芩原料药材 HPLC 特征图谱

峰 5（S）：黄芩苷；峰 8：千层纸素 A-7-*O*-β-*D*- 葡萄糖醛酸苷；峰 9：汉黄芩苷；峰 10：黄芩素；峰 12：汉黄芩素；峰 13：千层纸素 A

2）HSGC 特征图谱

色谱条件　Phenomenex ZB-WAX 毛细管色谱柱（30m×0.25mm×0.25μm），载气为高纯度氮气，流速 1.0mL/min，直接进样（不分流），进样口温度 200℃，检测器温度 250℃；起始柱温 40℃，以 5℃/min 的速率升至 160℃，保持 5min，再以 5℃/min 的速率升至 180℃，保持 2min。样品瓶加热温度 90℃，样品瓶保温平衡 20min，进样量 1mL。

供试品制备　取本品粉末（过 60 目筛）1.0g，置 10mL 顶空进样瓶中，平铺均匀，压盖密封，即得。

测定法　供试品特征图谱中应包含与对照图谱相对应的 3 个特征峰，见图 2-3。

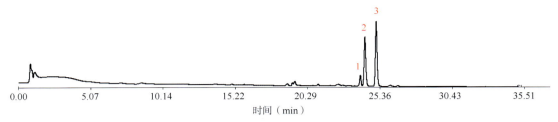

图 2-3　黄芩原料药材 HSGC 特征图谱

【检查】

水分　不得过 10.0%［《中国药典》（2015 年版）通则 0832 第二法］。

总灰分　不得过 5.0%［《中国药典》（2015 年版）通则 2302］。

【浸出物】　照"浸出物测定法"［《中国药典》（2015 年版）通则 2201］项下的热浸法测定，用水作溶剂，不得少于 62.0%；用 60% 乙醇作溶剂，不得少于 60.0%。

【含量测定】　照高效液相色谱法［《中国药典》（2015 年版）通则 0512］测定。

色谱条件与系统适用性试验　以十八烷基硅烷键合硅胶为填充剂；以乙腈为流动相 A，以水（0.1% 甲酸、20mmol/L 甲酸铵）溶液为流动相 B，进行梯度洗脱（表 2-2）；检测波长为 260nm。理论板数按黄芩苷计算应不低于 2500。

表 2-2　黄芩原料药材含量测定流动相梯度

时间（min）	流动相 A（%）	流动相 B（%）
0～10	20→40	80→60
10～20	40→46	60→54
20～30	46→52	54→48
30～50	52→70	48→30

对照品溶液的制备　分别精密称取黄芩苷、千层纸素 A-7-O-β-D- 葡萄糖醛酸苷、汉黄芩苷、黄芩素、汉黄芩素、千层纸素 A 对照品适量，加甲醇定容至不同的 10mL 量瓶中，制成质量浓度分别为 1.383g/L、0.251g/L、0.258g/L、0.085g/L、0.026g/L、0.028g/L 的对照品溶液。

供试品溶液的制备　精密称取本品粉末（过 60 目筛）0.2g，置 25mL 具塞锥形瓶中，精密量取 70% 甲醇 20mL，称定重量，超声处理 45min，取出，待提取液冷至室温后，补足减失重量，摇匀，滤过，取续滤液，进样前用 0.45μm 微孔滤膜过滤，备用。

测定法　分别精密吸取对照品溶液与供试品溶液各 5μL，注入液相色谱仪，测定，即得。

本品按干燥品计算，含黄芩苷（$C_{21}H_{18}O_{11}$）不得少于 18.0%，千层纸素 A-7-O-β-D- 葡萄糖醛酸苷（$C_{22}H_{20}O_{11}$）不得少于 1.3%，汉黄芩苷（$C_{22}H_{20}O_{11}$）不得少于 2.7%，黄芩素（$C_{15}H_{10}O_5$）不得少于 0.6%，汉黄芩素（$C_{16}H_{13}O_5$）不得少于 0.2%，千层纸素 A（$C_{16}H_{12}O_5$）不得少于 0.1%。上述 6 种成分总量不得少于 22.5%。

二、原形饮片炮制工艺技术规范

1　概述

品名：黄芩。

外观：类圆形或不规则形薄片。外表皮黄棕色或棕褐色。切面黄棕色或黄绿色，具放射状纹理。

规格：片（直径 10 ~ 20mm，厚约 2mm）。

2　来源

本品为唇形科植物黄芩 *Scutellaria baicalensis* Georgi 的干燥根经炮制加工后的制成品。

3　原料药材产地

主产于河北承德、山西、山东莒县等地。

4　生产依据

根据《中国药典》（2015 年版）炮制通则和《北京市中药饮片炮制规范》（2008 年版）炮制加工成黄芩饮片。

5　主要设备

滚筒洗药机、多功能切药机、气流网带干燥机、包装机等。

6　工艺流程（图 2-4）

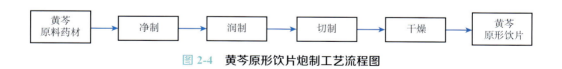

图 2-4　黄芩原形饮片炮制工艺流程图

7　炮制工艺操作要求及关键参数

取黄芩原料药材，洗净，去净杂质，置密闭容器中沸水煮 10min，至内外湿度一致时，于切片机切薄片，晾干即可。

8　包装规格

按照常规包装规格进行包装，即 1kg/ 袋；包装材料为聚乙烯塑料薄膜（GB-4456，GB-12056）。

9　贮存及注意事项

置通风干燥处，防潮。

10　原形饮片质量标准

黄芩　**Huangqin**

SCUTELLARIAE RADIX

【原料药材】　唇形科植物黄芩 *Scutellaria baicalensis* Georgi 的干燥根。

【炮制】　取黄芩原料药材，洗净，去净杂质，置密闭容器中沸水煮 10min，至内外湿度一致时，于切片机切薄片，晾干即可。

【性状】　类圆形或不规则形薄片。外表皮黄棕色或棕褐色。切面黄棕色或黄绿色，具放射状纹理。

【鉴别】　同"黄芩原料药材质量标准"项下相应内容。

【检查】

水分　不得过 9.0%[《中国药典》（2015 年版）通则 0832 第二法]。

总灰分　不得过 5.0%[《中国药典》（2015 年版）通则 2302]。

【浸出物】　照"浸出物测定法"[《中国药典》（2015 年版）通则 2201] 项下的热浸法测定，用水作溶剂，不得少于 61.0%；用 60% 乙醇作溶剂，不得少于 61.0%。

【含量测定】　同"黄芩原料药材质量标准"项下相应内容。

本品按干燥品计算，含黄芩苷（$C_{21}H_{18}O_{11}$）不得少于 16.0%，千层纸素 A-7-*O*-β-*D*- 葡萄糖醛酸苷（$C_{22}H_{20}O_{11}$）不得少于 1.5%，汉黄芩苷（$C_{22}H_{20}O_{11}$）不得少于 2.7%，黄芩素（$C_{15}H_{10}O_5$）不得少于 0.3%，汉黄芩素（$C_{16}H_{13}O_5$）不得少于 0.1%，千层纸素 A（$C_{16}H_{12}O_5$）不得少于 0.07%。上述 6 种成分总量不得少于 20.0%。

三、候选标准饮片均匀化、包装及贮存技术规范

1　概述

名称：黄芩。

外观：粉末状，黄色，质轻，气微，味苦。

粒度：60 目。

均匀化方法：粉碎、搅拌混合机混匀。

2   主要设备

吸尘式粉碎机、槽形混合机、包装机。

3   均匀化操作要求及关键参数

黄芩原形饮片置吸尘式粉碎机中，粉碎 10min（3500r/min），过 60 目筛。粉末置槽形混合机中，混合 30min（24r/min），至候选标准饮片混合均匀。

4   包装操作要求及关键参数

采用瓶装和真空袋装两种规格，每种规格分别设置 200g 和 10g 两种装量。真空袋装材料为尼龙高压聚乙烯复合薄膜（GB-12025，YY-0236），200g 瓶装材料为 PET 塑料密封罐，10g 瓶装材料为亚克力透明包装瓶。

5   贮存操作要求

应置于阴凉、通风干燥处贮存。

6   候选标准饮片质量标准

黄芩   Huangqin
SCUTELLARIAE RADIX

【原料药材】   唇形科植物黄芩 *Scutellaria baicalensis* Georgi 的干燥根。

【采集加工】   采集道地产区黄芩干燥根，去净泥沙杂质，晒至半干，撞去外皮，在晴天进行，随撞随晾，反复数次，避免雨淋、变质、表面发黄。

【炮制】   取黄芩原料药材，洗净，去净杂质，置密闭容器中沸水煮 10min，至内外湿度一致时，于切片机切薄片，晾干。

【均匀化】   取黄芩饮片，粉碎过 60 目筛，搅拌机混合均匀后包装。

【性状】   黄色粉末，质轻，气微，味苦。

【鉴别】

（1）显微鉴别   本品黄色。韧皮纤维单个散在或数个成束，梭形，长 60 ～ 250μm，直径 9 ～ 33μm，壁厚，孔沟细。石细胞类圆形、类方形或长方形，壁较厚或甚厚。木栓细胞棕黄色，多角形。网纹导管多见，直径 24 ～ 72μm。木纤维多碎断，直径约 12μm，有稀疏斜纹孔。淀粉粒甚多，单粒类球形，直径 2 ～ 10μm，脐点明显，复粒由 2 ～ 3 分粒组成。

（2）薄层鉴别   取本品 1g，加乙酸乙酯 – 甲醇（3：1）的混合溶液 30mL，加热回流 30min，放冷，滤过，滤液蒸干，残渣加甲醇 5mL 使溶解，取上清液作为供试品溶液。再取黄芩苷对照品、黄芩素对照品、汉黄芩素对照品，加甲醇分别制成每毫升含 1mg、0.5mg、0.5mg 的溶液，作为对照品溶液。照薄层色谱法 [《中国药典》（2015 年版）通则 0502] 试验，吸取上述供试品溶液和 3 种对照品溶液各 1μL，分别点于同一聚酰胺薄膜上，以甲苯 – 乙酸乙酯 – 甲醇 – 甲酸（10∶3∶1∶2）为展开剂，预饱和 30min，展开，取出，晾干，喷以 2% 三氯化铁乙醇溶液。供试品色谱中，在与对照品色谱相应的位置上，显 3 个相同的暗色斑点。

（3）特征图谱

1）HPLC 特征图谱：照高效液相色谱法［《中国药典》（2015 年版）通则 0512］测定。

色谱条件与系统适用性试验　以十八烷基硅烷键合硅胶为填充剂；以甲醇为流动相 A，以水（0.1% 甲酸、20mmol/L 甲酸铵）溶液为流动相 B，进行梯度洗脱（表 2-3）；检测波长为 260nm。理论板数按黄芩苷计算应不低于 2500。

表 2-3　黄芩候选标准饮片特征图谱流动相梯度

时间（min）	流动相 A（%）	流动相 B（%）
0～10	20→40	80→60
10～20	40→46	60→54
20～30	46→52	54→48
30～50	52→70	48→30

供试品溶液的制备　取本品 0.2g，置 25mL 具塞锥形瓶中，精密量取 70% 甲醇 20mL，称定重量，超声处理 45min，取出，待提取液冷至室温后，补足减失重量，摇匀，滤过，取续滤液，进样前用 0.45μm 微孔滤膜过滤，备用。

测定法　精密吸取供试品溶液 5μL，注入液相色谱仪，测定，即得。

供试品特征图谱中应有 13 个特征峰，以参照峰（S）计算各特征峰的相对保留时间，其相对保留时间应在规定值的 ±5% 之内。规定值为 0.720（峰 1）、0.819（峰 2）、0.901（峰 3）、0.971（峰 4）、1.000［峰 5（S）］、1.180（峰 6）、1.241（峰 7）、1.290（峰 8）、1.350（峰 9）、1.830（峰 10）、2.060（峰 11）、2.170（峰 12）、2.270（峰 13），见图 2-5。

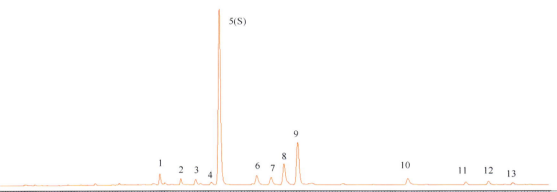

图 2-5　黄芩候选标准饮片 HPLC 特征图谱

峰 5（S）：黄芩苷；峰 8：千层纸素 A-7-*O*-*β*-*D*- 葡萄糖醛酸苷；峰 9：汉黄芩苷；峰 10：黄芩素；峰 12：汉黄芩素；峰 13：千层纸素 A

2）HSGC 特征图谱

色谱条件　Phenomenex ZB- WAX 毛细管色谱柱（30m×0.25mm×0.25μm），载气为高纯度氮气，

流速 1.0mL/min，直接进样（不分流），进样口温度 200℃，检测器温度 250℃；起始柱温 40℃，以 5℃ /min 的速率升至 160℃，保持 5min，再以 5℃ /min 的速率升至 180℃，保持 2min。样品瓶加热温度 90℃，样品瓶保温平衡 20min，进样量 1mL。

　　供试品制备　取本品粉末（过 60 目筛）1.0g，置 10mL 顶空进样瓶中，平铺均匀，压盖密封，即得。

　　测定法　供试品特征图谱中应包含与对照图谱相对应的 3 个特征峰，见图 2-6。

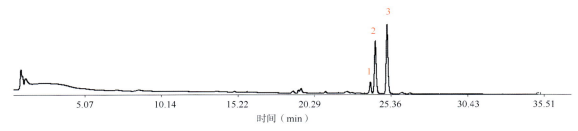

图 2-6　黄芩候选标准饮片 **HSGC** 特征图谱

【检查】

　　水分　不得过 8.0%［《中国药典》（2015 年版）通则 0832 第二法］。

　　总灰分　不得过 5.0%［《中国药典》（2015 年版）通则 2302］。

【浸出物】　照"浸出物测定法"［《中国药典》（2015 年版）通则 2201］项下的热浸法测定，用水作溶剂，不得少于 60.0%；用 60% 乙醇作溶剂，不得少于 60.0%。

【含量测定】　照高效液相色谱法［《中国药典》（2015 年版）通则 0512］测定。

　　色谱条件与系统适用性试验　以十八烷基硅烷键合硅胶为填充剂；以乙腈为流动相 A，以水（0.1% 甲酸、20mmol/L 甲酸铵）溶液为流动相 B，进行梯度洗脱（表 2-4）；检测波长为 260nm。理论板数按黄芩苷计算应不低于 2500。

表 2-4　黄芩候选标准饮片含量测定流动相梯度

时间（min）	流动相 A（%）	流动相 B（%）
0 ～ 10	20 → 40	80 → 60
10 ～ 20	40 → 46	60 → 54
20 ～ 30	46 → 52	54 → 48
30 ～ 50	52 → 70	48 → 30

　　对照品溶液的制备　分别精密称取黄芩苷、千层纸素 A-7-O-β-D- 葡萄糖醛酸苷、汉黄芩苷、黄芩素、汉黄芩素、千层纸素 A 对照品适量，加甲醇定容至不同的 10mL 量瓶中，制成质量浓度分别为 1.383g/L、0.251g/L、0.258g/L、0.085g/L、0.026g/L、0.028g/L 的对照品溶液。

　　供试品溶液的制备　精密称取本品 0.2g，置 25mL 具塞锥形瓶中，精密量取 70% 甲醇 20mL，称定重量，超声处理 45min，取出，待提取液冷至室温后，补足减失重量，摇匀，滤过，取续滤液，进样前用 0.45μm 微孔滤膜过滤，备用。

　　测定法　分别精密吸取对照品溶液与供试品溶液各 5μL，注入液相色谱仪，测定，即得。

本品按干燥品计算，含黄芩苷（$C_{21}H_{18}O_{11}$）不得少于 15.4%，千层纸素 A-7-*O*-*β*-*D*- 葡萄糖醛酸苷（$C_{22}H_{20}O_{11}$）不得少于 1.4%，汉黄芩苷（$C_{22}H_{20}O_{11}$）不得少于 2.6%，黄芩素（$C_{15}H_{10}O_5$）不得少于 0.3%，汉黄芩素（$C_{16}H_{13}O_5$）不得少于 0.1%，千层纸素 A（$C_{16}H_{12}O_5$）不得少于 0.07%。上述 6 种成分总量不得少于 19.5%。

第二节　酒　黄　芩

一、原料药材采集加工技术规范

参见"第二章 第一节 黄芩"项下相应内容。

二、原形饮片炮制工艺技术规范

1　概述

品名：酒黄芩。

外观：类圆形或不规则形薄片。外表皮黄棕色或棕褐色。切面黄棕色或黄绿色，具放射状纹理，略带焦斑，微有酒香气。

规格：片（直径 10 ～ 20mm，厚约 2mm）。

2　来源

本品为唇形科植物黄芩 *Scutellaria baicalensis* Georgi 的干燥根经炮制加工后制成的饮片。

3　原料药材产地

主产于河北承德、山西、山东莒县、辽宁、吉林、陕西、四川、贵州、北京、甘肃等地。

4　生产依据

依据《中国药典》（2015 年版）炮制通则和《北京市中药饮片炮制规范》（2008 年版）炮制加工成酒黄芩饮片。

5　主要设备

炒药机、包装机等。

6 工艺流程（图 2-7）

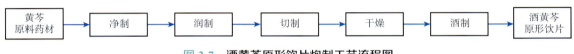

图 2-7 酒黄芩原形饮片炮制工艺流程图

7 炮制工艺操作要求及关键参数

取净黄芩片，加黄酒拌匀，闷透，置炒制容器内，用文火（80℃左右）炒至黄棕色时，取出，放凉，即酒黄芩原形饮片。每 100kg 黄芩片，用黄酒 15kg。

8 包装规格

按照常规包装规格进行包装，即 1kg/ 袋；包装材料为聚乙烯塑料薄膜（GB-4456，GB-12056）。

9 贮存及注意事项

置通风干燥处，防潮。

10 原形饮片质量标准

酒黄芩 Jiuhuangqin

【原料药材】 唇形科植物黄芩 *Scutellaria baicalensis* Georgi 的干燥根。

【炮制】 取净黄芩片，加黄酒拌匀，闷透，置炒制容器内，用文火（80℃左右）炒至黄棕色时，取出，放凉，即可。每 100kg 黄芩片，用黄酒 15kg。

【性状】 类圆形或不规则形薄片。外表皮黄棕色或棕褐色。切面黄棕色或黄绿色，具放射状纹理，略带焦斑，微有酒香气。

【鉴别】

（1）显微鉴别 本品粉末黄色。韧皮纤维单个散在，梭形，长 60～250μm，直径 9～33μm，壁厚，孔沟细。木栓细胞棕黄色，多角形。网纹导管多见，直径 24～72μm。木纤维多碎断，直径约 12μm，有稀疏斜纹孔。淀粉粒甚多，单粒类球形，直径 2～10μm，脐点明显，复粒由 2～3 分粒组成。

（2）薄层鉴别 取本品粉末 1g，加乙酸乙酯 – 甲醇（3∶1）的混合溶液 30mL，加热回流 30min，放冷，滤过，滤液蒸干，残渣加甲醇 5mL 使溶解，取上清液作为供试品溶液。再取黄芩苷对照品、黄芩素对照品、汉黄芩素对照品，加甲醇分别制成每毫升含 1mg、0.5mg、0.5mg 的溶液，作为对照品溶液。照薄层色谱法 [《中国药典》（2015 年版）通则 0502] 试验，吸取上述供试品溶液和 3 种对照品溶液各 1μL，分别点于同一聚酰胺薄膜上，以甲苯 – 乙酸乙酯 – 甲醇 – 甲酸（10∶3∶1∶2）为展开剂，预饱和 30min，展开，取出，晾干，喷以 2% 三氯化铁乙醇溶液。供试品色谱中，在与对照品色谱相应的位置上，显 3 个相同的暗色斑点。

（3）特征图谱

1）HPLC 特征图谱：照高效液相色谱法［《中国药典》（2015 年版）通则 0512］测定。

色谱条件与系统适用性试验　以十八烷基硅烷键合硅胶为填充剂；以甲醇为流动相 A，以水（0.1% 甲酸、20mmol/L 甲酸铵）溶液为流动相 B，进行梯度洗脱（表 2-5）；检测波长为 260nm。理论板数 按黄芩苷计算应不低于 2500。

表 2-5　酒黄芩原形饮片特征图谱流动相梯度

时间（min）	流动相 A（%）	流动相 B（%）
0～10	20→40	80→60
10～20	40→46	60→54
20～30	46→52	54→48
30～50	52→70	48→30

供试品溶液的制备　取本品粉末（过 60 目筛）0.2g，置 25mL 具塞锥形瓶中，精密量取 70% 甲醇 20mL，称定重量，超声处理 45min，取出，待提取液冷至室温后，补足减失重量，摇匀，滤过，取续滤液， 进样前用 0.45μm 微孔滤膜过滤，备用。

测定法　精密吸取供试品溶液 5μL，注入液相色谱仪，测定，即得。

供试品特征图谱中应有 13 个特征峰，以参照峰（S）计算各特征峰的相对保留时间，其相对保留 时间应在规定值的 ±5% 之内。规定值为 0.720（峰 1）、0.819（峰 2）、0.901（峰 3）、0.971（峰 4）、 1.000［峰 5（S）］、1.180（峰 6）、1.241（峰 7）、1.290（峰 8）、1.350（峰 9）、1.830（峰 10）、2.060 （峰 11）、2.170（峰 12）、2.270（峰 13），见图 2-8。

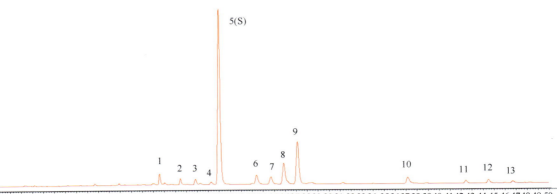

图 2-8　酒黄芩原形饮片 HPLC 特征图谱

峰 5（S）：黄芩苷；峰 8：千层纸素 A-7-O-β-D- 葡萄糖醛酸苷；峰 9：汉黄芩苷；峰 10：黄芩素；峰 12：汉黄芩素； 峰 13：千层纸素 A

2）HSGC 特征图谱

色谱条件　Phenomenex ZB-WAX 毛细管色谱柱（30m×0.25mm×0.25μm），载气为高纯度氮气， 流速 1.0mL/min，直接进样（不分流），进样口温度 200℃，检测器温度 250℃；起始柱温 40℃，以

5℃ /min 的速率升至 160℃，保持 5min，再以 5℃ /min 的速率升至 180℃，保持 2min。样品瓶加热温度 90℃，样品瓶保温平衡 20min，进样量 1mL。

供试品制备　取本品粉末（过 60 目筛）1.0g，置 10mL 顶空进样瓶中，平铺均匀，压盖密封，即得。

测定法　供试品特征图谱中应包含与对照图谱相对应的 5 个特征峰，其中峰 1 与乙醇的保留时间一致，见图 2-9。

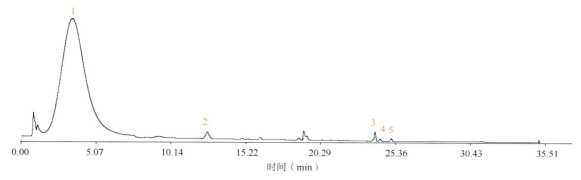

图 2-9　酒黄芩原形饮片 HSGC 特征图谱

峰 1：乙醇

【检查】

水分　不得过 8.0%［《中国药典》（2015 年版）通则 0832 第二法］。

总灰分　不得过 5.0%［《中国药典》（2015 年版）通则 2302］。

【浸出物】　照"浸出物测定法"［《中国药典》（2015 年版）通则 2201］项下的热浸法测定，用水作溶剂，不得少于 62.0%；用 60% 乙醇作溶剂，不得少于 61.0%。

【含量测定】　照高效液相色谱法［《中国药典》（2015 年版）通则 0512］测定。

色谱条件与系统适用性试验　以十八烷基硅烷键合硅胶为填充剂；以乙腈为流动相 A，以水（0.1% 甲酸、20mmol/L 甲酸铵）溶液为流动相 B，进行梯度洗脱（表 2-6）；检测波长为 260nm。理论板数按黄芩苷计算应不低于 2500。

表 2-6　酒黄芩原形饮片含量测定流动相梯度

时间（min）	流动相 A（%）	流动相 B（%）
0～10	20→40	80→60
10～20	40→46	60→54
20～30	46→52	54→48
30～50	52→70	48→30

对照品溶液的制备　分别精密称取黄芩苷、千层纸素 A-7-O-β-D- 葡萄糖醛酸苷、汉黄芩苷、黄芩素、汉黄芩素、千层纸素 A 对照品适量，加甲醇定容至不同的 10mL 量瓶中，制成质量浓度分别为 1.383g/L、0.251g/L、0.258g/L、0.085g/L、0.026g/L、0.028g/L 的对照品溶液。

供试品溶液的制备　精密称取本品粉末（过 60 目筛）0.2g，置 25mL 具塞锥形瓶中，精密量取 70% 甲醇 20mL，称定重量，超声处理 45min，取出，待提取液冷至室温后，补足减失重量，摇匀，滤过，取续滤液，进样前用 0.45μm 微孔滤膜过滤，备用。

测定法　分别精密吸取对照品溶液与供试品溶液各 5μL，注入液相色谱仪，测定，即得。

本品按干燥品计算，含黄芩苷（$C_{21}H_{18}O_{11}$）不得少于 15.3%，千层纸素 A-7-*O-β-D*- 葡萄糖醛酸苷（$C_{22}H_{20}O_{11}$）不得少于 1.4%，汉黄芩苷（$C_{22}H_{20}O_{11}$）不得少于 2.6%，黄芩素（$C_{15}H_{10}O_5$）不得少于 0.3%，汉黄芩素（$C_{16}H_{13}O_5$）不得少于 0.1%，千层纸素 A（$C_{16}H_{12}O_5$）不得少于 0.08%。上述 6 种成分总量不得少于 19.5%。

三、候选标准饮片均匀化、包装及贮存技术规范

1　概述

名称：酒黄芩。
外观：粉末状，黄色，质轻，气微，味苦。
粒度：60 目。
均匀化方法：粉碎、搅拌混合机混匀。

2　主要设备

粉碎机、槽形混合机、包装机等。

3　均匀化操作要求及关键参数

酒黄芩原形饮片置吸尘式粉碎机中，粉碎 10min（3500r/min），过 60 目筛。粉末置槽形混合机中，混合 30min（24r/min），至候选标准饮片混合均匀。

4　包装操作要求及关键参数

采用瓶装和真空袋装两种规格，每种规格分别设置 200g 和 10g 两种装量。真空袋装材料为尼龙高压聚乙烯复合薄膜（GB-12025，YY-0236），200g 瓶装材料为 PET 塑料密封罐，10g 瓶装材料为亚克力透明包装瓶。

5　贮存操作要求

防潮，干燥通风处贮存。

6 候选标准饮片质量标准

酒黄芩 Jiuhuangqin

【原料药材】   唇形科植物黄芩 *Scutellaria baicalensis* Georgi 的干燥根。

【炮制】   取净黄芩片，加黄酒拌匀，闷透，置炒制容器内，用文火（80℃左右）炒至黄棕色时，取出，放凉，即可。每 100kg 黄芩片，用黄酒 15kg。

【均匀化】   取酒黄芩原形饮片，粉碎过 60 目筛，搅拌机混合均匀后包装。

【性状】   粉末状，黄色，质轻，气微，味苦。

【鉴别】

（1）显微鉴别   本品黄色。韧皮纤维单个散在，梭形，长 60～250μm，直径 9～33μm，壁厚，孔沟细。木栓细胞棕黄色，多角形。网纹导管多见，直径 24～72μm。木纤维多碎断，直径约 12μm，有稀疏斜纹孔。淀粉粒甚多，单粒类球形，直径 2～10μm，脐点明显，复粒由 2～3 分粒组成。

（2）薄层鉴别   取本品 1g，加乙酸乙酯 – 甲醇（3∶1）的混合溶液 30mL，加热回流 30min，放冷，滤过，滤液蒸干，残渣加甲醇 5mL 使溶解，取上清液作为供试品溶液。再取黄芩苷对照品、黄芩素对照品、汉黄芩素对照品，加甲醇分别制成每毫升含 1mg、0.5mg、0.5mg 的溶液，作为对照品溶液。照薄层色谱法［《中国药典》（2015 年版）通则 0502］试验，吸取上述供试品溶液和 3 种对照品溶液各 1μL，分别点于同一聚酰胺薄膜上，以甲苯 – 乙酸乙酯 – 甲醇 – 甲酸（10∶3∶1∶2）为展开剂，预饱和 30min，展开，取出，晾干，喷以 2% 三氯化铁乙醇溶液。供试品色谱中，在与对照品色谱相应的位置上，显 3 个相同的暗色斑点。

（3）特征图谱

1）HPLC 特征图谱：照高效液相色谱法［《中国药典》（2015 年版）通则 0512］测定。

色谱条件与系统适用性试验   以十八烷基硅烷键合硅胶为填充剂；以甲醇为流动相 A，以水（0.1% 甲酸、20mmol/L 甲酸铵）溶液为流动相 B，进行梯度洗脱（表 2-7）；检测波长为 260nm。理论板数按黄芩苷计算应不低于 2500。

表 2-7   酒黄芩候选标准饮片特征图谱流动相梯度

时间（min）	流动相 A（%）	流动相 B（%）
0～10	20→40	80→60
10～20	40→46	60→54
20～30	46→52	54→48
30～50	52→70	48→30

供试品溶液的制备   取本品 0.2g，置 25mL 具塞锥形瓶中，精密量取 70% 甲醇 20mL，称定重量，超声处理 45min，取出，待提取液冷至室温后，补足减失重量，摇匀，滤过，取续滤液，进样前用 0.45μm 微孔滤膜过滤，备用。

测定法   精密吸取供试品溶液 5μL，注入液相色谱仪，测定，即得。

供试品特征图谱中应有 13 个特征峰，以参照峰（S）计算各特征峰的相对保留时间，其相对保留时间应在规定值的 ±5% 之内。规定值为 0.720（峰 1）、0.819（峰 2）、0.901（峰 3）、0.971（峰 4）、1.000［峰 5（S）］、1.180（峰 6）、1.241（峰 7）、1.290（峰 8）、1.350（峰 9）、1.830（峰 10）、2.060

（峰11）、2.170（峰12）、2.270（峰13），见图2-10。

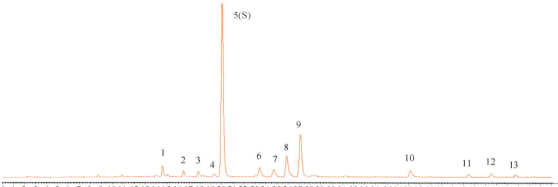

图2-10　酒黄芩候选标准饮片HPLC特征图谱

峰5（S）：黄芩苷；峰8：千层纸素A-7-*O*-β-D-葡萄糖醛酸苷；峰9：汉黄芩苷；峰10：黄芩素；峰12：汉黄芩素；
峰13：千层纸素A

2）HSGC特征图谱

色谱条件　Phenomenex ZB- WAX毛细管色谱柱（30m×0.25mm×0.25μm），载气为高纯度氮气，流速1.0mL/min，直接进样（不分流），进样口温度200℃，检测器温度250℃；起始柱温40℃，以5℃/min的速率升至160℃，保持5min，再以5℃/min的速率升至180℃，保持2min。样品瓶加热温度90℃，样品瓶保温平衡20min，进样量1mL。

供试品制备　取本品粉末（过60目筛）1.0g，置10mL顶空进样瓶中，平铺均匀，压盖密封，即得。

测定法　供试品特征图谱中应包含与对照图谱相对应的5个特征峰，其中峰1与乙醇的保留时间一致，见图2-11。

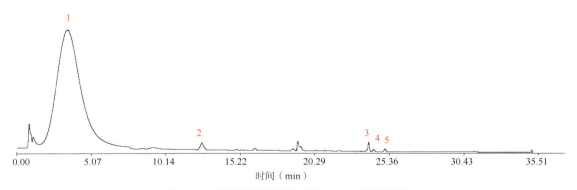

图2-11　酒黄芩候选标准饮片HSGC特征图谱

峰1：乙醇

【检查】

水分　不得过7.7%[《中国药典》（2015年版）通则0832第二法]。

总灰分　不得过5.0%[《中国药典》（2015年版）通则2302]。

【浸出物】　照"浸出物测定法"[《中国药典》（2015年版）通则2201]项下的热浸法测定，用水作溶剂，不得少于 61.0%；用 60% 乙醇作溶剂，不得少于 59.4%。

【含量测定】 照高效液相色谱法［《中国药典》（2015 年版）通则 0512］测定。

色谱条件与系统适用性试验 以十八烷基硅烷键合硅胶为填充剂；以乙腈为流动相 A，以水（0.1% 甲酸、20mmol/L 甲酸铵）溶液为流动相 B，按表 2-8 中的规定进行梯度洗脱；检测波长为 260nm。理论板数按黄芩苷计算应不低于 2500。

表 2-8　酒黄芩候选标准饮片含量测定流动相梯度

时间（min）	流动相 A（%）	流动相 B（%）
0～10	20→40	80→60
10～20	40→46	60→54
20～30	46→52	54→48
30～50	52→70	48→30

对照品溶液的制备 分别精密称取黄芩苷、千层纸素 A-7-O-β-D- 葡萄糖醛酸苷、汉黄芩苷、黄芩素、汉黄芩素、千层纸素 A 对照品适量，加甲醇定容至不同的 10mL 量瓶中，制成质量浓度分别为 1.383g/L、0.251g/L、0.258g/L、0.085g/L、0.026g/L、0.028g/L 的对照溶液。

供试品溶液的制备 精密称取本品 0.2g，置 25mL 具塞锥形瓶中，精密量取 70% 甲醇 20mL，称定重量，超声处理 45min，取出，待提取液冷至室温后，补足减失重量，摇匀，滤过，取续滤液，进样前用 0.45μm 微孔滤膜过滤，备用。

测定法 分别精密吸取对照品溶液与供试品溶液各 5μL，注入液相色谱仪，测定，即得。

本品按干燥品计算，含黄芩苷（$C_{21}H_{18}O_{11}$）不得少于 15.6%，千层纸素 A-7-O-β-D- 葡萄糖醛酸苷（$C_{22}H_{20}O_{11}$）不得少于 1.4%，汉黄芩苷（$C_{22}H_{20}O_{11}$）不得少于 2.7%，黄芩素（$C_{15}H_{10}O_5$）不得少于 0.3%，汉黄芩素（$C_{16}H_{13}O_5$）不得少于 0.1%，千层纸素 A（$C_{16}H_{12}O_5$）不得少于 0.08%。上述 6 种成分总量不得少于 20.0%。

第三节　延　胡　索

一、原料药材采集加工技术规范

1　概述

名称：延胡索。
采集时间：第 1～2 批，2015 年 7 月；第 3 批，2015 年 8 月。
采集地点：浙江磐安。
生长年限：1 年（头年的秋季到翌年的夏季）。

2　基原

本品为罂粟科植物延胡索 *Corydalis yanhusuo* W. T. Wang 的干燥块茎。

3　原料药材产地

主产于浙江东阳、磐安等地，以及四川、陕西部分地区。

4　采集及加工依据

依据《中国药典》（2015 年版）进行采集加工。

5　工艺流程（图 2-12）

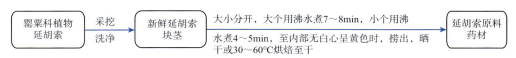

图 2-12　延胡索原料药材产地加工流程图

6　加工工艺操作要求及关键参数

罂粟科植物延胡索，头年的秋季栽种，翌年的夏季即可采收，以个体圆整、色泽鲜黄质量为佳，每年夏季夏至后采挖，洗净，大小分开，大个用沸水煮 7～8min，小个用沸水煮 4～5min，至内部无白心呈黄色时，捞出，晒干或 30～60℃烘焙至干。

7　贮存及注意事项

避光，阴凉处放置。

8　原料药材质量标准

延胡索　Yanhusuo

CORYDALIS RHIZOMA

【基原】、【采集加工】、【性状】　同《中国药典》（2015 年版）"延胡索"项下相应内容。

【鉴别】

（1）显微鉴别　同《中国药典》（2015 年版）"延胡索"项下相应内容。

（2）薄层鉴别　取本品粉末 1g，加甲醇 50mL，超声处理 30min，滤过，滤液蒸干，残渣加水 10mL 使溶解，加浓氨试液调至碱性（pH 7～8），用乙醚振摇提取 3 次，每次 10mL，合并乙醚液，蒸干，残渣加甲醇 1mL 使溶解，作为供试品溶液。另取延胡索乙素、四氢小檗碱、四氢黄连碱对照品，加甲醇制成每毫升含 0.5mg 的溶液，作为对照品溶液。照薄层色谱法（通则 0502）试验，吸取上述两种溶液各 2～3μL，分别点于同一硅胶 G 薄层板上，以甲苯 – 丙酮（9：2）为展开剂，展开，取出，晾干，置碘缸中约 3min 后取出，挥尽板上吸附的碘后，置紫外光灯（365nm）下检视。供试品色谱中，在与对照品色谱相应的位置上，显相同颜色的荧光斑点。

（3）特征图谱

色谱条件与系统适用性试验 以十八烷基硅烷键合硅胶为填充剂；以 ACN 为流动相 A，以 0.1mol/L 磷酸二氢钾水溶液为流动相 B，进行梯度洗脱（表 2-9）；检测波长为 280nm。理论板数按去氢延胡索甲素计算应不低于 3000。

表 2-9 延胡索原料药材特征图谱流动相梯度

时间（min）	流动相 A（%）	流动相 B（%）
0～10	5→22	95→78
10～30	22→25	78→75
30～50	25→60	75→40
50～70	60→95	40→5

对照品溶液的制备 精密称取 D- 四氢药根碱、延胡索丙素、盐酸黄连碱、延胡索乙素、盐酸巴马汀、盐酸小檗碱、去氢延胡索甲素、四氢小檗碱、延胡索甲素、四氢黄连碱对照品适量，分别置于 10mL 量瓶中，加 70% 甲醇溶解并稀释至刻度，摇匀，得质量浓度分别为 0.904mg/mL、1.168mg/mL、1.840mg/mL、3.944mg/mL、0.752mg/mL、0.848mg/mL、3.540mg/mL、0.548mg/mL、0.864mg/mL、0.760mg/mL 的对照品溶液，即得。

供试品溶液的制备 取本品粉末（过 60 目筛）1.0g，精密称定，精密加入 70% 甲醇 20mL，称重。超声处理 40min，放冷，用 70% 甲醇补足失重，摇匀，滤过，取续滤液过微孔滤膜（0.45μm）即得。

测定法 分别精密吸取对照品溶液与供试品溶液各 10μL，注入液相色谱仪，测定，即得。

供试品特征图谱中应有 15 个特征峰，以参照峰（S）计算各特征峰的相对保留时间，其相对保留时间应在规定值的 ±5% 之内。规定值为 0.443（峰 1）、0.567（峰 2）、0.599（峰 3）、0.632（峰 4）、0.715（峰 5）、0.786（峰 6）、0.832（峰 7）、0.905（峰 8）、0.969（峰 9）、1.000［峰 10（S）］、1.068（峰 11）、1.136（峰 12）、1.193（峰 13）、1.206（峰 14）、1.491（峰 15），见图 2-13。

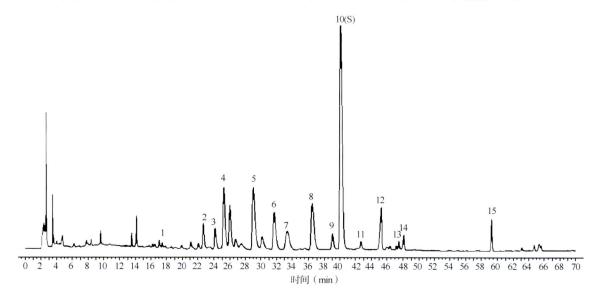

图 2-13 延胡索原料药材特征图谱

峰 2：D- 四氢药根碱；峰 3：延胡索丙素；峰 5：盐酸黄连碱；峰 7：延胡索乙素；峰 8：盐酸巴马汀；峰 9：盐酸小檗碱；
峰 10（S）：去氢延胡索甲素；峰 11：四氢小檗碱；峰 12：延胡索甲素；峰 14：四氢黄连碱

【检查】

水分　不得过 10.0%［《中国药典》（2015 年版）通则 0832 第二法］。

总灰分　不得过 2.0%［《中国药典》（2015 年版）通则 2302］。

【浸出物】　照"浸出物测定法"［《中国药典》（2015 年版）通则 2201］项下的热浸法测定，用水作溶剂，不得少于 26.0%；用 50% 乙醇作溶剂，不得少于 14.0%。

【含量测定】　照高效液相色谱法［《中国药典》（2015 年版）通则 0512］测定。

色谱条件与系统适用性试验　以十八烷基硅烷键合硅胶为填充剂；以 ACN 为流动相 A，以 0.1mol/L 磷酸二氢钾水溶液为流动相 B，进行梯度洗脱（表 2-10）；检测波长为 280nm。理论板数按去氢延胡索甲素计算应不低于 3000。

表 2-10　延胡索原料药材含量测定流动相梯度

时间（min）	流动相 A（%）	流动相 B（%）
0～10	5→22	95→78
10～30	22→25	78→75
30～50	25→60	75→40
50～70	60→95	40→5

对照品溶液的制备　精密称取 D- 四氢药根碱、延胡索丙素、盐酸黄连碱、延胡索乙素、盐酸巴马汀、盐酸小檗碱、去氢延胡索甲素、四氢小檗碱、延胡索甲素、四氢黄连碱对照品适量，分别置于 10mL 量瓶中，加 70% 甲醇溶解并稀释至刻度，摇匀，得质量浓度分别为 0.904mg/mL、1.168mg/mL、1.840mg/mL、3.944mg/mL、0.752mg/mL、0.848mg/mL、3.540mg/mL、0.548mg/mL、0.864mg/mL、0.760mg/mL 的对照品溶液，即得。

供试品溶液的制备　取本品粉末（过 60 目筛）1.0g，精密称定，精密加入 70% 甲醇 20mL，称重。超声处理 40min，放冷，用 70% 甲醇补足失重，摇匀，滤过，取续滤液过微孔滤膜（0.45μm）即得。

测定法　分别精密吸取对照品溶液与供试品溶液各 10μL，注入液相色谱仪，测定，即得。

本品按干燥品计算，含 D- 四氢药根碱（$C_{20}H_{23}NO_4$）不得少于 0.03%，延胡索丙素（$C_{20}H_{19}NO_5$）不得少于 0.04%，盐酸黄连碱（$C_{19}H_{14}ClNO_4$）不得少于 0.05%，延胡索乙素（$C_{21}H_{25}NO_4$）不得少于 0.06%，盐酸巴马汀（$C_{21}H_{22}ClNO_4$）不得少于 0.03%，盐酸小檗碱（$C_{20}H_{18}ClNO_4$）不得少于 0.01%，去氢延胡索甲素（$C_{22}H_{24}NO_4$）不得少于 0.16%，四氢小檗碱（$C_{20}H_{21}NO_4$）不得少于 0.01%，延胡索甲素（$C_{22}H_{27}NO_4$）不得少于 0.07%，四氢黄连碱（$C_{19}H_{17}NO_4$）不得少于 0.02%。上述 10 种生物碱成分总量不得少于 0.48%。

二、原形饮片炮制工艺技术规范

1　概述

品名：延胡索。

外观：不规则圆形厚片或颗粒。外表黄褐色，有不规则细皱纹。断面黄色，角质样，具蜡样光泽。气微，味苦。

规格：片（直径 3～10mm）或颗粒（粒径 5～12mm）。

2 来源

本品为罂粟科植物延胡索 *Corydalis yanhusuo* W. T. Wang 的干燥块茎经炮制加工后的制成品。

3 原料药材产地

主产于浙江东阳、磐安等地，以及四川、陕西部分地区。

4 生产依据

依据《中国药典》（2015 年版）炮制通则和《北京市中药饮片炮制规范》（2008 年版）炮制加工延胡索饮片。

5 主要设备

滚筒洗药机、多功能破碎机、气流网带干燥机、包装机、多功能切药机等。

6 工艺流程（图 2-14）

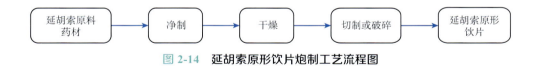

图 2-14　延胡索原形饮片炮制工艺流程图

7 炮制工艺操作要求及关键参数

取延胡索原料药材，除去杂质，洗净，干燥，切制为直径 0.3 ～ 1.0cm 的圆形厚片或破碎成粒径为 0.5 ～ 1.2cm 的颗粒。

8 包装规格

按照常规包装规格进行包装，即 1kg/ 袋；包装材料为聚乙烯塑料薄膜（GB-4456，GB-12056）。

9 贮存及注意事项

避光，置阴凉、通风处贮存。防潮。

10　原形饮片质量标准

延胡索　Yanhusuo
CORYDALIS RHIZOMA

【原料药材】　罂粟科植物延胡索 *Corydalis yanhusuo* W. T. Wang 的干燥块茎。

【炮制】　取延胡索原料药材，除去杂质，洗净，干燥，切制为直径 0.3～1.0cm 的圆形厚片或破碎成粒径 0.5～1.2cm 的颗粒。

【性状】　不规则的圆形厚片或颗粒。外表黄褐色，有不规则细皱纹。断面黄色，角质样，具蜡样光泽。气微，味苦。

【鉴别】、【检查】、【浸出物】　同"延胡索原料药材质量标准"项下相应内容。

【含量测定】　同"延胡索原料药材质量标准"项下相应内容。

本品按干燥品计算，含 D- 四氢药根碱（$C_{20}H_{23}NO_4$）不得少于 0.05%，延胡索丙素（$C_{20}H_{19}NO_5$）不得少于 0.04%，盐酸黄连碱（$C_{19}H_{14}ClNO_4$）不得少于 0.08%，延胡索乙素（$C_{21}H_{25}NO_4$）不得少于 0.10%，盐酸巴马汀（$C_{21}H_{22}ClNO_4$）不得少于 0.02%，盐酸小檗碱（$C_{20}H_{18}ClNO_4$）不得少于 0.01%，去氢延胡索甲素（$C_{22}H_{24}NO_4$）不得少于 0.11%，四氢小檗碱（$C_{20}H_{21}NO_4$）不得少于 0.02%，延胡索甲素（$C_{22}H_{27}NO_4$）不得少于 0.18%，四氢黄连碱（$C_{19}H_{17}NO_4$）不得少于 0.06%。上述 10 种生物碱成分总量不得少于 0.67%。

三、候选标准饮片均匀化、包装及贮存技术规范

1　概述

名称：延胡索。
外观：粉末状，淡黄褐色，质轻，气微，味苦。
粒度：60 目。
均匀化方法：粉碎、搅拌混合机混匀。

2　主要设备

吸尘式粉碎机、槽形混合机、包装机等。

3　均匀化操作要求及关键参数

延胡索原形饮片置吸尘式粉碎机中，粉碎 10min（3500r/min），过 60 目筛。粉末置槽形混合机中，混合 30min（24r/min），至候选标准饮片混合均匀。

4　包装操作要求及关键参数

采用瓶装和真空袋装两种规格，每种规格分别设置 200g 和 10g 两种装量。真空袋装材料为尼龙高压聚乙烯复合薄膜（GB-12025，YY-0236），200g 瓶装材料为 PET 塑料密封罐，10g 瓶装材料为亚克力透明包装瓶。

5　贮存操作要求

置阴凉、通风干燥处，注意霉变，保质期 3 年。

6　候选标准饮片质量标准

延胡索　Yanhusuo
CORYDALIS RHIZOMA

【原料药材】　罂粟科植物延胡索 Corydalis yanhusuo W. T. Wang 的干燥块茎。

【采集加工】　头年的秋季栽种，翌年的夏季即可采收，以个体圆整、色泽鲜黄质量为佳，每年夏季夏至后采挖，洗净，大小分开，大个用沸水煮 7～8min，小个用沸水煮 4～5min，至内部无白心呈黄色时，捞出，晒干或 30～60℃烘焙至干。

【炮制】　取延胡索原料药材，除去杂质，洗净，干燥，切制为直径 0.3～1.0cm 的圆形厚片或破碎成粒径 0.5～1.2cm 的颗粒。

【均匀化】　取延胡索原形饮片，粉碎过 60 目筛，搅拌混合均匀后包装。

【性状】　淡黄褐色粉末，质轻，气微，味苦。

【鉴别】

（1）显微鉴别　本品粉末淡黄褐色。糊化淀粉粒团块淡黄色或近无色。下皮厚壁细胞微黄色，细胞多角形、类方形或长条形，壁稍弯曲，木化，有的呈连珠状增厚，纹孔细密。螺纹导管直径 15～30μm。

（2）薄层鉴别　取本品粉末 1g，加甲醇 50mL，超声处理 30min，滤过，滤液蒸干，残渣加水 10mL 使溶解，加浓氨试液调至碱性（pH 7～8），用乙醚振摇提取 3 次，每次 10mL，合并乙醚液，蒸干，残渣加甲醇 1mL 使溶解，作为供试品溶液。另取延胡索乙素、四氢小檗碱、四氢黄连碱对照品，加甲醇制成每毫升含 0.5mg 的溶液，作为对照品溶液。照薄层色谱法［《中国药典》（2015 年）通则 0502］试验，吸取上述两种溶液各 2～3μL，分别点于同一硅胶 G 薄层板上，以甲苯 – 丙酮（9∶2）为展开剂，展开，取出，晾干，置碘缸中约 3min 后取出，挥尽板上吸附的碘后，置紫外光灯（365nm）下检视。供试品色谱中，在与对照品色谱相应的位置上，显相同颜色的荧光斑点。

（3）特征图谱　照高效液相色谱法［《中国药典》（2015 年版）通则 0512］测定。

色谱条件与系统适用性试验　以十八烷基硅烷键合硅胶为填充剂；以 ACN 为流动相 A，以 0.1mol/L 磷酸二氢钾水溶液为流动相 B，进行梯度洗脱（表 2-11）；检测波长为 280nm。理论板数按去氢延胡索甲素计算应不低于 3000。

表 2-11　延胡索候选标准饮片特征图谱流动相梯度

时间（min）	流动相 A（%）	流动相 B（%）
0～10	5→22	95→78
10～30	22→25	78→75
30～50	25→60	75→40
50～70	60→95	40→5

　　对照品溶液的制备　精密称取 D- 四氢药根碱、延胡索丙素、盐酸黄连碱、延胡索乙素、盐酸巴马汀、盐酸小檗碱、去氢延胡索甲素、四氢小檗碱、延胡索甲素、四氢黄连碱对照品适量，分别置于10mL 量瓶中，加 70% 甲醇溶解并稀释至刻度，摇匀，得质量浓度分别为 0.904mg/mL、1.168mg/mL、1.840mg/mL、3.944mg/mL、0.752mg/mL、0.848mg/mL、3.540mg/mL、0.548mg/mL、0.864mg/mL、0.760mg/mL 的对照品溶液，即得。

　　供试品溶液的制备　取本品粉末（过 60 目筛）1.0g，精密称定，精密加入 70% 甲醇 20mL，称重。超声处理 40min，放冷，用 70% 甲醇补足失重，摇匀，滤过，取续滤液过微孔滤膜（0.45μm）即得。

　　测定法　分别精密吸取对照品溶液与供试品溶液各 10μL，注入液相色谱仪，测定，即得。

　　供试品特征图谱中应有 15 个特征峰，以参照峰（S）计算各特征峰的相对保留时间，其相对保留时间应在规定值的 ±5% 之内。规定值为 0.443（峰 1）、0.567（峰 2）、0.599（峰 3）、0.632（峰 4）、0.715（峰 5）、0.786（峰 6）、0.832（峰 7）、0.905（峰 8）、0.969（峰 9）、1.000[峰 10（S）]、1.068（峰 11）、1.136（峰 12）、1.193（峰 13）、1.206（峰 14）、1.491（峰 15），见图 2-15。

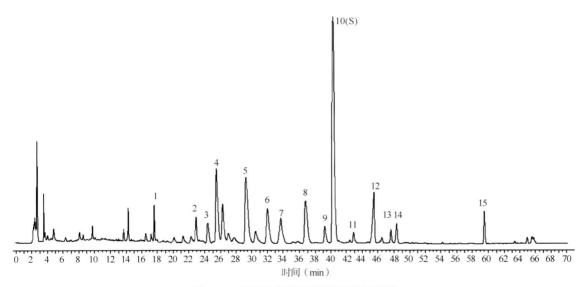

图 2-15　延胡索候选标准饮片特征图谱

　　峰 2：D- 四氢药根碱；峰 3：延胡索丙素；峰 5：盐酸黄连碱；峰 7：延胡索乙素；峰 8：盐酸巴马汀；峰 9：盐酸小檗碱；峰 10（S）：去氢延胡索甲素；峰 11：四氢小檗碱；峰 12：延胡索甲素；峰 14：四氢黄连碱

【检查】

　　水分　不得过 10.0%[《中国药典》（2015 年版）通则 0832 第二法]。

总灰分 不得过 2.0%［《中国药典》（2015 年版）通则 2302］。

【浸出物】 照"浸出物测定法"［《中国药典》（2015 年版）通则 2201］项下的热浸法测定，用水作溶剂，不得少于 26.0%；用 50% 乙醇作溶剂，不得少于 14.0%。

【含量测定】 照高效液相色谱法［《中国药典》（2015 年版）通则 0512］测定。

色谱条件与系统适用性试验 以十八烷基硅烷键合硅胶为填充剂；以 ACN 为流动相 A，以 0.1mol/L 磷酸二氢钾水溶液为流动相 B，进行梯度洗脱（表 2-12）；检测波长为 280nm。理论板数按去氢延胡索甲素计算应不低于 3000。

表 2-12 延胡索候选标准饮片含量测定流动相梯度

时间（min）	流动相 A（%）	流动相 B（%）
0～10	5→22	95→78
10～30	22→25	78→75
30～50	25→60	75→40
50～70	60→95	40→5

对照品溶液的制备 精密称取 D-四氢药根碱、延胡索丙素、盐酸黄连碱、延胡索乙素、盐酸巴马汀、盐酸小檗碱、去氢延胡索甲素、四氢小檗碱、延胡索甲素、四氢黄连碱对照品适量，分别置于 10mL 量瓶中，加 70% 甲醇溶解并稀释至刻度，摇匀，得质量浓度分别为 0.904mg/mL、1.168mg/mL、1.840mg/mL、3.944mg/mL、0.752mg/mL、0.848mg/mL、3.540mg/mL、0.548mg/mL、0.864mg/mL、0.760mg/mL 的对照品溶液，即得。

供试品溶液的制备 取本品粉末（过 60 目筛）1.0g，精密称定，精密加入 70% 甲醇 20mL，称重。超声处理 40min，放冷，用 70% 甲醇补足失重，摇匀，滤过，取续滤液过微孔滤膜（0.45μm）即得。

测定法 分别精密吸取对照品溶液与供试品溶液各 10μL，注入液相色谱仪，测定，即得。

本品按干燥品计算，含 D-四氢药根碱（$C_{20}H_{23}NO_4$）不得少于 0.04%，延胡索丙素（$C_{20}H_{19}NO_5$）不得少于 0.04%，盐酸黄连碱（$C_{19}H_{14}ClNO_4$）不得少于 0.06%，延胡索乙素（$C_{21}H_{25}NO_4$）不得少于 0.08%，盐酸巴马汀（$C_{21}H_{22}ClNO_4$）不得少于 0.02%，盐酸小檗碱（$C_{20}H_{18}ClNO_4$）不得少于 0.01%，去氢延胡索甲素（$C_{22}H_{24}NO_4$）不得少于 0.13%，四氢小檗碱（$C_{20}H_{21}NO_4$）不得少于 0.02%，延胡索甲素（$C_{22}H_{27}NO_4$）不得少于 0.08%，四氢黄连碱（$C_{19}H_{17}NO_4$）不得少于 0.03%。上述 10 种生物碱成分总量不得少于 0.51%。

第四节 醋延胡索

一、原料药材采集加工技术规范

参见"第二章 第三节 延胡索"项下相应内容。

二、原形饮片炮制工艺技术规范

1　概述

品名：醋延胡索。

外观：不规则圆形厚片或颗粒。外表面及切面黄褐色，质较硬。微具醋香气。

规格：片（直径 3 ～ 10mm）或颗粒（粒径 5 ～ 12mm）。

2　来源

本品为罂粟科植物延胡索 *Corydalis yanhusuo* W. T. Wang 的干燥块茎经炮制加工后的制成品。

3　原料药材产地

主产于浙江东阳、磐安等地，以及四川、陕西部分地区。

4　生产依据

依据《中国药典》（2015 年版）炮制通则和《北京市中药饮片炮制规范》（2008 年版）炮制加工延胡索饮片。

5　主要设备

洗药机、破碎机、干燥机、包装机、蒸煮罐、切药机等。

6　工艺流程（图 2-16）

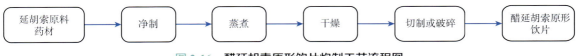

延胡索原料药材 → 净制 → 蒸煮 → 干燥 → 切制或破碎 → 醋延胡索原形饮片

图 2-16　醋延胡索原形饮片炮制工艺流程图

7　炮制工艺操作要求及关键参数

取延胡索原料药材，去净杂质，大小分开，至蒸煮罐内，蒸煮约 2h，药透醋吸尽时，取出，干燥，切制为直径 0.3 ～ 1.0cm 的圆形厚片或破碎成粒径 0.5 ～ 1.2cm 的颗粒。每 100kg 延胡索饮片，用米醋 20kg。

8　包装规格

按照常规包装规格进行包装，即 1kg/ 袋；包装材料为聚乙烯塑料薄膜（GB-4456，GB-12056）。

9　贮存及注意事项

避光，置阴凉、通风处贮存。防潮。

10　原形饮片质量标准

醋延胡索　Cuyanhusuo

【原料药材】　罂粟科植物延胡索 *Corydalis yanhusuo* W. T. Wang 的干燥块茎。

【炮制】　取延胡索原料药材，去净杂质，大小分开，至蒸煮罐内，蒸煮约 2h，药透醋吸尽时，取出，干燥，切制为直径 0.3 ～ 1.0cm 的圆形厚片或破碎成粒径 0.5 ～ 1.2cm 的颗粒。每 100kg 延胡索饮片，用米醋 20kg。

【性状】　不规则的圆形厚片或颗粒。外表黄褐色，有不规则细皱纹。断面黄褐色，质较硬。微具醋香气。

【鉴别】、【检查】、【浸出物】　同"延胡索原形饮片质量标准"项下相应内容。

【含量测定】　同"延胡索原形饮片质量标准"项下相应内容。

本品按干燥品计算，含 D- 四氢药根碱（$C_{20}H_{23}NO_4$）不得少于 0.05%，延胡索丙素（$C_{20}H_{19}NO_5$）不得少于 0.05%，盐酸黄连碱（$C_{19}H_{14}ClNO_4$）不得少于 0.11%，延胡索乙素（$C_{21}H_{25}NO_4$）不得少于 0.12%，盐酸巴马汀（$C_{21}H_{22}ClNO_4$）不得少于 0.02%，盐酸小檗碱（$C_{20}H_{18}ClNO_4$）不得少于 0.01%，去氢延胡索甲素（$C_{22}H_{24}NO_4$）不得少于 0.13%，四氢小檗碱（$C_{20}H_{21}NO_4$）不得少于 0.02%，延胡索甲素（$C_{22}H_{27}NO_4$）不得少于 0.18%，四氢黄连碱（$C_{19}H_{17}NO_4$）不得少于 0.07%。上述 10 种生物碱成分总量不得少于 0.76%。

三、候选标准饮片均匀化、包装及贮存技术规范

1　概述

名称：醋延胡索。
外观：粉末状，黄褐色，质轻，气微，味苦。
粒度：60 目。
均匀化方法：粉碎、搅拌混合机混匀。

2　主要设备

粉碎机、混合机、包装机等。

3　均匀化操作要求及关键参数

醋延胡索原形饮片置吸尘式粉碎机中，粉碎 10min（3500r/min），过 60 目筛。粉末置槽形混合机中，混合 30min（24r/min），至候选标准饮片混合均匀。

4　包装操作要求及关键参数

采用瓶装和真空袋装两种规格，每种规格分别设置 200g 和 10g 两种装量。真空袋装材料为尼龙高压聚乙烯复合薄膜（GB-12025，YY-0236），200g 瓶装材料为 PET 塑料密封罐，10g 瓶装材料为亚克力透明包装瓶。

5　贮存操作要求

置阴凉、通风干燥处，注意霉变，保质期 3 年。

6　候选标准饮片质量标准

醋延胡索　Cuyanhusuo

【原料药材】　罂粟科植物延胡索 *Corydalis yanhusuo* W. T. Wang 的干燥块茎。

【采集加工】　头年的秋季栽种，翌年的夏季即可采收，以个体圆整、色泽鲜黄质量为佳，每年夏季夏至后采挖，洗净，大小分开，大个用沸水煮 7～8min，小个用沸水煮 4～5min，至内部无白心呈黄色时，捞出，晒干或 30～60℃烘焙至干。

【炮制】　取延胡索原料药材，去净杂质，大小分开，至蒸煮罐内，蒸煮约 2h，药透醋吸尽时，取出，干燥，切制为直径 0.3～1.0cm 的圆形厚片或破碎成粒径 0.5～1.2cm 的颗粒。每 100kg 延胡索饮片，用米醋 20kg。

【均匀化】　取醋延胡索原形饮片，粉碎过 60 目筛，搅拌混合均匀后包装。

【性状】　黄褐色粉末，质轻，气微，味苦。

【鉴别】

（1）显微鉴别　本品粉末淡黄褐色。糊化淀粉粒团块淡黄色或近无色。下皮厚壁细胞绿黄色，细胞多角形、类方形或长条形，壁稍弯曲，木化，有的呈连珠状增厚，纹孔细密。螺纹导管直径 15～30μm。

（2）薄层鉴别　取本品粉末 1g，加甲醇 50mL，超声处理 30min，滤过，滤液蒸干，残渣加水 10mL 使溶解，加浓氨试液调至碱性（pH 7～8），用乙醚振摇提取 3 次，每次 10mL，合并乙醚液，蒸干，残渣加甲醇 1mL 使溶解，作为供试品溶液。另取延胡索乙素、四氢小檗碱、四氢黄连碱对照品，加甲醇制成每毫升含 0.5mg 的溶液，作为对照品溶液。照薄层色谱法 [《中国药典》（2015 版）通则 0502]试验，吸取上述两种溶液各 2～3μL，分别点于同一硅胶 G 薄层板上，以甲苯－丙酮（9∶2）为展开剂，展开，取出，晾干，置碘缸中约 3min 后取出，挥尽板上吸附的碘后，置紫外光灯（365nm）下检视。供试品色谱中，在与对照品色谱相应的位置上，显相同颜色的荧光斑点。

（3）特征图谱 照高效液相色谱法［《中国药典》（2015年版）通则0512］测定。

色谱条件与系统适用性试验 以十八烷基硅烷键合硅胶为填充剂；以ACN为流动相A，以0.1mol/L磷酸二氢钾水溶液为流动相B，进行梯度洗脱（表2-13）；检测波长为280nm。理论板数按去氢延胡索甲素计算应不低于3000。

表2-13 醋延胡索候选标准饮片特征图谱流动相梯度

时间（min）	流动相A（%）	流动相B（%）
0～10	5→22	95→78
10～30	22→25	78→75
30～50	25→60	75→40
50～70	60→95	40→5

对照品溶液的制备 精密称取D-四氢药根碱、延胡索丙素、盐酸黄连碱、延胡索乙素、盐酸巴马汀、盐酸小檗碱、去氢延胡索甲素、四氢小檗碱、延胡索甲素、四氢黄连碱对照品适量，分别置于10mL量瓶中，加70%甲醇溶解并稀释至刻度，摇匀，得质量浓度分别为0.904mg/mL、1.168mg/mL、1.840mg/mL、3.944mg/mL、0.752mg/mL、0.848mg/mL、3.540mg/mL、0.548mg/mL、0.864mg/mL、0.760mg/mL的对照品溶液，即得。

供试品溶液的制备 取本品粉末（过60目筛）1.0g，精密称定，精密加入70%甲醇20mL，称重。超声处理40min，放冷，用70%甲醇补足失重，摇匀，滤过，取续滤液过微孔滤膜（0.45μm）即得。

测定法 分别精密吸取对照品溶液与供试品溶液各10μL，注入液相色谱仪，测定，即得。

供试品特征图谱中应有15个特征峰，以参照峰（S）计算各特征峰的相对保留时间，其相对保留时间应在规定值的±5%之内。规定值为0.443（峰1）、0.567（峰2）、0.599（峰3）、0.632（峰4）、0.715（峰5）、0.786（峰6）、0.832（峰7）、0.905（峰8）、0.969（峰9）、1.000［峰10（S）］、1.068（峰11）、1.136（峰12）、1.193（峰13）、1.206（峰14）、1.491（峰15），见图2-17。

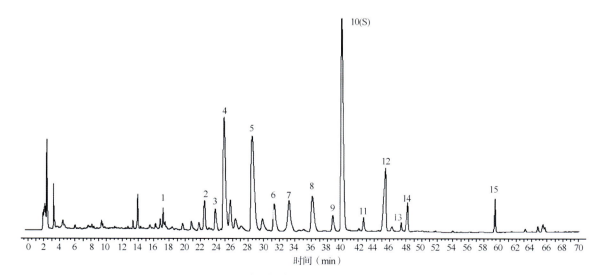

图2-17 醋延胡索候选标准饮片特征图谱

峰2：D-四氢药根碱；峰3：延胡索丙素；峰5：盐酸黄连碱；峰7：延胡索乙素；峰8：盐酸巴马汀；峰9：盐酸小檗碱；峰10（S）：去氢延胡索甲素；峰11：四氢小檗碱；峰12：延胡索甲素；峰14：四氢黄连碱

【检查】

水分　不得过 10.0%[《中国药典》（2015 年版）通则 0832 第二法]。

总灰分　不得过 2.0%[《中国药典》（2015 年版）通则 2302]。

【浸出物】　照"浸出物测定法"[《中国药典》（2015 年版）通则 2201] 项下的热浸法测定，用水作溶剂，不得少于 26.0%；用 50% 乙醇作溶剂，不得少于 14.0%。

【含量测定】　照高效液相色谱法[《中国药典》（2015 年版）通则 0512]测定。

色谱条件与系统适用性试验　以十八烷基硅烷键合硅胶为填充剂；以 ACN 为流动相 A，以 0.1mol/L 磷酸二氢钾水溶液为流动相 B，进行梯度洗脱（表 2-14）；检测波长为 280nm。理论板数按去氢延胡索甲素计算应不低于 3000。

表 2-14　醋延胡索候选标准饮片含量测定流动相梯度

时间（min）	流动相 A（%）	流动相 B（%）
0～10	5→22	95→78
10～30	22→25	78→75
30～50	25→60	75→40
50～70	60→95	40→5

对照品溶液的制备　精密称取 D- 四氢药根碱、延胡索丙素、盐酸黄连碱、延胡索乙素、盐酸巴马汀、盐酸小檗碱、去氢延胡索甲素、四氢小檗碱、延胡索甲素、四氢黄连碱对照品适量，分别置于 10mL 量瓶中，加 70% 甲醇溶解并稀释至刻度，摇匀，得质量浓度分别为 0.904mg/mL、1.168mg/mL、1.840mg/mL、3.944mg/mL、0.752mg/mL、0.848mg/mL、3.540mg/mL、0.548mg/mL、0.864mg/mL、0.760mg/mL 的对照品溶液，即得。

供试品溶液的制备　取本品粉末（过 60 目筛）1.0g，精密称定，精密加入 70% 甲醇 20mL，称重。超声处理 40min，放冷，用 70% 甲醇补足减失重量，摇匀，滤过，取续滤液过微孔滤膜（0.45μm）即得。

测定法　分别精密吸取对照品溶液与供试品溶液各 10μL，注入液相色谱仪，测定，即得。

本品按干燥品计算，含 D- 四氢药根碱（$C_{20}H_{23}NO_4$）不得少于 0.04%，延胡索丙素（$C_{20}H_{19}NO_5$）不得少于 0.05%，盐酸黄连碱（$C_{19}H_{14}ClNO_4$）不得少于 0.11%，延胡索乙素（$C_{21}H_{25}NO_4$）不得少于 0.10%，盐酸巴马汀（$C_{21}H_{22}ClNO_4$）不得少于 0.02%，盐酸小檗碱（$C_{20}H_{18}ClNO_4$）不得少于 0.01%，去氢延胡索甲素（$C_{22}H_{24}NO_4$）不得少于 0.16%，四氢小檗碱（$C_{20}H_{21}NO_4$）不得少于 0.02%，延胡索甲素（$C_{22}H_{27}NO_4$）不得少于 0.14%，四氢黄连碱（$C_{19}H_{17}NO_4$）不得少于 0.05%。上述 10 种生物碱成分总量不得少于 0.70%。

第五节　白　芍

一、原料药材采集加工技术规范

1　概述

名称：白芍。

采集时间：第一、二批，2015 年 7 月；第三批，2015 年 8 月。
采集地点：安徽亳州。
生长年限：栽后 4 年。

2　基原

本品为毛茛科植物芍药 *Paeonia lactiflora* Pall. 的干燥根。

3　原料药材产地

主产于安徽亳州、浙江杭州等地。

4　采集及加工依据

依据《中国药典》（2015 年版）进行采集加工。

5　工艺流程（图 2-18）

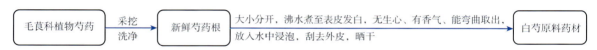

图 2-18　白芍原料药材产地加工流程图

6　加工工艺操作要求及关键参数

毛茛科植物芍药，栽后 3 ～ 5 年即可采收，以 4 年生质量最佳，每年 7 ～ 8 月份采挖，之后将芍药根按大小分开，在沸水中煮约 10min，待芍药根表皮发白，无生心、有香气、能弯曲时迅速取出，放入水中浸泡，即刮去外皮，晒干，即可。

7　贮存及注意事项

避光，阴凉处放置。

8　原料药材质量标准

白芍　Baishao

PAEONIAE RADIX ALBA

【基原】　同《中国药典》（2015 年版）"白芍"项下相应内容。

【采集加工】　栽后 3 ～ 5 年即可采收，以 4 年生质量最佳，每年 7 ～ 8 月份采挖，之后将芍药根按大小分开，在沸水中煮约 10min，待芍药根表皮发白，无生心、有香气、能弯曲时迅速取出，放入水中浸泡，即刮去外皮，晒干，即可。

【性状】　同《中国药典》（2015 年版）"白芍"项下相应内容。

【鉴别】

（1）显微鉴别　本品白色或淡黄色。纤维淡黄色，直径 15 ～ 38μm，成束时颜色加深，一个薄壁细胞中含数个草酸钙簇晶，直径 10 ～ 30μm；具缘纹孔导管和网纹导管直径 20 ～ 60μm，并具有较多的糊化淀粉粒团块。

（2）薄层鉴别　取本品粉末 0.5g，加 50% 乙醇 10mL，振摇 5min，滤过，滤液蒸干，残渣加乙醇 1mL 使溶解，作为供试品溶液。另取芍药苷与苯甲酰芍药苷对照品，加乙醇分别制成每毫升含 1mg、0.6mg 的溶液，作为对照品溶液。照薄层色谱法（通则 0502）试验，吸取上述三种溶液各 10μL，分别点于同一硅胶 G 薄层板上，以三氯甲烷 – 乙酸乙酯 – 甲醇 – 甲酸（40 ： 5 ： 10 ： 0.2）为展开剂，展开，取出，晾干，喷以 5% 香草醛硫酸溶液，加热至斑点显色清晰。供试品色谱中，在与对照品色谱相应的位置上，显相同颜色的斑点。

（3）特征图谱

色谱条件与系统适用性试验　以十八烷基硅烷键合硅胶为填充剂；以 ACN 为流动相 A，以 0.05mol/L 磷酸水溶液为流动相 B，进行梯度洗脱（表 2-15）；检测波长为 254nm。理论板数按芍药苷计算应不低于 3000。

表 2-15　白芍原料药材特征图谱流动相梯度

时间（min）	流动相 A（%）	流动相 B（%）
0 ～ 5	5 → 9	95 → 91
5 ～ 25	9 → 17	91 → 83
25 ～ 30	17 → 22	83 → 78
30 ～ 35	22	78
35 ～ 50	22 → 40	78 → 60
50 ～ 60	40	60

对照品溶液的制备　取对照品没食子酸、儿茶素、芍药内酯苷、芍药苷、苯甲酰芍药苷、丹皮酚、1, 2, 3, 4, 6- 五没食子酰基葡萄糖、苯甲酸各适量，加甲醇制成每毫升各含 0.0402mg/mL、0.0552mg/mL、0.5900mg/mL、1.0120mg/mL、0.0300mg/mL、0.0106mg/mL、0.1648mg/mL、0.0202mg/mL 的混合溶液，即得。

供试品溶液的制备　取本品粉末（过 60 目筛）1.0g，精密称定，精密加入 50% 乙醇 50mL，称重。超声处理 20min，放冷，用 50% 乙醇补足减失重量，摇匀，滤过，取续滤液过微孔滤膜（0.22μm）即得。

测定法　分别精密吸取对照品溶液与供试品溶液各 10μL，注入液相色谱仪，测定，即得。

供试品特征图谱中应有 14 个特征峰，以参照峰（S）计算各特征峰的相对保留时间，其相对保留时间应在规定值的 ±5% 之内。规定值为 0.240（峰 1）、0.561（峰 2）、0.638（峰 3）、0.685（峰 4）、0.706（峰 5）、0.869（峰 6）、0.903（峰 7）、1.000[峰 8（S）]、1.417（峰 9）、1.730（峰 10）、1.220（峰 11）、1.280（峰 12）、2.001（峰 13）、2.190（峰 14），见图 2-19。

【检查】

水分　不得过 10.8%[《中国药典》（2015 年版）通则 0832 第二法]。

总灰分　不得过 3.6%[《中国药典》（2015 年版）通则 2302]。

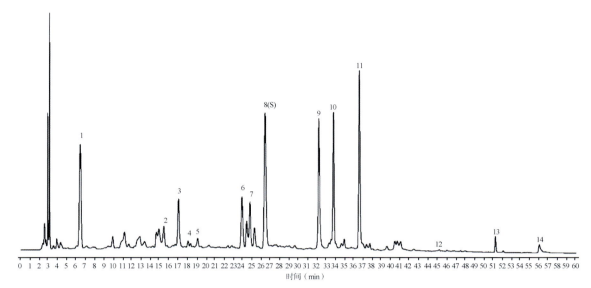

图 2-19　白芍原料药材特征图谱

峰 2：没食子酸；峰 4：儿茶素；峰 7：芍药内酯苷；峰 8（S）：芍药苷；峰 9：1, 2, 3, 4, 6- 五没食子酰基葡萄糖与苯甲酸；
峰 11：苯甲酰芍药苷；峰 12：丹皮酚

【浸出物】　照"浸出物测定法"［《中国药典》（2015 年版）通则 2201］项下的热浸法测定，用水作溶剂，不得少于 28.7%；用 60% 乙醇作溶剂，不得少于 22.5%。

【含量测定】　照高效液相色谱法［《中国药典》（2015 年版）通则 0512］测定。

1）没食子酸等 6 种成分

色谱条件与系统适用性试验　以十八烷基硅烷键合硅胶为填充剂；以 ACN 为流动相 A，以 0.05mol/L 磷酸水溶液为流动相 B，进行梯度洗脱（表 2-16）；检测波长为 230nm。理论板数按芍药苷计算应不低于 3000。

表 2-16　白芍原料药材含量测定流动相梯度

时间（min）	流动相 A（%）	流动相 B（%）
0 ～ 5	5 → 9	95 → 91
5 ～ 25	9 → 17	91 → 83
25 ～ 30	17 → 22	83 → 78
30 ～ 35	22	78
35 ～ 50	22 → 40	78 → 60
50 ～ 60	40	60

对照品溶液的制备　取对照品没食子酸、儿茶素、芍药内酯苷、芍药苷、苯甲酰芍药苷、丹皮酚各适量，加甲醇制成每毫升各含 0.0402mg/mL、0.0552mg/mL、0.5900mg/mL、1.0120mg/mL、0.0300mg/mL、0.0106mg/mL 的混合溶液，即得。

供试品溶液的制备　取本品 1g，精密称定，精密加入 50% 乙醇 50mL，称重。超声处理 20min，放冷，用 50% 乙醇补足失重，摇匀，滤过，取续滤液过微孔滤膜（0.22μm）即得。

测定法　分别精密吸取对照品溶液与供试品溶液各 10μL，注入液相色谱仪，测定，即得。

2）1, 2, 3, 4, 6- 五没食子酰基葡萄糖与苯甲酸

色谱条件与系统适用性试验　以十八烷基硅烷键合硅胶为填充剂；以 CAN-0.05mol/L 磷酸水溶液（18：82）为流动相；检测波长为 230nm。理论板数按芍药苷计算应不低于 3000。

对照品溶液的制备　取对照品 1, 2, 3, 4, 6- 五没食子酰基葡萄糖与苯甲酸适量，加甲醇制成每毫升各含 0.164 80mg/mL、0.020 16mg/mL 的混合溶液，即得。

供试品溶液的制备　取本品 1g，置 50mL 具塞三角瓶中，精密量取 50% 甲醇 50mL，称定重量，超声处理 30min，取出，放至室温，补足减失重量，摇匀，滤过，取续滤液，过微孔滤膜（0.22μm），即得。

测定法　分别精密吸取对照品溶液与供试品溶液各 10μL，注入液相色谱仪，测定，即得。

本品按干燥品计算，含没食子酸（$C_7H_6O_5$）不得少于 0.12%，儿茶素（$C_{15}H_{14}O_6$）不得少于 0.06%，芍药内酯苷（$C_{23}H_{28}O_{11}$）不得少于 0.84%，芍药苷（$C_{23}H_{28}O_{11}$）不得少于 3.40%，苯甲酰芍药苷（$C_{30}H_{32}O_{12}$）不得少于 0.06%，丹皮酚（$C_9H_{10}O_3$）不得少于 0.01%，1, 2, 3, 4, 6- 五没食子酰基葡萄糖（$C_{41}H_{32}O_{26}$）不得少于 0.23%，苯甲酸（$C_7H_6O_2$）不得少于 0.01%。上述 8 种成分总量不得少于 4.73%。

二、原形饮片炮制工艺技术规范

1　概述

品名：白芍。

外观：圆形或类圆形的薄片，外皮淡红棕色或类白色，平坦。切面类白色或淡红棕色，形成层环明显，有时可见呈放射状排列。气微，味极苦、酸。

规格：片（直径 0.5 ～ 1.5cm，厚约 0.5cm）。

2　来源

本品为毛茛科植物芍药 *Paeonia lactiflora* Pall. 的干燥根经炮制加工后制成的饮片。

3　原料药材产地

主产于安徽亳州、浙江杭州等地。

4　生产依据

依据《中国药典》（2015 年版）炮制通则和《北京市中药饮片炮制规范》（2008 年版）炮制加工白芍饮片。

5　主要设备

滚筒洗药机、多功能切药机、气流网带干燥机、包装机等。

6　工艺流程（图 2-20）

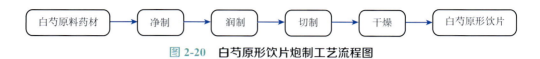

图 2-20　白芍原形饮片炮制工艺流程图

7　炮制工艺操作要求及关键参数

取白芍原料药材，去除杂质，大小分开，浸泡 8h，约七成透时，取出，闷 3 ～ 8h 至内外湿度一致，内无白心时，切薄片，60℃烘干。

8　包装规格

按照常规包装规格进行包装，即 1kg/ 袋；包装材料为聚乙烯塑料薄膜（GB-4456，GB-12056）。

9　贮存及注意事项

避光，置阴凉、通风处贮存。防潮。

10　原形饮片质量标准

白芍　Baishao
PAEONIAE RADIX ALBA

【原料药材】　毛茛科植物芍药 Paeonia lactiflora Pall. 的干燥根。

【炮制】　取白芍原料药材，去除杂质，大小分开，浸泡 8h，约七成透时，取出，闷 3 ～ 8h 至内外湿度一致，内无白心时，切薄片，60℃烘干。

【性状】　圆形或类圆形的薄片，外皮淡红棕色或类白色，平坦。切面类白色或淡红棕色，形成层环明显，有时可见呈放射状排列。气微，味极苦、酸。

【鉴别】　同"白芍原料药材质量标准"项下相应内容。

（1）显微鉴别　同"白芍原料药材质量标准"项下相应内容。

（2）薄层鉴别　同"白芍原料药材质量标准"项下相应内容。

（3）特征图谱　同"白芍原料药材质量标准"项下相应内容。

供试品特征图谱中应有 12 个特征峰，以参照峰（S）计算各特征峰的相对保留时间，其相对保留

时间应在规定值的 ±5% 之内。规定值为 0.240（峰 1）、0.561（峰 2）、0.638（峰 3）、0.685（峰 4）、0.706（峰 5）、0.869（峰 6）、0.903（峰 7）、1.000［峰 8（s）］、1.417（峰 9）、1.730（峰 10）、2.001（峰 11）、2.190（峰 12），见图 2-21。

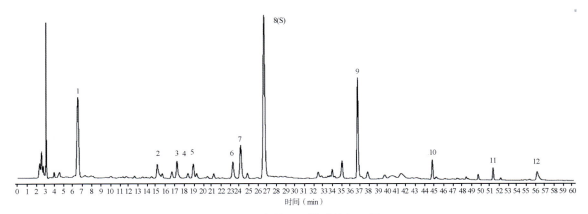

图 2-21　白芍原形饮片特征图谱

峰 2：没食子酸；峰 4：儿茶素；峰 7：芍药内酯苷；峰 8（S）：芍药苷；峰 9：1, 2, 3, 4, 6- 五没食子酰基葡萄糖与苯甲酸；峰 11：苯甲酰芍药苷；峰 12：丹皮酚

【检查】、【浸出物】　同"白芍原料药材质量标准"项下相应内容。

【含量测定】　同"白芍原料药材质量标准"项下相应内容。

本品按干燥品计算，含没食子酸（$C_7H_6O_5$）不得少于 0.07%，儿茶素（$C_{15}H_{14}O_6$）不得少于 0.05%，芍药内酯苷（$C_{23}H_{28}O_{11}$）不得少于 0.60%，芍药苷（$C_{23}H_{28}O_{11}$）不得少于 3.50%，苯甲酰芍药苷（$C_{30}H_{32}O_{12}$）不得少于 0.04%，丹皮酚（$C_9H_{10}O_3$）不得少于 0.01%，1, 2, 3, 4, 6- 五没食子酰基葡萄糖（$C_{41}H_{32}O_{26}$）不得少于 0.12%，苯甲酸（$C_7H_6O_2$）不得少于 0.01%。上述 8 种成分总量不得少于 4.40%。

三、候选标准饮片均匀化、包装及贮存技术规范

1　概述

名称：白芍。
外观：粉末状，类白色，质轻，气微，味微苦、酸。
粒度：60 目。
均匀化方法：粉碎、搅拌混合机混匀。

2　主要设备

吸尘式粉碎机、槽形混合机、包装机。

3 均匀化操作要求及关键参数

白芍原形饮片置吸尘式粉碎机中，粉碎 10min（3500r/min），过 60 目筛。粉末置槽形混合机中，混合 30min（24r/min），至候选标准饮片混合均匀。

4 包装操作要求及关键参数

采用瓶装和真空袋装两种规格，每种规格分别设置 200g 和 10g 两种装量。真空袋装材料为尼龙高压聚乙烯复合薄膜（GB-12025，YY-0236），200g 瓶装材料为 PET 塑料密封罐，10g 瓶装材料为亚克力透明包装瓶。

5 贮存操作要求

置阴凉、通风干燥处，注意霉变，保质期 3 年。

6 候选标准饮片质量标准

白芍 Baishao

PAEONIAE RADIX ALBA

【原料药材】 毛茛科植物芍药 *Paeonia lactiflora* Pall. 的干燥根。

【采集加工】 栽后 3 ～ 5 年即可采收，以 4 年生质量最佳，每年 7 ～ 8 月份采挖，之后将芍药根按大小分开，在沸水中煮约 10min，待芍药根表皮发白、无生心、有香气、能弯曲时迅速取出，放入水中浸泡，即刮去外皮，晒干，即可。

【炮制】 取白芍原料药材，去除杂质，大小分开，浸泡 8h，约七成透时，取出，闷 3 ～ 8h 至内外湿度一致，内无白心时，切薄片，60℃烘干。

【均匀化】 将白芍原形饮片置粉碎机，粉碎过 60 目筛，搅拌混合均匀后包装。

【性状】 类白色粉末，质轻，气微，味微苦、酸。

【鉴别】

（1）显微鉴别 本品白色或淡黄色。纤维淡黄色，直径 15 ～ 38μm，成束时颜色加深，一个薄壁细胞中含数个草酸钙簇晶，直径 10 ～ 30μm；具缘纹孔导管和网纹导管直径 20 ～ 60μm，并具有较多的糊化淀粉粒团块。

（2）薄层鉴别 取本品 0.5g，加 50% 乙醇 10mL，振摇 5min，滤过，滤液蒸干，残渣加乙醇 1mL 使溶解，作为供试品溶液。另取芍药苷与苯甲酰芍药苷对照品，加乙醇分别制成每毫升含 1mg、0.6mg 的溶液，作为对照品溶液。照薄层色谱法（通则 0502）试验，吸取上述三种溶液各 10μL，分别点于同一硅胶 G 薄层板上，以三氯甲烷 – 乙酸乙酯 – 甲醇 – 甲酸（40：5：10：0.2）为展开剂，展开，取出，晾干，喷以 5% 香草醛硫酸溶液，加热至斑点显色清晰。供试品色谱中，在与对照品色谱相应的位置上，显相同颜色的斑点。

（3）特征图谱

色谱条件与系统适用性试验　以十八烷基硅烷键合硅胶为填充剂；以 ACN 为流动相 A，以 0.05mol/L 磷酸水溶液为流动相 B，进行梯度洗脱（表 2-17）；检测波长为 254nm。理论板数按芍药苷计算应不低于 3000。

表 2-17　白芍候选标准饮片特征图谱流动相梯度

时间（min）	流动相 A（%）	流动相 B（%）
0～5	5→9	95→91
5～25	9→17	91→83
25～30	17→22	83→78
30～35	22	78
35～50	22→40	78→60
50～60	40	60

对照品溶液的制备　对照品没食子酸、儿茶素、芍药内酯苷、芍药苷、苯甲酰芍药苷、丹皮酚、1, 2, 3, 4, 6- 五没食子酰基葡萄糖、苯甲酸各适量，加甲醇制成每毫升各含 0.0402mg/mL、0.0552mg/mL、0.5900mg/mL、1.0120mg/mL、0.0300mg/mL、0.0106mg/mL、0.1648mg/mL、0.0202mg/mL 的混合溶液，即得。

供试品溶液的制备　取本品 1.0g，精密称定，精密加入 50% 乙醇 50mL，称重。超声处理 20min，放冷，用 50% 乙醇补足减失重量，摇匀，滤过，取续滤液过微孔滤膜（0.22μm）即得。

测定法　分别精密吸取对照品溶液与供试品溶液各 10μL，注入液相色谱仪，测定，即得。

供试品特征图谱中应有 12 个特征峰，以参照峰（S）计算各特征峰的相对保留时间，其相对保留时间应在规定值的 ±5% 之内。规定值为 0.240（峰 1）、0.561（峰 2）、0.638（峰 3）、0.685（峰 4）、0.706（峰 5）、0.869（峰 6）、0.903（峰 7）、1.000［峰 8（S）］、1.417（峰 9）、1.730（峰 10）、2.001（峰 11）、2.190（峰 12），见图 2-22。

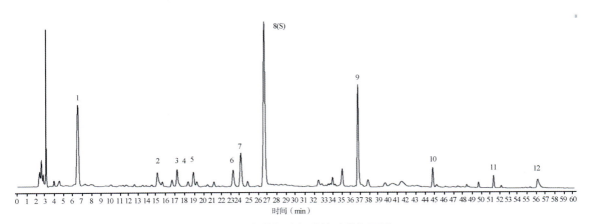

图 2-22　白芍候选标准饮片特征图谱

峰 2：没食子酸；峰 4：儿茶素；峰 7：芍药内酯苷；峰 8（S）：芍药苷；峰 9：1, 2, 3, 4, 6- 五没食子酰基葡萄糖与苯甲酸；
峰 11：苯甲酰芍药苷；峰 12：丹皮酚

【检查】

水分　不得过 10.8%［《中国药典》（2015 年版）通则 0832 第二法］。

总灰分　不得过 3.6%［《中国药典》（2015 年版）通则 2302］。

【浸出物】　照"浸出物测定法"［《中国药典》（2015 年版）通则 2201］项下的热浸法测定，用水作溶剂，不得少于 28.7%；用 60% 乙醇作溶剂，不得少于 22.5%。

【含量测定】　照高效液相色谱法［《中国药典》（2015 年版）通则 0512］测定。

1）没食子酸等 6 种成分

色谱条件与系统适用性试验　以十八烷基硅烷键合硅胶为填充剂；以 ACN 为流动相 A，以 0.05mol/L 磷酸水溶液为流动相 B，进行梯度洗脱（表 2-18）；检测波长为 230nm。理论板数按芍药苷计算应不低于 3000。

表 2-18　白芍候选标准饮片含量测定流动相梯度

时间（min）	流动相 A（%）	流动相 B（%）
0～5	5→9	95→91
5～25	9→17	91→83
25～30	17→22	83→78
30～35	22	78
35～50	22→40	78→60
50～60	40	60

对照品溶液的制备　取对照品没食子酸、儿茶素、芍药内酯苷、芍药苷、苯甲酰芍药苷、丹皮酚各适量，加甲醇制成每毫升各含 0.0402mg/mL、0.0552mg/mL、0.5900mg/mL、1.0120mg/mL、0.0300mg/mL、0.0106mg/mL 的混合溶液，即得。

供试品溶液的制备　取本品 1.0g，精密称定，精密加入 50% 乙醇 50mL，称重。超声处理 20min，放冷，用 50% 乙醇补足减失重量，摇匀，滤过，取续滤液过微孔滤膜（0.22μm）即得。

测定法　分别精密吸取对照品溶液与供试品溶液各 10μL，注入液相色谱仪，测定，即得。

2）1, 2, 3, 4, 6- 五没食子酰基葡萄糖与苯甲酸

色谱条件与系统适用性试验　以十八烷基硅烷键合硅胶为填充剂；以 CAN-0.05mol/L 磷酸水溶液（18：82）为流动相；检测波长为 230nm。理论板数按芍药苷计算应不低于 3000。

对照品溶液的制备　取对照品 1, 2, 3, 4, 6- 五没食子酰基葡萄糖与苯甲酸适量，加甲醇制成每毫升各含 0.164 80mg/mL、0.020 16mg/mL 的混合溶液，即得。

供试品溶液的制备　取本品 1g，置 50mL 具塞锥形瓶中，精密量取 50% 甲醇 50mL，称定重量，超声处理 30min，取出，放至室温，补足减失重量，摇匀，滤过，取续滤液，过微孔滤膜（0.22μm），即得。

测定法　分别精密吸取对照品溶液与供试品溶液各 10μL，注入液相色谱仪，测定，即得。

本品按干燥品计算，含没食子酸（$C_7H_6O_5$）不得少于 0.08%，儿茶素（$C_{15}H_{14}O_6$）不得少于 0.04%，芍药内酯苷（$C_{23}H_{28}O_{11}$）不得少于 0.58%，芍药苷（$C_{23}H_{28}O_{11}$）不得少于 3.60%，苯甲酰芍药苷（$C_{30}H_{32}O_{12}$）不得少于 0.04%，丹皮酚（$C_9H_{10}O_3$）不得少于 0.01%，1, 2, 3, 4, 6- 五没食子酰基葡萄糖（$C_{41}H_{32}O_{26}$）不得少于 0.14%，苯甲酸（$C_7H_6O_2$）不得少于 0.01%。上述 8 种成分总量不得少于 4.50%。

第六节　炒　白　芍

一、原料药材采集加工技术规范

参见"第二章 第五节 白芍"项下相应内容。

二、原形饮片炮制工艺技术规范

1　概述

品名：炒白芍。

外观：圆形或类圆形的薄片，外皮微黄色或棕黄色，平坦。切面微黄色或棕黄色，有时可见呈放射状排列，有的可见焦斑。气微香。

规格：片（直径 0.5 ～ 1.5cm，厚约 0.5mm）。

2　来源

本品为毛茛科植物芍药 *Paeonia lactiflora* Pall. 的干燥根经炮制加工后制成的饮片。

3　原料药材产地

主产于安徽亳州、浙江杭州等地。

4　生产依据

依据《中国药典》（2015 年版）炮制通则和《北京市中药饮片炮制规范》（2008 年版）炮制加工炒白芍饮片。

5　主要设备

滚筒燃气炒药机、中药饮片包装机。

6　工艺流程（图 2-23）

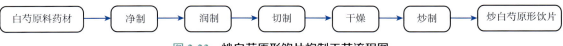

图 2-23　炒白芍原形饮片炮制工艺流程图

7　炮制工艺操作要求及关键参数

取白芍片至已预热的燃气炒药锅内，用文火（80～120℃）炒至微黄色，取出，晾凉，即炒白芍原形饮片。

8　包装规格

炒白芍原形饮片按照常规包装规格进行包装，即 1kg/ 袋；包装材料为聚乙烯塑料薄膜（GB-4456，GB-12056）。

9　贮存及注意事项

避光，置阴凉、通风处贮存。防潮。

10　原形饮片质量标准

炒白芍　Chaobaishao

【原料药材】　毛茛科植物芍药 *Paeonia lactiflora* Pall. 的干燥根。

【炮制】　取白芍片至已预热的燃气炒药锅内，用文火（80～120℃）炒至微黄色，取出，晾凉，即炒白芍原形饮片。

【性状】　圆形或类圆形的薄片，外皮微黄色或棕黄色，平坦。切面微黄色或棕黄色，有时可见呈放射状排列，有的可见焦斑。气微香。

【鉴别】

（1）显微鉴别　本品微黄色或淡棕黄色。纤维微黄色，直径 15～38μm，成束时颜色加深，一个薄壁细胞中含数个草酸钙簇晶，直径 10～30μm；具缘纹孔导管和网纹导管直径 20～60μm，并具有较多的糊化淀粉粒团块，且糊化淀粉粒大量成团。

（2）薄层鉴别　取本品粉末（过 60 目筛）0.5g，加 50% 乙醇 10mL，振摇 5min，滤过，滤液蒸干，残渣加乙醇 1mL 使溶解，作为供试品溶液。另取芍药苷与苯甲酰芍药苷对照品，加乙醇分别制成每毫升含 1mg、0.6mg 的溶液，作为对照品溶液。照薄层色谱法（通则 0502）试验，吸取上述三种溶液各 10μL，分别点于同一硅胶 G 薄层板上，以三氯甲烷 – 乙酸乙酯 – 甲醇 – 甲酸（40∶5∶10∶0.2）为展开剂，展开，取出，晾干，喷以 5% 香草醛硫酸溶液，加热至斑点显色清晰。供试品色谱中，在与对照品色谱相应的位置上，显相同颜色的斑点。

（3）特征图谱

色谱条件与系统适用性试验　以十八烷基硅烷键合硅胶为填充剂；以 ACN 为流动相 A，以 0.05mol/L 磷酸水溶液为流动相 B，进行梯度洗脱（表 2-19）；检测波长为 254nm。理论板数按芍药苷计算应不低于 3000。

表 2-19　炒白芍原形饮片特征图谱流动相梯度

时间（min）	流动相 A（%）	流动相 B（%）
0～5	5→9	95→91
5～25	9→17	91→83
25～30	17→22	83→78
30～35	22	78
35～50	22→40	78→60
50～60	40	60

对照品溶液的制备　取对照品没食子酸、儿茶素、芍药内酯苷、芍药苷、苯甲酰芍药苷、丹皮酚、1, 2, 3, 4, 6- 五没食子酰基葡萄糖、苯甲酸各适量，加甲醇制成每毫升各含 0.0402mg/mL、0.0552mg/mL、0.5900mg/mL、1.0120mg/mL、0.0300mg/mL、0.0106mg/mL、0.1648mg/mL、0.0202mg/mL 的混合溶液，即得。

供试品溶液的制备　取本品粉末（过 60 目筛）1.0g，精密称定，精密加入 50% 乙醇 50mL，称重。超声处理 20min，放冷，用 50% 乙醇补足失重，摇匀，滤过，取续滤液过微孔滤膜（0.22μm）即得。

测定法　分别精密吸取对照品溶液与供试品溶液各 10μL，注入液相色谱仪，测定，即得。

供试品特征图谱中应有 12 个特征峰，以参照峰（S）计算各特征峰的相对保留时间，其相对保留时间应在规定值的 ±5% 之内。规定值为 0.240（峰 1）、0.561（峰 2）、0.638（峰 3）、0.685（峰 4）、0.706（峰 5）、0.869（峰 6）、0.903（峰 7）、1.000［峰 8（S）］、1.417（峰 9）、1.730（峰 10）、2.001（峰 11）、2.190（峰 12），见图 2-24。

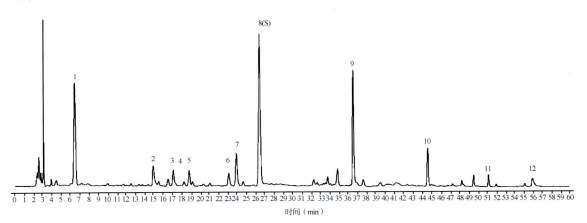

图 2-24　炒白芍原形饮片特征图谱

峰 2：没食子酸；峰 4：儿茶素；峰 7：芍药内酯苷；峰 8（S）：芍药苷；峰 9：1, 2, 3, 4, 6- 五没食子酰基葡萄糖与苯甲酸；

峰 11：苯甲酰芍药苷；峰 12：丹皮酚

【检查】

水分　不得过 7.6%［《中国药典》（2015 年版）通则 0832 第二法］。

总灰分　不得过 3.5%［《中国药典》（2015 年版）通则 2302］。

【浸出物】　照"浸出物测定法"［《中国药典》（2015 年版）通则 2201］项下的热浸法测定，用水作溶剂，不得少于 25.0%；用 60% 乙醇作溶剂，不得少于 20.0%。

【含量测定】　照高效液相色谱法［《中国药典》（2015 年版）通则 0512］测定。

1）没食子酸等 6 种成分

色谱条件与系统适用性试验　以十八烷基硅烷键合硅胶为填充剂；以 ACN 为流动相 A，以 0.05mol/L 磷酸水溶液为流动相 B，进行梯度洗脱（表 2-20）；检测波长为 230nm。理论板数按芍药苷计算应不低于 3000。

表 2-20　炒白芍原形饮片含量测定流动相梯度

时间（min）	流动相 A（%）	流动相 B（%）
0～5	5→9	95→91
5～25	9→17	91→83
25～30	17→22	83→78
30～35	22	78
35～50	22→40	78→60
50～60	40	60

对照品溶液的制备　取对照品没食子酸、儿茶素、芍药内酯苷、芍药苷、苯甲酰芍药苷、丹皮酚各适量，加甲醇制成每毫升各含 0.0402mg/mL、0.0552mg/mL、0.5900mg/mL、1.0120mg/mL、0.0300mg/mL、0.0106mg/mL 的混合溶液，即得。

供试品溶液的制备　取本品粉末（过 60 目筛）1.0g，精密称定，精密加入 50% 乙醇 50mL，称重。超声处理 20min，放冷，用 50% 乙醇补足失重，摇匀，滤过，取续滤液过微孔滤膜（0.22μm）即得。

测定法　分别精密吸取对照品溶液与供试品溶液各 10μL，注入液相色谱仪，测定，即得。

2）1, 2, 3, 4, 6- 五没食子酰基葡萄糖与苯甲酸

色谱条件与系统适用性试验　以十八烷基硅烷键合硅胶为填充剂；以 CAN-0.05mol/L 磷酸水溶液（18：82）为流动相；检测波长为 230nm。理论板数按芍药苷计算应不低于 3000。

对照品溶液的制备　取对照品 1, 2, 3, 4, 6- 五没食子酰基葡萄糖与苯甲酸适量，加甲醇制成每毫升各含 0.164 80mg/mL，0.020 16mg/mL 的混合溶液，即得。

供试品溶液的制备　取本品 1g，置 50mL 具塞锥形瓶中，精密量取 50% 甲醇 50mL，称定重量，超声处理 30min，取出，放至室温，补足减失重量，摇匀，滤过，取续滤液，过微孔滤膜（0.22μm），即得。

测定法　分别精密吸取对照品溶液与供试品溶液各 10μL，注入液相色谱仪，测定，即得。

本品按干燥品计算，含没食子酸（$C_7H_6O_5$）不得少于 0.09%，儿茶素（$C_{15}H_{14}O_6$）不得少于 0.04%，芍药内酯苷（$C_{23}H_{28}O_{11}$）不得少于 0.55%，芍药苷（$C_{23}H_{28}O_{11}$）不得少于 3.20%，苯甲酰芍药苷（$C_{30}H_{32}O_{12}$）不得少于 0.04%，丹皮酚（$C_9H_{10}O_3$）不得少于 0.01%，1, 2, 3, 4, 6- 五没食子酰基葡萄糖（$C_{41}H_{32}O_{26}$）不得少于 0.16%，苯甲酸（$C_7H_6O_2$）不得少于 0.01%。上述 8 种成分总量不得少于 4.10%。

三、候选标准饮片均匀化、包装及贮存技术规范

1　概述

名称：炒白芍。

外观：粉末状，微黄色或淡棕黄色，质轻，气微香。

粒度：60 目。

均匀化方法：粉碎、搅拌混合机混匀。

2　主要设备

吸尘式粉碎机、槽形混合机、包装机。

3　均匀化操作要求及关键参数

炒白芍原形饮片置吸尘式粉碎机中，粉碎 10min（3500r/min），过 60 目筛。粉末置槽形混合机中，混合 30min（24r/min），至候选标准饮片混合均匀。

4　包装操作要求及关键参数

采用瓶装和真空袋装两种规格，每种规格分别设置 200g 和 10g 两种装量。真空袋装材料为尼龙高压聚乙烯复合薄膜（GB-12025，YY-0236），200g 瓶装材料为 PET 塑料密封罐，10g 瓶装材料为亚克力透明包装瓶。

5　贮存操作要求

置阴凉、通风干燥处，注意霉变，保质期 3 年。

6　候选标准饮片质量标准

炒白芍　Chaobaishao

【原料药材】　毛茛科植物芍药 *Paeonia lactiflora* Pall. 的干燥根。

【采集加工】　栽后 3～5 年即可采收，以 4 年生质量最佳，每年 7～8 月份采挖，之后将芍药根按大小分开，在沸水中煮约 10min，待芍药根表皮发白、无生心、有香气、能弯曲时迅速取出，放入水中浸泡，即刮去外皮，晒干，即可。

【炮制】　取白芍片至已预热的燃气炒药锅内，用文火（80～120℃）炒至微黄色，取出，晾凉，即炒白芍原形饮片。

【均匀化】　将炒白芍饮片置粉碎机，粉碎过 60 目筛，搅拌混合均匀后包装。

【性状】　微黄色或淡棕黄色粉末，质轻，气微香。

【鉴别】

（1）显微鉴别　本品微黄色或淡棕黄色。纤维微黄色，直径 15～38μm，成束时颜色加深，一个薄壁细胞中含数个草酸钙簇晶，直径 10～30μm；具缘纹孔导管和网纹导管直径 20～60μm，并具有较多的糊化淀粉粒团块，且糊化淀粉粒大量成团。

（2）薄层鉴别　取本品 0.5g，加 50% 乙醇 10mL，振摇 5min，滤过，滤液蒸干，残渣加乙醇 1mL使溶解，作为供试品溶液。另取芍药苷与苯甲酰芍药苷对照品，加乙醇分别制成每毫升含 1mg、0.6mg的溶液，作为对照品溶液。照薄层色谱法（通则 0502）试验，吸取上述三种溶液各 10μL，分别点于同一硅胶 G 薄层板上，以三氯甲烷 – 乙酸乙酯 – 甲醇 – 甲酸（40 ∶ 5 ∶ 10 ∶ 0.2）为展开剂，展开，取出，晾干，喷以 5% 香草醛硫酸溶液，加热至斑点显色清晰。供试品色谱中，在与对照品色谱相应的位置上，显相同颜色的斑点。

（3）特征图谱

色谱条件与系统适用性试验 以十八烷基硅烷键合硅胶为填充剂；以 ACN 为流动相 A，以 0.05mol/L 磷酸水溶液为流动相 B，进行梯度洗脱（表 2-21）；检测波长为 254nm。理论板数按芍药苷计算应不低于 3000。

表 2-21 炒白芍候选标准饮片特征图谱流动相梯度

时间（min）	流动相 A（%）	流动相 B（%）
0～5	5→9	95→91
5～25	9→17	91→83
25～30	17→22	83→78
30～35	22	78
35～50	22→40	78→60
50～60	40	60

对照品溶液的制备 取对照品没食子酸、儿茶素、芍药内酯苷、芍药苷、苯甲酰芍药苷、丹皮酚、1, 2, 3, 4, 6- 五没食子酰基葡萄糖、苯甲酸各适量，加甲醇制成每毫升各含 0.0402mg/mL、0.0552mg/mL、0.5900mg/mL、1.0120mg/mL、0.0300mg/mL、0.0106mg/mL、0.1648mg/mL、0.0202mg/mL 的混合溶液，即得。

供试品溶液的制备 取本品 1.0g，精密称定，精密加入 50% 乙醇 50mL，称重。超声处理 20min，放冷，用 50% 乙醇补足失重，摇匀，滤过，取续滤液过微孔滤膜（0.22μm）即得。

测定法 分别精密吸取对照品溶液与供试品溶液各 10μL，注入液相色谱仪，测定，即得。

供试品特征图谱中应有 12 个特征峰，以参照峰（S）计算各特征峰的相对保留时间，其相对保留时间应在规定值的 ±5% 之内。规定值为 0.240（峰 1）、0.561（峰 2）、0.638（峰 3）、0.685（峰 4）、0.706（峰 5）、0.869（峰 6）、0.903（峰 7）、1.000［峰 8（S）］、1.417（峰 9）、1.730（峰 10）、2.001（峰 11）、2.190（峰 12），见图 2-25。

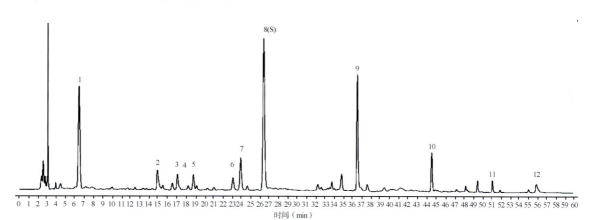

图 2-25 炒白芍候选标准饮片特征图谱

峰 2：没食子酸；峰 4：儿茶素；峰 7：芍药内酯苷；峰 8（S）：芍药苷；峰 9：1, 2, 3, 4, 6- 五没食子酰基葡萄糖与苯甲酸；
峰 11：苯甲酰芍药苷；峰 12：丹皮酚

【检查】

水分　不得过 7.6%[《中国药典》（2015 年版）通则 0832 第二法]。

总灰分　不得过 3.5%[《中国药典》（2015 年版）通则 2302]。

【浸出物】　照"浸出物测定法"[《中国药典》（2015 年版）通则 2201]项下的热浸法测定，用水作溶剂，不得少于 25.0%；用 60% 乙醇作溶剂，不得少于 20.0%。

【含量测定】　照高效液相色谱法[《中国药典》（2015 年版）通则 0512]测定。

1）没食子酸等六种成分

色谱条件与系统适用性试验　以十八烷基硅烷键合硅胶为填充剂；以 ACN 为流动相 A，以 0.05mol/L 磷酸水溶液为流动相 B，进行梯度洗脱（表 2-22）；检测波长为 230nm。理论板数按芍药苷计算应不低于 3000。

表 2-22　炒白芍候选标准饮片含量测定流动相梯度

时间（min）	流动相 A（%）	流动相 B（%）
0～5	5→9	95→91
5～25	9→17	91→83
25～30	17→22	83→78
30～35	22	78
35～50	22→40	78→60
50～60	40	60

对照品溶液的制备　取对照品没食子酸、儿茶素、芍药内酯苷、芍药苷、苯甲酰芍药苷、丹皮酚各适量，加甲醇制成每毫升各含 0.0402mg/mL、0.0552mg/mL、0.5900mg/mL、1.0120mg/mL、0.0300mg/mL、0.0106mg/mL 的混合溶液，即得。

供试品溶液的制备　取本品 1.0g，精密称定，精密加入 50% 乙醇 50mL，称重。超声处理 20min，放冷，用 50% 乙醇补足失重，摇匀，滤过，取续滤液过微孔滤膜（0.22μm）即得。

测定法　分别精密吸取对照品溶液与供试品溶液各 10μL，注入液相色谱仪，测定，即得。

2）1, 2, 3, 4, 6- 五没食子酰基葡萄糖与苯甲酸

色谱条件与系统适用性试验　以十八烷基硅烷键合硅胶为填充剂；以 CAN-0.05mol/L 磷酸水溶液（18：82）为流动相；检测波长为 230nm。理论板数按芍药苷计算应不低于 3000。

对照品溶液的制备　取对照品 1, 2, 3, 4, 6- 五没食子酰基葡萄糖与苯甲酸适量，加甲醇制成每毫升各含 0.164 80mg/mL、0.020 16mg/mL 的混合溶液，即得。

供试品溶液的制备　取本品 1g，置 50mL 具塞锥形瓶中，精密量取 50% 甲醇 50mL，称定重量，超声处理 30min，取出，放至室温，补足减失重量，摇匀，滤过，取续滤液，过微孔滤膜（0.22μm），即得。

测定法　分别精密吸取对照品溶液与供试品溶液各 10μL，注入液相色谱仪，测定，即得。

本品按干燥品计算，含没食子酸（$C_7H_6O_5$）不得少于 0.10%，儿茶素（$C_{15}H_{14}O_6$）不得少于 0.04%，芍药内酯苷（$C_{23}H_{28}O_{11}$）不得少于 0.58%，芍药苷（$C_{23}H_{28}O_{11}$）不得少于 3.30%，苯甲酰芍药苷（$C_{30}H_{32}O_{12}$）不得少于 0.04%，丹皮酚（$C_9H_{10}O_3$）不得少于 0.01%，1, 2, 3, 4, 6- 五没食子酰基葡萄糖（$C_{41}H_{32}O_{26}$）不得少于 0.17%，苯甲酸（$C_7H_6O_2$）不得少于 0.01%。上述 8 种成分总量不得少于 4.25%。

<h1 style="text-align:center">第七节　丹　参</h1>

<h2 style="text-align:center">一、原料药材采集加工技术规范</h2>

1　概述

名称：丹参。
采集时间：2015 年 10 月。
采集地点：山东临沂平邑县。
生长年限：2 年。

2　基原

本品为唇形科鼠尾草属植物丹参 *Salvia miltiorrhiza* Bge. 的干燥根及根茎。

3　原料药材产地

主产于山东、陕西、四川、安徽、江苏、河南等省。

4　采集及加工依据

依据《中国药典》（2015 年版）"丹参"项下规定进行采集加工。

5　工艺流程（图 2-26）

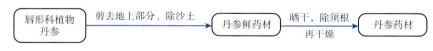

图 2-26　丹参原料药材产地加工流程图

6　加工工艺操作要求及关键参数

将挖出的丹参置原地晒至根上泥土稍干燥，剪去地上部分，除去沙土（忌用水洗），装筐，及时运到晾晒场晾晒，晒至六七成干时，逐株将根捏拢，晒至八九成干再捏 1 次，把须根全部捏断，晒干。

7　贮存及注意事项

置 30℃以下干燥处贮存。

8　原料药材质量标准

丹参　**Danshen**

SALVIAE MILTIORRHIZAE RADIX ET RHIZOMA

【基原】、【采集加工】、【性状】　同《中国药典》（2015 年版）"丹参"项下相应内容。

【鉴别】

（1）显微鉴别　同《中国药典》（2015 年版）"丹参"项下相应内容。

（2）薄层鉴别　同《中国药典》（2015 年版）"丹参"项下相应内容。

（3）特征图谱　照高效液相色谱法［《中国药典》（2015 年版）通则 0512］测定。

色谱条件与系统适用性试验　以十八烷基硅烷键合硅胶为填充剂；以乙腈为流动相 A，以 0.1% 磷酸溶液为流动相 B，进行梯度洗脱（表 2-23）；柱温为 20℃；检测波长为 270nm。理论板数按丹酚酸 B 峰计算应不低于 6000。

表 2-23　丹参原料药材特征图谱流动相梯度

时间（min）	流动相 A（%）	流动相 B（%）
0 ～ 15	10 → 17	90 → 83
15 ～ 18	17 → 25	83 → 75
18 ～ 36	25 → 30	75 → 70
36 ～ 39	30 → 57	70 → 43
39 ～ 48	57 → 61	43 → 39
48 ～ 53	61 → 70	39 → 30
53 ～ 58	70 → 75	30 → 25
58 ～ 65	75 → 90	25 → 10
65 ～ 70	90	10

对照品溶液的制备　取丹酚酸 B 对照品适量，精密称定，加 70% 甲醇制成每毫升含 0.10mg 的溶液，即得。

供试品溶液的制备　取丹参样品 0.5g，精密称定，置 50mL 具塞锥形瓶中，加 70% 甲醇 25mL，超声处理 30min，滤过，取续滤液，即得。

测定法　分别精密吸取对照溶液与供试品溶液各 10μL，注入液相色谱仪，测定，即得。

供试品特征图谱中应有 7 个特征峰，以参照峰（S），计算各特征峰的相对保留时间，其相对保留时间应在规定值的 ±5% 之内。规定值为 0.23（峰 1）、0.90（峰 2）、1.00［峰 3（S）］、1.65（峰 4）、1.82（峰 5）、1.85（峰 6）、2.03（峰 7），见图 2-27。

【检查】、【浸出物】　同《中国药典》（2015 年版）"丹参"项下相应内容。

【含量测定】　同《中国药典》（2015 年版）"丹参"项下相应内容。

本品按干燥品计算，含丹参酮 ⅡA（$C_{19}H_{18}O_3$）、隐丹参酮（$C_{19}H_{20}O_3$）和丹参酮 Ⅰ（$C_{18}H_{12}O_3$）的总量不得少于 0.25%；含丹酚酸 B（$C_{36}H_{30}O_{16}$）不得少于 3.0%。

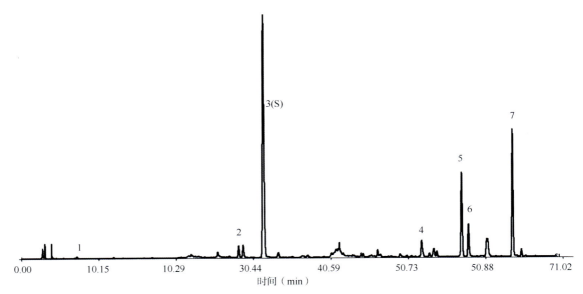

图 2-27　丹参原料药材特征图谱

峰 1：丹参素；峰 2：迷迭香酸；峰 3（S）：丹酚酸 B；峰 4：二氢丹参酮 I；峰 5：隐丹参酮；峰 6：丹参酮 I；

峰 7：丹参酮 II A

二、原形饮片炮制工艺技术规范

1　概述

品名：丹参。

外观：类圆形或椭圆形厚片。外表皮棕红色或暗棕红色，粗糙，具纵皱纹。切面有裂隙或略平整而致密，有的呈角质样，皮部棕红色，木部灰黄色或紫褐色，有黄白色放射状纹理。

规格：厚片（2～4mm）。

2　来源

本品为唇形科鼠尾草属植物丹参 *Salvia miltiorrhiza* Bge. 的干燥根及根茎经炮制加工后的制成品。

3　原料药材产地

主产于山东、陕西、四川、江苏、安徽、河南等省。

4　生产依据

依据《中国药典》（2015 年版）和《湖北省中药饮片炮制规范》（2009 年版）炮制加工

丹参饮片。

5　主要设备

剁刀式切药机、机烘房。

6　工艺流程（图2-28）

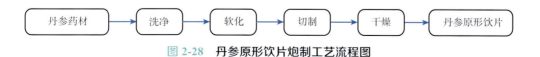

图 2-28　丹参原形饮片炮制工艺流程图

7　炮制工艺操作要求及关键参数

取丹参原料药材，洗净，置于盛器内润4～5h，使药材润至内外湿度一致时，切制成2～4mm的厚片，70～80℃，干燥至水分小于10%。

8　包装规格

按照常规包装规格进行包装，即0.5kg/袋；包装材料为聚乙烯塑料薄膜（GB-4456，GB-12056）。

9　贮存及注意事项

贮存在干燥阴凉处。

10　原形饮片质量标准

丹参　Danshen

SALVIAE MILTIORRHIZAE RADIX ET RHIZOMA

【原料药材】　唇形科鼠尾草属植物丹参 *Salvia miltiorrhiza* Bge. 的干燥根及根茎。

【炮制】　取丹参原料药材，洗净，置于润药池内，润4～5h，使药材润至内外湿度一致时，于切药机切制成2～4mm的厚片，70～80℃干燥至水分小于10%。

【性状】　类圆形或椭圆形的厚片。外表皮棕红色或暗棕红色，粗糙，具纵皱纹。切面有裂隙或略平整而致密，有的呈角质样，皮部棕红色，木部灰黄色或紫褐色，有黄白色放射状纹理。气微，味微苦涩。

【鉴别】　同"丹参原料药材质量标准"项下相应内容。

【浸出物】　照"浸出物测定法"［《中国药典》（2015 年版）通则 2201］项下的冷浸法测定，用水作溶剂，不得少于 35.0%；用 75% 乙醇作溶剂，不得少于 11.0%。

【含量测定】　同"丹参原料药材质量标准"项下相应内容。

三、候选标准饮片均匀化、包装及贮存技术规范

1　概述

名称：丹参。
外观：粉末状，红棕色，气微，味微苦涩。
粒度：60 目。
均匀化方法：丹参原形饮片，以可变速高速旋转粉碎机粉碎，然后充分过筛混匀。

2　主要设备

可变速高速旋转粉碎机、锤式粉碎机、混合机。

3　均匀化操作要求及关键参数

将干燥饮片用锤式粉碎机粉碎至粒度小于 10mm 后，采用可变速高速旋转粉碎机筛圈孔径 1.00mm 正置，转速为 6000r/min，控制最大流量不大于 5L/h。持续 2min，听声音确定饮片全部通过筛圈即可，混匀，即得。

4　包装操作要求及关键参数

采用棕色磨口玻璃瓶或铝塑袋密封包装。10g/ 瓶。

5　贮存操作要求

置阴凉、干燥处保存。保质期暂定 2 年。

6　候选标准饮片质量标准

丹参　Danshen

SALVIAE MILTIORRHIZAE RADIX ET RHIZOMA

【原料药材】　唇形科鼠尾草属植物丹参 *Salvia miltiorrhiza* Bge. 的干燥根及根茎。
【采集加工】　除去泥沙、须根，干燥。
【炮制】　除去杂质和残茎，洗净，润透，切厚片，干燥。
【均匀化】　取丹参原形饮片，粉碎过 60 目筛。搅拌混合均匀后包装。
【性状】　红棕色粉末，气微，味微苦涩。

【鉴别】

（1）**显微鉴别**　本品粉末红棕色。石细胞类圆形、类三角形、类长方形或不规则形，也有延长呈纤维状，边缘不平整，直径 14 ～ 70mm，长可达 257mm，孔沟明显，有的胞腔内含黄棕色物。木纤维多为纤维管胞，长梭形，末端斜尖或钝圆，直径 12 ～ 27mm，具缘纹孔点状，纹孔斜裂缝状或十字形，孔沟稀疏。网纹导管和具缘纹孔导管直径 11 ～ 60mm。

（2）**薄层鉴别**　取本品粉末 1g，加乙醇 5mL，超声处理 15min，离心，取上清液作为供试品溶液。另取丹参对照药材 1g，同法制成对照药材溶液。再取丹参酮 Ⅱ A 对照品、丹酚酸 B 对照品，加乙醇制成每毫升分别含 0.5mg、1.5mg 的混合溶液，作为对照品溶液。照薄层色谱法 [《中国药典》（2015 年版）四部通则 0502] 试验，吸取上述三种溶液各 5μL，分别点于同一硅胶 G 薄层板上，使成条状，以三氯甲烷 – 甲苯 – 乙酸乙酯 – 甲醇 – 甲酸（6：4：8：1：4）为展开剂，展开，展至约 4cm，取出，晾干，再以石油醚（60 ～ 90℃）– 乙酸乙酯（4：1）为展开剂，展开，展至约 8cm，取出，晾干，分别在日光及紫外光灯（365nm）下检视。供试品色谱中，在与对照药材色谱和对照品色谱相应的位置上，显相同颜色的斑点或荧光斑点。

（3）**特征图谱**　照高效液相色谱法 [《中国药典》（2015 年版）通则 0512] 测定。

色谱条件与系统适用性试验　以十八烷基硅烷键合硅胶为填充剂；以乙腈为流动相 A，以 0.1% 磷酸溶液为流动相 B，进行梯度洗脱（表 2-24）；柱温为 20℃；检测波长为 270nm。理论板数按丹酚酸 B 峰计算应不低于 6000。

表 2-24　丹参候选标准饮片特征图谱流动相梯度

时间（min）	流动相 A（%）	流动相 B（%）
0 ～ 15	10 → 17	90 → 83
15 ～ 18	17 → 25	83 → 75
18 ～ 36	25 → 30	75 → 70
36 ～ 39	30 → 57	70 → 43
39 ～ 48	57 → 61	43 → 39
48 ～ 53	61 → 70	39 → 30
53 ～ 58	70 → 75	30 → 25
58 ～ 65	75 → 90	25 → 10
65 ～ 70	90	10

对照品溶液的制备　取丹酚酸 B、丹参素、迷迭香酸、丹参酮 Ⅱ A、丹参酮 Ⅰ、隐丹参酮、二氢丹参酮 Ⅰ 对照品各适量，精密称定，加 70% 甲醇制成每毫升含上述对照品分别为 0.1mg、0.1mg、0.1mg、20μg、20μg、20μg、20μg 的溶液，即得。

供试品溶液的制备　取丹参样品 0.5g，精密称定，置 50mL 具塞锥形瓶中，加 70% 甲醇 25mL，超声处理 30min，滤过，取续滤液，即得。

测定法　分别精密吸取对照品溶液与供试品溶液各 10mL，注入液相色谱仪，测定，即得。

供试品特征图谱中应有 7 个特征峰，以参照峰（S）计算各特征峰与 S 峰的相对保留时间，其相对保留时间应在规定值的 ±5% 之内。规定值为 0.23（峰 1）、0.90（峰 2）、1.00[峰 3（S）]、1.65（峰 4）、1.82（峰 5）、1.85（峰 6）、2.03（峰 7），见图 2-29。

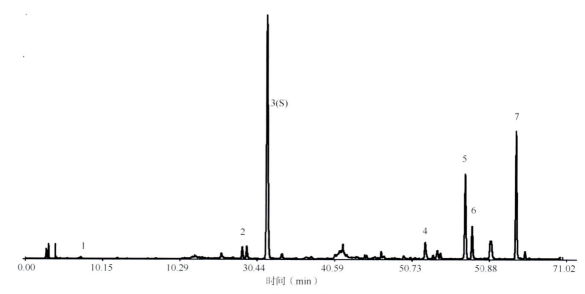

图 2-29　丹参候选标准饮片特征图谱

峰 1：丹参素；峰 2：迷迭香酸；峰 3（S）：丹酚酸 B；峰 4：二氢丹参酮 I；峰 5：隐丹参酮；峰 6：丹参酮 I；

峰 7：丹参酮 II A

【检查】

水分　不得过 13.0%［《中国药典》（2015 年版）通则 0832 第二法］。

总灰分　不得过 10.0%［《中国药典》（2015 年版）通则 2302］。

酸不溶性灰分　不得过 2.0%［《中国药典》（2015 年版）通则 2302］。

重金属及有害元素　照铅、镉、砷、汞、铜测定法［《中国药典》（2015 年版）四部通则 2321 原子吸收分光光度法或电感耦合等离子体质谱法］测定，铅不得过 5mg/kg；镉不得过 0.3mg/kg；砷不得过 2mg/kg；汞不得过 0.2mg/kg；铜不得过 20mg/kg。

【浸出物】　照"浸出物测定法"［《中国药典》（2015 年版）通则 2201］项下的冷浸法测定，用水作溶剂，不得少于 35.0%；用 75% 乙醇作溶剂，不得少于 11.0%。

【含量测定】　照高效液相色谱法［《中国药典》（2015 年版）四部通则 0512］测定。

1）丹参酮类

色谱条件与系统适用性试验　以十八烷基硅烷键合硅胶为填充剂；以乙腈为流动相 A，以 0.02% 磷酸溶液为流动相 B，进行梯度洗脱（表 2-25）；柱温为 20℃；检测波长为 270nm。理论板数按丹参酮 II A 峰计算应不低于 60 000。

表 2-25　丹参候选标准饮片含量测定流动相梯度

时间（min）	流动相 A（%）	流动相 B（%）
0～6	61	39
6～20	61→90	39→10
20～20.5	90→61	10→39
20.5～25	61	39

对照品溶液的制备　取丹参酮ⅡA对照品适量，精密称定，置棕色量瓶中，加甲醇制成每毫升含20μg的溶液，即得。

供试品溶液的制备　取本品粉末（过三号筛）约0.3g，精密称定，置具塞锥形瓶中，精密加入甲醇50mL，密塞，称定重量，超声处理（功率140W，频率42kHz）30min，放冷，再称定重量，用甲醇补足减失的重量，摇匀，滤过，取续滤液，即得。

测定法　分别精密吸取对照品溶液与供试品溶液各10μL，注入液相色谱仪，测定。以丹参酮ⅡA对照品为参照，以其相应的峰为S峰，计算隐丹参酮、丹参酮Ⅰ的相对保留时间，其相对保留时间应在规定值的±5%之内。相对保留时间及校正因子见表2-26。

表2-26　相对保留时间及校正因子

待测成分（峰）	相对保留时间	校正因子
隐丹参酮	0.75	1.18
丹参酮Ⅰ	0.79	1.31
丹参酮ⅡA	1	1

以丹参酮ⅡA的峰面积为对照，分别乘以校正因子，计算隐丹参酮、丹参酮Ⅰ、丹参酮ⅡA的含量。

本品按干燥品计算，含丹参酮ⅡA（$C_{19}H_{18}O_3$）、隐丹参酮（$C_{19}H_{20}O_3$）和丹参酮Ⅰ（$C_{18}H_{12}O_3$）的总量不得少于0.25%。

2）丹酚酸B

色谱条件与系统适用性试验　十八烷基硅烷键合硅胶为填充剂；以乙腈-0.1%磷酸溶液（22∶78）为流动相；柱温为20℃；流速为1.2mL/min；检测波长为286nm。理论板数按丹酚酸B峰计算应不低于6000。

对照品溶液的制备　取丹酚酸B对照品适量，精密称定，加甲醇–水（8∶2）混合溶液制成每毫升含0.10mg的溶液，即得。

供试品溶液的制备　取本品粉末（过三号筛）约0.15g，精密称定，置具塞锥形瓶中，精密加入甲醇–水（8∶2）混合溶液50mL，密塞，称定重量，超声处理（功率140W，频率42kHz）30min，放冷，再称定重量，用甲醇–水（8∶2）混合溶液补足减失的重量，摇匀，滤过，精密量取续滤液5mL，移至10mL量瓶中，加甲醇–水（8∶2）混合溶液稀释至刻度，摇匀，滤过，取续滤液，即得。

测定法　分别精密吸取对照品溶液与供试品溶液各10μL，注入液相色谱仪，测定，即得。

本品按干燥品计算，含丹酚酸B（$C_{36}H_{30}O_{16}$）不得少于3.0%。

第八节　酒　丹　参

一、原料药材采集加工技术规范

参见"第二章 第七节 丹参"项下相应内容。

二、原形饮片炮制工艺技术规范

1 概述

品名：酒丹参。

外观：类圆形或椭圆形厚片。外表皮棕红色或暗棕红色，粗糙，具纵皱纹。切面有裂隙或略平整而致密。表面红褐色，略具酒香气。

规格：厚片（2～4mm）。

2 来源

本品为唇形科鼠尾草属植物丹参 *Salvia miltiorrhiza* Bge. 的干燥根及根茎炮制加工后制成的饮片。

3 原料药材产地

主产于山东、陕西、四川、江苏、安徽、河南等省。

4 生产依据

依据《中国药典》（2015 年版）和《湖北省中药饮片炮制规范》（2009 年版）炮制加工酒丹参饮片。

5 主要设备

炒药锅、药筛等。

6 工艺流程（图 2-30）

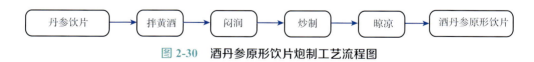

图 2-30 酒丹参原形饮片炮制工艺流程图

7 炮制工艺操作要求及关键参数

取丹参饮片，加适量黄酒，拌匀，闷润 0.5～1h，至黄酒吸收，文火炒干至颜色略加深，晾凉即可。每100kg 丹参饮片，用黄酒 10kg。

8　包装规格

按照常规包装规格进行包装，即 0.5kg/ 袋；包装材料为聚乙烯塑料薄膜（GB-4456，GB-12056）。

9　贮存及注意事项

贮存在干燥阴凉处。

10　原形饮片质量标准

酒丹参　**Jiudanshen**

【原料药材】　唇形科鼠尾草属植物丹参 *Salvia miltiorrhiza* Bge. 的干燥根及根茎。

【炮制】　取丹参饮片，加适量黄酒，拌匀，闷润 0.5 ～ 1h，至黄酒吸收，文火炒干至颜色略加深，晾凉即可。每 100kg 丹参饮片，用黄酒 10kg。

【性状】　形如丹参片，表面红褐色，略具酒香气，气微，味微苦涩。

【鉴别】　同"丹参原形饮片质量标准"项下相应内容。

【检查】　同"丹参原形饮片质量标准"项下相应内容。

水分　不得过 10.0%［《中国药典》（2015 年版）通则 0832 第二法］。

乙醇测定　采用气相色谱法测定。

色谱条件与系统适用性试验　弹性石英毛细管柱（30m×0.32mm×0.25mm）HP-5（交联 5% 苯基甲基聚硅氧烷为固定相）；柱温 20℃，保持 10min；进样口温度 200℃；检测器温度 250℃；加热箱温度 90℃；定量环温度 100℃；传输线温度 110℃；样品瓶平衡时间 30min；柱流量 5.0mL/min；分流比 10 ∶ 1。理论塔板数按乙醇峰计算应不低于 6000。

对照品溶液的制备　取乙醇对照品适量，精密称定，加水制成每毫升含 6.5mg 的溶液，将制好的对照品溶液取 2mL 置于 20mL 顶空瓶中，加盖密封，即得。

供试品溶液的制备　取本品粉末约 0.8g，精密称定，置于 20mL 的顶空瓶中，加水 2mL，密封，即得。

测定法　分别吸取对照品溶液及供试品溶液各 1mL，注入气相色谱仪，测定，即得。

按干燥品计算，含乙醇不得少于 0.2mg/g。

【浸出物】、【含量测定】　同"丹参原形饮片质量标准"项下相应内容。

三、候选标准饮片均匀化、包装及贮存技术规范

1　概述

名称：酒丹参。

外观：粉末状，红褐色，气微，味微苦涩，微具酒香气。

粒度：60 目。

均匀化方法：采用可变速高速旋转粉碎机粉碎，然后充分过筛混匀。

2　主要设备

锤式粉碎机、可变速高速旋转粉碎机、混合机等。

3　均匀化操作要求及关键参数

将干燥饮片用锤式粉碎机粉碎至粒度小于 10mm 后，采用可变速高速旋转粉碎机筛圈孔径 1.00mm 正置，转速为 6000r/min，控制最大流量不大于 5L/h。持续 2min，听声音确定饮片全部通过筛圈即可，混匀，即得。

4　包装操作要求及关键参数

采用棕色磨口玻璃瓶或者黑色铝塑袋密封包装。5g/ 瓶。

5　贮存操作要求

置阴凉、干燥处保存。

6　候选标准饮片质量标准

酒丹参　Jiudanshen

【原料药材】　唇形科鼠尾草属植物丹参 *Salvia miltiorrhiza* Bge. 的干燥根及根茎。

【采集加工】　除去泥沙、须根，干燥。

【炮制】　取丹参饮片，加适量黄酒，拌匀，闷润 0.5 ～ 1h，至黄酒吸收，文火炒干至颜色略加深，晾凉即可。每 100kg 丹参饮片，用黄酒 10kg。

【均匀化】　取酒丹参原形饮片，以可变速高速旋转粉碎机，筛圈孔径为 1.00mm，正置，在 6000r/min 转速下粉碎，混匀，包装即得。

【性状】　红褐色粉末，气微，味微苦涩，微具酒香气。

【鉴别】

（1）显微鉴别　本品粉末红褐色。石细胞类圆形、类三角形、类长方形或不规则形，也有延长呈纤维状，边缘不平整，直径 14 ～ 70mm，长可达 257mm，孔沟明显，有的胞腔内含黄棕色物。木纤维多为纤维管胞，长梭形，末端斜尖或钝圆，直径 12 ～ 27mm，具缘纹孔点状，纹孔斜裂缝状或十字形，孔沟稀疏。网纹导管和具缘纹孔导管直径 11 ～ 60mm。

（2）薄层鉴别　取本品粉末 1 g，加乙醇 5mL，超声处理 15min，离心，取上清液作为供试品溶液。另取丹参对照药材 1 g，同法制成对照药材溶液。再取丹参酮 Ⅱ A 对照品、丹酚酸 B 对照品，加乙醇制成每毫升分别含 0.5mg、1.5mg 的混合溶液，作为对照品溶液。照薄层色谱法 [《中国药典》（2015 年版）

四部通则0502] 试验，吸取上述三种溶液各5μL，分别点于同一硅胶 G 薄层板上，使成条状，以三氯甲烷 – 甲苯 – 乙酸乙酯 – 甲醇 – 甲酸（6∶4∶8∶1∶4）为展开剂，展开，展至约4cm，取出，晾干，再以石油醚（60～90℃）– 乙酸乙酯（4∶1）为展开剂，展开，展至约8cm，取出，晾干，分别在日光及紫外光灯（365nm）下检视。供试品色谱中，在与对照药材色谱和对照品色谱相应的位置上，显相同颜色的斑点或荧光斑点。

（3）特征图谱　照高效液相色谱法［《中国药典》（2015年版）通则0512］测定。

色谱条件与系统适用性试验　以十八烷基硅烷键合硅胶为填充剂；以乙腈为流动相 A，以 0.1% 磷酸溶液为流动相 B，进行梯度洗脱（表 2-27）；柱温为 20℃；检测波长为 270nm。理论板数按丹酚酸 B 峰计算应不低于 6000。

表 2-27　酒丹参候选标准饮片特征图谱流动相梯度

时间（min）	流动相 A（%）	流动相 B（%）
0～15	10→17	90→83
15～18	17→25	83→75
18～36	25→30	75→70
36～39	30→57	70→43
39～48	57→61	43→39
48～53	61→70	39→30
53～58	70→75	30→25
58～65	75→90	25→10
65～70	90	10

对照品溶液的制备　取丹酚酸 B、丹参素、迷迭香酸、丹参酮 II A、丹参酮 I、隐丹参酮、二氢丹参酮 I 对照品各适量，精密称定，加 70% 甲醇制成每毫升含上述对照品分别为 0.1mg、0.1mg、0.1mg、20μg、20μg、20μg、20μg 的溶液，即得。

供试品溶液的制备　取丹参样品 0.5g，精密称定，置 50mL 具塞锥形瓶中，加 70% 甲醇 25mL，超声处理 30min，滤过，取续滤液，即得。

测定法　分别精密吸取对照品溶液与供试品溶液各 10mL，注入液相色谱仪，测定，即得。

供试品特征图谱中应有 7 个特征峰，以参照峰（S）计算各特征峰的相对保留时间，其相对保留时间应在规定值的 ±5% 之内。规定值为 0.23（峰 1）、0.90（峰 2）、1.00［峰 3（S）］、1.65（峰 4）、1.82（峰 5）、1.85（峰 6）、2.03（峰 7），见图 2-31。

【检查】

水分　不得过 10.0%［《中国药典》（2015 年版）通则 0832 第二法］。

总灰分　不得过 10.0%［《中国药典》（2015 年版）通则 2302］。

酸不溶性灰分　不得过 2.0%［《中国药典》（2015 年版）通则 2302］。

重金属及有害元素　照铅、镉、砷、汞、铜测定法［《中国药典》（2015 年版）四部通则 2321 原子吸收分光光度法或电感耦合等离子体质谱法］测定，铅不得过 5mg/kg；镉不得过 0.3mg/kg；砷不得过 2mg/kg；汞不得过 0.2mg/kg；铜不得过 20mg/kg。

乙醇测定　采用气相色谱法测定。

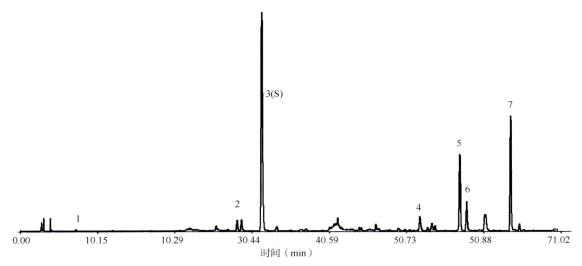

图 2-31 酒丹参候选标准饮片特征图谱

峰1：丹参素；峰2：迷迭香酸；峰3（S）：丹酚酸B；峰4：二氢丹参酮Ⅰ；峰5：隐丹参酮；峰6：丹参酮Ⅰ；

峰7：丹参酮ⅡA

色谱条件与系统适用性试验 弹性石英毛细管柱（30m×0.32mm×0.25mm）HP-5（交联5%苯基甲基聚硅氧烷为固定相）；柱温20℃，保持10min；进样口温度200℃；检测器温度250℃；加热箱温度90℃；定量环温度100℃；传输线温度110℃；样品瓶平衡时间30min；柱流量5.0mL/min；分流比10∶1。理论塔板数按乙醇峰计算应不低于6000。

对照品溶液的制备 取乙醇对照品适量，精密称定，加水制成每毫升含6.5mg的溶液，将制好的对照品溶液取2mL置于20mL顶空瓶中，加盖密封，即得。

供试品溶液的制备 取本品粉末约0.8g，精密称定，置于20mL的顶空瓶中，加水2mL，密封，即得。

测定法 分别吸取对照品溶液与供试品溶液各1mL，注入气相色谱仪，测定，即得。

本品按干燥品计算，含乙醇不得少于0.2mg/g。

【浸出物】 照"浸出物测定法"[《中国药典》（2015年版）通则2201]项下的冷浸法测定，用水作溶剂，不得少于35.0%；用75%乙醇作溶剂，不得少于11.0%。

【含量测定】 照高效液相色谱法[《中国药典》（2015年版）四部通则0512]测定。

（1）丹参酮类

色谱条件与系统适用性试验 以十八烷基硅烷键合硅胶为填充剂；以乙腈为流动相A，以0.02%磷酸溶液为流动相B，进行梯度洗脱（表2-28）；柱温为20℃；检测波长为270nm。理论板数按丹参酮ⅡA峰计算应不低于50 000。

表 2-28 酒丹参候选标准饮片含量测定流动相梯度

时间（min）	流动相A（%）	流动相B（%）
0～6	61	39
6～20	61→90	39→10
20～20.5	90→61	10→39
20.5～25	61	39

对照品溶液的制备　取丹参酮ⅡA对照品适量，精密称定，置棕色量瓶中，加甲醇制成每毫升含20μg的溶液，即得。

供试品溶液的制备　取本品粉末（过三号筛）约0.3g，精密称定，置具塞锥形瓶中，精密加入甲醇50mL，密塞，称定重量，超声处理（功率140W，频率42kHz）30min，放冷，再称定重量，用甲醇补足减失的重量，摇匀，滤过，取续滤液，即得。

测定法　分别精密吸取对照品溶液与供试品溶液各10μL，注入液相色谱仪，测定。

以丹参酮ⅡA对照品为参照，以其相应的峰为S峰，计算隐丹参酮、丹参酮Ⅰ的相对保留时间，其相对保留时间应在规定值的±5%之内。相对保留时间及校正因子见表2-29。

表2-29　相对保留时间及校正因子

待测成分（峰）	相对保留时间	校正因子
隐丹参酮	0.75	1.18
丹参酮Ⅰ	0.79	1.31
丹参酮ⅡA	1	1

以丹参酮ⅡA的峰面积为对照，分别乘以校正因子，计算隐丹参酮、丹参酮Ⅰ、丹参酮ⅡA的含量。

本品按干燥品计算，含丹参酮ⅡA（$C_{19}H_{18}O_3$）、隐丹参酮（$C_{19}H_{20}O_3$）和丹参酮Ⅰ（$C_{18}H_{12}O_3$）的总量不得少于0.25%。

（2）丹酚酸B

色谱条件与系统适用性试验　十八烷基硅烷键合硅胶为填充剂；以乙腈-0.1%磷酸溶液（22∶78）为流动相；柱温为20℃；流速为1.2mL/min；检测波长为286nm。理论板数按丹酚酸B峰计算应不低于6000。

对照品溶液的制备　取丹酚酸B对照品适量，精密称定，加甲醇–水（8∶2）混合溶液制成每毫升含0.10mg的溶液，即得。

供试品溶液的制备　取本品粉末（过三号筛）约0.15g，精密称定，置具塞锥形瓶中，精密加入甲醇–水（8∶2）混合溶液50mL，密塞，称定重量，超声处理（功率140W，频率42kHz）30min，放冷，再称定重量，用甲醇–水（8∶2）混合溶液补足减失的重量，摇匀，滤过，精密量取续滤液5mL，移至10mL量瓶中，加甲醇–水（8∶2）混合溶液稀释至刻度，摇匀，滤过，取续滤液，即得。

测定法　分别精密吸取对照品溶液与供试品溶液各10μL，注入液相色谱仪，测定，即得。

本品按干燥品计算，含丹酚酸B（$C_{36}H_{30}O_{16}$）不得少于3.0%。

第九节　黄　　连

一、原料药材采集加工技术规范

1　概述

名称：黄连。

采集时间：第一批，2015 年 11 月 9 日（批号：20151109）；第二批，2015 年 10 月 22 日（批号：20151022）；第三批，2015 年 10 月 23 日（批号：20151023）。

采集地点：重庆市石柱县黄水镇（第一批）；湖北省利川市忠路镇（第二批）；湖北省利川市建南镇（第三批）。

生长年限：移栽 5 年。

2　基原

本品为毛茛科植物黄连 *Coptis chinensis* Franch. 的干燥根茎。

3　原料药材产地

主产于湖北、重庆、四川等省市。

4　采集及加工依据

依据《中国药典》（2015 年版）和《湖北省中药饮片炮制规范》（2009 年版）采集加工。

5　主要设备

烘房（带滚筒）。

6　工艺流程（图 2-32）

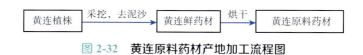

图 2-32　黄连原料药材产地加工流程图

7　加工工艺操作要求及关键参数

毛茛科植物黄连，移栽 5 年可采收，采用环剥法剥取树皮，烘干，烘干温度 60 ～ 70℃，转动速度为 10 ～ 15r/min，烘 6h 左右，取出。挑选出未干者，继续烘干至含水量 14% 以内，即得。此种干燥方法在干燥的同时，通过旋转可以撞去残存须根、粗皮、鳞芽及叶柄、石子、土粒等。

8　贮存及注意事项

置通风干燥处贮存。

9　原料药材质量标准

黄连　**Huanglian**

COPTIDIS RHIZOMA

【基原】　毛茛科植物黄连 *Coptis chinensis* Franch. 的干燥根茎。

【采集加工】　以秋末采挖为佳；栽培黄连一般生长 4～5 年，于 9～11 月份采收。选晴天挖出全株，除去泥土，剪去须根、叶片、烘干，即可。

【性状】　多集聚成簇，常弯曲，形如鸡爪，单枝根茎长 3～6cm，直径 0.3～0.8cm。表面灰黄色或黄褐色，粗糙，有不规则结节状隆起、须根及须根残基，有的节间表面平滑如茎秆，习称"过桥"。上部多残留褐色鳞叶，顶端常留有残余的茎或叶柄。质硬，断面不整齐，皮部橙红色或暗棕色，木部鲜黄色或橙黄色，呈放射状排列，髓部有的中空。气微，味极苦。

【鉴别】

（1）显微鉴别　同《中国药典》（2015 年版）"黄连"项下相应内容。

（2）薄层鉴别　同《中国药典》（2015 年版）"黄连"项下相应内容。

（3）特征图谱　照高效液相色谱法［《中国药典》（2015 年版）通则 0512］测定。

色谱条件与系统适用性试验　以十八烷基硅烷键合硅胶为填充剂；流动相乙腈（A）- 水（B，含 0.3% 磷酸及 0.2% 三乙胺），流速 0.7mL/min；检测波长 268nm；柱温 20℃；供试液进样 10μL。梯度洗脱条件见表 2-30。

表 2-30　黄连原料药材特征图谱流动相梯度

时间（min）	流动相 A（%）	流动相 B（%）
0～10	20	80
10～40	20→45	80→55
40～50	45	55

供试品溶液的制备　取本品粉末（过 2 号筛）约 0.2g，精密称定，置于具塞的锥形瓶中，将配制的甲醇 – 盐酸（100：1）溶液用移液管精密量取 50mL 加入锥形瓶中，密塞后称定重量。设定功率 250W，频率 40kHz，超声处理 30min。冷却后称定重量，再用甲醇补足此过程减失的重量。摇匀，用微孔滤膜过滤，用移液管精密量取续滤液 2mL，置于 10mL 的容量瓶中，再加甲醇稀释至刻度，摇匀后，滤过，取续滤液作供试品溶液。

测定法　精密吸取供试品溶液 10μL，注入液相色谱仪，测定，记录色谱图，即得。

供试品特征图谱中应有 14 个特征峰，以峰 11 为参照峰（S）计算各特征峰的相对保留时间，其相对保留时间应在规定值的 ±5% 之内。规定值为 0.152（峰 1）、0.191（峰 2）、0.359（峰 3）、0.449（峰 4）、0.630（峰 5）、0.746（峰 6）、0.874（峰 7）、0.906（峰 8）、0.931（峰 9）、0.952（峰 10）、1.000［峰 11（S）］、1.036（峰 12）、1.105（峰 13）、1.155（峰 14），见图 2-33。

【检查】、【浸出物】　同《中国药典》（2015 年版）"黄连"项下相应内容。

【含量测定】　同《中国药典》（2015 年版）"黄连"项下相应内容。

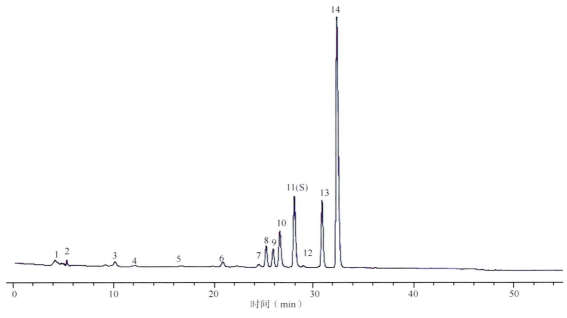

图 2-33　黄连原料药材特征图谱

本品按干燥品计算. 以盐酸小檗碱计，含小檗碱（$C_{20}H_{17}NO_4$）不得少于 5.5%，表小檗碱（$C_{20}H_{17}NO_4$）不得少于 0.80%，黄连碱（$C_{19}H_{13}NO_4$）不得少于 1.6%，巴马汀（$C_{21}H_{21}NO_4$）不得少于 1.5%。

二、原形饮片炮制工艺技术规范

1　概述

品名：黄连。
外观：不规则薄片。外表皮灰黄色或黄褐色，粗糙，有细小的须根。切面或碎断面鲜黄色或红黄色，具放射状纹理。
规格：薄片（1 ～ 2mm）。

2　来源

本品为毛茛科植物黄连 *Coptis chinensis* Franch. 的干燥根茎经切制加工后的制成品。

3　原料药材产地

主产于湖北、重庆、四川等省市。

4　生产依据

依据《中国药典》（2015 年版）炮制通则、《湖北省中药饮片炮制规范》（2009 年版）及湖北天济中药饮片有限公司企业标准（SOP-PS-500）炮制加工黄连饮片。

5　主要设备

气相置换润药机、切药机、微波干燥设备、平面式振动筛。

6　工艺流程（图 2-34）

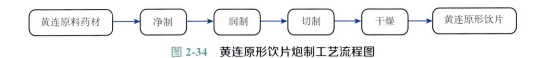

图 2-34　黄连原形饮片炮制工艺流程图

7　炮制工艺操作要求及关键参数

取黄连原料药材除去杂质、须根及集聚成簇形如鸡爪心中的泥沙（可掰开支根）。采用高压冲洗法，3 ～ 5 倍量水，冲洗 3 ～ 5min。净制后药材无泥沙、霉变、走油、虫蛀、非药用部位等。

将净制后的黄连药材放入润药机中，通入蒸汽，排除冷却水液，当内部温度达 80℃时，关闭蒸汽，密闭润 60min。取出，趁热切制，厚度为 1 ～ 2mm 的薄片。微波干燥，温度设定为 67 ～ 80℃，不得超过 80℃。第一次，将 9 个波段全部打开，变频调速 30 ～ 36Hz，运行5min；第二次，打开 4 ～ 5 个波段，运行时长为 5min。通过两次运行，即可。

8　包装规格

按照常规包装规格进行包装，即 0.5kg/ 袋；包装材料为聚乙烯塑料薄膜（GB-4456，GB-12056）。

9　贮存及注意事项

置通风、阴凉、干燥处。防霉变。

10　原形饮片质量标准

黄连　**Huanglian**
COPTIDIS RHIZOMA

【原料药材】　毛茛科植物黄连 *Coptis chinensis* Franch. 的干燥根茎。

【炮制】 取黄连原料药材，洗净，去净杂质，蒸润 60min 或堆润 16 ～ 24h 至润透，切 1 ～ 2mm 的薄片，烘干即可。

【性状】 不规则薄片。外表皮灰黄色或黄褐色，粗糙，有细小的须根。切面或碎断面鲜黄色或红黄色，具放射状纹理，气微，味极苦。

【鉴别】

（1）薄层鉴别 同 "黄连原料药材质量标准" 项下相应内容。

（2）特征图谱 同 "黄连原料药材质量标准" 项下相应内容。

【检查】

水分 不得过 12.0%［《中国药典》（2015 年版）四部通则 0832 第二法］。

总灰分 不得过 5.5%［《中国药典》（2015 年版）四部通则 2302］。

【浸出物】 同 "黄连原料药材质量标准" 项下相应内容。

【含量测定】 同 "黄连原料药材质量标准" 项下相应内容。

本品按干燥品计算，以盐酸小檗碱计，含小檗碱（$C_{20}H_{17}NO_4$）不得少于 5.0%，含表小檗碱（$C_{20}H_{17}NO_4$）、黄连碱（$C_{19}H_{13}NO_4$）和巴马汀（$C_{21}H_{21}NO_4$）的总量不得少于 3.3%。

三、候选标准饮片均匀化、包装及贮存技术规范

1 概述

名称：黄连。

外观：粉末状，黄色或黄棕色，气微，味极苦。

粒度：40 目。

均匀化方法：粉碎、搅拌、混合机混合。

2 主要设备

可变速高速旋转粉碎机、高速多功能粉碎机、锤式粉碎机、V 型高效混合机。

3 均匀化操作要求及关键参数

小量制备：黄连原形饮片置于可变速高速旋转粉碎机（PULVERISETTE14）或高速多功能粉碎机（CX-200）粉碎，过 40 目筛。收集的粉末放于研钵中研磨 5min，再过二号筛将粉末混合均匀。

大量制备：黄连原形饮片置于普通锤式粉碎机粉碎，过 40 目筛。粉末用 V 型高效混合机混合，转速 24r/min，一次 5min，共 3 次。

4 包装操作要求及关键参数

采用瓶装（棕色玻璃瓶）和袋装（铝箔样品袋）两种规格，每种规格分别设置 5g/ 瓶、

5g/ 袋两种装量。

5 贮存操作要求

置通风、阴凉、干燥处。防霉变。保质期暂定 2 年。

6 候选标准饮片质量标准

黄连 Huanglian

COPTIDIS RHIZOMA

【原料药材】 毛茛科植物黄连 *Coptis chinensis* Franch. 的干燥根茎。

【采集加工】 以秋末采挖为佳；种苗栽培黄连一般生长 4 ～ 5 年，于 9 ～ 11 月份采收。选晴天挖出全株，除去泥土，剪去须根、叶片，烘干，即可。

【炮制】 取黄连原料药材，洗净，去净杂质，蒸润 60min 或堆润 16 ～ 24h 至润透，切 1 ～ 2mm 的薄片，烘干即可。

【均匀化】 取黄连原形饮片，粉碎过 40 目筛，搅拌混合均匀后包装。

【性状】 黄色或黄棕色粉末，气微，味极苦。

【鉴别】

（1）显微鉴别 本品为黄色或棕黄色粉末。石细胞为类方形、类圆形、类长方形或近多角形，黄色，壁厚，壁孔明显。中柱鞘纤维黄色，纺锤形或梭形，壁厚。木纤维较长，壁较薄，有稀疏点状纹孔。木薄壁细胞类长方形或不规则形，壁稍厚，有纹孔。鳞叶表皮细胞绿黄色或黄棕色，长方形或长多角形。导管为网纹或孔纹，短节状。

（2）薄层鉴别 取本品 0.25g，加甲醇 25mL，超声处理 30min，滤过，取滤液作为供试品溶液。另取黄连对照药材 0.25g，同法制成对照药材溶液。再取盐酸小檗碱对照品，加甲醇制成每毫升含 0.5mg 的溶液，作为对照品溶液。照薄层色谱法（通则 0502）试验，吸取上述三种溶液各 10μL，分别点于同一高效硅胶 G 薄层板上，以环己烷 – 乙酸乙酯 – 异丙醇 – 甲醇 – 水 – 三乙胺（3：3.5：1：1.5：0.5：1）为展开剂，置于用浓氨试液预饱和 20min 的展开缸内，展开，取出，晾干，置紫外光灯（365nm）下检视。供试品色谱中，在与对照药材色谱相应的位置上，显 4 个以上相同颜色的荧光斑点；对照品色谱相应的位置上，显相同颜色的荧光斑点。

（3）特征图谱 照高效液相色谱法 [《中国药典》（2015 年版）通则 0512] 测定。

色谱条件与系统适用性试验 以十八烷基硅烷键合硅胶为填充剂；流动相乙腈（A）- 水（B，含 0.3% 磷酸及 0.2% 三乙胺），流速 0.7mL/min；检测波长 268nm；柱温 20℃；供试液进样 10μL。梯度洗脱条件见表 2-31。

表 2-31 黄连候选标准饮片特征图谱流动相梯度

时间（min）	流动相 A（%）	流动相 B（%）
0 ～ 10	20	80
10 ～ 40	20 → 45	80 → 55
40 ～ 50	45	55

供试品溶液的制备　取本品约 0.2g，精密称定，置于具塞的锥形瓶中，将配制的甲醇 – 盐酸（100 ： 1）溶液用移液管精密量取 50mL 加入锥形瓶中，密塞后称定重量。设定功率 250W，频率 40kHz，超声处理 30min。冷却后称定重量，再用甲醇补足此过程减失的重量。摇匀，用微孔滤膜过滤，用移液管精密量取续滤液 2mL，置于 10mL 的容量瓶中，再加甲醇稀释至刻度，摇匀后，滤过，取续滤液作供试品溶液。

测定法　精密吸取供试品溶液 10μL，注入液相色谱仪，测定，记录色谱图，即得。

供试品特征图谱中应有 14 个特征峰，以 11 号峰为参照峰（S）计算各特征峰的相对保留时间，其相对保留时间应在规定值的 ±5% 之内。规定值为 0.147（峰 1）、0.186（峰 2）、0.369（峰 3）、0.436（峰 4）、0.610（峰 5）、0.753（峰 6）、0.874（峰 7）、0.900（峰 8）、0.924（峰 9）、0.949（峰 10）、1.000［峰 11（S）］、1.030（峰 12）、1.096（峰 13）、1.147（峰 14），见图 2-35。

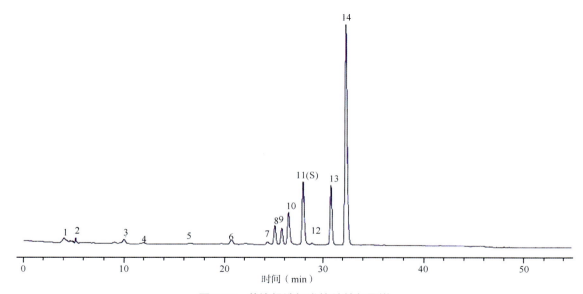

图 2-35　黄连候选标准饮片特征图谱

【检查】

水分　不得过 12.0%［《中国药典》（2015 年版）四部通则 0832 第二法］。

总灰分　不得过 3.5%［《中国药典》（2015 年版）四部通则 2302］。

【浸出物】　照"醇溶性浸出物测定法"［《中国药典》（2015 年版）四部通则 2201］项下的热浸法测定，用稀乙醇作溶剂，不得少于 15.0%。

【含量测定】　照高效液相色谱法［《中国药典》（2015 年版）四部通则 0512］测定。

色谱条件与系统适用性试验　以十八烷基硅烷键合硅胶为填充剂；以乙腈 -0.05mol/L 磷酸二氢钾溶液（50 ： 50）（每 100mL 中加十二烷基硫酸钠 0.4g，再以磷酸调节 pH 为 4.0）为流动相；检测波长为 345nm。理论板数按盐酸小檗碱峰计算应不低于 5000。

对照品溶液的制备　取盐酸小檗碱对照品适量，精密称定，加甲醇制成每毫升含 90.5μg 的溶液，即得。

供试品溶液的制备　取本品约 0.2g，精密称定，置具塞锥形瓶中，精密加入甲醇 – 盐酸（100 ： 1）混合溶液 50mL，密塞，称定重量，超声处理（功率 250W，频率 40kHz）30min，放冷，再称定重量，用甲醇补足减失的重量，摇匀，滤过，精密量取续滤液 2mL，置 10mL 量瓶中，加甲醇至刻度，摇匀，滤过，取续滤液，即得。

　　测定法　分别精密吸取对照品溶液与供试品溶液各 10μL，注入液相色谱仪，测定，以盐酸小檗碱对照品的峰面积为对照，分别计算小檗碱、表小檗碱、黄连碱和巴马汀的含量。用待测成分色谱峰与盐酸小檗碱色谱峰的相对保留时间确定，表小檗碱、黄连碱、巴马汀、小檗碱的峰位的相对保留时间分别为 0.71、0.78、0.91、1.00，并应在规定值的 ±5% 之内。

　　本品按干燥品计算，以盐酸小檗碱计，含小檗碱（$C_{20}H_{17}NO_4$）不得少于 5.0%，含表小檗碱（$C_{20}H_{17}NO_4$）、黄连碱（$C_{19}H_{13}NO_4$）和巴马汀（$C_{21}H_{21}NO_4$）的总量不得少于 3.3%。

第十节　姜　黄　连

一、原料药材采集加工技术规范

参见"第二章 第九节 黄连"项下相应内容。

二、原形饮片炮制工艺技术规范

1　概述

品名：姜黄连。
外观：形如黄连片，表面棕黄色。有姜的辛辣味。
规格：薄片（1 ~ 2mm）。

2　来源

本品为毛茛科植物黄连 *Coptis chinensis* Franch. 的干燥根茎经炮制加工后的制成品。

3　原料药材产地

主产于湖北、重庆、四川等省市。

4　生产依据

依据《中国药典》（2015 年版）炮制通则、《湖北省中药饮片炮制规范》（2009 年版）及湖北天济中药饮片有限公司企业标准（SOP-PS-500-3）炮制加工姜黄连饮片。

5　主要设备

气相置换润药机、切药机、微波干燥设备、平面式振动筛、炒药机。

6　工艺流程（图 2-36）

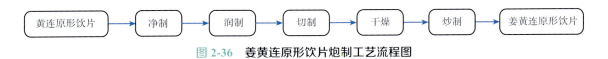

图 2-36　姜黄连原形饮片炮制工艺流程图

7　炮制工艺操作要求及关键参数

黄连原料药材除去杂质、须根及集聚成簇形如鸡爪心中的泥沙（可掰开支根）。采用高压冲洗法，3 ～ 5 倍量水，冲洗 3 ～ 5min。净制后药材无泥沙、霉变、走油、虫蛀、非药用部位等。

将净制后的黄连药材放入润药机中，通入蒸汽，排除冷却水液，当内部温度达 80℃时，关闭蒸汽，密闭润 60min。取出，趁热切制，厚度为 1 ～ 2mm 的薄片。微波干燥，温度设定为 67 ～ 80℃，不得超过 80℃。第一次，将 9 个波段全部打开，变频调速 30 ～ 36Hz，运行 5min；第二次，打开 4 ～ 5 个波段，运行时长为 5min。通过两次运行，即可。

姜炙：①生姜的来源：姜科植物姜 *Zingiber officinale* Rosc. 的新鲜根茎。②生姜用量：黄连饮片：生姜 =100 ： 12.5。③姜汁的制备：取生姜适量，洗净后捣烂，加水反复压榨，按 1 ： 1.2 取姜汁。④炒炙：黄连片加姜汁拌匀，闷润 2h，温度 150 ～ 160℃，时间 7 ～ 10min。

8　包装规格

按照常规包装规格进行包装，即 0.5kg/ 袋；包装材料为聚乙烯塑料薄膜（GB-4456，GB-12056）。

9　贮存及注意事项

置通风、阴凉、干燥处。防霉变。

10　原形饮片质量标准

姜黄连　**Jianghuanglian**

【原料药材】　毛茛科植物黄连 *Coptis chinensis* Franch. 的干燥根茎。

【炮制】　取黄连片，用姜汁拌匀，闷润 2h，待姜汁被吸尽后，置炒制容器内，用文火加热，炒干，取出晾凉，筛去碎屑。黄连片每 100kg，用生姜 12.5kg（15 L 姜汁）。

【性状】　形如黄连片，表面棕黄色。有姜的辛辣味。

【鉴别】

（1）薄层鉴别

1）取本品粉末 0.25g，加甲醇 25mL，超声处理 30min，滤过，取滤液作为供试品溶液。另取黄连对照药材 0.25g，同法制成对照药材溶液。再取盐酸小檗碱对照品，加甲醇制成每毫升含 0.5mg 的溶液，作为对照品溶液。照薄层色谱法（通则 0502）试验，吸取上述三种溶液各 10μL，分别点于同一高效硅胶 G 薄层板上，以环己烷-乙酸乙酯-异丙醇-甲醇-水-三乙胺（3：3.5：1：1.5：0.5：1）为展开剂，置于用浓氨试液预饱和 20min 的展开缸内，展开，取出，晾干，置紫外光灯（365nm）下检视。供试品色谱中，在与对照药材色谱相应的位置上，显 4 个以上相同颜色的荧光斑点；对照品色谱相应的位置上，显相同颜色的荧光斑点。

2）取姜黄连饮片粉末 2.0g 置锥形瓶中，加入乙酸乙酯 20mL，密塞，超声处理 60min，过滤，取续滤液作为供试品。取生黄连粉末 2g 置锥形瓶中，加入 20mL 乙酸乙酯，超声处理 60min，过滤，取续滤液作为空白对照溶液。取 2g 干姜对照药材，加入 20mL 乙酸乙酯，超声处理 60min，过滤，取滤液作为对照药材溶液。取姜辣素对照品，加甲醇配制成每毫升甲醇含姜辣素 0.5mg 的溶液作为对照品溶液。按照《中国药典》（2015 年版）通则 0502 进行薄层色谱鉴别，用高效硅胶 G 薄层板，对照品点样量为 4μL，其他样品溶液点样量为 6μL，用石油醚-三氯甲烷-乙酸乙酯（7：3：2）作为展开剂；用香草醛硫酸为显色剂，在 105℃烘箱内烘制显色。供试品色谱中，在与对照品色谱相应的位置上，显相同颜色的暗红色斑点。

（2）特征图谱 同"黄连原形饮片质量标准"项下相应内容。

供试品特征图谱中应有 18 个特征峰，以 13 号峰为参照峰（S）计算各特征峰的相对保留时间，其相对保留时间应在规定值的 ±5% 之内。规定值为 0.148（峰 1）、0.178（峰 2）、0.333（峰 3）、0.366（峰 4）、0.442（峰 5）、0.616（峰 6）、0.750（峰 7）、0.800（峰 8）、0.875（峰 9）、0.904（峰 10）、0.928（峰 11）、0.951（峰 12）、1.000［峰 13（S）］、1.033（峰 14）、1.101（峰 15）、1.134（峰 16）、1.151（峰 17）、1.749（峰 18），见图 2-37。

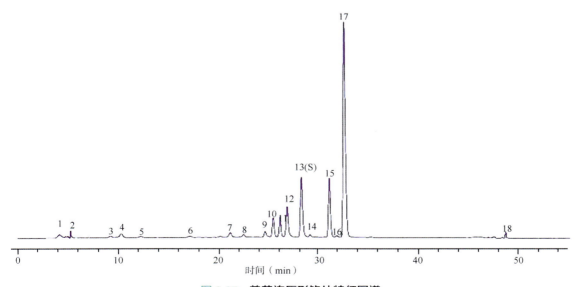

图 2-37 姜黄连原形饮片特征图谱

【检查】

水分　不得过 12.0%[《中国药典》（2015 年版）四部通则 0832 第二法]。

总灰分　不得过 3.5%[《中国药典》（2015 年版）四部通则 2302]。

【浸出物】　同"黄连原形饮片质量标准"项下相应内容。

【含量测定】　同"黄连原形饮片质量标准"项下相应内容。

本品按干燥品计算，以盐酸小檗碱计，含小檗碱（$C_{20}H_{17}NO_4$）不得少于 5.0%，含表小檗碱（$C_{20}H_{17}NO_4$）、黄连碱（$C_{19}H_{13}NO_4$）和巴马汀（$C_{21}H_{21}NO_4$）的总量不得少于 3.3%。

三、候选标准饮片均匀化、包装及贮存技术规范

1　概述

名称：姜黄连。

外观：粉末状，黄色或棕黄色，味极苦。有姜的辛辣味。

粒度：40 目。

均匀化方法：粉碎、搅拌、混合机混合。

2　主要设备

可变速高速旋转粉碎机、高速多功能粉碎机、普通锤式粉碎机、V 型高效混合机。

3　均匀化操作要求及关键参数

小量制备：采用可变速高速旋转粉碎机（PULVERISETTE14）或高速多功能粉碎机（CX-200）粉碎，过 40 目筛。收集的粉末放于研钵中研磨 5min，再过二号筛将粉末混合均匀。

大量制备：采用普通锤式粉碎机粉碎，过 40 目筛。粉末用 V 型高效混合机混合，转速 24r/min，一次 5min，共 3 次。

4　包装操作要求及关键参数

采用瓶装（棕色玻璃瓶）和袋装（铝箔样品袋）两种规格，每种规格分别设置 5g/ 瓶、5g/ 袋两种装量。

5　贮存操作要求

置通风、阴凉、干燥处。防霉变。保质期暂定 2 年。

6　候选标准饮片质量标准

姜黄连　Jianghuanglian

【原料药材】　毛茛科植物黄连 *Coptis chinensis* Franch. 的干燥根茎。

【采集加工】　以秋末采挖为佳；种苗栽培黄连一般生长 4 ～ 5 年，于 9 ～ 11 月份采收。选晴天挖出全株，除去泥土，剪去须根、叶片，烘干，即可。

【炮制】　取黄连片，用姜汁拌匀，闷润 2h，待姜汁被吸尽后，置炒制容器内，用文火加热，炒干，取出晾凉，筛去碎屑。黄连片每 100kg，用生姜 12.5kg（15 L 姜汁）。

【均匀化】　取姜黄连原形饮片，粉碎过 40 目筛，搅拌混合均匀后包装。

【性状】　黄色或棕黄色粉末，味极苦。有姜的辛辣味。

【鉴别】

（1）显微鉴别　本品为黄色或棕黄色粉末。石细胞为类方形、类圆形、类长方形或近多角形，黄色，壁厚，壁孔明显。中柱鞘纤维黄色，纺锤形或梭形，壁厚。木纤维较长，壁较薄，有稀疏点状纹孔。木薄壁细胞类长方形或不规则形，壁稍厚，有纹孔。鳞叶表皮细胞绿黄色或黄棕色，长方形或长多角形。导管为网纹或孔纹，短节状。

（2）薄层鉴别

1）取本品 0.25g，加甲醇 25mL，超声处理 30min，滤过，取滤液作为供试品溶液。另取黄连对照药材 0.25g，同法制成对照药材溶液。再取盐酸小檗碱对照品，加甲醇制成每毫升含 0.5mg 的溶液，作为对照品溶液。照薄层色谱法（通则 0502）试验，吸取上述三种溶液各 10μL，分别点于同一高效硅胶 G 薄层板上，以环己烷 – 乙酸乙酯 – 异丙醇 – 甲醇 – 水 – 三乙胺（3：3.5：1：1.5：0.5：1）为展开剂，置于用浓氨试液预饱和 20min 的展开缸内，展开，取出，晾干，置紫外光灯（365nm）下检视。供试品色谱中，在与对照药材色谱相应的位置上，显 4 个以上相同颜色的荧光斑点；对照品色谱相应的位置上，显相同颜色的荧光斑点。

2）取本品 2g，置锥形瓶中，加入乙酸乙酯 20mL，密塞，超声处理 60min，过滤，取续滤液作为供试品。取生黄连粉末（过二号筛）2g 置锥形瓶中，加入 20mL 乙酸乙酯，超声处理 60min，过滤，取续滤液作为空白对照溶液。取 2g 干姜对照药材，加入 20mL 乙酸乙酯，超声处理 60min，过滤，取滤液作为对照药材溶液。取姜辣素对照品，加甲醇配制成每毫升甲醇含姜辣素 0.5mg 的溶液作为对照品溶液。按照《中国药典》（2015 年版）通则 0502 进行薄层色谱鉴别，用高效硅胶 G 薄层板，对照品点样量为 4μL，其他样品溶液点样量为 6μL，用石油醚 – 三氯甲烷 – 乙酸乙酯（7：3：2）作为展开剂；用香草醛硫酸为显色剂，在 105℃烘箱内烘制显色。供试品色谱中，在与对照品色谱相应的位置上，显相同颜色的暗红色斑点。

（3）特征图谱　照高效液相色谱法 [《中国药典》（2015 年版）通则 0512] 测定。

色谱条件与系统适用性试验　以十八烷基硅烷键合硅胶为填充剂；流动相乙腈（A）- 水（B，含 0.3% 磷酸及 0.2% 三乙胺），流速 0.7mL/min；检测波长 268nm；柱温 20℃；供试液进样 10μL。线性梯度洗脱条件见表 2-32。

表 2-32　姜黄连候选标准饮片特征图谱流动相梯度

时间（min）	流动相 A（%）	流动相 B（%）
0 ～ 10	20	80
10 ～ 40	20 → 45	80 → 55
40 ～ 50	45	55

　　供试品溶液的制备　取本品约 0.2g，精密称定，置于具塞的锥形瓶中，将配制的甲醇 – 盐酸（100 ∶ 1）溶液用移液管精密量取 50mL 加入锥形瓶中，密塞后称定重量。设定功率 250W，频率 40kHz，超声处理 30min。冷却后称定重量，再用甲醇补足此过程减失的重量。摇匀，用微孔滤膜过滤，用移液管精密量取续滤液 2mL，置于 10mL 的容量瓶中，再加甲醇稀释至刻度，摇匀后，滤过，取续滤液作供试品溶液。

　　测定法　精密吸取供试品溶液 10μL，注入液相色谱仪，测定，记录色谱图，即得。

　　供试品特征图谱中应有 18 个特征峰，以 13 号峰为参照峰（S）计算各特征峰的相对保留时间，其相对保留时间应在规定值的 ±5% 之内。规定值为 0.147（峰 1）、0.176（峰 2）、0.334（峰 3）、0.367（峰 4）、0.444（峰 5）、0.618（峰 6）、0.753（峰 7）、0.814（峰 8）、0.872（峰 9）、0.914（峰 10）、0.933（峰 11）、0.959（峰 12）、1.000［峰 13（S）］、1.037（峰 14）、1.106（峰 15）、1.136（峰 16）、1.158（峰 17）、1.754（峰 18），见图 2-38。

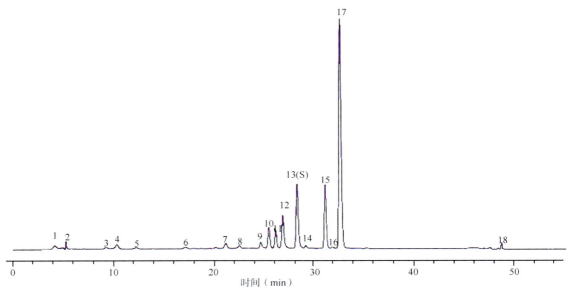

图 2-38　姜黄连候选标准饮片特征图谱

【检查】

　　水分　不得过 12.0%［《中国药典》（2015 年版）四部通则 0832 第二法］。

　　总灰分　不得过 3.5%［《中国药典》（2015 年版）四部通则 2302］。

【浸出物】　照"醇溶性浸出物测定法"［《中国药典》（2015 年版）四部通则 2201］项下的热浸

法测定，用稀乙醇作溶剂，不得少于 15.0%。

【**含量测定**】　照高效液相色谱法［《中国药典》（2015 年版）四部通则 0512］测定。

色谱条件与系统适用性试验　以十八烷基硅烷键合硅胶为填充剂；以乙腈 –0.05mol/L 磷酸二氢钾溶液（50 ： 50）（每 100mL 中加十二烷基硫酸钠 0.4g，再以磷酸调节 pH 为 4.0）为流动相；检测波长为 345nm。理论板数按盐酸小檗碱峰计算应不低于 5000。

对照品溶液的制备　取盐酸小檗碱对照品适量，精密称定，加甲醇制成每毫升含 90.5μg 的溶液，即得。

供试品溶液的制备　取本品约 0.2g，精密称定，置具塞锥形瓶中，精密加入甲醇 – 盐酸（100 ： 1）混合溶液 50mL，密塞，称定重量，超声处理（功率 250W，频率 40kHz）30min，放冷，再称定重量，用甲醇补足减失的重量，摇匀，滤过，精密量取续滤液 2mL，置 10mL 量瓶中，加甲醇至刻度，摇匀，滤过，取续滤液，即得。

测定法　分别精密吸取对照品溶液与供试品溶液各 10μL，注入液相色谱仪，测定，以盐酸小檗碱对照品的峰面积为对照，分别计算小檗碱、表小檗碱、黄连碱和巴马汀的含量。用待测成分色谱峰与盐酸小檗碱色谱峰的相对保留时间确定，表小檗碱、黄连碱、巴马汀、小檗碱的峰位的相对保留时间分别为 0.71、0.78、0.91、1.00，并应在规定值的 ±5% 之内。

本品按干燥品计算，以盐酸小檗碱计，含小檗碱（$C_{20}H_{17}NO_4$）不得少于 5.0%，含表小檗碱（$C_{20}H_{17}NO_4$）、黄连碱（$C_{19}H_{13}NO_4$）和巴马汀（$C_{21}H_{21}NO_4$）的总量不得少于 3.3%。

第十一节　萸　黄　连

一、原料药材采集加工技术规范

参见"第二章 第九节　黄连"项下相应内容。

二、原形饮片炮制工艺技术规范

1　概述

品名：萸黄连。
外观：形如黄连片，表面棕黄色。有吴茱萸的辛辣香气。
规格：薄片（1 ～ 2mm）。

2　来源

本品为毛茛科植物黄连 *Coptis chinensis* Franch. 的干燥根茎经炮制加工后制成的饮片。

3 原料药材产地

主产于湖北、重庆、四川等省市。

4 生产依据

依据《中国药典》（2015年版）炮制通则、《湖北省中药饮片炮制规范》（2009年版）及湖北天济中药饮片有限公司企业标准（SOP-PS-500-2）炮制加工萸黄连饮片。

5 主要设备

气相置换润药机、切药机、微波干燥设备、平面式振动筛、炒药机。

6 工艺流程（图2-39）

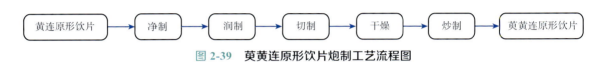

图2-39 萸黄连原形饮片炮制工艺流程图

7 炮制工艺操作要求及关键参数

取黄连原料药材除去杂质、须根及集聚成簇形如鸡爪心中的泥沙（可掰开支根）。采用高压冲洗法，3～5倍量水，冲洗3～5min。净制后药材无泥沙、霉变、走油、虫蛀、非药用部位等。

将净制后的黄连药材放入润药机中，通入蒸汽，排除冷却水液，当内部温度达80℃时，关闭蒸汽，密闭润60min。取出，趁热切制，厚度为1～2mm的薄片。微波干燥，温度设定为67～80℃，不得超过80℃。第一次，将9个波段全部打开，变频调速30～36Hz，运行5min；第二次，打开4～5个波段，运行时长为5min。通过两次运行，即可。

吴茱萸汁炙：①吴茱萸来源：吴茱萸为芸香科植物石虎 *Euodia rutaecarpa*（Juss.）Benth. Var. *oficinalis*（Dode）Huang 的干燥近成熟果实。②吴茱萸用量：黄连饮片：吴茱萸=100：10。③吴茱萸汁的制备：取吴茱萸，加水煎煮提取3次，第一次加7倍量水，煎煮1.5h，第二次加5倍量水，煎煮1.0h，第三次加3倍量水，煎煮1.0h，滤过，合并提取液，水浴浓缩至1：2（吴茱萸：提取液）。④炒炙：黄连片加吴茱萸汁拌匀，闷润2h，温度130～150℃，时间10～13min。

8 包装规格

按照常规包装规格进行包装，即0.5kg/袋；包装材料为聚乙烯塑料薄膜（GB-4456，GB-12056）。

9　贮存及注意事项

置通风、阴凉、干燥处。防霉变。

10　原形饮片质量标准

萸黄连　Yuhuanglian

【原料药材】　毛茛科植物黄连 *Coptis chinensis* Franch. 的干燥根茎。

【炮制】　取黄连片，加吴茱萸汁拌匀，闷润 1h，待吴茱萸汁被吸尽后，置炒制容器内，用文火加热，炒干，取出晾凉，筛去碎屑。黄连片每 100kg，用吴茱萸 10kg（20 L 吴茱萸汁）。

【性状】　形如黄连片，表面棕黄色。有吴茱萸的辛辣香气。

【鉴别】

（1）薄层鉴别　同《中国药典》（2015 年版）"萸黄连"项下相应内容。

（2）特征图谱　同"黄连原形饮片质量标准"项下相应内容。

供试品特征图谱中应有 16 个特征峰，以 13 号峰为参照峰（S）计算各特征峰的相对保留时间，其相对保留时间应在规定值的 ±5% 之内。规定值为 0.146（峰 1）、0.186（峰 2）、0.328（峰 3）、0.368（峰 4）、0.609（峰 5）、0.718（峰 6）、0.752（峰 7）、0.798（峰 8）、0.872（峰 9）、0.899（峰 10）、0.923（峰 11）、0.949（峰 12）、1.000［峰 13（S）］、1.029（峰 14）、1.096（峰 15）、1.147（峰 16），见图 2-40。

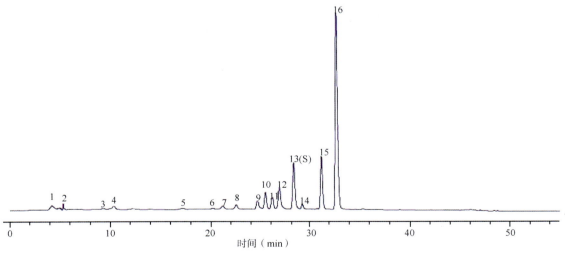

图 2-40　萸黄连原形饮片特征图谱

【检查】

水分　不得过 12.0%［《中国药典》（2015 年版）四部通则 0832 第二法］。

总灰分　不得过 3.5%［《中国药典》（2015 年版）四部通则 2302］。

【浸出物】　照"醇溶性浸出物测定法"［《中国药典》（2015 年版）四部通则 2201］项下的热浸法测定，用稀乙醇作溶剂，不得少于 15.0%。

【含量测定】　同"黄连原形饮片质量标准"项下相应内容。

本品按干燥品计算，以盐酸小檗碱计，含小檗碱（$C_{20}H_{17}NO_4$）不得少于 5.0%，含表小檗碱（$C_{20}H_{17}NO_4$）、黄连碱（$C_{19}H_{13}NO_4$）和巴马汀（$C_{21}H_{21}NO_4$）的总量不得少于 3.3%。

三、候选标准饮片均匀化、包装及贮存技术规范

1　概述

名称：萸黄连。
外观：粉末状，黄色或棕黄色。味极苦。有吴茱萸的辛辣香气。
粒度：40 目。
均匀化方法：粉碎、搅拌、混合机混合。

2　主要设备

可变速高速旋转粉碎机、高速多功能粉碎机、普通锤式粉碎机、V 型高效混合机。

3　均匀化操作要求及关键参数

小量制备：采用可变速高速旋转粉碎机（PULVERISETTE14）或高速多功能粉碎机（CX-200）粉碎，过 40 目筛。收集的粉末放于研钵中研磨 5min，再过二号筛将粉末混合均匀。

大量制备：采用普通锤式粉碎机粉碎，过 40 目筛。粉末用 V 型高效混合机混合，转速 24r/min，一次 5min，共 3 次。

4　包装操作要求及关键参数

采用瓶装（棕色玻璃瓶）和袋装（铝箔样品袋）两种规格，每种规格分别设置 5g/ 瓶、5g/ 袋两种装量。

5　贮存操作要求

置通风、阴凉、干燥处。防霉变。保质期暂定 2 年。

6　候选标准饮片质量标准

萸黄连　Yuhuanglian

【原料药材】　毛茛科植物黄连 *Coptis chinensis* Franch. 的干燥根茎。
【采集加工】　以秋末采挖为佳；种苗栽培黄连一般生长 4～5 年，于 9～11 月份采收。选晴天

挖出全株，除去泥土，剪去须根、叶片，烘干，即可。

【炮制】　取黄连片，加吴茱萸汁拌匀，闷润2h，待吴茱萸汁被吸尽后，置炒制容器内，用文火加热，炒干，取出晾凉，筛去碎屑。黄连片每100kg，用吴茱萸10kg（20 L吴茱萸汁）。

【均匀化】　取萸黄连原形饮片，粉碎过40目筛，搅拌混合均匀后包装。

【性状】　黄色或棕黄色粉末，味极苦。有吴茱萸的辛辣香气。

【鉴别】

（1）显微鉴别　本品为黄色或棕黄色粉末。石细胞为类方形、类圆形、类长方形或近多角形，黄色，壁厚，壁孔明显。中柱鞘纤维黄色，纺锤形或梭形，壁厚。木纤维较长，壁较薄，有稀疏点状纹孔。木薄壁细胞类长方形或不规则形，壁稍厚，有纹孔。鳞叶表皮细胞绿黄色或黄棕色，长方形或长多角形。导管为网纹或孔纹，短节状。

（2）薄层鉴别

1）取本品0.25g，加甲醇25mL，超声处理30min，滤过，取滤液作为供试品溶液。另取黄连对照药材0.25g，同法制成对照药材溶液。再取盐酸小檗碱对照品，加甲醇制成每毫升含0.5mg的溶液，作为对照品溶液。照薄层色谱法（通则0502）试验，吸取上述三种溶液各10μL，分别点于同一高效硅胶G薄层板上，以环己烷－乙酸乙酯－异丙醇－甲醇－水－三乙胺（3：3.5：1：1.5：0.5：1）为展开剂，置于用浓氨试液预饱和20min的展开缸内，展开，取出，晾干，置紫外光灯（365nm）下检视。供试品色谱中，在与对照药材色谱相应的位置上，显4个以上相同颜色的荧光斑点；对照品色谱相应的位置上，显相同颜色的荧光斑点。

2）取本品2g，加三氯甲烷20mL，超声处理30min，滤过，滤渣同法处理两次，合并滤液，减压回收溶剂至干，加三氯甲烷1 mL使溶解，作为供试品溶液。另取吴茱萸对照药材0.5g，同法制成对照药材溶液。再取柠檬苦素对照品，加三氯甲烷制成每毫升含1mg的溶液，作为对照品溶液。照薄层色谱法（通则0502）试验，吸取供试品溶液6μL、对照药材溶液3μL和对照品溶液2μL，分别点于同一高效硅胶G薄层板上，以石油醚（60～90℃）－三氯甲烷－丙酮－甲醇－二乙胺（5：2：2：1：0.2）为展开剂，预饱和30min，展开，取出，晾干，喷以2%香草醛硫酸溶液，在105℃加热至斑点显色清晰。供试品色谱中，在与对照药材色谱相应的位置上，显相同颜色的主斑点；在与对照品色谱相应的位置上，显相同颜色的斑点。

（3）特征图谱：照高效液相色谱法［《中国药典》（2015年版）通则0512］测定。

色谱条件与系统适用性试验　以十八烷基硅烷键合硅胶为填充剂；流动相乙腈（A）-水（B，含0.3%磷酸及0.2%三乙胺），流速0.7mL/min；检测波长268nm；柱温20℃；供试液进样10μL。线性梯度洗脱条件见表2-33。

表2-33　萸黄连候选标准饮片特征图谱流动相梯度

时间（min）	流动相A（%）	流动相B（%）
0～10	20	80
10～40	20→45	80→55
40～50	45	55

供试品溶液的制备　取本品约0.2g，精密称定，置于具塞的锥形瓶中，将配制的甲醇－盐酸（100：1）溶液用移液管精密量取50mL加入锥形瓶中，密塞后称定重量。设定功率250W，频率

40kHz，超声处理 30min。冷却后称定重量，再用甲醇补足此过程减失的重量。摇匀，用微孔滤膜过滤，用移液管精密量取续滤液 2mL，置于 10mL 的容量瓶中，再加甲醇稀释至刻度，摇匀后，滤过，取续滤液作供试品溶液。

测定法 精密吸取供试品溶液 10μL，注入液相色谱仪，测定，记录色谱图，即得。

供试品特征图谱中应有 16 个特征峰，以 13 号峰为参照峰（S）计算各特征峰的相对保留时间，其相对保留时间应在规定值的 ±5% 之内。规定值为 0.147（峰 1）、0.188（峰 2）、0.330（峰 3）、0.369（峰 4）、0.612（峰 5）、0.716（峰 6）、0.750（峰 7）、0.799（峰 8）、0.873（峰 9）、0.903（峰 10）、0.927（峰 11）、0.951（峰 12）、1.000［峰 13（S）］、1.031（峰 14）、1.100（峰 15）、1.150（峰 16），见图 2-41。

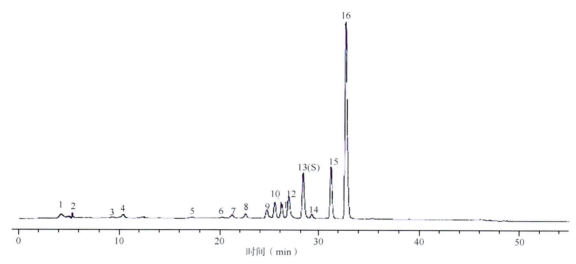

图 2-41 萸黄连候选标准饮片特征图谱

【检查】

水分 不得过 12.0%［《中国药典》（2015 年版）四部通则 0832 第二法］。

总灰分 不得过 3.5%［《中国药典》（2015 年版）四部通则 2302］。

【浸出物】 照"醇溶性浸出物测定法"［《中国药典》（2015 年版）四部通则 2201］项下的热浸法测定，用稀乙醇作溶剂，不得少于 15.0%。

【含量测定】 照高效液相色谱法［《中国药典》（2015 年版）四部通则 0512］测定。

色谱条件与系统适用性试验 以十八烷基硅烷键合硅胶为填充剂；以乙腈 -0.05mol/L 磷酸二氢钾溶液（50 ： 50）（每 100mL 中加十二烷基硫酸钠 0.4g，再以磷酸调节 pH 为 4.0）为流动相；检测波长为 345nm。理论板数按盐酸小檗碱峰计算应不低于 5000。

对照品溶液的制备 取盐酸小檗碱对照品适量，精密称定，加甲醇制成每毫升含 90.5μg 的溶液，即得。

供试品溶液的制备 取本品约 0.2g，精密称定，置具塞锥形瓶中，精密加入甲醇 – 盐酸（100 ： 1）混合溶液 50mL，密塞，称定重量，超声处理（功率 250W，频率 40kHz）30min，放冷，再称定重量，用甲醇补足减失的重量，摇匀，滤过，精密量取续滤液 2mL，置 10mL 量瓶中，加甲醇至刻度，摇匀，滤过，取续滤液，即得。

　　测定法　分别精密吸取对照品溶液与供试品溶液各 10μL，注入液相色谱仪，测定，以盐酸小檗碱对照品的峰面积为对照，分别计算小檗碱、表小檗碱、黄连碱和巴马汀的含量。用待测成分色谱峰与盐酸小檗碱色谱峰的相对保留时间确定，表小檗碱、黄连碱、巴马汀、小檗碱的峰位的相对保留时间分别为 0.71、0.78、0.91、1.00，并应在规定值的 ±5% 之内。

　　本品按干燥品计算，以盐酸小檗碱计，含小檗碱（$C_{20}H_{17}NO_4$）不得少于 5.0%，含表小檗碱（$C_{20}H_{17}NO_4$）、黄连碱（$C_{19}H_{13}NO_4$）和巴马汀（$C_{21}H_{21}NO_4$）的总量不得少于 3.3%。

第十二节　北　苍　术

一、原料药材采集加工技术规范

1　概述

名称：北苍术。
采集时间：2015 年 9 月。
采集地点：辽宁、内蒙古等地。
生长年限：2 年以上。

2　基原

本品为菊科植物北苍术 *Atractylodes chinensis*（DC.）Koidz. 的干燥根茎。

3　原料药材产地

主产于华北、东北、陕西、内蒙古等地。

4　采集及加工依据

参照《中国药典》（2015 年版）采集加工。

5　主要设备

滚筒式撞药机（自制）、烘房。

6　工艺流程（图 2-42）

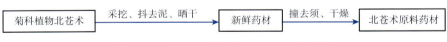

图 2-42　北苍术原料药材产地加工流程图

7　加工工艺操作要求及关键参数

用锄头或铲子采挖，将刚挖出的药材抖去须根上附着的泥沙，晒至四五成干，至大部分泥土脱落、须根暴露时，置撞药机内撞去须根、老皮，最后将其 45 ～ 50℃烘至九成干，至水分≤ 11%，得北苍术原料药材。

8　贮存及注意事项

贮存于阴凉干燥处。苍术容易走油和变质，因此宜贮于凉爽、通风干燥处，避光，防热。受潮后多在外皮生霉，可用水洗净晒干。雨季前后要进行摊晒，可以防霉、防蛀。

9　原料药材质量标准

北苍术　Beicangzhu

【基原】　菊科植物北苍术 *Atractylodes chinensis*（DC.）Koidz. 的干燥根茎。

【采集加工】　春、秋二季采挖，除去泥沙，撞去须根，晒干。

【性状】　疙瘩块状或结节状圆柱形，长 4 ～ 9cm，直径 1 ～ 4cm。表面黑棕色，除去外皮者黄棕色。质较疏松，断面散有黄棕色油室。香气较淡，味辛、苦。

【鉴别】

（1）显微鉴别　同《中国药典》（2015 年版）"苍术"项下相应内容。

（2）薄层鉴别　同《中国药典》（2015 年版）"苍术"项下相应内容。

（3）特征图谱　照高效液相色谱法 [《中国药典》（2015 年版）通则 0512] 测定。

色谱条件与系统适用性试验　以十八烷基硅烷键合硅胶为填充剂（4.6mm×250mm×5μm），以乙腈为流动相 A，水溶液为流动相 B，进行梯度洗脱（表 2-34），流速 1.0mL/min；检测波长 315nm；柱温 30℃。理论板数按苍术素峰计算应不低于 5000。

表 2-34　北苍术原料药材特征图谱流动相梯度

时间（min）	流动相 A（%）	流动相 B（%）
0 ～ 15	50	50
15 ～ 30	50 → 55	50 → 45
30 ～ 60	55 → 60	45 → 40
60 ～ 75	60 → 50	40 → 50
75 ～ 80	50	50

对照品溶液的制备　取苍术素对照品适量，精密称定，加甲醇制成每毫升含苍术素 20μg 的溶液，即得。

供试品溶液的制备　取北苍术样品粉末 0.5g，精密称定，置具塞锥形瓶中，精密加入甲醇 50mL，称重，超声提取 60min，放冷后称重，用甲醇补足减失重量，静置；取上清液用微孔滤膜（0.45μm）滤过，取续滤液作为供试品备用，避光保存。

　　测定法　分别精密吸取对照品溶液与供试品溶液各 10μL，注入液相色谱仪，测定，即得。

　　供试品特征图谱中呈现 9 个特征峰，以参照峰（S）计算各特征峰的相对保留时间，其相对保留时间应在规定值的 ±5% 之内。规定值为 0.18（峰 1）、0.23（峰 2）、0.42（峰 3）、0.62（峰 4）、0.73（峰 5）、0.77（峰 6）、0.84（峰 7）、0.87（峰 8）、1.00［峰 9（S）］。

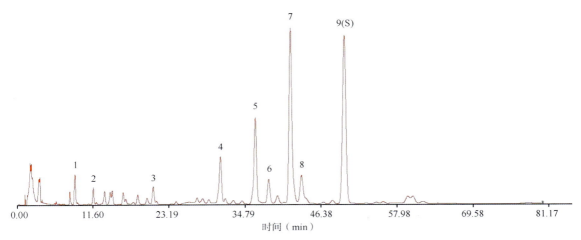

图 2-43　北苍术原料药材特征图谱

峰 9（S）：苍术素

【检查】

　　水分　不得过 13.0%［《中国药典》（2015 年版）通则 0832 第四法］。

　　总灰分　不得过 7.0%［《中国药典》（2015 年版）通则 2302］。

【含量测定】　同《中国药典》（2015 年版）"苍术"项下相应内容。

二、原形饮片炮制工艺技术规范

1　概述

　　品名：北苍术。

　　外观：不规则厚片，断面黄白色或灰白色，散有棕红色的油点。质较松泡。气香特异，味微甘、辛、苦。

　　规格：厚片（2 ~ 4mm）。

2　来源

　　本品为菊科植物北苍术 *Atractylodes chinensis*（DC.）Koidz. 的干燥根茎经炮制加工后制成的饮片。

3　原料药材产地

主产于华北、东北、陕西、内蒙古等地。

4　生产依据

参照《中国药典》（2015 年版）、《湖北省中药饮片炮制规范》（2009 年版）及湖北天济中药饮片有限公司企业标准炮制加工北苍术饮片。

5　主要设备

往复式切药机、微波干燥设备。

6　工艺流程（图 2-44）

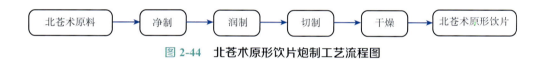

图 2-44　北苍术原形饮片炮制工艺流程图

7　炮制工艺操作要求及关键参数

将北苍术原料药材除去非药用部位，洗净泥沙、杂质等，放入框内闷润 10h 至润透心，取出，采用剁刀式切片机切厚片（2～4mm），送入烘房 50℃烘干，放凉，得北苍术生饮片。

8　包装规格

按照 0.5kg/ 袋、1.0kg/ 袋规格进行包装；包装材料为 PET/PE。

9　贮存及注意事项

置阴凉、干燥处。北苍术饮片容易走油和变质，因此宜贮于凉爽、通风干燥处，避光、防热。

10　原形饮片质量标准

北苍术　**Beicangzhu**

【原料药材】　菊科植物北苍术 *Atractylodes chinensis*（DC.）Koidz. 的干燥根茎。

【炮制】　除去杂质，洗净，润透，切 2～4mm 厚片，干燥。

【性状】　不规则厚片，断面黄白色或灰白色，散有棕红色的油点。质较松泡。气香特异，味微甘、辛、苦。

【鉴别】　同"北苍术原料药材质量标准"项下相应内容。

【检查】

水分　不得过 11.0%[《中国药典》（2015 年版）通则 0832 第四法]。

总灰分　不得过 5.0%[《中国药典》（2015 年版）通则 2302]。

【含量测定】　同"北苍术原料药材质量标准"项下相应内容。

三、候选标准饮片均匀化、包装及贮存技术规范

1　概述

名称：北苍术。

外观：粉末状，深黄棕色。气香特异，味微甘、辛、苦。

粒度：60 目。

均匀化方法：采用可变速高速旋转粉碎机粉碎，然后充分过筛混匀。

2　主要设备

可变速高速旋转粉碎机、锤式粉碎机、V 型高效混合机。

3　均匀化操作要求及关键参数

将北苍术原形饮片用锤式粉碎机粉碎至粒度小于 10mm 后，采用可变速高速旋转粉碎机筛圈孔径 1.00mm 正置，转速为 6000r/min，控制最大流量不大于 5L/h。持续 2min，听声音确定饮片全部通过筛圈即可，混匀，即得。

4　包装操作要求及关键参数

完全避光并且密封，宜选取棕色磨口玻璃瓶或者黑色铝塑袋密封包装。10g/ 瓶。

5　贮存操作要求

避光，阴凉、干燥处保存。保质期暂定 1 年。

6　候选标准饮片质量标准

北苍术　Beicangzhu

【原料药材】　菊科植物北苍术 *Atractylodes chinensis*（DC.）Koidz. 的干燥根茎经切制制备的饮片。

【采集加工】　春、秋二季采挖，除去泥沙，撞去须根，晒干。

【炮制】　取北苍术药材软化、切制、干燥，即得。

【均匀化】　取北苍术原形饮片，采用可变速高速旋转粉碎机，筛圈孔径为 1.00mm，正置，在 6000r/min 转速下粉碎，混匀，包装即得。

【性状】　黄棕色粉末。气香特异，味微甘、辛、苦。

【鉴别】

（1）显微鉴别　本品粉末黄棕色。草酸钙针晶细小，长 3～5μm，不规则地充塞于薄壁细胞中。纤维大多成束，长梭形，直径约至 40μm，壁甚厚，木化。石细胞甚多，有时与木栓细胞连接，多角形、类圆形或类长方形，直径 20～80μm，壁极厚。

（2）薄层鉴别　取本品粉末 0.8g，加甲醇 10mL，超声处理 15min，滤过，取滤液作为供试品溶液。另取苍术对照药材 0.8g，同法制成对照药材溶液。再取苍术素、β-桉叶醇、苍术酮对照品，分别加甲醇制成浓度为 0.2mg/mL 的溶液，作为对照品溶液。照薄层色谱法（通则 0502）试验，吸取供试品溶液和对照药材溶液各 6μL、对照品溶液 2μL，分别点于同一硅胶 G 薄层板上，以石油醚（60～90℃）-丙酮（9：2）为展开剂，展开，取出，晾干，喷以 10% 硫酸乙醇溶液，加热至斑点显色清晰。在可见光下，供试品色谱中，在与对照药材和苍术酮、苍术素对照品相应的位置上显相同颜色的斑点；在 365nm 紫外光下，供试品色谱中，与对照药材和苍术酮、苍术素、β-桉叶醇相同位置上显相同颜色的荧光斑点。

（3）特征图谱　照高效液相色谱法 [《中国药典》（2015 年版）通则 0512] 测定。

色谱条件与系统适用性试验　以十八烷基硅烷键合硅胶为填充剂（4.6mm×250mm×5μm），以乙腈为流动相 A，水溶液为流动相 B，进行梯度洗脱（表 2-35），流速 1.0mL/min；检测波长 315nm；柱温 30℃。理论板数按苍术素峰计算应不低于 5000。

表 2-35　北苍术候选标准饮片特征图谱流动相梯度

时间（min）	流动相 A（%）	流动相 B（%）
0～15	50	50
15～30	50→55	50→45
30～60	55→60	45→40
60～75	60→50	40→50
75～80	50	50

对照品溶液的制备　取苍术素对照品适量，精密称定，加甲醇制成每毫升含苍术素 20μg 的溶液，即得。

供试品溶液的制备　取北苍术样品粉末 0.5g，精密称定，置具塞锥形瓶中，精密加入甲醇 50mL，称重，超声提取 60min，放冷后称重，用甲醇补足减失重量，静置；取上清液用微孔滤膜（0.45μm）滤过，取续滤液作为供试品备用，避光保存。

测定法　分别精密吸取对照品溶液与供试品溶液各 10mL，注入液相色谱仪，测定，即得。

供试品特征图谱中呈现 9 个特征峰，以参照峰（S）计算各特征峰的相对保留时间，其相对保留时间应在规定值的 ±5% 之内。规定值为 0.18（峰 1）、0.23（峰 2）、0.42（峰 3）、0.62（峰 4）、0.73（峰 5）、0.77（峰 6）、0.84（峰 7）、0.87（峰 8）、1.00[峰 9（S）]。且峰 1 与峰 2 的峰面积比值大于 1，即 A1/A2 > 1。结果见图 2-45。

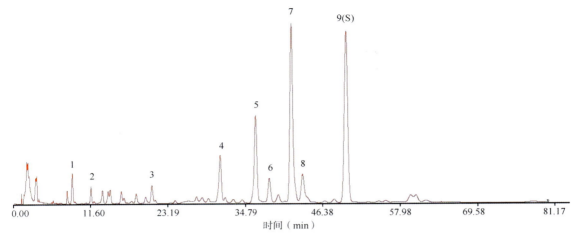

图 2-45　北苍术候选标准饮片特征图谱

峰 9（S）：苍术素

【检查】

水分　不得过 11.0%［《中国药典》（2015 年版）通则 0832 第四法］。

总灰分　不得过 5.0%［《中国药典》（2015 年版）通则 2302］。

【含量测定】　避光操作。照高效液相色谱法［《中国药典》（2015 年版）通则 0512］测定。

色谱条件与系统适用性试验　以十八烷基硅烷键合硅胶为填充剂；以甲醇 – 水（79：21）为流动相；检测波长为 340nm。理论板数按苍术素峰计算应不低于 5000。

对照品溶液的制备　取苍术素对照品适量，精密称定，加甲醇制成每毫升含 20μg 的溶液，即得。

供试品溶液的制备　取北苍术样品粉末 0.5g，精密称定，置具塞锥形瓶中，精密加入甲醇 50mL，称重，超声提取 1h，放冷后称重，用甲醇补足减失重量，静置；取上清液用微孔滤膜（0.45μm）滤过，取续滤液作为供试品备用，避光保存。

测定法　分别精密吸取对照品溶液与供试品溶液各 10mL，注入液相色谱仪，测定，即得。

本品按干燥品计算，含苍术素（$C_{13}H_{10}O$）不得少于 0.30%。

第十三节　麸炒北苍术

一、原料药材采集加工技术规范

参见 "第二章 第十二节 北苍术" 项下相应内容。

二、原形饮片炮制工艺技术规范

1　概述

品名：麸炒北苍术。

外观：不规则厚片，边缘不整齐，周边深棕色，有皱纹、横曲纹，断面深黄色或黄棕色，散有棕红色的油点。质较松泡。具焦气香。

规格：厚片（2～4mm）。

2　来源

本品为菊科植物北苍术 *Atractylodes chinensis*（DC.）Koidz. 的干燥根茎经炮制加工后制成的饮片。

3　原料药材产地

主产于华北、东北、陕西、内蒙古等省区。

4　生产依据

遵循《中国药典》（2015 年版）、《湖北省中药饮片炮制规范》（2009 年版）和湖北天济中药饮片有限公司企业标准炮制加工麸炒北苍术饮片。

5　主要设备

炒药机。

6　工艺流程（图 2-46）

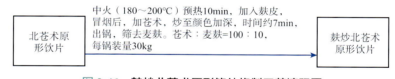

图 2-46　麸炒北苍术原形饮片炮制工艺流程图

7　炮制工艺操作要求及关键参数

预热炒药机，温度上升至 190℃左右投入麦麸，起烟时投入药材，炒至饮片表面深黄色，有焦香气时，出锅，筛去麦麸，放凉，得麸炒北苍术饮片。每 100kg 北苍术，用麸皮10～15kg。

8　包装规格

按照 0.5kg/ 袋、1.0kg/ 袋规格进行包装；包装材料为聚乙烯塑料薄膜。

9　贮存及注意事项

置阴凉、干燥处贮存。

10　原形饮片质量标准

麸炒北苍术　Fuchaobeicangzhu

【原料药材】　菊科植物北苍术 *Atractylodes chinensis*（DC.）Koidz. 的干燥根茎。

【炮制】　取北苍术，照麸炒法（通则 0213）炒至表面深黄色。

【性状】　形如北苍术片，表面深黄色，散有多数棕褐色油室。有焦香气。

【鉴别】

（1）薄层鉴别　同"北苍术原形饮片质量标准"项下相应内容。

（2）特征图谱　同"北苍术原形饮片质量标准"项下相应内容。

供试品特征图谱中呈现 9 个特征峰，以参照峰（S）计算各特征峰的相对保留时间，其相对保留时间应在规定值的 ±5% 之内。规定值为 0.18（峰 1）、0.23（峰 2）、0.42（峰 3）、0.62（峰 4）、0.73（峰 5）、0.77（峰 6）、0.84（峰 7）、0.87（峰 8）、1.00[峰 9（S）]。且峰 1 与峰 2 的峰面积比值不大于 1，A1/A2 ≤ 1。结果见图 2-47。

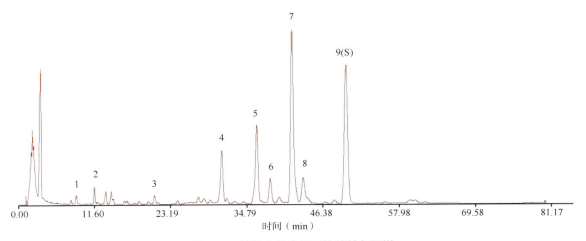

图 2-47　麸炒北苍术原形饮片特征图谱

峰 9（S）：苍术素

【检查】

水分　不得过 10.0%[《中国药典》（2015 年版）通则 0832 第二法]。

总灰分　不得过 5.0%[《中国药典》（2015 年版）通则 2302]。

【含量测定】　同"北苍术原形饮片质量标准"项下相应内容。

本品按干燥品计算，含苍术素（$C_{13}H_{10}O$）不得少于 0.20%。

三、候选标准饮片均匀化、包装及贮存技术规范

1　概述

名称：麸炒北苍术。
外观：粉末状，深棕色。具焦香气，味苦。
粒度：60 目。
均匀化方法：采用可变速高速旋转粉碎机粉碎，然后充分过筛混匀。

2　主要设备

锤式粉碎机、可变速高速旋转粉碎机、V 型高效混合机。

3　均匀化操作要求及关键参数

将麸炒北苍术原形饮片用锤式粉碎机粉碎至粒径小于 10mm 后，采用可变速高速旋转粉碎机筛圈孔径 1.00mm 正置，转速为 6000r/min，控制最大流量不大于 5L/h。持续 2min，听声音确定饮片全部通过筛圈即可，混匀，即得。

4　包装操作要求及关键参数

完全避光并且密封，宜选取棕色磨口玻璃瓶或者黑色铝塑袋密封包装。10g/ 瓶。

5　贮存操作要求

避光，阴凉、干燥处保存。保质期暂定 1 年。

6　候选标准饮片质量标准

麸炒北苍术　Fuchaobeicangzhu

【原料药材】　菊科植物北苍术 *Atractylodes chinensis*（DC.）Koidz. 的干燥根茎。
【采集加工】　春、秋二季采挖，除去泥沙，撞去须根，晒干。
【炮制】　取北苍术，照麸炒法（通则 0213）炒至表面深黄色。
【均匀化】　采用可变速高速旋转粉碎机，筛圈孔径为 1.00mm，正置，在 6000r/min 转速下粉碎，全部通过，混匀，包装即得。
【性状】　深棕色粉末。具焦香气，味苦。
【鉴别】
（1）薄层鉴别　取本品粉末 0.8g，加甲醇 10mL，超声处理 15min，滤过，取滤液作为供试品溶液。

另取苍术对照药材0.8g，同法制成对照药材溶液。再取苍术素对照品，加甲醇制成每毫升含0.2mg的溶液，作为对照品溶液。照薄层色谱法（通则0502）试验，吸取供试品溶液和对照药材溶液各6μL、对照品溶液2μL，分别点于同一硅胶G薄层板上，以石油醚（60～90℃）-丙酮（9∶2）为展开剂，展开，取出，晾干，喷以10%硫酸乙醇溶液，加热至斑点显色清晰。供试品色谱中，在与对照药材色谱和对照品色谱相应的位置上，显相同颜色的斑点。

（2）特征图谱　照高效液相色谱法［《中国药典》（2015年版）通则0512］测定。

色谱条件与系统适用性试验　以十八烷基硅烷键合硅胶为填充剂（4.6mm×250mm×5μm），以乙腈为流动相A，水溶液为流动相B，进行梯度洗脱（表2-36），流速1.0mL/min；检测波长315nm；柱温30℃。理论板数按苍术素峰计算应不低于5000。

表 2-36　麸炒北苍术特征图谱流动相梯度

时间（min）	流动相 A（%）	流动相 B（%）
0～15	50	50
15～30	50→55	50→45
30～60	55→60	45→40
60～75	60→50	40→50
75～80	50	50

对照品溶液的制备　取苍术素对照品适量，精密称定，加甲醇制成每毫升含苍术素20μg的溶液，即得。

供试品溶液的制备　取北苍术样品粉末0.5g，精密称定，置具塞锥形瓶中，精密加入甲醇50mL，称重，超声提取60min，放冷后称重，用甲醇补足减失重量，静置；取上清液用微孔滤膜（0.45μm）滤过，取续滤液作为供试品备用，避光保存。

测定法　分别精密吸取对照品溶液与供试品溶液各10mL，注入液相色谱仪，测定，即得。

供试品特征图谱中呈现9个特征峰，以参照峰（S）计算各特征峰的相对保留时间，其相对保留时间应在规定值的±5%之内。规定值为0.18（峰1）、0.23（峰2）、0.42（峰3）、0.62（峰4）、0.73（峰5）、0.77（峰6）、0.84（峰7）、0.87（峰8）、1.00［峰9（S）］。且峰1与峰2的峰面积比值不大于1，A1/A2≤1。结果见图2-48。

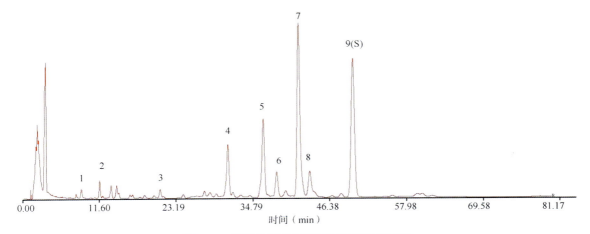

图 2-48　麸炒北苍术候选标准饮片特征图谱

峰9（S）：苍术素

【检查】

水分　不得过 10.0%［《中国药典》（2015 年版）通则 0832 第二法］。

总灰分　不得过 5.0%［《中国药典》（2015 年版）通则 2302］。

【含量测定】　避光操作。照高效液相色谱法［《中国药典》（2015 年版）通则 0512］测定。

色谱条件与系统适用性试验　以十八烷基硅烷键合硅胶为填充剂；以甲醇 – 水（79 ∶ 21）为流动相；检测波长为 340nm。理论板数按苍术素峰计算应不低于 5000。

对照品溶液的制备　取苍术素对照品适量，精密称定，加甲醇制成每毫升含 20μg 的溶液，即得。

供试品溶液的制备　取本品粉末（过三号筛）约 0.2g，精密称定，置具塞锥形瓶中，精密加入甲醇 50mL，密塞，称定重量，超声处理（功率 250W，频率 40kHz）1h，放冷，再称定重量，用甲醇补足减失的重量，摇匀，滤过，取续滤液，即得。

测定法　分别精密吸取对照品溶液与供试品溶液各 10mL，注入液相色谱仪，测定，即得。

本品按干燥品计算，含苍术素（$C_{13}H_{10}O$）不得少于 0.20%。

第十四节　茅苍术

一、原料药材采集加工技术规范

1　概述

名称：茅苍术。
采集时间：2015 年 11 月。
采集地点：湖北英山。
生长年限：2 年。

2　基原

本品为菊科植物茅苍术 *Atractylodes lancea*（Thunb.）DC. 的干燥根茎。

3　原料药材产地

主产于湖北、江苏、河南等省。

4　采集及加工依据

参照《中国药典》（2015 年版）采集加工。

5　主要设备

滚筒式撞药机、烘房。

6　工艺流程（图 2-49）

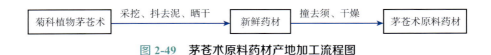

图 2-49　茅苍术原料药材产地加工流程图

7　加工工艺操作要求及关键参数

用锄头或铲子进行采挖，注意连土壤一起挖出，抖去须根上附着的泥沙。将药材晒至四五成干，须根暴露时，置撞药机内撞去须根、老皮。置 45 ~ 50℃烘干，至水分≤ 11%，得茅苍术原料药材。

8　贮存及注意事项

茅苍术容易走油和变质，贮于阴凉、干燥处。

9　原料药材质量标准

茅苍术　**Maocangzhu**

【基原】　菊科植物茅苍术 *Atractylodes lancea*（Thunb.）DC. 的干燥根茎。

【采集加工】　春、秋二季采挖，除去泥沙，撞去须根，晒干。

【性状】　不规则连珠状或结节圆柱形，略弯曲，偶有分枝，长 3 ~ 10cm，直径 1 ~ 2cm。表面灰棕色，有皱纹、横曲纹及残留须根，顶端具茎痕或残留茎基。质坚实，断面黄白色或灰白色，散有多数橙黄色或棕红色油室，暴露稍久，可析出白色细针状结晶。气香特异，味微甘、辛、苦。

【鉴别】

（1）显微鉴别　同《中国药典》（2015 年版）"苍术"项下相应内容。

（2）薄层鉴别　同《中国药典》（2015 年版）"苍术"项下相应内容。

（3）特征图谱　照高效液相色谱法 [《中国药典》（2015 年版）通则 0512] 测定。

色谱条件与系统适用性试验　以十八烷基硅烷键合硅胶为填充剂（4.6mm×250mm×5μm），以乙腈为流动相 A，水溶液为流动相 B，进行梯度洗脱（表 2-37），流速 1.0mL/min；检测波长 315nm；柱温 30℃。理论板数按苍术素峰计算应不低于 5000。

表 2-37　茅苍术原料药材特征图谱流动相梯度

时间（min）	流动相 A（%）	流动相 B（%）
0～15	50	50
15～30	50→55	50→45
30～60	55→60	45→40
60～75	60→50	40→50
75～80	50	50

　　对照品溶液的制备　取苍术素对照品适量，精密称定，加甲醇制成每毫升含苍术素 20μg 的溶液，即得。

　　供试品溶液的制备　取样品粉末 0.5g，精密称定，置具塞锥形瓶中，精密加入甲醇 50mL，称重，超声提取 60min，放冷后称重，用甲醇补足减失重量，静置；取上清液用微孔滤膜（0.45μm）滤过，取续滤液作为供试品备用，避光保存。

　　测定法　分别精密吸取对照品溶液与供试品溶液各 10mL，注入液相色谱仪，测定，即得。

　　供试品特征图谱中呈现 8 个特征峰，以参照峰（S）计算各特征峰的相对保留时间，其相对保留时间应在规定值的 ±5% 之内。规定值为 0.18（峰 1）、0.23（峰 2）、0.29（峰 3）、0.73（峰 4）、0.77（峰 5）、0.84（峰 6）、0.87（峰 7）、1.00[峰 8（S）]。且峰 1 与峰 2 的峰面积比值大于 1，即 A1/A2 ＞ 1。结果见图 2-50。

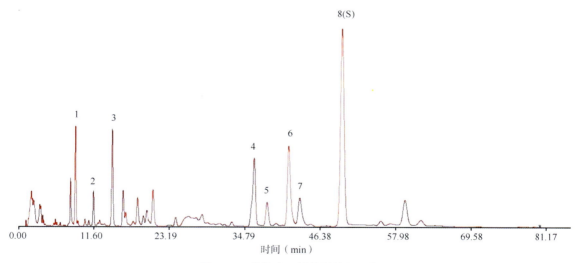

图 2-50　茅苍术原料药材特征图谱

峰 8（S）：苍术素

　　【检查】、【含量测定】　同《中国药典》（2015 年版）"苍术"项下相应内容。

二、原形饮片炮制工艺技术规范

1　概述

品名：茅苍术。

外观：不规则厚片，外表皮灰棕色至黄棕色，有皱纹，有时可见根痕。切面黄白色或灰白色，散有多数橙黄色的油点（俗称"朱砂点"），久置后析出白毛状结晶（习称"起霜"）。质坚实。气香特异，味微甘、辛、苦。

规格：厚片（2～4mm）。

2　来源

本品为菊科植物茅苍术 *Atractylodes lancea*（Thunb.）DC. 的干燥根茎经炮制加工后制成的饮片。

3　原料药材产地

主产于江苏、湖北、河南等省。

4　生产依据

参照《中国药典》（2015年版）规定、《湖北省中药饮片炮制规范》（2009年版）及刘天保药业有限公司企业标准炮制加工茅苍术饮片。

5　主要设备

切药机、热风循环烘箱。

6　工艺流程（图2-51）

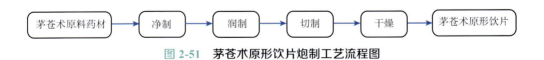

图2-51　茅苍术原形饮片炮制工艺流程图

7　炮制工艺操作要求及关键参数

将茅苍术原料药材除去非药用部位，洗净泥沙、杂质等，置框内闷润10h至润透心，取出，采用剁刀式切片机切厚片（2～4mm），平铺后送入烘房50℃烘干，放凉，得茅苍术饮片。

8　包装规格

按照常规包装规格进行包装，即0.5kg/袋或1.0kg/袋；包装材料为聚乙烯塑料薄膜（GB-4456，GB-12056）。

9　贮存及注意事项

茅苍术饮片容易走油和变质，因此宜贮于阴凉、干燥处。

10　原形饮片质量标准

茅苍术　**Maocangzhu**

【原料药材】　菊科植物茅苍术 *Atractylodes lancea*（Thunb.）DC. 的干燥根茎。

【炮制】　除去杂质，洗净，润透，切 2～4mm 厚片，干燥。

【性状】　不规则类圆形或条形厚片。外表皮灰棕色至黄棕色，有皱纹，有时可见根痕。切面黄白色或灰白色，散有多数橙黄色或棕红色油室，有的可析出白色细针状结晶。气香特异，味微甘、辛、苦。

【鉴别】、**【检查】**、**【含量测定】**　同"茅苍术原料药材质量标准"项下相应内容。

三、候选标准饮片均匀化、包装及贮存技术规范

1　概述

名称：茅苍术。

外观：粉末状，黄棕色。气香特异，味微甘、辛、苦。

粒度：50 目。

均匀化方法：采用可变速高速旋转粉碎机粉碎，过筛混匀，即得。

2　主要设备

锤式粉碎机、可变速高速旋转粉碎机、V 型高效混合机。

3　均匀化操作要求及关键参数

将茅苍术原形饮片用锤式粉碎机粉碎至粒度小于 10mm 后，采用可变速高速旋转粉碎机筛圈孔径 1.00mm 正置，转速为 6000r/min，控制最大流量不大于 5L/h。持续 2min，听声音确定饮片全部通过筛圈即可，混匀，即得。

4　包装操作要求及关键参数

完全避光并且密封，宜选取棕色磨口玻璃瓶或者黑色铝塑袋密封包装。10g/瓶。

5　贮存操作要求

避光，阴凉、干燥处保存。保质期暂定 1 年。

6　候选标准饮片质量标准

茅苍术　Maocangzhu

【原料药材】　菊科植物茅苍术 *Atractylodes lancea*（Thunb.）DC. 的干燥根茎。

【采集加工】　春、秋二季采挖，除去泥沙，撞去须根，晒干。

【炮制】　取茅苍术原料药材，除去杂质，洗净，润透，切厚片。

【均匀化】　取茅苍术原形饮片，采用可变速高速旋转粉碎机，筛圈孔径为 1.00mm，正置，在 6000r/min 转速下粉碎，混匀，包装即得。

【性状】　黄棕色粉末，暴露稍久，可见析出白色细针状结晶（俗称"起霜"），并伴有黄色油状物析出。气香特异，味微甘、辛、苦。

【鉴别】

（1）显微鉴别　本品粉末棕色。草酸钙针晶细小，长 3～5μm，不规则地充塞于薄壁细胞中。纤维大多成束，长梭形，直径约至 40μm，壁甚厚，木化。石细胞甚多，有时与木栓细胞连接，多角形、类圆形或类长方形，直径 20～80μm，壁极厚。菊糖多见，表面呈放射状纹理。

（2）薄层鉴别　取本品粉末 0.8g，加甲醇 10mL，超声处理 15min，滤过，取滤液作为供试品溶液。另取苍术对照药材 0.8g，同法制成对照药材溶液。再取苍术素对照品，加甲醇制成每毫升含 0.2mg 的溶液；再取苍术素、β-桉叶醇、苍术酮对照品，分别加甲醇制成浓度为 0.2mg/mL 的溶液，作为对照品溶液。照薄层色谱法（通则 0502）试验，吸取供试品溶液和对照药材溶液各 6μL、对照品溶液 2μL，分别点于同一硅胶 G 薄层板上，以石油醚（60～90℃）-丙酮（9∶2）为展开剂，展开，取出，晾干，喷以 10% 硫酸乙醇溶液，加热至斑点显色清晰。在可见光下，供试品色谱中，在与对照药材和苍术酮、苍术素对照品相应的位置上显相同颜色的斑点；在 365nm 紫外光下，供试品色谱中，与对照药材和苍术酮、苍术素、β-桉叶醇相同位置上显相同颜色的荧光斑点。

（3）特征图谱　照高效液相色谱法［《中国药典》（2015 年版）通则 0512］测定。

色谱条件与系统适用性试验　以十八烷基硅烷键合硅胶为填充剂（4.6mm×250mm×5μm），以乙腈为流动相 A，水溶液为流动相 B，进行梯度洗脱（表 2-38），流速 1.0mL/min；检测波长 315nm；柱温 30℃。理论板数按苍术素峰计算应不低于 5000。

表 2-38　茅苍术候选标准饮片特征图谱流动相梯度

时间（min）	流动相 A（%）	流动相 B（%）
0～15	50	50
15～30	50→55	50→45
30～60	55→60	45→40
60～75	60→50	40→50
75～80	50	50

对照品溶液的制备　取苍术素对照品适量，精密称定，加甲醇制成每毫升含苍术素20μg的溶液，即得。

供试品溶液的制备　取样品粉末0.5g，精密称定，置具塞锥形瓶中，精密加入甲醇50mL，称重，超声提取60min，放冷后称重，用甲醇补足减失重量，静置；取上清液用微孔滤膜（0.45μm）滤过，取续滤液作为供试品备用，避光保存。

测定法　分别精密吸取对照品溶液与供试品溶液各10mL，注入液相色谱仪，测定，即得。

供试品特征图谱中呈现8个特征峰，以参照峰（S）计算各特征峰的相对保留时间，其相对保留时间应在规定值的±5%之内。规定值为0.18（峰1）、0.23（峰2）、0.29（峰3）、0.73（峰4）、0.77（峰5）、0.84（峰6）、0.87（峰7）、1.00[峰8（S）]。且峰1与峰2的峰面积比值大于1，即A1/A2＞1。结果见图2-52。

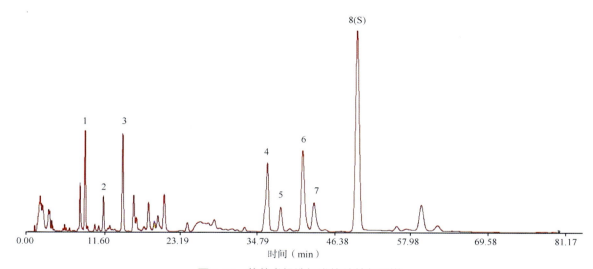

图 2-52　茅苍术候选标准饮片特征图谱

峰8（S）：苍术素

【检查】

水分　不得过11.0%[《中国药典》（2015年版）通则0832第四法]。

总灰分　不得过5.0%[《中国药典》（2015年版）通则2302]。

【含量测定】　避光操作。照高效液相色谱法[《中国药典》（2015年版）通则0512]测定。

色谱条件与系统适用性试验　以十八烷基硅烷键合硅胶为填充剂；以甲醇–水（79：21）为流动相；检测波长为340nm。理论板数按苍术素峰计算应不低于5000。

对照品溶液的制备　取苍术素对照品适量，精密称定，加甲醇制成每毫升含20μg的溶液，即得。

供试品溶液的制备　取茅苍术样品粉末0.2g，精密称定，置具塞锥形瓶中，精密加入甲醇50mL，称重，超声提取1h，放冷后称重，用甲醇补足减失重量，静置；取上清液用微孔滤膜（0.45μm）滤过，取续滤液作为供试品备用，避光保存。

测定法　分别精密吸取对照品溶液与供试品溶液各10mL，注入液相色谱仪，测定，即得。

本品按干燥品计算，含苍术素（$C_{13}H_{10}O$）不得少于0.30%。

第十五节　麸炒茅苍术

一、原料药材采集加工技术规范

参见"第二章 第十四节 茅苍术"项下相应内容。

二、原形饮片炮制工艺技术规范

1　概述

品名：麸炒茅苍术。
外观：不规则厚片，表面深黄色，散有多数棕褐色油室。有焦香气。
规格：厚片（2～4mm）。

2　来源

本品为菊科植物北苍术 *Atractylodes chinensis*（DC.）Koidz. 的干燥根茎经炮制加工后制成的饮片。

3　原料药材产地

主产于江苏、湖北、河南等省。

4　生产依据

参照《中国药典》（2015 年版）规定、《湖北省中药饮片炮制规范》（2009 年版）及刘天保药业有限公司企业标准炮制加工麸炒茅苍术饮片。

5　主要设备

多功能炒药机。

6　工艺流程（图 2-53）

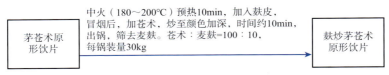

图 2-53　麸炒茅苍术原形饮片炮制工艺流程图

7　炮制工艺操作要求及关键参数

预热炒药机，温度上升至 190℃ 左右投入麦麸，起烟时投入饮片，炒制 10min 左右，至饮片表面深黄色，有焦香气时，出锅，筛去麦麸，放冷，得麸炒茅苍术饮片。每 100kg 茅苍术，用麸皮 10kg。

8　包装规格

按照常规包装规格进行包装，即 0.5kg/ 袋或 1.0kg/ 袋；包装材料为聚乙烯塑料薄膜（GB-4456，GB-12056）。

9　贮存及注意事项

麸炒茅苍术饮片容易走油和变质，因此宜贮于凉爽、通风干燥处，避光，防热。

10　原形饮片质量标准

麸炒茅苍术　Fuchaomaocangzhu

【原料药材】　菊科-植物茅苍术 *Atractylodes lancea*（Thunb.）DC. 的干燥根茎。
【炮制】　取茅苍术片，照麸炒法炒至表面深黄色。
【性状】　形如茅苍术饮片，表面深黄色，散有多数棕褐色油室。有焦香气。
【鉴别】　同"茅苍术原形饮片质量标准"项下相应内容。
【检查】
水分　不得过 10.0%。[《中国药典》（2015 年版）通则 0832 第二法]。
总灰分　不得过 5.0%[《中国药典》（2015 年版）通则 2302]。
【含量测定】　同"茅苍术原形饮片质量标准"项下相应内容。
本品按干燥品计算，含苍术素（$C_{13}H_{10}O$）不得少于 0.20%。

三、候选标准饮片均匀化、包装及贮存技术规范

1　概述

名称：麸炒茅苍术。
外观：粉末状，深棕色。焦气香浓，味微甘、辛、苦。
粒度：50 目。
均匀化方法：采用可变速高速旋转粉碎机粉碎，然后充分过筛混匀。

2　主要设备

锤式粉碎机、可变速高速旋转粉碎机、V 型高效混合机。

3　均匀化操作要求及关键参数

麸炒茅苍术原形饮片置锤式粉碎机粉碎至粒径小于 10mm 后，采用可变速高速旋转粉碎机筛圈孔径 1.00mm 正置，转速为 6000r/min，控制最大流量不大于 5L/h。持续 2min，听声音确定饮片全部通过筛圈即可，混匀，即得。

4　包装操作要求及关键参数

完全避光、密封，宜选取棕色磨口玻璃瓶或者黑色铝塑袋密封包装。10g/ 瓶。

5　贮存操作要求

避光，阴凉、干燥处保存。保质期暂定 1 年。

6　候选标准饮片质量标准

麸炒茅苍术　Fuchao maocangzhu

【原料药材】　菊科植物茅苍术 *Atractylodes lancea*（Thunb.）DC. 的干燥根茎。

【采集加工】　春、秋二季采挖，除去泥沙，晒干，撞去须根。

【炮制】　预热炒药机，温度上升至 190℃左右投入麦麸，起烟时投入饮片，炒制 10min 左右，至饮片表面深黄色，有焦香气时，出锅，筛去麦麸，放冷，得麸炒茅苍术饮片。每 100kg 茅苍术，用麸皮 10kg。

【均匀化】　取麸炒茅苍饮片，采用可变速高速旋转粉碎机，筛圈孔径为 1.00mm，正置，在 6000r/min 转速下粉碎，全部通过，混匀，包装即得。

【性状】　深棕色粉末，油状物少见。焦气香浓，味微甘、辛、苦。

【鉴别】

（1）薄层鉴别　取本品粉末 0.8g，加甲醇 10mL，超声处理 15min，滤过，取滤液作为供试品溶液。另取苍术对照药材 0.8g，同法制成对照药材溶液。再取苍术素、β- 桉叶醇、苍术酮对照品，分别加甲醇制成浓度为 0.2mg/mL 的溶液，作为对照品溶液。照薄层色谱法（通则 0502）试验，吸取供试品溶液和对照药材溶液各 6μL、对照品溶液 2μL，分别点于同一硅胶 G 薄层板上，以石油醚（60～90℃）- 丙酮（9：2）为展开剂，展开，取出，晾干，喷以 10% 硫酸乙醇溶液，加热至斑点显色清晰。在可见光下，供试品色谱中，在与对照药材和苍术酮、苍术素对照品相应的位置上显相同颜色斑点；在 365nm 紫外光下，供试品色谱中，与对照药材和苍术酮、苍术素、β- 桉叶醇相同位置上显相同颜色的荧光斑点。

（2）特征图谱　照高效液相色谱法 [《中国药典》（2015 年版）通则 0512] 测定。

色谱条件与系统适用性试验　以十八烷基硅烷键合硅胶为填充剂（4.6mm×250mm×5μm），以乙腈为流动相 A，水溶液为流动相 B，进行梯度洗脱（表 2-39），流速 1.0mL/min；检测波长 315nm；柱温 30℃。理论板数按苍术素峰计算应不低于 5000。

表 2-39　麸炒茅苍术候选标准饮片特征图谱流动相梯度

时间（min）	流动相 A（%）	流动相 B（%）
0～15	50	50
15～30	50→55	50→45
30～60	55→60	45→40
60～75	60→50	40→50
75～80	50	50

对照品溶液的制备　取苍术素对照品适量，精密称定，加甲醇制成每毫升含苍术素 20μg 的溶液，即得。

供试品溶液的制备　取样品粉末 0.5g，精密称定，置具塞锥形瓶中，精密加入甲醇 50mL，称重，超声提取 60min，放冷后称重，用甲醇补足减失重量，静置；取上清液用微孔滤膜（0.45μm）滤过，取续滤液作为供试品备用，避光保存。

测定法　分别精密吸取对照品溶液与供试品溶液各 10mL，注入液相色谱仪，测定，即得。

供试品特征图谱中呈现 8 个特征峰，以参照峰（S）计算各特征峰的相对保留时间，其相对保留时间应在规定值的 ±5% 之内。规定值为 0.18（峰 1）、0.23（峰 2）、0.29（峰 3）、0.73（峰 4）、0.77（峰 5）、0.84（峰 6）、0.87（峰 7）、1.00[峰 8（S）]。且峰 1 与峰 2 的峰面积比值小于 1，A1/A2 < 1。结果见图 2-54。

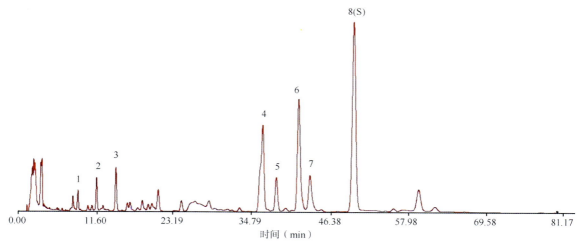

图 2-54　麸炒茅苍术候选标准饮片特征图谱

峰 8（S）：苍术素

【检查】

水分　不得过 10.0%[《中国药典》（2015 年版）通则 0832 第二法]。

总灰分　不得过 5.0%[《中国药典》（2015 年版）通则 2302]。

【含量测定】　避光操作。照高效液相色谱法［《中国药典》（2015 年版）通则 0512］测定。

色谱条件与系统适用性试验　以十八烷基硅烷键合硅胶为填充剂；以甲醇 – 水（79 ∶ 21）为流动相；检测波长为 340nm。理论板数按苍术素峰计算应不低于 5000。

对照品溶液的制备　取苍术素对照品适量，精密称定，加甲醇制成每毫升含 20μg 的溶液，即得。

供试品溶液的制备　取本品粉末（过三号筛）约 0.2g，精密称定，置具塞锥形瓶中，精密加入甲醇 50mL，密塞，称定重量，超声处理（功率 250W，频率 40kHz）1h，放冷，再称定重量，用甲醇补足减失的重量，摇匀，滤过，取续滤液，即得。

测定法　分别精密吸取对照品溶液与供试品溶液各 10mL，注入液相色谱仪，测定，即得。

本品按干燥品计算，含苍术素（$C_{13}H_{10}O$）不得少于 0.20%。

第十六节　白　附　片

一、原料药材采集加工技术规范

1　概述

名称：生附子。
采集时间：2015 年夏至（6 月 21、22 日）。
采集地点：四川江油 GAP 基地。
生长年限：1 年。

2　基原

本品为毛茛科植物乌头 *Aconitum carmichaelii* Debx. 子根的加工品。

3　原料药材产地

主产于四川和陕西，云南、湖北、湖南等省亦有分布及种植。

4　采集及加工依据

依据《中国药典》（2015 年版）和四川江油中坝附子科技发展有限公司企业标准进行采集加工。

5　主要设备

二齿耙、不锈钢滚筒式洗选机。

6　工艺流程（图 2-55）

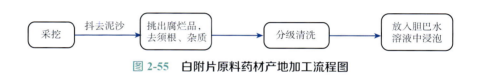

图 2-55　白附片原料药材产地加工流程图

7　加工工艺操作要求及关键参数

采挖：江油附子在每年冬至节前栽种，第二年夏至采收。采收时先摘去基部叶片，再挖掘地下部分。采收时，用二齿耙深挖 20 ～ 25cm，使附子植株地下部分全部露出地面，不得伤到附子，保证附子全数挖出、个体完好无损，植株顺沟摆放。用手掰掉大的泥块，然后抖去泥沙，将附子掰下装进竹筐中运输至初加工场地。在采集完毕后，及时清理田地，使田块保持卫生，采收区域不遗留附子。将腐烂附子集中收集处理。

初加工：采收后除去须根及泥土的附子按等级划分进行分级。特级：12 个 /kg；一级：16 个 /kg；二级：24 个 /kg；三级：40 个 /kg，其余的为等外级。将分好等级的附子分别装入竹筐内，并在包装上贴等级标签。当日内迅速将分好等级的附子按不同等级规格分别运送到附子炮制加工厂，按不同等级规格分别进行清洗至无泥沙，放入胆巴水溶液中浸泡，备供加工不同的附子产品所用。

8　贮存及注意事项

原料药材由各生产基地采购后及时清洗，避免长时间堆放加速腐烂。

9　原料药材质量标准

无。附子生品毒性较大，在临床多经炮制成为黑顺片、白附片、炮附片、淡附片使用，一般不生用。

二、原形饮片炮制工艺技术规范

1　概述

品名：白附片。

外观：纵切片，上宽下窄，长 1.7 ～ 5cm，宽 0.9 ～ 3cm，厚约 0.3cm。无外皮，切面黄白色，油润具光泽，半透明状，并有纵向导管束。质硬而脆，断面角质样。气微，味淡。

规格：纵切片（长 1.7 ～ 5cm，宽 0.9 ～ 3cm，厚约 0.3cm）。

2　来源

本品为毛茛科植物乌头 *Aconitum carmichaelii* Debx. 子根的加工品。

3　原料药材产地

主产于四川和陕西，云南、湖北、湖南等省亦有分布及种植。

4　生产依据

依据《中国药典》（2015 年版）炮制通则炮制加工白附片饮片。

5　主要设备

旋料式切片机、热压智能蒸煮机、电加热煮箱、敞开式燃气烘干机、自动塑料薄膜封口机。

6　工艺流程（图 2-56）

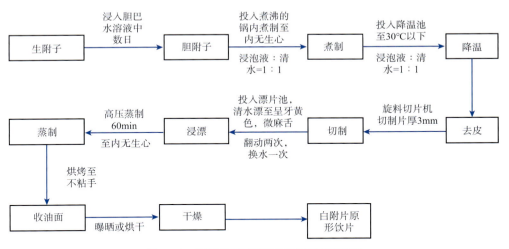

图 2-56　白附片原形饮片炮制工艺流程图

7　炮制工艺操作要求及关键参数

煮制：将胆附子煮至内无白心，尾部发软。
降温（冰附子）：将煮好的附子倒入装有降温液的降温池中。去皮。
切制：纵切成厚 3mm 的纵切片。要求无斜片、"龟背"片。厚薄均匀。
浸漂：将切好的附片，倒入浸漂池中，加入 5 倍量水，漂 48h。过夜，中间换水一次。漂至片呈牙黄色，口尝稍有麻舌感。

蒸制：将漂好的片放入热压智能蒸煮机内，高压（121℃）蒸制 60min，至片面有油润光泽。

干燥：将蒸好的片均匀地倒在干燥盘内，置于烘干室内急火收油面，至片面不粘手有油润光泽，即可取出晒干或低温烘干。

技术参数：降温液的配备标准为浸泡液：水 =1 ：1。成品白附片含水量不得过 15%。

8　包装规格

按照常规包装规格进行包装，即 30g/ 袋、0.5kg/ 袋或 1.0kg/ 袋；包装材料为聚乙烯塑料薄膜（GB-4456，GB-12056）。

9　贮存及注意事项

置于阴凉、干燥处贮存。注意充分干燥。

10　原形饮片质量标准

白附片　Baifupian

【原料药材】　毛茛科植物乌头 *Aconitum carmichaelii* Debx. 子根的加工品。

【炮制】　取生附子，按大小分别洗净，浸入胆巴的水溶液中数日，连同浸液煮至透心，捞出，剥去外皮，纵切成厚约 0.3cm 的片，用水浸漂，取出，蒸透、晒干。

【性状】　纵切片，上宽下窄，长 1.7 ～ 5cm，宽 0.9 ～ 3cm，厚约 0.3cm。无外皮，切面黄白色，油润具光泽，半透明状，并有纵向导管束。质硬而脆，断面角质样。气微，味淡。

【鉴别】

（1）显微鉴别　粉末黄白色或淡黄白色。导管为具缘纹孔导管或网纹导管，末端平截或短尖，穿孔位于端壁或侧壁。糊化淀粉粒众多。

（2）薄层鉴别　取本品粉末 2g，加氨试液 3mL 润湿，加乙醚 25mL，超声处理 30min，滤过，滤液挥干，残渣加二氯甲烷 0.5mL 使溶解，作为供试品溶液。另取苯甲酰新乌头原碱对照品、苯甲酰乌头原碱对照品、苯甲酰次乌头原碱对照品，加异丙醇 – 二氯甲烷（1 ：1）混合溶液制成每毫升各含 1mg 的混合溶液，作为对照品溶液（单酯型生物碱）。再取新乌头碱对照品、次乌头碱对照品、乌头碱对照品，加异丙醇 – 二氯甲烷（1 ：1）混合溶液制成每毫升各含 1mg 的混合溶液，作为对照品溶液（双酯型生物碱）。照薄层色谱法（通则 0502）试验，吸取供试品溶液 20 ～ 30μL，对照品溶液各 5 ～ 10μL，分别点于同一硅胶 G 薄层板上，以正己烷 – 乙酸乙酯 – 甲醇（6.4 ：3.6 ：1）为展开剂，置氨蒸气饱和 20min 的展开缸内，展开，取出，晾干，喷以稀碘化铋钾试液。供试品色谱中，在与苯甲酰新乌头原碱对照品、苯甲酰乌头原碱对照品、苯甲酰次乌头原碱对照品色谱相应的位置上，显相同颜色的斑点。在与新乌头碱对照品、次乌头碱对照品、乌头碱对照品色谱相应的位置上，不显或显颜色较浅的斑点。

（3）特征图谱　照高效液相色谱法［《中国药典》（2015 年版）通则 0512］测定。

色谱条件与系统适用性试验　以十八烷基硅烷键合硅胶为填充剂；以乙腈为流动相 A，40mmol/L

乙酸铵缓冲液（氨水调 pH 为 10.5）为流动相 B，进行梯度洗脱（表 2-40）；检测波长为 240nm。理论板数按苯甲酰新乌头原碱峰计算应不低于 3000。

表 2-40　白附片原形饮片特征图谱流动相梯度

时间（min）	流动相 A（%）	流动相 B（%）
0～45	15→60	85→40
45～60	60	40

供试品溶液的制备　取本品 5g，精密称定，置具塞锥形瓶中，加浓氨水 5mL，浸润 0.5h，再分别加入乙醚 – 二氯甲烷（1∶4）混合溶液 75mL，密塞，放置 12h，超声处理 20min，滤过，药渣加相应溶液洗涤 3～4 次，洗液与滤液合并，低温蒸干，残渣加入 3mL 的 0.05% 盐酸甲醇溶解，用 0.45μm 的微孔滤膜滤过，取续滤液，即得。

测定法　精密吸取供试品溶液 20μL，注入高效液相色谱仪，测定，即得。

供试品特征图谱中应有 3 个特征峰，以参照峰（S）计算各特征峰的相对保留时间，其相对保留时间应在规定值的 ±5% 之内。规定值为 1.000 [峰 1（S）]、1.223（峰 2）、1.387（峰 3），见图 2-57。

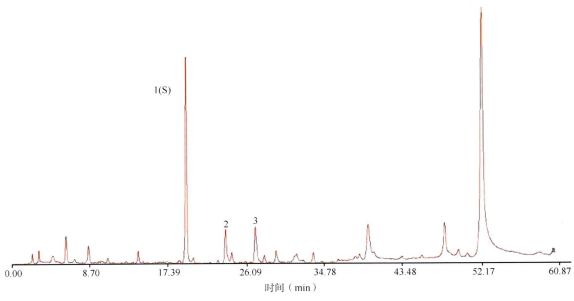

图 2-57　白附片原形饮片特征图谱

【检查】

水分　同《中国药典》（2015 年版）"白附片"项下相应内容。

总灰分　不得过 9.0%[《中国药典》（2015 年版）通则 2302]。

酸不溶性灰分　不得过 2.0%[《中国药典》（2015 年版）通则 2302]。

【浸出物】　照"浸出物测定法"[《中国药典》（2015 年版）通则 2201]项下的热浸法测定，用水作溶剂，不低于 19.0%。

【含量测定】　同《中国药典》（2015 年版）"白附片"项下相应内容。

本品按干燥品计算，含苯甲酰新乌头原碱（$C_{31}H_{43}NO_{10}$），苯甲酰乌头原碱（$C_{32}H_{45}NO_{10}$）和苯甲酰次乌头原碱（$C_{31}H_{43}NO_9$）的总量不得少于 0.018%；含新乌头碱（$C_{33}H_{45}NO_{11}$）、次乌头碱（$C_{33}H_{45}NO_{10}$）和乌头碱（$C_{34}H_{47}NO_{11}$）的总量，不得过 0.005%。

三、候选标准饮片均匀化、包装及贮存技术规范

1　概述

名称：白附片。
外观：粉末状，黄白色或淡黄白色，气微，味淡。
粒度：50 目。
均匀化方法：流水过筛式粉碎机粉碎、混匀。

2　主要设备

流水过筛式粉碎机。

3　均匀化操作要求及关键参数

将白附片原形饮片置于流水过筛式粉碎机中粉碎，以 50 目筛作为饮片粒径的控制指标。将粉碎后的标准饮片混合均匀。

4　包装操作要求及关键参数

采用瓶装和袋装两种规格，装量 2g（参考中国食品药品检定研究院标准饮片装量），瓶装材料为密封避光硼硅玻璃瓶，袋装材料为 20 丝特厚低密度聚乙烯塑料自封袋。

5　贮存操作要求

避光，置阴凉、干燥处贮存。保质期暂定 1 年。

6　候选标准饮片质量标准

白附片　Baifupian

【原料药材】　毛茛科植物乌头 *Aconitum carmichaelii* Debx. 子根的加工品。
【采集加工】　用二齿耙采挖道地产区 1 年生的乌头，除去母根、须根及泥沙，即得生附子。
【炮制】　取生附子，按大小分别洗净，浸入胆巴的水溶液中数日，连同浸液煮至透心，捞出，剥去外皮，纵切成厚约 0.3cm 的片，用水浸漂，取出，蒸透，晒干。
【均匀化】　取白附片原形饮片，粉碎过 50 目筛，混合均匀后包装。

【性状】　黄白色或淡黄白色粉末，气微，味淡。

【鉴别】

（1）显微鉴别　粉末黄白色或淡黄白色。导管为具缘纹孔导管或网纹导管，末端平截或短尖，穿孔位于端壁或侧壁。糊化淀粉粒众多。

（2）薄层鉴别　取本品粉末 2g，加氨试液 3mL 润湿，加乙醚 25mL，超声处理 30min，滤过，滤液挥干，残渣加二氯甲烷 0.5mL 使溶解，作为供试品溶液。另取苯甲酰新乌头原碱对照品、苯甲酰乌头原碱对照品、苯甲酰次乌头原碱对照品，加异丙醇–二氯甲烷（1∶1）混合溶液制成每毫升各含 1mg 的混合溶液，作为对照品溶液（单酯型生物碱）。再取新乌头碱对照品、次乌头碱对照品、乌头碱对照品，加异丙醇–二氯甲烷（1∶1）混合溶液制成每毫升各含 1mg 的混合溶液，作为对照品溶液（双酯型生物碱）。照薄层色谱法（通则 0502）试验，吸取供试品溶液 20～30μL，对照品溶液各 5～10μL，分别点于同一硅胶 G 薄层板上，以正己烷–乙酸乙酯–甲醇（6.4∶3.6∶1）为展开剂，置氨蒸气饱和 20min 的展开缸内，展开，取出，晾干，喷以稀碘化铋钾试液。供试品色谱中，在与苯甲酰新乌头原碱对照品、苯甲酰乌头原碱对照品、苯甲酰次乌头原碱对照品色谱相应的位置上，显相同颜色的斑点。在与新乌头碱对照品、次乌头碱对照品、乌头碱对照品色谱相应的位置上，不显或显颜色较浅的斑点。

（3）特征图谱　照高效液相色谱法［《中国药典》（2015 年版）通则 0512］测定。

色谱条件与系统适用性试验　以十八烷基硅烷键合硅胶为填充剂；以乙腈为流动相 A，40mmol/L 乙酸铵缓冲液（氨水调 pH 为 10.5）为流动相 B，进行梯度洗脱（表 2-41）；检测波长为 240nm。理论板数按苯甲酰新乌头原碱峰计算应不低于 3000。

表 2-41　白附片候选标准饮片特征图谱流动相梯度

时间（min）	流动相 A（%）	流动相 B（%）
0～45	15→60	85→40
45～60	60	40

供试品溶液的制备　取本品 5g，精密称定，置具塞锥形瓶中，加浓氨水 5mL，浸润 0.5h，再分别加入乙醚–二氯甲烷（1∶4）混合溶液 75mL，密塞，放置 12h，超声处理 20min，滤过，药渣加相应溶液洗涤 3～4 次，洗液与滤液合并，低温蒸干，残渣加入 3mL 的 0.05% 盐酸甲醇溶解，用 0.45μm 的微孔滤膜滤过，取续滤液，即得。

测定法　精密吸取供试品溶液 20μL，注入高效液相色谱仪，测定，即得。

供试品特征图谱中应有 3 个特征峰，以参照峰（S）计算各特征峰的相对保留时间，其相对保留时间应在规定值的 ±5% 之内。规定值为 1.000［峰 1（S）］、1.223（峰 2）、1.387（峰 3），见图 2-58。

【检查】

水分　不得过 15.0%［《中国药典》（2015 年版）通则 0832 第二法］。

总灰分　不得过 9.0%［《中国药典》（2015 年版）通则 2302］。

酸不溶性灰分　不得过 2.0%［《中国药典》（2015 年版）通则 2302］。

【浸出物】　照“浸出物测定法”［《中国药典》（2015 年版）通则 2201］项下的热浸法测定，用水作溶剂，不得少于 19.0%。

【含量测定】　照高效液相色谱法［《中国药典》（2015 年版）通则 0512］测定。

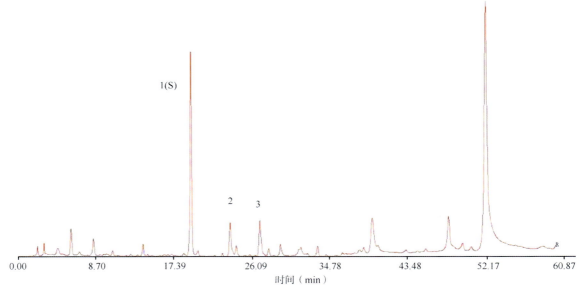

图 2-58 白附片候选标准饮片特征图谱

色谱条件与系统适用性试验 以十八烷基硅烷键合硅胶为填充剂；以乙腈－四氢呋喃（25∶15）为流动相 A，以 0.1mol/L 乙酸铵溶液为流动相 B，进行梯度洗脱（表 2-42），检测波长为 235nm。理论板数按苯甲酰新乌头原碱峰计算应不低于 3000。

表 2-42 白附片候选标准饮片含量测定流动相梯度

时间（min）	流动相 A（%）	流动相 B（%）
0～48	15→26	85→74
48～49	26→35	74→65
49～58	35	65
58～65	35→15	65→85

对照品溶液的制备 取苯甲酰新乌头原碱对照品、苯甲酰乌头原碱对照品、苯甲酰次乌头原碱对照品、新乌头碱对照品、次乌头碱对照品、乌头碱对照品各适量，精密称定，加异丙醇－二氯甲烷（1∶1）混合溶液制成每毫升各含 10μg 的混合对照品溶液，即得。

供试品溶液的制备 取本品粉末（过三号筛）约 2g，精密称定，置具塞锥形瓶中，加氨试液 3mL，精密加入异丙醇－乙酸乙酯（1∶1）混合溶液 50mL，称定重量，超声处理（功率 300W，频率 40kHz，水温在 25℃以下）30min，放冷，再称定重量，用异丙醇－乙酸乙酯（1∶1）混合溶液补足减失的重量，摇匀，滤过。精密量取续滤液 25mL，40℃以下减压回收溶剂至干，残渣精密加入异丙醇－二氯甲烷（1∶1）混合溶液 3mL 使溶解，滤过，取续滤液，即得。

测定法 分别精密吸取对照品溶液与供试品溶液各 10μL，注入高效液相色谱仪，测定，即得。

本品按干燥品计算，含苯甲酰新乌头原碱（$C_{31}H_{43}NO_{10}$）、苯甲酰乌头原碱（$C_{32}H_{45}NO_{10}$）和苯甲酰次乌头原碱（$C_{31}H_{43}NO_9$）的总量不得低于 0.018%，含新乌头碱（$C_{33}H_{45}NO_{11}$）、次乌头碱（$C_{33}H_{45}NO_{10}$）和乌头碱（$C_{34}H_{47}NO_{11}$）的总量不得过 0.004%。

第十七节　淡　附　片

一、原料药材采集加工技术规范

参见"第二章 第十六节 白附片"项下相应内容。

二、原形饮片炮制工艺技术规范

1　概述

品名：淡附片。
外观：纵切片，上宽下窄，长 1.7～5cm，宽 0.9～3cm，厚 0.1～0.2cm。外皮褐色。切面褐色，半透明，有纵向导管束。质硬，断面角质样。气微，味淡，口尝无麻舌感。
规格：纵切片（长 1.7～5cm，宽 0.9～3cm，厚 0.1～0.2cm）。

2　来源

本品为毛茛科植物乌头 *Aconitum carmichaelii* Debx. 子根的加工品。

3　原料药材产地

主产于四川和陕西，云南、湖北、湖南等省亦有分布及种植。

4　生产依据

依据《中国药典》（2015 年版）炮制通则炮制加工淡附片饮片。

5　主要设备

旋料式切片机、电加热煮箱、敞开式燃气烘干机、自动塑料薄膜封口机。

6　工艺流程（图 2-59）

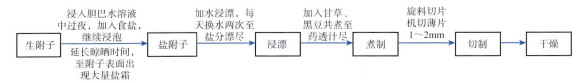

图 2-59　淡附片原形饮片炮制工艺流程图

7   炮制工艺操作要求及关键参数

浸漂：取盐附子，加 30 倍量的水，每天换水两次，每次换水时使用盐度计测定盐分，至漂尽盐分时取出（3 天，室温下）。根据室温控制浸漂时间，温度高时，浸漂时间需适量缩短，温度低时，浸漂时间适当延长，漂至恰好漂尽盐分。

加辅料煮制：将漂尽盐分的盐附子，加入甘草、黑豆共煮，每 100kg 盐附子，加入 5kg 甘草、10kg 黑豆，常压煮制 70 ~ 80min（盐附子直径 2 ~ 3cm），至盐附子药透汁尽、口尝无麻舌感。根据盐附子直径大小调整煮制时间，个大者，适当延长煮制时间，个小者，适当缩短煮制时间，直至药汁颜色均匀分布药材内部。

切制：炮制后的淡附片应于阴凉处晾至六成干，切 1 ~ 2mm 的薄片。切制后药材装合适容器，每件容器均应附有标志，注明名称、规格、批号、数量等。

干燥：将切好的淡附片均匀平摊在烘盘内，置 70 ~ 80℃烘箱中，干燥至含水量小于 15%。技术参数：成品淡附片的含水量不得超过 15%。

8   包装规格

按照常规包装规格进行包装，即 30g/ 袋、0.5kg/ 袋或 1.0kg/ 袋；包装材料为聚乙烯塑料薄膜（GB-4456，GB-12056）。

9   贮存及注意事项

置于阴凉、干燥处贮存。注意充分干燥。

10   原形饮片质量标准

淡附片   Danfupian

【原料药材】   毛茛科植物乌头 *Aconitum carmichaelii* Debx. 子根的加工品。

【炮制】   取盐附子，用清水浸漂，每日换水 2 ~ 3 次，至盐分漂尽，与甘草、黑豆加水共煮透心，至切开后口尝无麻舌感时，取出，除去甘草、黑豆，切薄片，晒干。每 100kg 盐附子，用甘草 5kg、黑豆 10kg。

【性状】   纵切片，上宽下窄，长 1.7 ~ 5cm，宽 0.9 ~ 3cm，厚 0.1 ~ 0.2cm。外皮褐色。切面褐色，半透明，有纵向导管束。质硬，断面角质样。气微，味淡，口尝无麻舌感。

【鉴别】

（1）显微鉴别   粉末棕褐色或黑褐色。后生皮层细胞棕色，有的壁呈瘤状增厚，突入细胞腔。导管为具缘纹孔导管或网纹导管，末端平截或短尖，穿孔位于端壁或侧壁。糊化淀粉粒众多。

（2）薄层鉴别

1）生物碱类薄层特征图谱：取本品粉末 2g，加氨试液 3mL 润湿，加乙醚 25mL，超声处理 30min，滤过，滤液挥干，残渣加二氯甲烷 0.5mL 使溶解，作为供试品溶液。另取苯甲酰新乌头原碱对照品、苯甲酰乌头原碱对照品、苯甲酰次乌头原碱对照品，加异丙醇 – 二氯甲烷（1 : 1）混合溶液制成每毫升各含 1mg 的混合溶液，作为对照品溶液（单酯型生物碱）。再取新乌头碱对照品、次乌头碱对照品、乌头碱对照品，加异丙醇 – 二氯甲烷（1∶1）混合溶液制成每毫升各含 1mg 的混合溶液，作为对照品溶液（双酯型生物碱）。照薄层色谱法（通则 0502）试验，吸取供试品溶液 20 ～ 30μL，对照品溶液各 5 ～ 10μL，分别点于同一硅胶 G 薄层板上，以正己烷 – 乙酸乙酯 – 甲醇（6.4∶3.6∶1）为展开剂，置氨蒸气饱和 20min 的展开缸内，展开，取出，晾干，喷以稀碘化铋钾试液。供试品色谱中，在与苯甲酰新乌头原碱对照品、苯甲酰乌头原碱对照品、苯甲酰次乌头原碱对照品色谱相应的位置上，显相同颜色的斑点。在与新乌头碱对照品、次乌头碱对照品、乌头碱对照品色谱相应的位置上，不显或显颜色较浅的斑点。

2）体现辅料特征的淡附片 TLC 特征图谱：取本品粉末 2g，精密称定，置于 100mL 锥形瓶中，加入 10mL 甲醇，超声处理（300W，40kHz，25℃以下）30min，过滤，50℃以下蒸干，残渣加甲醇 0.5mL 使溶解，作为供试品溶液。另取甘草、黑豆标准物质各 0.5g，精密称定，置于 100mL 锥形瓶中，加入 5mL 甲醇，超声处理（300W，40kHz，25℃以下）30min，过滤，50℃以下蒸干，残渣加甲醇 0.5mL 使溶解，作为甘草、黑豆对照品溶液。照薄层色谱法（通则 0502）试验，吸取供试品溶液 20μL、甘草对照品溶液 2μL、黑豆对照品溶液 10μL，分别点于同一硅胶 G 薄层板上，以甲苯 – 甲醇 – 甲酸（14∶6∶0.1）为展开剂展开，取出，晾干。喷以 10% 的硫酸乙醇，105℃加热显色。供试品色谱中，在与甘草、黑豆对照品色谱相应的位置上显相同颜色的斑点。

（3）HPLC 特征图谱　照高效液相色谱法［《中国药典》（2015 年版）通则 0512］测定。

1）乙醚 – 二氯甲烷提取部位特征图谱：同 "白附片原形饮片质量标准" 项下相应内容。

供试品特征图谱中应有 3 个特征峰，以参照峰（S）计算各特征峰的相对保留时间，其相对保留时间应在规定值的 ±5% 之内。规定值为 1.000［峰 1（S）］、1.223（峰 2）、1.387（峰 3），见图 2-60。

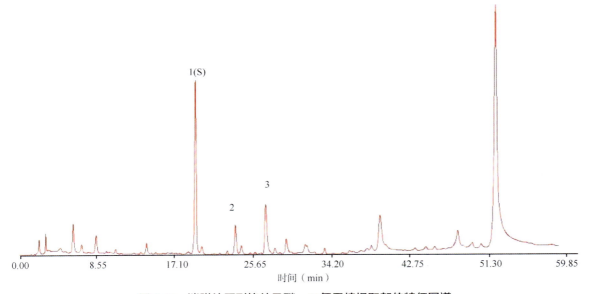

图 2-60　淡附片原形饮片乙醚 – 二氯甲烷提取部位特征图谱

2）70% 甲醇提取部位特征图谱

色谱条件与系统适用性试验　以十八烷基硅烷键合硅胶为填充剂，以乙腈为流动相 A，1% 乙酸溶液为流动相 B，进行梯度洗脱（表 2-43）；检测波长为 270nm。理论板数按苯甲酰新乌头原碱峰计算应不低于 3000。

表 2-43　淡附片原形饮片特征图谱流动相梯度

时间（min）	流动相 A（%）	流动相 B（%）
0 ~ 21	7 → 12	93 → 88
21 ~ 24	12 → 16	88 → 84
24 ~ 28	16 → 21	84 → 79
28 ~ 42	21 → 23	79 → 77
42 ~ 50	23 → 40	77 → 60
50 ~ 59	40 → 7	60 → 93

　　供试品溶液的制备　取淡附片 3g，精密称定，置具塞锥形瓶中，精密加入 70% 甲醇水溶液 15mL，称定重量，超声处理（功率 300W，频率 40kHz，水温在 25℃以下）30min，再次称重，使用 70% 甲醇水溶液补足重量，滤过；残渣加 70% 甲醇水溶液 25mL，称定重量，超声处理 30min，滤过，残渣洗涤 3 ~ 4 次，合并滤液。滤液 50℃下减压回收至干，残渣用 70% 甲醇水溶液复溶，定容至 5mL，用 0.45μm 的微孔滤膜滤过，取续滤液，即得。

　　测定法　精密吸取供试品溶液 20μL，注入高效液相色谱仪，测定，即得。

　　供试品特征图谱中应有 15 个特征峰，以参照峰（S）计算各特征峰的相对保留时间，其相对保留时间应在规定值的 ±5% 之内。规定值为 0.202（峰 1）、0.242（峰 2）、0.303（峰 3）、0.758（峰 4）、0.882（峰 5）、0.924（峰 6）、0.983（峰 7）、1.000 [峰 8（S）]、1.040（峰 9）、1.417（峰 10）、1.472（峰 11）、1.518（峰 12）、1.691（峰 13）、1.717（峰 14）、1.764（峰 15），见图 2-61。

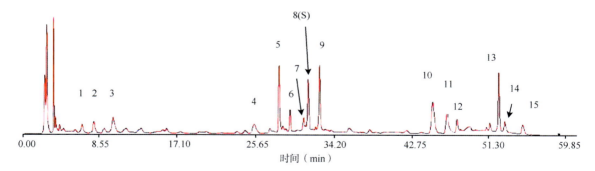

图 2-61　淡附片原形饮片 70% 甲醇提取部位特征图谱

　　【检查】

　　水分　不得过 15.0%[《中国药典》（2015 年版）通则 0832 第二法]。

　　总灰分　不得过 9.0%[《中国药典》（2015 年版）通则 2302]。

　　酸不溶性灰分　不得过 2.0%[《中国药典》（2015 年版）通则 2302]。

　　【浸出物】　照"浸出物测定法"[《中国药典》（2015 年版）通则 2201]项下的热浸法测定，用水作溶剂，不得少于 19.0%。

　　【含量测定】　同《中国药典》（2015 年版）"淡附片"项下相应内容。

　　本品按干燥品计算，含苯甲酰新乌头原碱（$C_{31}H_{43}NO_{10}$）、苯甲酰乌头原碱（$C_{32}H_{45}NO_{10}$）和苯甲

6 候选标准饮片质量标准

黑顺片 Heishunpian

【原料药材】 毛茛科植物乌头 *Aconitum carmichaelii* Debx. 子根的加工品。

【采集加工】 用二齿耙采挖道地产区 1 年生的乌头，除去母根、须根及泥沙，即得生附子。

【炮制】 取生附子，按大小分别洗净，浸入胆巴的水溶液中数日，连同浸液煮至透心，捞出，水漂，纵切成厚约 0.5cm 的片，再用水浸漂，取出，蒸至出现油面、光泽后，烘至半干，再晒干或继续烘干。

【均匀化】 取黑顺片原形饮片，粉碎过 50 目筛，混合均匀后包装。

【性状】 棕黄色或暗黄色粉末，气微，味淡。

【鉴别】

（1）显微鉴别 粉末棕黄色或暗黄色。后生皮层细胞棕色，有的壁呈瘤状增厚，突入细胞腔。导管为具缘纹孔导管，末端平截或短尖，穿孔位于端壁或侧壁。糊化淀粉粒众多。

（2）薄层鉴别 取本品粉末 2g，加氨试液 3mL 润湿，加乙醚 25mL，超声处理 30min，滤过，滤液挥干，残渣加二氯甲烷 0.5mL 使溶解，作为供试品溶液。另取苯甲酰新乌头原碱对照品、苯甲酰乌头原碱对照品、苯甲酰次乌头原碱对照品，加异丙醇 – 二氯甲烷（1∶1）混合溶液制成每毫升各含 1mg 的混合溶液，作为对照品溶液（单酯型生物碱）。再取新乌头碱对照品、次乌头碱对照品、乌头碱对照品，加异丙醇 – 二氯甲烷（1∶1）混合溶液制成每毫升各含 1mg 的混合溶液，作为对照品溶液（双酯型生物碱）。照薄层色谱法（通则 0502）试验，吸取供试品溶液 20～30μL，对照品溶液各 5～10μL，分别点于同一硅胶 G 薄层板上，以正己烷 – 乙酸乙酯 – 甲醇（6.4∶3.6∶1）为展开剂，置氨蒸气饱和 20min 的展开缸内，展开，取出，晾干，喷以稀碘化铋钾试液。供试品色谱中，在与苯甲酰新乌头原碱对照品、苯甲酰乌头原碱对照品、苯甲酰次乌头原碱对照品色谱相应的位置上，显相同颜色的斑点。在与新乌头碱对照品、次乌头碱对照品、乌头碱对照品色谱相应的位置上，不显或显颜色较浅的斑点。

（3）特征图谱 照高效液相色谱法［《中国药典》（2015 年版）通则 0512］测定。

色谱条件与系统适用性试验 以十八烷基硅烷键合硅胶为填充剂；以乙腈为流动相 A，40mmol/L 乙酸铵缓冲液（氨水调 pH 为 10.5）为流动相 B，进行梯度洗脱（表 2-47）；检测波长为 240nm。理论板数按苯甲酰新乌头原碱峰计算应不低于 3000。

表 2-47 黑顺片候选标准饮片特征图谱流动相梯度

时间（min）	流动相 A（%）	流动相 B（%）
0～45	15→60	85→40
45～60	60	40

供试品溶液的制备 取本品 5g，精密称定，置具塞锥形瓶中，加浓氨水 5mL，浸润 0.5h，再分别加入乙醚 – 二氯甲烷（1∶4）混合溶液 75mL，密塞，放置 12h，超声处理 20min，滤过，药渣加相应溶液洗涤 3～4 次，洗液与滤液合并，低温蒸干，残渣加入 3mL 的 0.05% 盐酸甲醇使溶解，用 0.45μm 的微孔滤膜滤过，取续滤液，即得。

测定法 精密吸取供试品溶液 20μL，注入高效液相色谱仪，测定，即得。

供试品特征图谱中应有 3 个特征峰，以参照峰（S）计算各特征峰的相对保留时间，其相对保留时间应在规定值的 ±5% 之内。规定值为 1.000［峰 1（S）］、1.223（峰 2）、1.387（峰 3），见图 2-66。

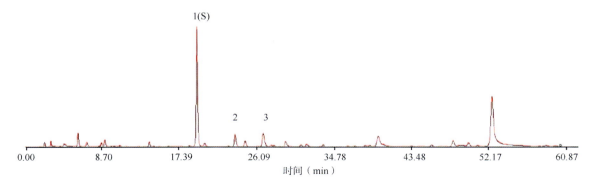

图 2-66　黑顺片候选标准饮片特征图谱

【检查】

水分　不得过 15.0%［《中国药典》（2015 年版）通则 0832 第二法］。

总灰分　不得过 9.0%［《中国药典》（2015 年版）通则 2302］。

酸不溶性灰分　不得过 2.0%［《中国药典》（2015 年版）通则 2302］。

【浸出物】　照"浸出物测定法"［《中国药典》（2015 年版）通则 2201］项下的热浸法测定，用水作溶剂，不得少于 10.0%。

【含量测定】　照高效液相色谱法［《中国药典》（2015 年版）通则 0512］测定。

色谱条件与系统适用性试验　以十八烷基硅烷键合硅胶为填充剂；以乙腈－四氢呋喃（25∶15）为流动相 A，以 0.1mol/L 乙酸铵溶液为流动相 B，进行梯度洗脱（表 2-48）；检测波长为 235nm。理论板数按苯甲酰新乌头原碱峰计算应不低于 3000。

表 2-48　黑顺片候选标准饮片含量测定流动相梯度

时间（min）	流动相 A（%）	流动相 B（%）
0～48	15→26	85→74
48～49	26→35	74→65
49～58	35	65
58～65	35→15	65→85

对照品溶液的制备　取苯甲酰新乌头原碱对照品、苯甲酰乌头原碱对照品、苯甲酰次乌头原碱对照品、新乌头碱对照品、次乌头碱对照品、乌头碱对照品各适量，精密称定，加异丙醇－二氯甲烷（1∶1）混合溶液制成每毫升各含 10μg 的混合对照品溶液，即得。

供试品溶液的制备　取本品粉末（过三号筛）约 2g，精密称定，置具塞锥形瓶中，加氨试液 3mL，精密加入异丙醇－乙酸乙酯（1∶1）混合溶液 50mL，称定重量，超声处理（功率 300W，频率 40kHz，水温在 25℃以下）30min，放冷，再称定重量，用异丙醇－乙酸乙酯（1∶1）混合溶液补足减失的重量，摇匀，滤过。精密量取续滤液 25mL，40℃以下减压回收溶剂至干，残渣精密加入异丙醇－二氯甲烷（1∶1）混合溶液 3mL 使溶解，滤过，取续滤液，即得。

测定法　分别精密吸取对照品溶液与供试品溶液各 10μL，注入高效液相色谱仪，测定，即得。

本品按干燥品计算，含苯甲酰新乌头原碱（$C_{31}H_{43}NO_{10}$）、苯甲酰乌头原碱（$C_{32}H_{45}NO_{10}$）和苯甲酰次乌头原碱（$C_{31}H_{43}NO_{9}$）的总量不得少于 0.010%，含新乌头碱（$C_{33}H_{45}NO_{11}$）、次乌头碱（$C_{33}H_{45}NO_{10}$）和乌头碱（$C_{34}H_{47}NO_{11}$）的总量不得过 0.092%。

第十九节　炮　附　片

一、原料药材采集加工技术规范

参见"第二章 第十六节 白附片"项下相应内容。

二、原形饮片炮制工艺技术规范

1　概述

品名：炮附片。

外观：纵切片，上宽下窄，长 1.7～5cm，宽 0.9～3cm，厚 0.2～0.5cm。表面鼓起呈黄棕色，质松脆。气微，味淡。

规格：纵切片（长 1.7～5cm，宽 0.9～3cm，厚 0.2～0.5cm）。

2　来源

本品为毛茛科植物乌头 *Aconitum carmichaelii* Debx. 子根的加工品。

3　原料药材产地

主产于四川和陕西，云南、湖北、湖南等省亦有分布及种植。

4　生产依据

依据《中国药典》（2015 年版）炮制通则炮制加工炮附片饮片。

5　主要设备

自控温鼓式炒药机、自动塑料薄膜封口机。

6　工艺流程（图 2-67）

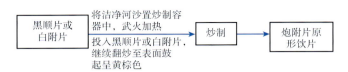

图 2-67　炮附片原形饮片炮制工艺流程图

7　炮制工艺操作要求及关键参数

炒制：洁净河沙置炒药机内，加热至 200℃，投入黑顺片或白附片（以掩埋药物为度，河沙量约为投药量的 10 倍），不断转动，炒制温度（200±10）℃，砂炒约 4min，当饮片表面鼓起呈黄棕色时取出，筛去河沙，晾凉。

技术参数：成品炮附片的含水量不得过 15%。

8　包装规格

按照常规包装规格进行包装，即 30g/ 袋、0.5kg/ 袋或 1.0kg/ 袋；包装材料为聚乙烯塑料薄膜（GB-4456，GB-12056）。

9　贮存及注意事项

置于阴凉、干燥处贮存。注意充分干燥。

10　原形饮片质量标准

炮附片　Paofupian

【原料药材】　毛茛科植物乌头 *Aconitum carmichaelii* Debx. 子根的加工品。

【炮制】　取生附子，按大小分别洗净，浸入胆巴的水溶液中数日，连同浸液煮至透心，捞出，水漂，纵切成厚约 0.5cm 的片；或煮至透心后捞出，剥去外皮，纵切成厚约 0.3cm 的片。用水浸漂，取出，蒸至出现油面、光泽后，烘至半干，再晒干或继续烘干，制得附片（黑顺片或白附片）。取洁净河沙置炒制容器内，用武火加热至呈滑利状态时，投入附片，不断翻动，炒至鼓起并微变色，取出，筛去河沙，放凉（河沙量以能掩埋附片为度）。

【性状】　纵切片，上宽下窄，长 1.7 ～ 5cm，宽 0.9 ～ 3cm，厚 0.2 ～ 0.5cm。表面鼓起呈黄棕色，质松脆。气微，味淡。

【鉴别】

（1）显微鉴别　粉末暗黄色或黄棕色。后生皮层细胞棕色，有的壁呈瘤状增厚，突入细胞腔。导管为具缘纹孔导管或网纹导管，末端平截或短尖，穿孔位于端壁或侧壁。糊化淀粉粒众多（注：若为白附片炮制，则观察不到后生皮层细胞）。

（2）薄层鉴别　取本品粉末 2g，加氨试液 3mL 润湿，加乙醚 25mL，超声处理 30min，滤过，滤液挥干，残渣加二氯甲烷 0.5mL 使溶解，作为供试品溶液。另取苯甲酰新乌头原碱对照品、苯甲酰乌头原碱对照品、苯甲酰次乌头原碱对照品，加异丙醇 – 二氯甲烷（1∶1）混合溶液制成每毫升各含 1mg 的混合溶液，作为对照品溶液（单酯型生物碱）。再取新乌头碱对照品、次乌头碱对照品、乌头碱对照品，加异丙醇 – 二氯甲烷（1∶1）混合溶液制成每毫升各含 1mg 的混合溶液，作为对照品溶液（双酯型生物碱）。照薄层色谱法（通则 0502）试验，吸取供试品溶液 20 ～ 30μL，对照品溶液各 5 ～ 10μL，分别点于同一硅胶 G 薄层板上，以正己烷 – 乙酸乙酯 – 甲醇（6.4∶3.6∶1）为展开剂，置氨蒸气饱和 20min 的展开缸内，展开，取出，晾干，喷以稀碘化铋钾试液。供试品色谱中，在与苯甲酰新乌头原碱对照品、苯甲酰乌头原碱对照品、苯甲酰次乌头原碱对照品色谱相应的位置上，显相同颜色的斑点。在与新乌头碱对照品、次乌头碱对照品、乌头碱对照品色谱相应的位置上，不显或显颜色较浅的斑点。

（3）特征图谱　同"白附片原形饮片质量标准"项下相应内容。

供试品特征图谱中应有 3 个特征峰，以参照峰（S）计算各特征峰的相对保留时间，其相对保留时间应在规定值的 ±5% 之内。规定值为 1.000［峰 1（S）］、1.223（峰 2）、1.387（峰 3），见图 2-68。

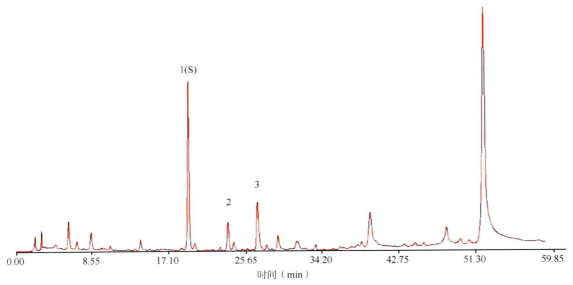

图 2-68　炮附片原形饮片特征图谱

【检查】

水分　不得过 15.0%［《中国药典》（2015 年版）通则 0832 第二法］。

总灰分　不得过 9.0%［《中国药典》（2015 年版）通则 2302］。

酸不溶性灰分　不得过 2.0%［《中国药典》（2015 年版）通则 2302］。

【浸出物】　照"浸出物测定法"［《中国药典》（2015 年版）通则 2201］项下的热浸法测定，用水作溶剂，不得少于 18.50%。

【含量测定】　同"白附片原形饮片质量标准"项下相应内容。

本品按干燥品计算，含苯甲酰新乌头原碱（$C_{31}H_{43}NO_{10}$）、苯甲酰乌头原碱（$C_{32}H_{45}NO_{10}$）和苯甲酰次乌头原碱（$C_{31}H_{43}NO_9$）的总量不得少于 0.006%，含新乌头碱（$C_{33}H_{45}NO_{11}$）、次乌头碱（$C_{33}H_{45}NO_{10}$）

和乌头碱（$C_{34}H_{47}NO_{11}$）的总量不得过 0.007%。

三、候选标准饮片均匀化、包装及贮存技术规范

1　概述

名称：炮附片。
外观：粉末状，暗黄色或黄棕色，气微，味淡。
粒度：50 目。
均匀化方法：流水过筛式粉碎机粉碎、混匀。

2　主要设备

流水过筛式粉碎机。

3　均匀化操作要求及关键参数

将炮附片原形饮片置于流水过筛式粉碎机中粉碎，以 50 目筛作为饮片粒径的控制指标。将粉碎后的标准饮片混合均匀。

4　包装操作要求及关键参数

采用瓶装和袋装两种规格，装量 2g（参考中国食品药品检定研究院标准饮片装量），瓶装材料为密封避光硼硅玻璃瓶，袋装材料为 20 丝特厚低密度聚乙烯塑料自封袋。

5　贮存操作要求

避光，置阴凉、干燥处贮存。保质期暂定 1 年。

6　候选标准饮片质量标准

炮附片　Paofupian

【原料药材】　毛茛科植物乌头 *Aconitum carmichaelii* Debx. 子根的加工品。
【采集加工】　用二齿耙采挖道地产区 1 年生的乌头，除去母根、须根及泥沙，即得生附子。
【炮制】　取生附子，按大小分别洗净，浸入胆巴的水溶液中数日，连同浸液煮至透心，捞出，水漂，纵切成厚约 0.5cm 的片；或煮至透心后捞出，剥去外皮，纵切成厚约 0.3cm 的片。用水浸漂，取出，蒸至出现油面、光泽后，烘至半干，再晒干或继续烘干，制得附片（黑顺片或白附片）。取洁净河沙置炒制容器内，用武火加热至呈滑利状态时，投入附片，不断翻动，炒至鼓起并微变色，取出，筛去河沙，放凉（河沙量以能掩埋附片为度）。

【均匀化】　取炮附片原形饮片，粉碎过 50 目筛，混合均匀后包装。

【性状】　暗黄色或黄棕色粉末，气微，味淡。

【鉴别】

（1）显微鉴别　粉末暗黄色或黄棕色。后生皮层细胞棕色，有的壁呈瘤状增厚，突入细胞腔。导管为具缘纹孔导管或网纹导管，末端平截或短尖，穿孔位于端壁或侧壁。糊化淀粉粒众多（注：若为白附片炮制，则观察不到后生皮层细胞）。

（2）薄层鉴别　取本品粉末 2g，加氨试液 3mL 润湿，加乙醚 25mL，超声处理 30min，滤过，滤液挥干，残渣加二氯甲烷 0.5mL 使溶解，作为供试品溶液。另取苯甲酰新乌头原碱对照品、苯甲酰乌头原碱对照品、苯甲酰次乌头原碱对照品，加异丙醇 – 二氯甲烷（1∶1）混合溶液制成每毫升各含 1mg 的混合溶液，作为对照品溶液（单酯型生物碱）。再取新乌头碱对照品、次乌头碱对照品、乌头碱对照品，加异丙醇 – 二氯甲烷（1∶1）混合溶液制成每毫升各含 1mg 的混合溶液，作为对照品溶液（双酯型生物碱）。照薄层色谱法（通则 0502）试验，吸取供试品溶液 20～30μL，对照品溶液各 5～10μL，分别点于同一硅胶 G 薄层板上，以正己烷 – 乙酸乙酯 – 甲醇（6.4∶3.6∶1）为展开剂，置氨蒸气饱和 20min 的展开缸内，展开，取出，晾干，喷以稀碘化铋钾试液。供试品色谱中，在与苯甲酰新乌头原碱对照品、苯甲酰乌头原碱对照品、苯甲酰次乌头原碱对照品色谱相应的位置上，显相同颜色的斑点。在与新乌头碱对照品、次乌头碱对照品、乌头碱对照品色谱相应的位置上，不显或显颜色较浅的斑点。

（3）特征图谱　照高效液相色谱法［《中国药典》（2015 年版）通则 0512］测定。

色谱条件与系统适用性试验　以十八烷基硅烷键合硅胶为填充剂；以乙腈为流动相 A，40mmol/L 乙酸铵缓冲液（氨水调 pH 为 10.5）为流动相 B，进行梯度洗脱（表 2-49）；检测波长为 240nm。理论板数按苯甲酰新乌头原碱峰计算应不低于 3000。

表 2-49　炮附片候选标准饮片特征图谱流动相梯度

时间（min）	流动相 A（%）	流动相 B（%）
0～45	15→60	85→40
45～60	60	40

供试品溶液的制备　取本品 5g，精密称定，置具塞锥形瓶中，加浓氨水 5mL，浸润 0.5h，再分别加入乙醚 – 二氯甲烷（1∶4）混合溶液 75mL，密塞，放置 12h，超声处理 20min，滤过，药渣加相应溶液洗涤 3～4 次，洗液与滤液合并，低温蒸干，残渣加入 3mL 的 0.05% 盐酸甲醇使溶解，用 0.45μm 的微孔滤膜滤过，取续滤液，即得。

测定法　精密吸取供试品溶液 20μL，注入高效液相色谱仪，测定，即得。

供试品特征图谱中应有 3 个特征峰，以参照峰（S）计算各特征峰的相对保留时间，其相对保留时间应在规定值的 ±5% 之内。规定值为 1.000［峰 1（S）］、1.223（峰 2）、1.387（峰 3），见图 2-69。

【检查】

水分　不得过 15.0%［《中国药典》（2015 年版）通则 0832 第二法］。

总灰分　不得过 9.0%［《中国药典》（2015 年版）通则 2302］。

酸不溶性灰分　不得过 2.0%［《中国药典》（2015 年版）通则 2302］。

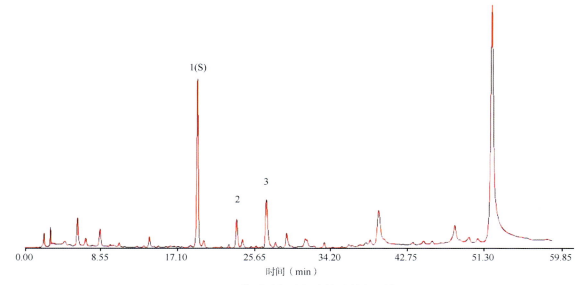

图 2-69　炮附片候选标准饮片特征图谱

【浸出物】　照"浸出物测定法"［《中国药典》（2015 年版）通则 2201］项下的热浸法测定，用水作溶剂，不得少于 18.50%。

【含量测定】　照高效液相色谱法［《中国药典》（2015 年版）通则 0512］测定。

色谱条件与系统适用性试验　以十八烷基硅烷键合硅胶为填充剂；以乙腈 – 四氢呋喃（25 ∶ 15）为流动相 A，以 0.1mol/L 乙酸铵溶液为流动相 B，进行梯度洗脱（表 2-50），检测波长为 235nm。理论板数按苯甲酰新乌头原碱峰计算应不低于 3000。

表 2-50　炮附片候选标准饮片含量测定流动相梯度

时间（min）	流动相 A（%）	流动相 B（%）
0～48	15→26	85→74
48～49	26→35	74→65
49～58	35	65
58～65	35→15	65→85

对照品溶液的制备　取苯甲酰新乌头原碱对照品、苯甲酰乌头原碱对照品、苯甲酰次乌头原碱对照品、新乌头碱对照品、次乌头碱对照品、乌头碱对照品各适量，精密称定，加异丙醇 – 二氯甲烷（1 ∶ 1）混合溶液制成每毫升各含 10μg 的混合对照品溶液，即得。

供试品溶液的制备　取本品粉末（过三号筛）约 2g，精密称定，置具塞锥形瓶中，加氨试液 3mL，精密加入异丙醇 – 乙酸乙酯（1 ∶ 1）混合溶液 50mL，称定重量，超声处理（功率 300W，频率 40kHz，水温在 25℃以下）30min，放冷，再称定重量，用异丙醇 – 乙酸乙酯（1 ∶ 1）混合溶液补足减失的重量，摇匀，滤过。精密量取续滤液 25mL，40℃以下减压回收溶剂至干，残渣精密加入异丙醇 – 二氯甲烷（1 ∶ 1）混合溶液 3mL 使溶解，滤过，取续滤液，即得。

测定法　分别精密吸取对照品溶液与供试品溶液各 10μL，注入高效液相色谱仪，测定，即得。

本品按干燥品计算，含苯甲酰新乌头原碱（$C_{31}H_{43}NO_{10}$）、苯甲酰乌头原碱（$C_{32}H_{45}NO_{10}$）和苯甲酰次乌头原碱（$C_{31}H_{43}NO_9$）的总量不得少于 0.006%，含新乌头碱（$C_{33}H_{45}NO_{11}$）、次乌头碱（$C_{33}H_{45}NO_{10}$）和乌头碱（$C_{34}H_{47}NO_{11}$）的总量不得过 0.007%。

第二十节　生白附子

一、原料药材采集加工技术规范

1　概述

名称：生白附子。
采集时间：2015 年 11 月。
采集地点：河南禹州。
生长年限：2014 年。

2　基原

本品为天南星科植物独角莲 *Typhonium giganteum* Engl. 的干燥块茎。

3　原料药材产地

主产于河南禹州、湖北蕲春及四川江油。

4　采集及加工依据

依照《中国药典》（2015 年版）第一部中"生白附子"项下的相关要求采集加工。

5　工艺流程（图 2-70）

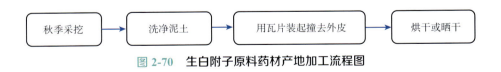

图 2-70　生白附子原料药材产地加工流程图

6　加工工艺操作要求及关键参数

第一步采用人工采挖，采挖时间为秋季霜降前后。第二步不可过度清洗，防止有效成分流失。第三步中由于白附子去皮后黏液质散失及去重较多，影响白附子药材收率，故一般仅撞破外皮，利于干燥即可，不除去外皮。第四步晒干或烘干至含水量在 15% 以下，即可。

7　贮存及注意事项

放置在通风干燥处，防蛀。

8　原料药材质量标准

白附子　Baifuzi
TYPHONII RHIZOMA

【基原】　天南星科植物独角莲 *Typhonium giganteum* Engl. 的干燥块茎。

【采集加工】　秋季采挖，趁鲜用瓦片撞去外皮，晒干或烘干，即可。

【性状】　椭圆形或卵圆形，长 2～5cm，直径 1～3cm。表面白色至黄白色，略粗糙，有环纹及须根痕，顶端有茎痕或芽痕。质坚硬，断面白色，粉性。气微，味淡、麻辣刺舌。

【鉴别】、【检查】、【浸出物】　同《中国药典》（2015 年版）"白附子"项下相应内容。

二、原形饮片炮制工艺技术规范

1　概述

品名：生白附子。

外观：类圆形或椭圆形厚片，长 2～5cm，直径 1～3cm，厚 2～4mm。外表皮黄白色或黄棕色，略粗糙。切面白色，富粉性，质脆，易碎。

规格：厚片（长 2～5cm，直径 1～3cm，厚 2～4mm）。

2　来源

本品为天南星科植物独角莲 *Typhonium giganteum* Engl. 的干燥块茎经炮制加工后制成的饮片。

3　原料药材产地

主产于河南禹州、湖北蕲春及四川江油。

4　生产依据

依据《中国药典》（2015 年版）炮制通则炮制加工白附子饮片。

5　主要设备

电热鼓风恒温干燥箱、直线往复式切药机。

6　工艺流程（图 2-71）

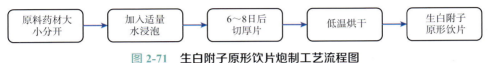

图 2-71　生白附子原形饮片炮制工艺流程图

7　炮制工艺操作要求及关键参数

第二步中要严格控制加水量，加水量与药材量相等，防止有效成分流失，浸泡期间每天翻 2～3 次。第三步药材浸泡至水基本吸干，采用切片机切厚片。第四步烘干至含水量在 15% 以下，即可。

8　包装规格

按照常规包装规格进行包装，即 1kg/ 袋；包装材料为聚乙烯塑料薄膜。

9　贮存及注意事项

需贮存在通风干燥处，防蛀。

10　原形饮片质量标准

生白附子　**Shengbaifuzi**

TYPHONII RHIZOMA

【原料药材】　天南星科植物独角莲 *Typhonium giganteum* Engl. 的干燥块茎。

【炮制】　取白附子原料药材，去净杂质，加入与药材等量的水，每天翻 2～3 次，润至水基本吸干时，切厚 2～4mm 的片，烘干即可。

【性状】　纵切片，类圆形或椭圆形，长 2～5cm，直径 1～3cm，厚 2～4mm。外表皮黄白色或黄棕色，略粗糙。切面白色，富粉性，质脆，易碎。气微，味淡、麻辣刺舌。

【鉴别】、【检查】、【浸出物】　同《中国药典》（2015 年版）"生白附子"项下相应内容。

【含量测定】　精密称定本品粉末约 5g，置锥形瓶中，加乙醇 50mL 加热回流 1h，滤过，再重复上述操作提取 2 次，合并 3 次滤液，蒸干，残渣精密加入 10mL 氢氧化钠滴定液（0.1mol/L），超声处理（功率 500W，频率 40kHz）40min，转移至 50mL 容量瓶中，加入新煮沸过的冷水至刻度，摇匀，精密量取该溶液 25mL 置 100mL 烧杯中，照电位滴定法［《中国药典》（2015 年版）通则 0701］测定，用盐酸滴定液（0.1mol/L）滴定，并将滴定的结果用空白实验校正。每毫升氢氧化钠滴定液（0.1mol/L）

相当于 5.904mg 的琥珀酸（$C_4H_6O_4$）。

本品按干燥品计算，含总酸以琥珀酸（$C_4H_6O_4$）计，不得少于 0.34%。

三、候选标准饮片均匀化、包装及贮存技术规范

1　概述

名称：生白附子。
外观：粉末状，黄白色。质轻，气微，味淡、麻辣刺舌。
粒度：65 ～ 80 目。
均匀化方法：粉碎、搅拌混合机混匀。

2　主要设备

高速中药粉碎机。

3　均匀化操作要求及关键参数

100g 白附子原形饮片置高速中药粉碎机中，粉碎 80s（25 000r/min），使其全部通过 4 号筛且含能通过 5 号筛的不超过 80%。

4　包装操作要求及关键参数

参考白附子对照药材，采用药用塑料瓶装，每瓶装 10g，密封。

5　贮存操作要求

候选标准饮片应放在通风干燥处，防蛀。保质期暂定为 2 年。

6　候选标准饮片质量标准

生白附子　**Shengbaifuzi**
TYPHONII RHIZOMA

【原料药材】　天南星科植物独角莲 *Typhonium giganteum* Engl. 的干燥块茎。
【采集加工】　秋季采挖，趁鲜用瓦片撞去外皮，晒干或烘干，即可。
【炮制】　取白附子原料药材，去净杂质，加入与药材等量的水，每天翻 2 ～ 3 次，润至水基本吸干时，切厚 2 ～ 4mm 的片，烘干即可。
【均匀化】　取白附子原形饮片，粉碎过 4 号筛且含能通过 5 号筛的不超过 80%，混匀后包装。
【性状】　黄白色粉末，气微，味淡、麻辣刺舌。

【鉴别】

（1）显微鉴别　粉末为黄白色。淀粉粒众多，单粒球形或类球形，直径 2 ～ 30μm，脐点点状或人字状；复粒由 2 ～ 12 分粒组成，以 2 ～ 4 分粒者为多见。草酸钙针晶散在或成束存在于黏液细胞中，针晶长至 90 ～ 140μm，螺纹或环纹导管直径 10 ～ 50μm。

（2）薄层鉴别　取本品粉末 10g，置索氏提取器中，加三氯甲烷 – 甲醇（3：1）混合溶液 100mL，加热回流 2h，提取液蒸干，残渣加丙酮 2mL 使溶解，作为供试品溶液。另取白附子对照药材 10g，同法制成对照药材溶液。再取 β- 谷甾醇对照品，加丙酮制成每毫升含 1mg 的溶液，作为对照品溶液。照薄层色谱法（附录Ⅵ B）试验，吸取上述三种溶液各 2 ～ 3μL，分别点于同一硅胶 GF$_{254}$ 薄层板上，以三氯甲烷 – 丙酮（25：1）为展开剂，展开，取出，晾干，喷以 10% 硫酸乙醇溶液，在 105℃加热至斑点显色清晰，分别置日光和紫外光灯（365nm）下检视。供试品色谱中，在与对照药材色谱和对照品色谱相应的位置上，显相同颜色的斑点或荧光斑点。

【检查】

水分　不得过 15.0%[《中国药典》（2015 年版）通则 0832 第二法]。

总灰分　不得过 4.0%[《中国药典》（2015 年版）通则 2302]。

【浸出物】　照"醇溶性浸出物测定法"[《中国药典》（2015 年版）通则 2201]项下的热浸法测定，用 70% 乙醇作溶剂，不得少于 7.0%。

【含量测定】　精密称定本品粉末约 5g，置锥形瓶中，加乙醇 50mL 加热回流 1h，滤过，再重复上述操作提取 2 次，合并 3 次滤液，蒸干，残渣精密加入 10mL 氢氧化钠滴定液（0.1mol/L），超声处理（功率 500W，频率 40kHz）40min，转移至 50mL 容量瓶中，加入新煮沸过的冷水至刻度，摇匀，精密量取该溶液 25mL 置 100mL 烧杯中，照电位滴定法[《中国药典》（2015 年版）通则 0701]测定，用盐酸滴定液（0.1mol/L）滴定，并将滴定的结果用空白实验校正。每毫升氢氧化钠滴定液（0.1mol/L）相当于 5.904mg 的琥珀酸（C$_4$H$_6$O$_4$）。

本品按干燥品计算，含总酸以琥珀酸（C$_4$H$_6$O$_4$）计，不得少于 0.34%。

第二十一节　制白附子

一、原料药材采集加工技术规范

参见"第二章 第二十节 生白附子"项下相应内容。

二、原形饮片炮制工艺技术规范

1　概述

品名：制白附子。

外观：类圆形或椭圆形厚片，长 2 ～ 5cm，直径 1 ～ 3cm，厚 2 ～ 4mm。外表皮棕褐色，切面黄棕色，角质样。味淡，微有麻舌感。

　　规格：厚片（长 2 ～ 5cm，直径 1 ～ 3cm，厚 2 ～ 4mm）。

2　来源

本品为天南星科植物独角莲 *Typhonium giganteum* Engl. 的干燥块茎经炮制加工后的制成品。

3　原料药材产地

主产于河南禹州、湖北蕲春及四川江油。

4　生产依据

依据《中国药典》（2015 年版）炮制通则炮制加工制白附子饮片。

5　主要设备

电热鼓风恒温干燥箱、直线往复式切药机、可倾式蒸煮锅。

6　工艺流程（图 2-72）

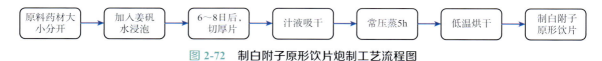

图 2-72　制白附子原形饮片炮制工艺流程图

7　炮制工艺操作要求及关键参数

　　原料药材大小分档后，加入姜矾水浸泡，每 100kg 白附子，用生姜、白矾各 12.5kg，姜矾水需提前熬好，加入姜矾水的量与药材量相等，每天需翻 2 ～ 3 次。第三步切片前姜矾水基本被药材吸干，切片后剩余汁液吸干后，常压蒸 5h。第六步低温烘至含水量在 13% 以下，即可。

8　包装规格

按照常规包装规格进行包装，即 1kg/ 袋；包装材料为聚乙烯塑料薄膜。

9　贮存及注意事项

需贮存在通风干燥处，防蛀。

10　原形饮片质量标准

制白附子　*Zhibaifuzi*

【原料药材】　天南星科植物独角莲 *Typhonium giganteum* Engl. 的干燥块茎。

【炮制】　取白附子原料药材,除去杂质,大小分开,加入与药材等量的姜矾水浸润,每日翻2～3次,6日左右,水基本吸干,切厚2～4cm 的片,把剩余的液体吸干后,常压蒸 5h,低温烘干。每 100kg 白附子,用生姜、白矾各 12.5kg。

【性状】　类圆形或椭圆形厚片,长 2～5cm,直径 1～3cm,厚 2～4mm。外表皮棕褐色,切面黄棕色,角质样。质脆,易碎。味淡,微有麻舌感。

【鉴别】　同《中国药典》(2015 年版)"制白附子"项下相应内容。

【检查】

水分　不得过 13.0%[《中国药典》(2015 年版)通则 0832 第二法]。

总灰分　不得过 4.0%[《中国药典》(2015 年版)通则 2302]。

白矾限量　精密称定本品约 2.5g,置坩埚中,先在电炉上缓缓加热,至完全炭化后,移入马弗炉中逐渐升高温度至 450℃,灰化 4h,取出,放冷,在坩埚中小心加入稀盐酸约 10mL,用表面皿覆盖坩埚,置水浴上加热 10min,表面皿用热水 5mL 冲洗,洗液并入坩埚中,滤过,用水 50mL 分次洗涤坩埚及滤渣,合并滤液及洗液,加 0.025% 甲基红乙醇溶液 1 滴,滴加氨试液至溶液显微黄色。加乙酸 – 乙酸铵缓冲液(pH 6.0)20mL,精密加乙二胺四乙酸二钠滴定液(0.05mol/L)25mL,煮沸 3～5min,放冷,加二甲酚橙指示液 1mL,用锌滴定液(0.05mol/L),滴定至溶液自黄色转变为橘红色,并将滴定的结果用空白试验校正。每毫升的乙二胺四乙酸二钠滴定液(0.05mol/L)相当于 23.72mg 的含水硫酸铝钾 $[KAl(SO_4)_2 \cdot 12H_2O]$。

本品按干燥品计算,含白矾以含水硫酸铝钾 $[KAl(SO_4)_2 \cdot 12H_2O]$ 计,不得过 9.5%。

【浸出物】　同《中国药典》(2015 年版)"制白附子"项下相应内容。

【含量测定】　同"生白附子原形饮片质量标准"项下相应内容。

本品按干燥品计算,含总酸以琥珀酸($C_4H_6O_4$)计,不得少于 0.43%。

三、候选标准饮片均匀化、包装及贮存技术规范

1　概述

名称:制白附子。

外观:粉末状,黄棕色。味淡,微有麻舌感。

粒度:65～80 目。

均匀化方法:粉碎、搅拌混合机混匀。

2　主要设备

高速中药粉碎机。

3 均匀化操作要求及关键参数

100g 制白附子原形饮片置高速中药粉碎机中，粉碎 100s（25 000r/min），使其全部通过 4 号筛且含能通过 5 号筛的不超过 90%。

4 包装操作要求及关键参数

参考白附子对照药材，采用药用塑料瓶装，每瓶装 10g，密封。

5 贮存操作要求

候选标准饮片应放在通风干燥处，防蛀。保质期暂定为 2 年。

6 候选标准饮片质量标准

制白附子　Zhibaifuzi

【原料药材】　天南星科植物独角莲 *Typhonium giganteum* Engl. 的干燥块茎。

【采集加工】　秋季采挖，趁鲜用瓦片撞去外皮，晒干或烘干，即可。

【炮制】　取白附子原料药材，除去杂质，大小分开，加入与药材等量的姜矾水浸润，每日翻 2 ～ 3 次，6 日左右，水基本吸干，切厚 2 ～ 4cm 的片，把剩余的液体吸干后，常压蒸 5h，低温烘干。每 100kg 白附子，用生姜、白矾各 12.5kg。

【均匀化】　取制白附子原形饮片，粉碎使其全部能通过 4 号筛且含有能通过 5 号筛的不超过 90%。

【性状】　黄棕色粉末，味淡、微有麻舌感。

【鉴别】

（1）显微鉴别　粉末黄棕色。糊化淀粉粒团块类白色，草酸钙针晶散在或成束存在于黏液细胞中，针晶长至 80 ～ 135μm，螺纹或环纹导管直径 10 ～ 50μm。

（2）薄层鉴别　取本品粉末 10g，置索氏提取器中，加三氯甲烷 – 甲醇（3：1）混合溶液 100mL，加热回流 2h，提取液蒸干，残渣加丙酮 2mL 使溶解，作为供试品溶液。另取白附子对照药材 10g，同法制成对照药材溶液。再取 β- 谷甾醇对照品，加丙酮制成每毫升含 1mg 的溶液，作为对照品溶液。照薄层色谱法（附录Ⅵ B）试验，吸取上述三种溶液各 2 ～ 3μL，分别点于同一硅胶 GF$_{254}$ 薄层板上，以三氯甲烷 – 丙酮（25：1）为展开剂，展开，取出，晾干，喷以 10% 硫酸乙醇溶液，在 105℃加热至斑点显色清晰，分别置日光和紫外光灯（365nm）下检视。供试品色谱中，在与对照药材色谱和对照品色谱相应的位置上，显相同颜色的斑点或荧光斑点。

【检查】

水分　不得过 13.0%[《中国药典》（2015 年版）通则 0832 第二法]。

总灰分　不得过 4.0%[《中国药典》（2015 年版）通则 2302]。

白矾限量　精密称定本品约 2.5g，置坩埚中，先在电炉上缓缓加热，至完全炭化后，移入马弗炉中逐渐升高温度至450℃，灰化4h，取出，放冷，在坩埚中小心加入稀盐酸约10mL，用表面皿覆盖坩埚，置水浴上加热10min，表面皿用热水5mL冲洗，洗液并入坩埚中，滤过，用水50mL分次洗涤坩埚及滤渣，合并滤液及洗液，加0.025%甲基红乙醇溶液1滴，滴加氨试液至溶液显微黄色。加乙酸－乙酸铵缓冲液（pH 6.0）20mL，精密加乙二胺四乙酸二钠滴定液（0.05mol/L）25mL，煮沸3～5min，放冷，加二甲酚橙指示液1mL，用锌滴定液（0.05mol/L），滴定至溶液自黄色转变为橘红色，并将滴定的结果用空白试验校正。每毫升的乙二胺四乙酸二钠滴定液（0.05mol/L）相当于23.72mg的含水硫酸铝钾[KAl（SO$_4$）$_2$·12H$_2$O]。

本品按干燥品计算，含白矾以含水硫酸铝钾[KAl（SO$_4$）$_2$·12H$_2$O]计，不得过9.5%。

【浸出物】　照"醇溶性浸出物测定法"[《中国药典》（2015年版）通则2201]项下的热浸法测定，用稀乙醇作溶剂，不得少于15.0%。

【含量测定】　精密称定本品粉末约5g，置锥形瓶中，加乙醇50mL加热回流1h，滤过，再重复上述操作提取2次，合并3次滤液，蒸干，残渣精密加入10mL氢氧化钠滴定液（0.1mol/L），超声处理（功率500W，频率40kHz）40min，转移至50mL容量瓶中，加入新煮沸过的冷水至刻度，摇匀，精密量取该溶液25mL置100mL烧杯中，照电位滴定法[《中国药典》（2015年版）通则0701]测定，用盐酸滴定液（0.1mol/L）滴定，并将滴定的结果用空白实验校正。每毫升氢氧化钠滴定液（0.1mol/L）相当于5.904mg的琥珀酸（C$_4$H$_6$O$_4$）。

本品按干燥品计算，含总酸以琥珀酸（C$_4$H$_6$O$_4$）计，不得少于0.43%。

第二十二节　何　首　乌

一、原料药材采集加工技术规范

1　概述

名称：何首乌。
采集时间：2016年9～10月。
采集地点：广东德庆。
生长年限：2年。

2　基原

本品为蓼科植物何首乌 *Polygonum multiflorum* Thunb. 的干燥块根。

3　原料药材产地

主产于广东、贵州、四川、湖北、广西、河南、陕西、江苏等地。广东德庆为道地产区。

4　采集及加工依据

依据《中国药典》（2015 年版）进行采集加工。

5　工艺流程（图 2-73）

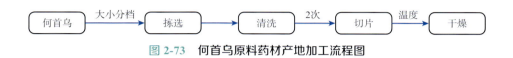

图 2-73　何首乌原料药材产地加工流程图

7　加工工艺操作要求及关键参数

蓼科植物何首乌，采收后放于通风处摊放晾晒 3～4 日，大小分档，选出质重大于 100g 的首乌个，削去两端。置洗药机内清洗，对极易藏土部位，可使用软毛刷着重清洗。将清洗后的首乌个由经验丰富的老药工削去两端，洗净，个大的切成约 2cm 的厚片，干燥温度为 60℃，烘干过程中要及时将水蒸气抽出，已经烘干的要及时取出，烘干，即得。

8　贮存及注意事项

采用无毒乙烯塑料袋包装封口，每袋 500g，避光，阴凉处放置。

9　原料药材质量标准

何首乌　Heshouwu
POLYGONI MULTIFLORI RADIX

【基原】　蓼科植物何首乌 *Polygonum multiflorum* Thunb. 的干燥块根。

【采集加工】　秋、冬二季叶枯萎时采挖，削去两端，洗净，切成厚 1cm 片块，干燥。

【性状】　不规则的厚片（约 2cm）或块。外表皮红棕色或红褐色，皱缩不平，有浅沟，并有横长皮孔样突起及细根痕。切面黄色，显粉性；横切面有的皮部可见云锦状花纹，中央木部较大，气微，味微苦而甘涩。

【鉴别】

（1）显微鉴别　同《中国药典》（2015 年版）"何首乌"项下相应内容。

（2）薄层鉴别　同《中国药典》（2015 年版）"何首乌"项下相应内容。

（3）特征图谱　照高效液相色谱法［《中国药典》（2015 年版）通则 0512］测定。

色谱条件与系统适用性试验　以十八烷基硅烷键合硅胶为填充剂；流动相为甲醇（A）-0.1% 磷酸水（B），进行梯度洗脱（表 2-51）；柱温为 30℃；流速为 0.8mL/min；检测波长为 270nm。理论板数按 2, 3, 5, 4′- 四羟基反式二苯乙烯 -2-O-β-D- 吡喃葡萄糖苷峰计算应不低于 2000。

表 2-51 何首乌原料药材特征图谱流动相梯度

时间（min）	流动相 A（%）	流动相 B（%）
0～20	15→30	85→70
20～35	30→40	70→60
35～55	40→75	60→25
55～75	75→100	25→0

对照品溶液的制备 取 2, 3, 5, 4′- 四羟基反式二苯乙烯 -2-O-β-D- 吡喃葡萄糖苷、大黄素和大黄素甲醚对照品各适量，精密称定，加甲醇制成每毫升含 2, 3, 5, 4′- 四羟基反式二苯乙烯 -2-O-β-D- 吡喃葡萄糖苷 0.4mg、大黄素 20μg 和大黄素甲醚 10μg 的对照品混合溶液，即得。

供试品溶液的制备 称取何首乌原料药材 0.5g，精密加入甲醇 25mL，称定重量，回流提取 60min，放冷，用甲醇补足减失的重量，滤过。临用前过 0.45μm 微孔滤膜，取续滤液作为供试品溶液。

测定法 分别精密吸取对照品溶液和供试品溶液各 10μL，注入液相色谱仪，测定，记录 75min 的色谱图，即得。

供试品特征色谱图中，应呈现 7 个特征峰，按中药色谱指纹图谱相似度评价系统计算，供试品特征图谱与对照特征图谱的相似度不得低于 0.95，见图 2-74。

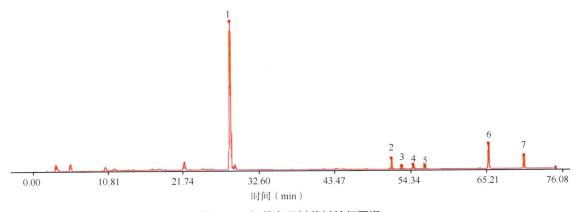

图 2-74 **何首乌原料药材特征图谱**

峰 1：2, 3, 5, 4′- 四羟基二苯乙烯 -2-O-β-D- 葡萄糖苷；峰 6：大黄素；峰 7：大黄素甲醚

【检查】 同《中国药典》（2015 年版）"何首乌"项下相应内容。

【浸出物】 照"醇溶性浸出物测定法"［《中国药典》（2015 年版）第四部通则 2201］项下的热浸法测定，用 75% 乙醇作溶剂，不得少于 25.0%。

【含量测定】 同《中国药典》（2015 年版）"何首乌"项下相应内容。

本品按干燥品计算，含 2, 3, 5, 4′- 四羟基二苯乙烯 -2-O-β-D 葡萄糖苷（$C_{20}H_{22}O_9$）不得少于 1.0%；含结合蒽醌以大黄素（$C_{15}H_{10}O_5$）和大黄素甲醚（$C_{16}H_{12}O_5$）的总量计，不得少于 0.10%。

二、原形饮片炮制工艺技术规范

1 概述

品名：何首乌。

外观：不规则的厚片或块。外表皮红棕色或红褐色，皱缩不平，有浅沟，并有横长皮孔样突起及细根痕。切面浅黄棕色或浅红棕色，显粉性；横切面有的皮部可见云锦状花纹，中央木部较大，有的呈木心。气微，味微苦而甘涩。

规格：厚片（2～4mm）。

2 来源

本品为蓼科植物何首乌 *Polygonum multiflorum* Thunb. 的干燥块根经炮制加工后制成的饮片。

3 原料药材产地

主产于贵州、四川、广东、湖北、广西、河南、陕西、江苏等地。广东德庆为道地产区。

4 生产依据

依据《中国药典》（2015 年版）炮制通则炮制加工何首乌饮片。

5 主要设备

洗药机、直线往复式切药机。

6 工艺流程（图 2-75）

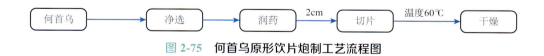

图 2-75 何首乌原形饮片炮制工艺流程图

7 炮制工艺操作要求及关键参数

拣选和清洗：在拣选台上将何首乌药材平铺，逐个观察有无腐烂霉变后盛放于编织篓里，并在其上贴上批号牌。分批将药材放到洗药池中用水枪冲洗，洗净即可。在清洗时要注意保证药材洗净的同时尽量操作迅速，以避免药材"伤水"，否则会造成其有效成分的流失。

切片和干燥：个头适中的首乌个（100～200g）由切片机切制，个头较大的首乌个

（＞ 200g）由药工手工切制，首乌片的厚度均在 2 ～ 4mm。将切好的首乌片分批盛放于周转箱内，贴好标签。然后放于烘箱中干燥，干燥温度为 60℃，烘干过程中要及时将水蒸气抽出，已经烘干的要及时取出，干燥时间 10h。

8　包装规格

将干燥后的何首乌饮片分装于聚乙烯薄膜(GB-4456,GB-12056)包装袋中,并用封口机(设备型号 FPE-501 型) 封好袋口，1kg/ 袋，再次贴上标志标签即得。

9　贮存及注意事项

放置阴凉、干燥处，防虫蛀、防霉变。

10　原形饮片质量标准

何首乌　Heshouwu
POLYGONI MULTIFLORI RADIX

【原料药材】　蓼科植物何首乌 *Polygnum multiflorum* Thunb. 的干燥块根。

【炮制】　除去杂质，洗净，稍浸，润透，切成 2 ～ 4mm 的厚片。干燥温度为 60℃，烘干过程中要及时将水蒸气抽出，已经烘干的要及时取出，干燥时间 10h。

【性状】　不规则的厚片或块。外表皮红棕色或红褐色，皱缩不平，有浅沟，并有横长皮孔样突起及细根痕。切面浅黄棕色或浅红棕色，显粉性；横切面有的皮部可见云锦状花纹，中央木部较大，有的呈木心。气微，味微苦而甘涩。

【鉴别】、【检查】、【浸出物】　同"何首乌原料药材质量标准"项下相应内容。

【含量测定】　同"何首乌原料药材质量标准"项下相应内容。

本品按干燥品计算，含 2, 3, 5, 4′- 四羟基二苯乙烯 -2-O-β-D 葡萄糖苷（$C_{20}H_{22}O_9$）不得少于 1.0%；含结合蒽醌以大黄素（$C_{15}H_{10}O_5$）和大黄素甲醚（$C_{16}H_{12}O_5$）的总量计，不得少于 0.05%。

三、候选标准饮片均匀化、包装及贮存技术规范

1　概述

名称：何首乌。

外观：粉末状，黄棕色。气微，味微苦而甘涩。

粒度：65 目。

均匀化方法：小型万能粉碎机粉碎，搅拌混合机混匀。

2 主要设备

高速多功能粉碎机。

3 均匀化操作要求及关键参数

将何首乌原形饮片放入高速多功能粉碎机内，投料量 1/3 体积。以秒表计时，进行粉碎。每次粉碎后，将粉末过 4 号筛（65 目），对于未过 4 号筛的粉末再进行下一次粉碎。2 次粉碎完成后将过 4 号筛及未过 4 号筛的粉末采用等量递增法混合均匀，即得。

4 包装操作要求及关键参数

采用棕色玻璃瓶，每瓶 5g，置干燥处保存。

5 贮存操作要求

置阴凉、干燥处贮存。保质期暂定 2 年。

6 候选标准饮片质量标准

何首乌 **Heshouwu**

POLYGONI MULTIFLORI RADIX

【原料药材】 蓼科植物何首乌 *Polygonum multiflorum* Thunb. 的干燥块根。

【采集加工】 削去两端，洗净，个大的切成 2cm 的厚片，干燥温度为 60℃，烘干过程中要及时将水蒸气抽出，已经烘干的要及时取出，烘干即可。

【炮制】 除去杂质，洗净，稍浸，润透，切成 2～4mm 的厚片。干燥温度为 60℃，烘干过程中要及时将水蒸气抽出，已经烘干的要及时取出，干燥时间 10h。

【均匀化】 取何首乌原形饮片，机械式粉碎，粉碎时间 30s，投料量 1/3 体积，打粉次数 3 次，过四号筛。

【性状】 黄棕色粉末，气微，味微苦而甘涩。

【鉴别】

（1）显微鉴别 粉末黄棕色。淀粉末呈黄棕色。淀粉粒单粒类圆形，直径 4～50μm，脐点人字形、星状或三叉状，大粒者隐约可见层纹；复粒由 2～9 分粒组成。草酸钙簇晶直径 10～80（160）μm，偶见簇晶与较大的方形结晶合生。棕色细胞类圆形或椭圆形，壁稍厚，胞腔内充满淡黄棕色、棕色或红棕色物质，并含淀粉粒。具缘纹孔导管直径 17～178μm。棕色块散在，形状、大小及颜色深浅不一。

（2）薄层鉴别 取本品粉末 0.25g，加乙醇 50mL，加热回流 1h，滤过，滤液浓缩至 3mL，作为供试品溶液。另取何首乌对照药材 0.25g，同法制成对照药材溶液。照薄层色谱法［《中国药典》（2015 年版）第四部通则 0502］试验，吸取上述两种溶液各 2μL，分别点于同一以羧甲基纤维素钠为黏合剂的硅胶 H 薄层板上使成条状,以三氯甲烷 – 甲醇(7 : 3)为展开剂,展至约 3.5cm,取出,晾干,再以三氯甲烷 – 甲醇(20 : 1)为展开剂,展至约 7cm,取出,晾干,置紫外光灯(365nm)下检视。供试品色谱中,在与对照药材色谱相应的位置上,显相同颜色的荧光斑点。

(3)特征图谱　照高效液相色谱法 [《中国药典》(2015 年版)通则 0512] 测定。

色谱条件与系统适用性试验　以十八烷基硅烷键合硅胶为填充剂;流动相为甲醇(A)-0.1% 磷酸水(B),进行梯度洗脱(表 2-52);柱温为 30℃;流速为 0.8mL/min;检测波长为 270nm。理论板数按 2, 3, 5, 4'- 四羟基反式二苯乙烯 -2-O-β-D- 吡喃葡萄糖苷峰计算应不低于 2000。

表 2-52　何首乌候选标准饮片特征图谱流动相梯度

时间(min)	流动相 A(%)	流动相 B(%)
0 ~ 20	15 → 30	85 → 70
20 ~ 35	30 → 40	70 → 60
35 ~ 55	40 → 75	60 → 25
55 ~ 75	75 → 100	25 → 0

对照品溶液的制备　取 2, 3, 5, 4'- 四羟基反式二苯乙烯 -2-O-β-D- 吡喃葡萄糖苷、大黄素和大黄素甲醚对照品各适量,精密称定,加甲醇制成每毫升含 2, 3, 5, 4'- 四羟基反式二苯乙烯 -2-O-β-D- 吡喃葡萄糖苷 0.4mg、大黄素 20μg 和大黄素甲醚 10μg 的对照品混合溶液,即得。

供试品溶液的制备　称取何首乌候选标准饮片 0.5g,精密加入甲醇 25mL,称定重量,回流提取 60min,放冷,用甲醇补足减失的重量,滤过。临用前过 0.45μm 微孔滤膜,取续滤液作为供试品溶液。

测定法　分别精密吸取对照品溶液和供试品溶液各 10μL,注入液相色谱仪,测定,记录 75min 的色谱图,即得。

供试品特征色谱图中,应呈现 7 个特征峰,按中药色谱指纹图谱相似度评价系统计算,供试品特征图谱与对照特征图谱的相似度不得低于 0.95,见图 2-76。

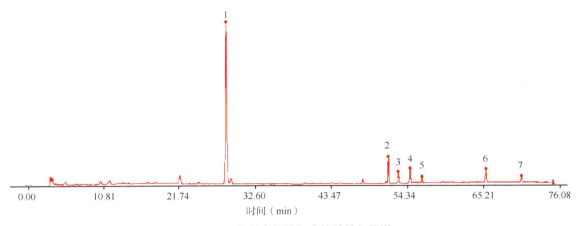

图 2-76　何首乌候选标准饮片特征图谱

峰 1: 2, 3, 5, 4'- 四羟基二苯乙烯 -2-O-β-D 葡萄糖苷;峰 6: 大黄素;峰 7: 大黄素甲醚

【检查】

水分　不得过 10%[《中国药典》(2015 年版)第四部通则 0832 第二法]。

总灰分　不得过 5.0%[《中国药典》（2015 年版）第四部通则 2302]。

【浸出物】　照"醇溶性浸出物测定法"[《中国药典》（2015 年版）第四部通则 2201]项下的热浸法测定，用 75% 乙醇作溶剂，不得少于 25.0%。

【含量测定】　照高效液相色谱法 [《中国药典》（2015 年版）第四部通则 0512] 测定。

（1）二苯乙烯苷　避光操作。

色谱条件与系统适用性试验　以十八烷基硅烷键合硅胶为填充剂；以乙腈 – 水（25∶75）为流动相；检测波长为 320nm。理论板数按 2, 3, 5, 4′- 四羟基二苯乙烯 -2-O-β-D 葡萄糖苷峰计算应不低于 2000。

对照品溶液的制备　取 2, 3, 5, 4′- 四羟基二苯乙烯 -2-O-β-D 葡萄糖苷对照品适量，精密称定，加稀乙醇制成每毫升含 0.2mg 的溶液，即得。

供试品溶液的制备　取本品约 0.2g，精密称定，置具塞锥形瓶中，精密加入稀乙醇 25mL，称定重量，加热回流 30min，放冷，再称定重量，用稀乙醇补足减失的重量，摇匀，静置，上清液滤过，取续滤液，即得。

测定法　分别精密吸取对照品溶液与供试品溶液各 10μL，注入液相色谱仪，测定，即得。

本品按干燥品计算，含 2, 3, 5, 4′- 四羟基二苯乙烯 -2-O-β-D 葡萄糖苷（$C_{20}H_{22}O_9$）不得少于 1.0%。

（2）结合蒽醌

色谱条件与系统适用性试验　以十八烷基硅烷键合硅胶为填充剂；以甲醇 -0.1% 磷酸溶液（80∶20）为流动相；检测波长为 254nm。理论板数按大黄素峰计算应不低于 3000。

对照品溶液的制备　取大黄素对照品、大黄素甲醚对照品各适量，精密称定，加甲醇分别制成每毫升含大黄素 80μg、大黄素甲醚 40μg 的溶液，即得。

供试品溶液的制备　取本品粉末（过四号筛）约 1g，精密称定，置具塞锥形瓶中，精密加入甲醇 50mL，称定重量，加热回流 1h，取出，放冷，再称定重量，用甲醇补足减失的重量，摇匀，滤过，取续滤液 5mL 作为供试品溶液 A（测游离蒽醌用）。另精密量取续滤液 25mL，置具塞锥形瓶中，水浴蒸干，精密加 8% 盐酸溶液 20mL，超声处理（功率 100W，频率 40kHz）5min，加三氯甲烷 20mL，水浴中加热回流 1h，取出，立即冷却，置分液漏斗中，用少量三氯甲烷洗涤容器，洗液并入分液漏斗中，分取三氯甲烷液，溶液再用三氯甲烷振摇提取 3 次，每次 15mL，合并三氯甲烷液，回收溶剂至干，残渣加甲醇使溶解，转移至 10mL 量瓶中，加甲醇至刻度，摇匀，滤过，取续滤液，作为供试品溶液 B（测总蒽醌用）。

测定法　分别精密吸取对照品溶液与供试品溶液各 10μL，注入液相色谱仪，测定，即得。

结合蒽醌含量 = 总蒽醌含量 – 游离蒽醌含量。

本品按干燥品计算，含结合蒽醌以大黄素（$C_{15}H_{10}O_5$）和大黄素甲醚（$C_{16}H_{12}O_5$）的总量计，不得少于 0.05%。

第二十三节　制何首乌

一、原料药材采集加工技术规范

参见"第二章 第二十二节 何首乌"项下相应内容。

二、原形饮片炮制工艺技术规范

1　概述

品名：制何首乌。

外观：不规则皱缩状的块片，厚约 1cm，表面黑褐色或棕褐色，凹凸不平。质坚硬，断面角质样，棕褐色。气微，味微甘而苦涩。

规格：厚约 1cm 的片。

2　来源

本品为蓼科植物何首乌 *Polygonum multiflorum* Thunb. 干燥块根的炮制加工品。

3　原料药材产地

主产于广东、贵州、四川、湖北、广西、河南、陕西、江苏等地。广东德庆为道地产区。

4　生产依据

依据《中国药典》（2015 年版）进行加工炮制。

5　主要设备

直线往复式切药机、电加热蒸汽锅炉。

6　工艺流程（图 2-77）

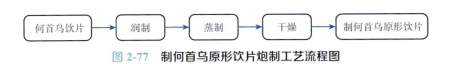

图 2-77　制何首乌原形饮片炮制工艺流程图

7　炮制工艺操作要求及关键参数

制法：黑豆汁制法为取黑豆 10kg，加水适量，煮约 4h，熬汁约 15kg，豆渣再加水煮约 3h，熬汁约 10kg，合并得黑豆汁约 25kg。每 100kg 何首乌片，用黑豆 10kg。

润制：根据何首乌片重量计算黑豆汁用量。加入黑豆汁拌匀，密闭静置，闷润待黑豆汁均匀吸尽。闷润期间每隔约 1h 搅拌翻转何首乌片。

蒸制：取润制后的何首乌片，置于可倾式蒸煮润药锅内，用黑豆汁拌匀后蒸，蒸至内外均呈棕褐色。

干燥：将炮制后的药材平摊于热风循环烘箱的烤盘上，干燥温度为 60℃，干燥时间 16h，取出，再均匀平摊于阴凉区域，定时翻动，至饮片干燥。

8　包装规格

筛选制何首乌饮片，采用无毒乙烯塑料袋包装封口，每袋 50g，贴上标签，置干燥处保存。

9　贮存及注意事项

置干燥、阴凉处，防蛀。

10　原形饮片质量标准

制何首乌　Zhiheshouwu

【原料药材】　蓼科植物何首乌 *Polygonum multiflorum* Thunb. 的干燥块根。

【炮制】　取何首乌片，置非铁质的适宜容器内，用黑豆汁拌匀后闷润至吸透，蒸至内外均呈棕褐色。在 60℃干燥约 16h，取出。每 100kg 何首乌片，用黑豆 10kg。

黑豆汁制法：取黑豆 10kg，加水适量，煮约 4h，熬汁约 15kg，豆渣再加水煮约 3h，熬汁约 10kg，合并得黑豆汁 25kg。

【性状】　不规则皱缩状的块片，厚约 1cm，表面黑褐色或棕褐色，凹凸不平。质坚硬，断面角质样，棕褐色或黑色。气微，味微甘而苦涩。

【鉴别】　同"何首乌原形饮片质量标准"项下相应内容。

（1）显微鉴别　同"何首乌原形饮片质量标准"项下相应内容。

（2）薄层鉴别　同"何首乌原形饮片质量标准"项下相应内容。

（3）特征图谱　照高效液相色谱法［《中国药典》（2015 年版）通则 0512］测定。

色谱条件与系统适用性试验　以十八烷基硅烷键合硅胶为填充剂（4.6mm×250mm×5μm）；以甲醇为流动相 A，以 0.05% 磷酸溶液为流动相 B，进行梯度洗脱（表 2-53）；柱温 30℃；流速 0.8mL/min；检测波长 260nm。理论板数按 2, 3, 5, 4′- 四羟基二苯乙烯 -2-O-β-D 葡萄糖苷峰计算应不低于 2000。

表 2-53　制何首乌原形饮片特征图谱流动相梯度

时间（min）	流动相 A（%）	流动相 B（%）
0～14	10→23	90→77
14～40	23→62	77→38
40～62	62→100	38→0
62～68	100	0

对照品溶液的制备　取二苯乙烯苷对照品适量，精密称定，加甲醇制成每毫升含 0.4mg 的溶液，即得。

供试品溶液的制备　取制何首乌饮片粉末约 1g，精密称定，置具塞锥形瓶中，精密加入甲醇 25mL，称定重量，加热回流提取 1h，放冷，再称定重量，用甲醇补足减失的质量，摇匀，静置，取上清液滤过，取续滤液，即得。

测定法　分别精密吸取对照品溶液和供试品溶液各 10 mL，注入液相色谱仪，测定，即得。

供试品特征图谱中应有 4 个特征峰，以参照峰（S）计算各特征峰的相对保留时间，其相对保留时间应在规定值的 ±5% 之内。规定值为 0.33（峰 1）、1.00［峰 2（S）］、1.79（峰 3）、1.91（峰 4），见图 2-78。

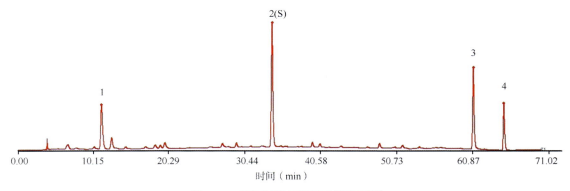

图 2-78　制何首乌原形饮片特征图谱

峰 1：没食子酸；峰 2：2, 3, 5, 4′- 四羟基二苯乙烯 -2-O-β-D 葡萄糖苷；峰 3：大黄素；峰 4：大黄素甲醚

【检查】、【浸出物】　同《中国药典》（2015 年版）"制何首乌"项下相应内容。

【含量测定】　同《中国药典》（2015 年版）"制何首乌"项下相应内容。

本品按干燥品计算，含 2, 3, 5, 4′- 四羟基二苯乙烯 -2-O-β-D 葡萄糖苷（$C_{20}H_{22}O_9$）不得少于 0.7%；含游离蒽醌以大黄素（$C_{15}H_{10}O_5$）和大黄素甲醚（$C_{16}H_{12}O_5$）的总量计，不得少于 0.10%。

三、候选标准饮片均匀化、包装及贮存技术规范

1　概述

名称：制何首乌。
外观：粉末状，棕色或棕褐色。质地均匀，气微，味微甘而苦涩。
均匀化方法：小型万能粉碎机粉碎，搅拌混合机混匀。

2　主要设备

高速多功能粉碎机。

3　均匀化操作要求及关键参数

将制何首乌饮片放入高速多功能粉碎机内，以秒表计时，进行粉碎。每次粉碎后，将粉末过 4 号筛（65 目），对于未过 4 号筛的粉末再进行下一次粉碎。2 次粉碎完成后将过 4 号筛及未过 4 号筛的粉末采用等量递增法混合均匀，最终得到 9 份制何首乌标准饮片的均匀化粉末。

4　包装操作要求及关键参数

采用棕色玻璃瓶，每瓶 5g，置干燥处保存。

5　贮存操作要求

置阴凉、干燥处贮存。保质期暂定 2 年。

6　候选标准饮片质量标准

制何首乌　Zhiheshouwu

【原料药材】　蓼科植物何首乌 *Polygonum multiflorum* Thunb. 的干燥块根。

【采集加工】　秋、冬二季叶枯萎时采挖，削去两端，洗净，切成厚 1cm 片块，干燥。

【炮制】　取何首乌片，置非铁质的适宜容器内，用黑豆汁拌匀后闷润至吸透，蒸至内外均呈棕褐色。在 60℃干燥约 16h，取出。

【均匀化】　取制何首乌饮片，每次投料量为小型万能粉碎机 2/3 体积，单次打粉 40s，打粉次数 2 次。

【性状】　棕色或棕褐色粉末。质地均匀，气微，味微甘而苦涩。

【鉴别】

（1）显微鉴别　棕色或棕褐色粉末。草酸钙簇晶直径 10 ～ 80μm。棕色细胞类圆形或椭圆形，胞腔内充满棕色物质。具缘纹孔导管直径 17 ～ 178μm。棕色块散在，形状、大小及颜色深浅不一。

（2）薄层鉴别　取本品粉末 0.25g，加乙醇 50mL，加热回流 1h，滤过，滤液浓缩至 3mL，作为供试品溶液。另取何首乌对照药材 0.25g，同法制成对照药材溶液。照薄层色谱法 [《中国药典》（2015 年版）第四部通则 0502] 试验，吸取上述两种溶液各 3μL，分别点于同一以羧甲基纤维素钠为黏合剂的硅胶 H 薄层板上使成条状，以三氯甲烷 – 甲醇（7：3）为展开剂，展至约 3.5cm，取出，晾干，再以三氯甲烷 – 甲醇（20：1）为展开剂，展至约 7cm，取出，晾干，置紫外光灯（365nm）下检视。供试品色谱中，在与对照药材色谱相应的位置上，显相同颜色的荧光斑点。

（3）特征图谱　照高效液相色谱法 [《中国药典》（2015 年版）通则 0512] 测定。

色谱条件与系统适用性试验　以十八烷基硅烷键合硅胶为填充剂（4.6mm×250mm×5μm）；以甲醇为流动相 A，以 0.05% 磷酸溶液为流动相 B，进行梯度洗脱（表 2-54）；柱温 30℃；流速 0.8mL/min；检测波长 260nm。理论板数按 2, 3, 5, 4′- 四羟基二苯乙烯 -2-*O*-β-D 葡萄糖苷峰计算应不低于 2000。

表 2-54　制何首乌候选标准饮片特征图谱流动相梯度

时间（min）	流动相 A（%）	流动相 B（%）
0 ～ 14	10 → 23	90 → 77
14 ～ 40	23 → 62	77 → 38
40 ～ 62	62 → 100	38 → 0
62 ～ 68	100	0

　　对照品溶液的制备　取二苯乙烯苷对照品适量，精密称定，加甲醇制成每毫升含 0.4mg 的溶液，即得。

　　供试品溶液的制备　取制何首乌饮片粉末约 1g，精密称定，置具塞锥形瓶中，精密加入甲醇 25mL，称定重量，加热回流提取 1h，放冷，再称定重量，用甲醇补足减失的质量，摇匀，静置，取上清液滤过，取续滤液，即得。

　　测定法　分别精密吸取对照品溶液和供试品溶液各 10μL，注入液相色谱仪，测定，即得。

　　供试品特征图谱中应有 4 个特征峰，以参照峰（S）计算各特征峰的相对保留时间，其相对保留时间应在规定值的 ±5% 之内。规定值为 0.33（峰 1）、1.00[峰 2（S）]、1.79（峰 3）、1.91（峰 4），见图 2-79。

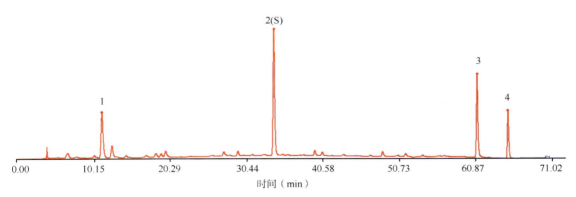

图 2-79　制何首乌候选标准饮片特征图谱

峰 1：没食子酸；峰 2：2, 3, 5, 4'- 四羟基二苯乙烯 -2-O-β-D 葡萄糖苷；峰 3：大黄素；峰 4：大黄素甲醚

　　【浸出物】　照"醇溶性浸出物测定法"[《中国药典》（2015 年版）第四部通则 2201] 项下的热浸法测定，用乙醇作溶剂，不得少于 5.0%。

　　【检查】

　　水分　不得过 12.0%[《中国药典》（2015 年版）第四部通则 0832 第二法]。

　　总灰分　不得过 5.0%[《中国药典》（2015 年版）第四部通则 2302]。

　　【含量测定】　照高效液相色谱法[《中国药典》（2015 年版）第四部通则 0512] 测定。

　　（1）二苯乙烯苷　避光操作。

　　色谱条件与系统适用性试验　以十八烷基硅烷键合硅胶为填充剂；以乙腈 – 水（25 ∶ 75）为流动相；检测波长为 320nm。理论板数按 2, 3, 5, 4'- 四羟基二苯乙烯 -2-O-β-D 葡萄糖苷峰计算应不低于 2000。

对照品溶液的制备　取 2, 3, 5, 4′- 四羟基二苯乙烯 -2-O-β-D 葡萄糖苷对照品适量，精密称定，加稀乙醇制成每毫升含 0.2mg 的溶液，即得。

供试品溶液的制备　取本品约 0.2g，精密称定，置具塞锥形瓶中，精密加入稀乙醇 25mL，称定重量，加热回流 30min，放冷，再称定重量，用稀乙醇补足减失的重量，摇匀，静置，上清液滤过，取续滤液，即得。

测定法　分别精密吸取对照品溶液与供试品溶液各 10μL，注入液相色谱仪，测定，即得。

本品按干燥品计算，2, 3, 5, 4′- 四羟基二苯乙烯 -2-O-β-D 葡萄糖苷（$C_{20}H_{22}O_9$）不得少于 0.7%。

（2）游离蒽醌

色谱条件与系统适用性试验　以十八烷基硅烷键合硅胶为填充剂；以甲醇 -0.1% 磷酸溶液（80：20）为流动相；检测波长为 254nm。理论板数按大黄素峰计算应不低于 3000。

对照品溶液的制备　取大黄素对照品、大黄素甲醚对照品各适量，精密称定，加甲醇制成每毫升各含大黄素 80μg、大黄素甲醚 40μg 的溶液，即得。

供试品溶液的制备　取本品粉末约 1g，精密称定，置具塞锥形瓶中，精密加入甲醇 50mL，称定重量，加热回流 1h，取出，放冷，再称定重量，用甲醇补足减失的重量，摇匀，滤过，取续滤液，即得。

测定法　分别精密吸取对照品溶液与供试品溶液各 10μL，注入液相色谱仪，测定，即得。

本品按干燥品计算，含游离蒽醌以大黄素（$C_{15}H_{10}O_5$）和大黄素甲醚（$C_{16}H_{12}O_5$）的总量计，不得少于 0.10%。

第二十四节　牛　　膝

一、原料药材采集加工技术规范

1　概述

名称：牛膝。
采集时间：冬季茎叶枯萎时采挖。
采集地点：河南省焦作市武陟县。
生长年限：1 年。

2　基原

本品为苋科植物牛膝 *Achyranthes bidentata* Bl. 的干燥根。

3　原料药材产地

主产于河南省焦作市武陟县。

4　采集及加工依据

依据《中国药典》（2015 年版）进行采集加工。

5　工艺流程（图 2-80）

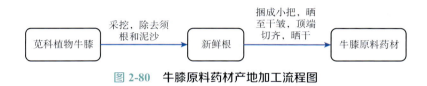

图 2-80　牛膝原料药材产地加工流程图

6　加工工艺操作要求及关键参数

采用机器采挖或者人工采挖，确保牛膝不被折断，除去须根和泥沙，将鲜牛膝药材晾晒，防止梅雨天气，保持通风，将地上部分和地下部分捆成小把进行晾晒，晒至干瘪，采用剪刀将其地上部分去除，晾晒或置阴凉通风处晒干。

7　贮存及注意事项

捆成把，编织袋包装，置阴凉干燥处。

8　原料药材质量标准

牛膝　**Niuxi**

ACHYRANTHIS BIDENTATAE RADIX

【基原】、【采集加工】、【性状】　同《中国药典》（2015 年版）"牛膝"项下相应内容。

【规格标准】

一等：（头肥）干货。呈长条圆柱形。内外黄白色或浅棕色。味淡微甜。中部直径 0.6cm 以上。长 50cm 以上。根条均匀。无冻条、油条、破条、杂质、虫蛀、霉变。

二等：（二肥）干货。呈长条圆柱形。内外黄白色或浅棕色。味淡微甜。中部直径 0.4cm 以上，长 35cm 以上。根条均匀。无冻条、油条、破条、杂质、虫蛀、霉变。

三等：（平条）干货。根呈长条圆柱形。内外黄白色或浅棕色。味淡微甜。中部直径 0.4cm 以下，但不小于 0.2cm，长短不分，间有冻条、油条、破条。无杂质、虫蛀、霉变。

【鉴别】

（1）显微鉴别　同《中国药典》（2015 年版）"牛膝"项下相应内容。

（2）薄层鉴别　同《中国药典》（2015 年版）"牛膝"项下相应内容。

（3）特征图谱　照高效液相色谱法［《中国药典》（2015 年版）通则 0512］测定。

色谱条件与系统适用性试验　以十八烷基硅烷键合硅胶为填充剂；以甲醇－水为流动相，进行梯度洗脱（表 2-55）；流速 1mL/min；检测波长为 250nm，记录时间 100min。

表 2-55　牛膝原料药材特征图谱流动相梯度

时间（min）	流动相 A（%）	流动相 B（%）
0～10	10	90
10～15	10→30	77→38
15～40	30	70
40～41	32	68
41～46	32→38	68→62
46～49	38	62
49～90	38→10	62～90
90～100	10	90

对照品溶液的制备　取 β- 蜕皮甾酮对照品适量，精密称定，加甲醇制成每毫升含 0.1mg 的溶液，即得。

供试品溶液的制备　取本品粉末（过三号筛）约 1g，精密称定，置具塞锥形瓶中，加水饱和正丁醇 30mL，密塞，浸泡过夜，超声处理（功率 300W，频率 40kHz）30min，滤过，用甲醇 10mL 分数次洗涤容器及残渣，合并滤液和洗液，蒸干，残渣加甲醇使溶解，转移至 5mL 量瓶中，加甲醇至刻度，摇匀，即得。

测定法　分别精密吸取对照品溶液与供试品溶液各 10μL，注入液相色谱仪，测定，即得。

供试品特征图谱中应有 13 个特征峰，以参照峰 β- 蜕皮甾酮（S）计算各特征峰的相对保留时间，其相对保留时间应在规定值的 ±5% 之内。规定值为 0.032（峰 1）、0.039（峰 2）、0.052（峰 3）、0.065（峰 4）、0.109（峰 5）、0.587（峰 6）、0.609（峰 7）、0.974（峰 8）、1.000［峰 9（S）］、1.026（峰 10）、1.080（峰 11）、1.138（峰 12）、1.187（峰 13），见图 2-81。

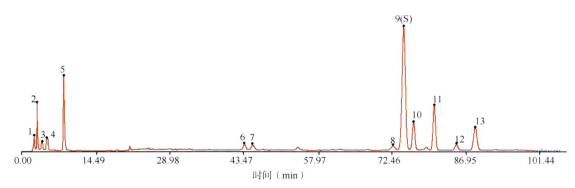

图 2-81　牛膝原料药材特征图谱

峰 9（S）：β- 蜕皮甾酮

【检查】、【浸出物】　同《中国药典》（2015 年版）"牛膝"项下相应内容。

【含量测定】　同《中国药典》（2015 年版）"牛膝"项下相应内容。

二、原形饮片炮制工艺技术规范

1　概述

品名：牛膝。

外观：圆柱形厚片。外表皮灰黄色或淡棕色，有微细的纵皱纹及横长皮孔。质硬脆，易折断，受潮变软。切面平坦，淡棕色或棕色，略呈角质样而油润，中心维管束木部较大，黄白色，其外围散有多数黄白色点状维管束，断续排列成 2～4 轮。气微，味微甜而稍苦涩。

规格：厚片（3～4mm）。

2　来源

本品为苋科植物牛膝 *Achyranthes bidentata* Bl. 的干燥根经炮制加工后制成的饮片。

3　原料药材产地

主产于河南省焦作市武陟县。

4　生产依据

依据《中国药典》（2015 年版）炮制通则和《北京市中药饮片炮制规范》（2008 年版）炮制加工牛膝饮片。

5　主要设备

直线往复式切药机、立式外抽真空包装机、鼓风干燥箱。

6　工艺流程（图 2-82）

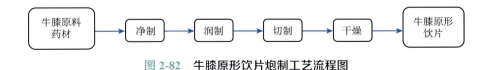

图 2-82　牛膝原形饮片炮制工艺流程图

7　炮制工艺操作要求及关键参数

取牛膝原料药材，拣去药材中的杂质、异物、非药用部分，抢水冲洗，至无泥沙，用湿纱布盖润，放置 3h，除去残留芦头，切成规格为 3～4mm 厚片，放在温度为 70℃的烘箱中，干燥 4.5h。

8　包装规格

按照常规包装规格进行包装，即 250g/ 袋；包装材料为聚乙烯塑料袋、真空塑料袋。

9　贮存及注意事项

置阴凉、干燥处，防潮。

10　原形饮片质量标准

牛膝　Niuxi

ACHYRANTHIS BIDENTATAE RADIX

【原料药材】　苋科植物牛膝 *Achyranthes bidentata* Bl. 的干燥根。

【炮制】　除去杂质，抢水冲洗，闷润 3h，切 3～4mm 厚片，阴干或低温烘干。

【性状】　圆柱形厚片。外表皮灰黄色或淡棕色，有微细的纵皱纹及横长皮孔。质硬脆，易折断，受潮变软。切面平坦，淡棕色或棕色，略呈角质样而油润，中心维管束木部较大，黄白色，其外围散有多数黄白色点状维管束，断续排列成 2～4 轮。气微，味微甜而稍苦涩。

【鉴别】　同"牛膝原料药材质量标准"项下相应内容。

（1）显微鉴别　同"牛膝原料药材质量标准"项下相应内容。

（2）薄层鉴别　同"牛膝原料药材质量标准"项下相应内容。

（3）特征图谱　同"牛膝原料药材质量标准"项下相应内容。

供试品特征图谱中应有 12 个特征峰，以参照峰 β- 蜕皮甾酮（S）计算各特征峰的相对保留时间，其相对保留时间应在规定值的 ±5% 之内。规定值为 0.032（峰 1）、0.038（峰 2）、0.061（峰 3）、0.588（峰 4）、0.610（峰 5）、0.977（峰 6）、1.000［峰 7（S）］、1.027（峰 8）、1.060（峰 9）、1.083（峰 10）、1.141（峰 11）、1.191（峰 12），见图 2-83。

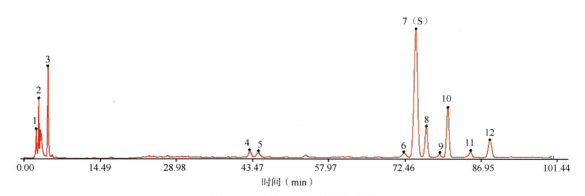

图 2-83　牛膝原形饮片特征图谱

峰 7（S）：β- 蜕皮甾酮

【检查】、【浸出物】、【含量测定】　同"牛膝原料药材质量标准"项下相应内容。

三、候选标准饮片均匀化、包装及贮存技术规范

1　概述

名称：牛膝。
外观：粉末状，黄白色。气微，味微甜而稍苦涩。
粒度：50 目。
均匀化方法：高速万能粉碎机粉碎。

2　主要设备

高速万能粉碎机、立式外抽真空（充气）包装机、恒温恒湿箱。

3　均匀化操作要求及关键参数

取牛膝原形饮片采用高速万能粉碎机粉碎投料量为 60g，每次粉碎时间 20s，粉碎 3 次，过 3 号筛，即得。

4　包装操作要求及关键参数

候选标准饮片分为普通（包装机封口）包装、真空包装、充氮气包装、充二氧化碳包装四种包装类型。分别采用 10g、5g、2g 三种包装规格进行小包装，结果 2g 包装作为小包装较理想，而对大包装采用 100g、50g、25g 进行预实验，最终确定大包装采用 25g 较好。真空包装确定充气 0.9s，加热 1s，抽真空 1s 冷却 6s 得到的饮片包装较好。

5　贮存操作要求

置阴凉、干燥处，防潮。保质期暂定 1 年。

6　候选标准饮片质量标准

牛膝　Niuxi

ACHYRANTHIS BIDENTATAE RADIX

【原料药材】　苋科植物牛膝 *Achyranthes bidentata* B1. 的干燥根。
【采集加工】　冬季茎叶枯萎时采挖，除去须根和泥沙，捆成小把，晒至干皱后，将顶端切齐，晒干。
【炮制】　除去杂质，抢水冲洗，润软，切 3 ～ 4mm 厚片，阴干或低温烘干。
【均匀化】　取牛膝原形饮片 60g，粉碎 3 次，每次粉碎 20s，过 3 号筛。
【性状】　黄白色粉末，其外围散有多数黄白色点状维管束，断续排列成 2 ～ 4 轮。气微，味微甜

而稍苦涩。

【鉴别】

（1）显微鉴别　本品横切面木栓层为数列扁平细胞，切向延伸。栓内层较窄。异型维管束外韧型，断续排列成 2～4 轮，最外轮的维管束较小，有的仅一至数个导管，束间形成层几乎连接成环，向内维管束较大；木质部主要由导管及小的木纤维组成，根中心木质部集成 2～3 群。薄壁细胞含有草酸钙砂晶。

（2）薄层鉴别　取本品粉末 4g，加 80% 甲醇 50mL，加热回流 3h，滤过，滤液蒸干，残渣加水 15mL，微热使溶解，加在 D101 型大孔吸附树脂柱（内径为 1.5cm，柱高为 15cm）上，用水 100mL 洗脱，弃去水液，再用 20% 乙醇 100mL 洗脱，弃去洗脱液，继用 80% 乙醇 100mL 洗脱，收集洗脱液，蒸干，残渣加 80% 甲醇 1mL 使溶解，作为供试品溶液。另取牛膝对照药材 4g，同法制成对照药材溶液。再取 β- 蜕皮甾酮对照品、人参皂苷 Ro 对照品，加甲醇分别制成每毫升含 1mg 的溶液，作为对照品溶液。照薄层色谱法（通则 0502）试验，吸取供试品溶液 4～8μL、对照药材溶液和对照品溶液各 4μL，分别点于同一硅胶 G 薄层板上，以三氯甲烷 – 甲醇 – 水 – 甲酸（7：3：0.5：0.05）为展开剂，展开，取出，晾干，喷以 5% 香草醛硫酸溶液，在 105℃加热至斑点显色清晰。供试品色谱中，在与对照药材色谱和对照品色谱相应的位置上，显相同颜色的斑点。

（3）特征图谱　照高效液相色谱法 [《中国药典》（2015 年版）通则 0512] 测定。

　　色谱条件与系统适用性试验　以十八烷基硅烷键合硅胶为填充剂，以甲醇 – 水为流动相，进行梯度洗脱；流速 1mL/min；检测波长为 250nm，记录时间 100min。

　　对照品溶液的制备　取 β- 蜕皮甾酮对照品适量，精密称定，加甲醇制成每毫升含 0.1mg 的溶液，即得。

　　供试品溶液的制备　取本品粉末（过 3 号筛）约 1g，精密称定，置具塞锥形瓶中，加水饱和正丁醇 30mL，密塞，浸泡过夜，超声处理（功率 300W，频率 40kHz）30min，滤过，用甲醇 10mL 分数次洗涤容器及残渣，合并滤液和洗液，蒸干，残渣加甲醇使溶解，转移至 5mL 量瓶中，加甲醇至刻度，摇匀，即得。

　　测定法　分别精密吸取对照品溶液与供试品溶液各 10μL，注入液相色谱仪，测定，即得。

供试品特征图谱中应有 11 个特征峰，以参照峰 β- 蜕皮甾酮（S）计算各特征峰的相对保留时间，其相对保留时间应在规定值的 ±5% 之内。规定值为 0.032（峰 1）、0.038（峰 2）、0.061（峰 3）、0.588（峰 4）、0.610（峰 5）、0.977（峰 6）、1.000[峰 7（S）]、1.027（峰 8）、1.083（峰 9）、1.141（峰 10）、1.191（峰 11），见图 2-84。

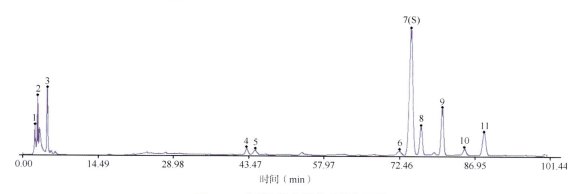

图 2-84　牛膝候选标准饮片特征图谱

峰 7（S）：β- 蜕皮甾酮

【检查】

水分　不得过 15.0%[《中国药典》（2015 年版）通则 0832 第二法]。

总灰分　不得过 9.0%[《中国药典》（2015 年版）通则 2302]。

二氧化硫残留量　不得过 400mg/kg[《中国药典》（2015 年版）通则 2331]。

【浸出物】　照"醇溶性浸出物测定法"[《中国药典》（2015 年版）通则 2201]项下的热浸法测定，用水饱和正丁醇作溶剂，不得少于 5.0%

【含量测定】　照高效液相色谱法[《中国药典》（2015 年版）通则 0512]测定。

色谱条件与系统适用性试验　以十八烷基硅烷键合硅胶为填充剂；以乙腈 – 水 – 甲酸（16 ： 84 ： 0.1）为流动相；检测波长为 250nm。理论板数按 β- 蜕皮甾酮峰计算应不低于 4000。

对照品溶液的制备　取 β- 蜕皮甾酮对照品适量，精密称定，加甲醇制成每毫升含 0.1mg 的溶液，即得。

供试品溶液的制备　取本品粉末（过三号筛）约 1g，精密称定，置具塞锥形瓶中，加水饱和正丁醇 30mL，密塞，浸泡过夜，超声处理（功率 300W，频率 40kHz）30min，滤过，用甲醇 10mL 分数次洗涤容器及残渣，合并滤液和洗液，蒸干，残渣加甲醇使溶解，转移至 5mL 量瓶中，加甲醇至刻度，摇匀，即得。

测定法　分别精密吸取对照品溶液与供试品溶液各 10μL，注入液相色谱仪，测定，即得。

本品按干燥品计算，含 β- 蜕皮甾酮（$C_{27}H_{44}O_7$）不得少于 0.030%。

第二十五节　酒　牛　膝

一、原料药材采集加工技术规范

参见"第二章 第二十四节 牛膝"项下相应内容。

二、原形饮片炮制工艺技术规范

1　概述

品名：酒牛膝。

外观：圆柱形厚片。外表皮灰黄色或淡棕色，表面色略深，偶见焦斑。有微细的纵皱纹及横长皮孔。质硬脆，易折断，受潮变软。切面平坦，淡棕色或棕色，略呈角质样而油润，中心维管束木部较大，黄白色，其外围散有多数黄白色点状维管束，断续排列成 2～4 轮。气微，微有酒香气，味微甜而稍苦涩。

规格：厚片（3～4mm）。

2 来源

本品为苋科植物牛膝 *Achyranthes bidentata* Bl. 的干燥根经炮制加工后制成的饮片。

3 原料药材产地

主产于河南省焦作市武陟县。

4 生产依据

依据《中国药典》（2015 年版）炮制通则和《北京市中药饮片炮制规范》（2008 年版）炮制加工酒牛膝饮片。

5 主要设备

立式外抽真空（充气）包装机、直线往复式切药机、烘箱、自动控温鼓式炒药机。

6 工艺流程（图 2-85）

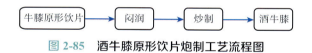

图 2-85 酒牛膝原形饮片炮制工艺流程图

7 炮制工艺操作要求及关键参数

取牛膝原形饮片，加入 0.1 倍的黄酒，拌匀，闷 1h 至黄酒被吸尽，将拌匀闷透后的牛膝置预热好的热锅中，温度为 90 ～ 110℃炒 15min 至干，有酒香气，取出，晾凉。

8 包装规格

取酒牛膝，按每包 500g 称重，装入相应的塑料包装袋内，封口，贴上标签，包装材料为聚乙烯塑料袋、真空塑料袋。

9 贮存及注意事项

密封包装，置阴凉、干燥处，防潮。

10 原形饮片质量标准

酒牛膝 **Jiuniuxi**

【原料药材】 苋科植物牛膝 *Achyranthes bidentata* Bl. 的干燥根。

【炮制】　取牛膝饮片适量，加入一定量的黄酒，拌匀后闷润 60min，控制文火炒干（90 ～ 110℃，15min），即得。每 100g 饮片，用 10g 黄酒。

【性状】　圆柱形厚片。外表皮灰黄色或淡棕色，表面色略深，偶见焦斑。有微细的纵皱纹及横长皮孔。质硬脆，易折断，受潮变软。切面平坦，淡棕色或棕色，略呈角质样而油润，中心维管束木部较大，黄白色，其外围散有多数黄白色点状维管束，断续排列成 2 ～ 4 轮。气微，微有酒香气，味微甜而稍苦涩。

【鉴别】

（1）显微鉴别　同"牛膝原形饮片质量标准"项下相应内容。

（2）薄层鉴别　同"牛膝原形饮片质量标准"项下相应内容。

（3）特征图谱　同"牛膝原形饮片质量标准"项下相应内容。

供试品特征图谱中应有 13 个特征峰，以参照峰 β- 蜕皮甾酮（S）计算各特征峰的相对保留时间，其相对保留时间应在规定值的 ±5% 之内。规定值为 0.032（峰 1）、0.039（峰 2）、0.052（峰 3）、0.065（峰 4）、0.109（峰 5）、0.587（峰 6）、0.609（峰 7）、0.974（峰 8）、1.000［峰 9（S）］、1.026（峰 10）、1.080（峰 11）、1.138（峰 12）、1.187（峰 13），见图 2-86。

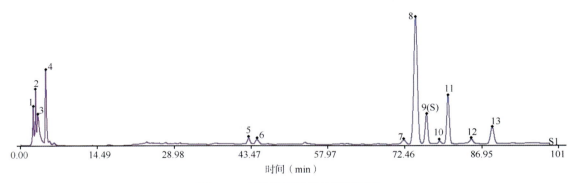

图 2-86　酒牛膝原形饮片特征图谱

峰 9（S）：β- 蜕皮甾酮

【检查】　同"牛膝原形饮片质量标准"项下相应内容。

【浸出物】　照"醇溶性浸出物测定法"［《中国药典》（2015 年版）通则 2201］项下的热浸法测定，用水饱和正丁醇作溶剂，不得少于 4.0%。

【含量测定】　同"牛膝原形饮片质量标准"项下相应内容。

三、候选标准饮片均匀化、包装及贮存技术规范

1　概述

名称：酒牛膝。

外观：粉末状，黄棕色。气微，微有酒香气，味微甜而稍苦涩。

粒度：50 目。

均匀化方法：高速万能粉碎机粉碎。

2 主要设备

高速万能粉碎机、立式外抽真空（充气）包装机、恒温恒湿箱。

3 均匀化操作要求及关键参数

采用高速万能粉碎机粉碎，投料量为 60g，每次粉碎时间 20s，粉碎 3 次，过三号筛。

4 包装操作要求及关键参数

按每包 25g 称重，装入相应的包装袋内，封口，贴上标签。

5 贮存操作要求

置阴凉、干燥处，防潮。保质期暂定 1 年。

6 候选标准饮片质量标准

酒牛膝 Jiuniuxi

【原料药材】 苋科植物牛膝 Achyranthes bidentata B1. 的干燥根。

【采集加工】 冬季茎叶枯萎时采挖，除去须根和泥沙，捆成小把，晒至干皱后，将顶端切齐，晒干。

【炮制】 取牛膝原形饮片，加入 0.1 倍的黄酒，拌匀，闷 1h 至黄酒被吸尽，将拌匀闷透后的牛膝置预热好的热锅中，温度为 90～110℃炒 15min 至干，有酒香气，取出，晾凉。

【均匀化】 取酒牛膝原形饮片粉碎机粉碎，过 3 号筛。

【性状】 黄棕色粉末。气微，微有酒香气，味微甜而稍苦涩。

【鉴别】

（1）显微鉴别 本品横切面木栓层为数列扁平细胞，切向延伸。栓内层较窄。异型维管束外韧型，断续排列成 2～4 轮，最外轮的维管束较小，有的仅一至数个导管，束间形成层几乎连接成环，向内维管束较大；木质部主要由导管及小的木纤维组成，根中心木质部集成 2～3 群。薄壁细胞含有草酸钙砂晶。

（2）薄层鉴别 取本品粉末 4g，加 80% 甲醇 50mL，加热回流 3h，滤过，滤液蒸干，残渣加水 15mL，微热使溶解，加在 D101 型大孔吸附树脂柱（内径为 1.5cm，柱高为 15cm）上，用水 100mL 洗脱，弃去水液，再用 20% 乙醇 100mL 洗脱，弃去洗脱液，继用 80% 乙醇 100mL 洗脱，收集洗脱液，蒸干，残渣加 80% 甲醇 1mL 使溶解，作为供试品溶液。另取牛膝对照药材 4g，同法制成对照药材溶液。再取 β- 蜕皮甾酮对照品、人参皂苷 Ro 对照品，加甲醇分别制成每毫升含 1mg 的溶液，作为对照品溶液。照薄层色谱法（通则 0502）试验，吸取供试品溶液 4～8μL、对照药材溶液和对照品溶液各 4μL，分别点于同一硅胶 G 薄层板上，以三氯甲烷 – 甲醇 – 水 – 甲酸（7：3：0.5：0.05）为展开剂，展开，取出，晾干，喷以 5% 香草醛硫酸溶液，在 105℃加热至斑点显色清晰。供试品色谱中，在与对照药材色谱和对照品色谱相应的位置上，显相同颜色的斑点。

（3）特征图谱　照高效液相色谱法［《中国药典》（2015 年版）通则 0512］测定。

色谱条件与系统适用性试验　以十八烷基硅烷键合硅胶为填充剂；以甲醇 – 水为流动相，进行梯度洗脱；流速 1mL/min；检测波长为 250nm，记录时间 100min。

对照品溶液的制备　取 β- 蜕皮甾酮对照品适量，精密称定，加甲醇制成每毫升含 0.1mg 的溶液，即得。

供试品溶液的制备　取本品粉末（过三号筛）约 1g，精密称定，置具塞锥形瓶中，加水饱和正丁醇 30mL，密塞，浸泡过夜，超声处理（功率 300W，频率 40kHz）30min，滤过，用甲醇 10mL 分数次洗涤容器及残渣，合并滤液和洗液，蒸干，残渣加甲醇使溶解，转移至 5mL 量瓶中，加甲醇至刻度，摇匀，即得。

测定法　分别精密吸取对照品溶液与供试品溶液各 10μL，注入液相色谱仪，测定，即得。

供试品特征图谱中应有 14 个特征峰，以参照峰 β- 蜕皮甾酮（S）计算各特征峰的相对保留时间，其相对保留时间应在规定值的 ±5% 之内。规定值为 0.032（峰 1）、0.038（峰 2）、0.043（峰 3）、0.063（峰 4）、0.073（峰 5）、0.084（峰 6）、0.320（峰 7）、0.369（峰 8）、0.579（峰 9）、0.600（峰 10）、1.000［峰 11（S）］、1.025（峰 12）、1.081（峰 13）、1.197（峰 14），见图 2-87。

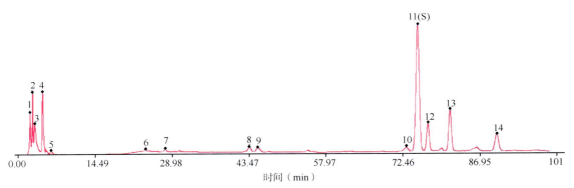

图 2-87　酒牛膝候选标准饮片特征图谱

峰 11（S）：β- 蜕皮甾酮

【检查】

水分　不得过 15.0%［《中国药典》（2015 年版）通则 0832 第二法］。

总灰分　不得过 9.0%［《中国药典》（2015 年版）通则 2302］。

二氧化硫残留量　不得过 400mg/kg［《中国药典》（2015 年版）通则 2331］。

【浸出物】　照“醇溶性浸出物测定法”［《中国药典》（2015 年版）通则 2201］项下的热浸法测定，用水饱和正丁醇作溶剂，不得少于 4.0%。

【含量测定】　照高效液相色谱法［《中国药典》（2015 年版）通则 0512］测定。

色谱条件与系统适用性试验　以十八烷基硅烷键合硅胶为填充剂；以乙腈 – 水 – 甲酸（16：84：0.1）为流动相；检测波长为 250nm。理论板数按 β- 蜕皮甾酮峰计算应不低于 4000。

对照品溶液的制备　取 β- 蜕皮甾酮对照品适量，精密称定，加甲醇制成每毫升含 0.1mg 的溶液，即得。

供试品溶液的制备　取本品粉末（过三号筛）约 1g，精密称定，置具塞锥形瓶中，加水饱和正丁醇 30mL，密塞，浸泡过夜，超声处理（功率 300W，频率 40kHz）30min，滤过，用甲醇 10mL 分数次洗涤容器及残渣，合并滤液和洗液，蒸干，残渣加甲醇使溶解，转移至 5mL 量瓶中，加甲醇至刻度，摇匀，即得。

测定法 分别精密吸取对照品溶液与供试品溶液各 10μL，注入液相色谱仪，测定，即得。

本品按干燥品计算，含 β - 蜕皮甾酮（$C_{27}H_{44}O_7$）不得少于 0.030%。

第二十六节 茜 草

一、原料药材采集加工技术规范

1 概述

名称：茜草。
采集时间：春、秋二季，秋季为佳。
采集地点：河南嵩县、陕西渭南、陕西蓝田等地。
生长年限：野生 2 年以上。

2 基原

本品为茜草科植物茜草 *Rubia cordifolia* L. 的干燥根及根茎。

3 原料药材产地

主产于河南嵩县、陕西渭南等地。

4 采集及加工依据

依据《中国药典》（2015 年版）进行采集加工。

5 工艺流程（图 2-88）

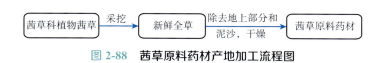

图 2-88 茜草原料药材产地加工流程图

6 加工工艺操作要求及关键参数

用钉刨采挖茜草，注意不要伤到根部，尽量挖出药材的全部根部。除去地上部分的茎、叶等非药用部位和根部的泥沙，晒干至含水量 12% 以下。

7　贮存及注意事项

避光，阴凉处放置。

8　原料药材质量标准

茜草　Qiancao

RUBIAE RADIX ET RHIZOMA

【基原】、【采集加工】、【性状】　同《中国药典》（2015 年版）"茜草"项下相应内容。

【鉴别】

（1）显微鉴别　同《中国药典》（2015 年版）"茜草"项下相应内容。

（2）理化鉴别　同《中国药典》（2015 年版）"茜草"项下相应内容。

（3）薄层鉴别　同《中国药典》（2015 年版）"茜草"项下相应内容。

（4）特征图谱　照高效液相色谱法 [《中国药典》（2015 年版）通则 0512] 测定。

色谱条件与系统适用性试验　以十八烷基硅烷键合硅胶为填充剂；以甲醇 – 乙腈（1∶2）为流动相 A，以 0.05% 磷酸溶液为流动相 B，进行梯度洗脱（表 2-56）；检测波长为 250nm。

表 2-56　茜草原料药材特征图谱流动相梯度

时间（min）	流动相 A（%）	流动相 B（%）
0	30	70
12	40	60
15	50	50
28	60	40
35	70	30
43	77	33
50	100	0
58	30	70

对照品溶液的制备　取大叶茜草素对照品、羟基茜草素对照品、茜草素对照品各适量，精密称定，加甲醇分别制成每毫升含大叶茜草素 0.1mg、羟基茜草素 40μg、茜草素 20μg 的溶液，即得。

供试品溶液的制备　取茜草样品粉末 0.5g，精密称定，加甲醇 20mL，超声处理 30min，过滤，取续滤液作为供试品溶液。

测定法　分别精密吸取对照品溶液 10μL 与供试品溶液 20μL，注入高效液相色谱仪，测定，即得。

供试品特征图谱中应有 10 个特征峰，以参照峰（S）计算各特征峰的相对保留时间，其相对保留时间应在规定值的 ±5% 之内。规定值为 0.047（峰 1）、0.425（峰 2）、0.478（峰 3）、0.617（峰 4）、0.642（峰 5）、0.728（峰 6）、0.750（峰 7）、0.870（峰 8）、0.936（峰 9）、1.000 [峰 10（S）]，见图 2-89。

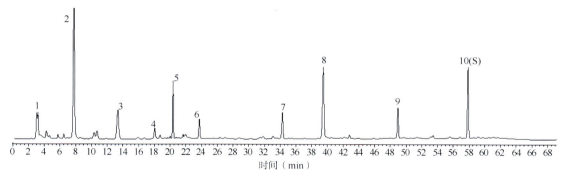

图 2-89 茜草原料药材特征图谱

峰 7：茜草素；峰 8：羟基茜草素；峰 10（S）：大叶茜草素

【检查】、【浸出物】、【含量测定】 同《中国药典》（2015 年版）"茜草"项下相应内容。

二、原形饮片炮制工艺技术规范

1 概述

品名：茜草。

外观：不规则的厚片。根呈圆柱形，外表皮红棕色或暗棕色，具细纵纹；皮部脱落处呈黄红色。切面皮部狭，紫红色，木部宽广，浅黄红色，导管孔多数。

规格：厚片（5mm）。

2 来源

本品为茜草科植物茜草 *Rubia cordifolia* L. 的干燥根及根茎经炮制加工后制成的饮片。

3 原料药材产地

主产于河南、陕西等省。

4 生产依据

依据《中国药典》（2015 年版）炮制通则炮制加工茜草饮片。

5 主要设备

鼓泡式清洗机、往复式切药机、鼓风干燥箱。

6　工艺流程（图 2-90）

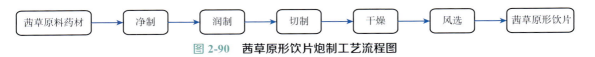

图 2-90　茜草原形饮片炮制工艺流程图

7　炮制工艺操作要求及关键参数

取茜草原料药材，除去杂质，均匀地加入洗药机进料口，加 5 倍量水，反复多次清洗，洗至水澄清，药材表面无泥沙，洗净后装入塑料筐中，每隔 2h 喷水一次，润 10h，至弯曲法检查不易折断。调整切药机切制厚度为 5mm，将净茜草药材，大小分开，切制成厚度为 5mm 左右的厚片或段，将茜草饮片平铺于竹匾上 1cm，控制烘房温度 60℃，烘制 3h，干燥后的茜草饮片采用鼓风机吹去茎叶碎屑。

8　包装规格

按照常规包装规格进行包装，即 500g/ 袋；包装材料为聚乙烯塑料袋。

9　贮存及注意事项

置阴凉、干燥处贮存。

10　原形饮片质量标准

茜草　Qiancao
RUBIAE RADIX ET RHIZOMA

【原料药材】　茜草科植物茜草 *Rubia cordifolia* L. 的干燥根及根茎。

【炮制】　取茜草药材，快速冲洗，闷润至软化，切厚片或段，低温干燥，包装。

【性状】　不规则的厚片或段。根呈圆柱形，外表皮红棕色或暗棕色，具细纵纹；皮部脱落处呈黄红色。切面皮部狭，紫红色，木部宽广，浅黄红色，导管孔多数。气微，味微苦，久嚼刺舌。

【鉴别】、【检查】、【浸出物】　同"茜草原料药材质量标准"项下相应内容。

【含量测定】　同"茜草原料药材质量标准"项下相应内容。

本品按干燥品计算，含大叶茜草素（$C_{17}H_{15}O_4$）不得少于 0.20%，羟基茜草素（$C_{14}H_8O_5$）不得少于 0.080%。

三、候选标准饮片均匀化、包装及贮存技术规范

1　概述

名称：茜草。

外观：粉末状，红棕色。气微，味微苦，久嚼刺舌。

均匀化方法：高速万能粉碎机粉碎。

2 主要设备

微型植物试样粉碎机、高速万能粉碎机。

3 均匀化操作要求及关键参数

茜草原形饮片干燥至含水量为 5% ～ 9%，用微型植物试样粉碎机粉碎至全部过二号筛，投进高速万能粉碎机，体积占粉碎机的 1/2 ～ 2/3，粉碎 6 次，每次 12s。

4 包装操作要求及关键参数

包装材料为一般塑料袋，装量 100g。

5 贮存操作要求

置阴凉、干燥处。保质期暂定 1 年。

6 候选标准饮片质量标准

茜草 Qiancao

【原料药材】 茜草科植物茜草 *Rubia cordifolia* L. 的干燥根及根茎。

【采集加工】 春、秋二季采挖，除去地上部分及泥沙，干燥。

【炮制】 取茜草原料药材，除去杂质，均匀地加入洗药机进料口，加 5 倍量水，反复多次清洗，洗至水澄清，药材表面无泥沙，洗净后装入塑料筐中，每隔 2h 喷水一次，润 10h，至弯曲法检查不易折断。调整切药机切制厚度为 5mm，将净茜草药材，大小分开，切制成厚度为 5mm 左右的厚片或段，将茜草饮片平铺于竹匾上 1cm，控制烘房温度 60℃，烘制 3h，干燥后的茜草饮片采用鼓风机吹去茎叶碎屑。

【均匀化】 取茜草饮片干燥至含水量为 5% ～ 9%，用微型植物试样粉碎机粉碎至全部过二号筛。投进高速万能粉碎机，体积占粉碎机的 1/2 ～ 2/3，粉碎 6 次，每次 12s。

【性状】 红棕色粉末。

【鉴别】

（1）显微鉴别 木栓细胞类长方形，导管有孔纹，木薄壁细胞类长方形，少数薄壁细胞可见棕色物，含有大量草酸钙针晶。

（2）理化鉴别 取本品粉末 0.2g，加乙醚 5mL，振摇数分钟，滤过，滤液加氢氧化钠试液 1mL，振摇，静置使分层，水层显红色；醚层无色，置紫外光灯（365nm）下观察，显天蓝色荧光。

（3）薄层鉴别 取本品粉末 0.5g，加甲醇 10mL，超声处理 30min，滤过，滤液浓缩至 1mL，作为供试品溶液。另取茜草对照药材 0.5g，同法制成对照药材溶液。再取大叶茜草素对照品，加甲醇制成每毫升含 2.5mg 的溶液，作为对照品溶液。照薄层色谱法（附录Ⅵ B）试验，吸取上述三种溶液各 5μL，分别点于同一硅胶 G 薄层板上，以石油醚（60 ~ 90℃）- 丙酮（4 : 1）为展开剂，展开，取出，晾干，置紫外光灯（365nm）下检视。供试品色谱中，在与对照药材色谱和对照品色谱相应的位置上，显相同颜色的荧光斑点。

（4）特征图谱　照高效液相色谱法［《中国药典》（2015 年版）通则 0512］测定。

色谱条件与系统适用性试验　以十八烷基硅烷键合硅胶为填充剂；以甲醇 – 乙腈（1 : 2）为流动相 A，以 0.05% 磷酸溶液为流动相 B，进行梯度洗脱（表 2-57）；检测波长为 250nm。

表 2-57　茜草候选标准饮片特征图谱流动相梯度

时间（min）	流动相 A（%）	流动相 B（%）
0	20	80
10	25	75
35	35	65
45	45	55
50	50	50
70	60	40
90	70	30
110	85	15

对照品溶液的制备　取大叶茜草素对照品、羟基茜草素对照品、茜草素对照品各适量，精密称定，加甲醇分别制成每毫升含大叶茜草素 0.1mg、羟基茜草素 40μg、茜草素 20μg 的溶液，即得。

供试品溶液的制备　取茜草样品粉末 0.5g，精密称定，加甲醇 20mL，超声处理 30min，过滤，取续滤液作为供试品溶液。

测定法　分别精密吸取对照品溶液 10μL 与供试品溶液 20μL，注入高效液相色谱仪，测定，即得。

供试品特征图谱中应有 10 个特征峰，以参照峰（S）计算各特征峰的相对保留时间，其相对保留时间应在规定值的 ±5% 之内。规定值为 0.047（峰 1）、0.425（峰 2）、0.478（峰 3）、0.617（峰 4）、0.642（峰 5）、0.728（峰 6）、0.750（峰 7）、0.870（峰 8）、0.936（峰 9）、1.000［峰 10（S）］，见图 2-91。

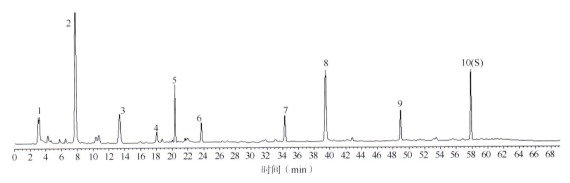

图 2-91　茜草候选标准饮片特征图谱

峰 7：茜草素；峰 8：羟基茜草素；峰 10（S）：大叶茜草素

【检查】

水分　不得过 12.0%［《中国药典》（2015 年版）通则 0832 第二法］。

总灰分　不得过 15.0%［《中国药典》（2015 年版）通则 2302］。

酸不溶性灰分　不得过 5.0%［《中国药典》（2015 年版）通则 2302］。

【浸出物】　照"醇溶性浸出物测定法（附录 X A）"项下的热浸法测定，用乙醇作溶剂，不得少于 9.0%。

【含量测定】　照高效液相色谱法（附录 Ⅵ D）测定。

色谱条件与系统适用性试验　以十八烷基硅烷键合硅胶为填充剂；以甲醇 – 乙腈 –0.2% 磷酸溶液（25：50：25）为流动相；检测波长为 250nm。理论板数按大叶茜草素、羟基茜草素峰计算均应不低于 4000。

对照品溶液的制备　取大叶茜草素对照品、羟基茜草素对照品各适量，精密称定，加甲醇分别制成每毫升含大叶茜草素 0.1mg、羟基茜草素 40μg 的溶液，即得。

供试品溶液的制备　取本品粉末（过 2 号筛）约 0.5g，精密称定，置具塞锥形瓶中，精密加入甲醇 100mL，密塞，称定重量，放置过夜，超声处理（功率 250W，频率 40kHz）30min，放冷，再称定重量，用甲醇补足减失的重量，摇匀，滤过，精密量取续滤液 50mL，蒸干，残渣加甲醇 -25% 盐酸（4：1）混合溶液 20mL 使溶解，置水浴中加热水解 30min，立即冷却，加入三乙胺 3mL，混匀，转移至 25mL 量瓶中，加甲醇至刻度，摇匀，滤过，取续滤液，即得。

测定法　分别精密吸取对照品溶液 10μL 与供试品溶液 20μL，注入高效液相色谱仪，测定，即得。

本品按干燥品计算，含大叶茜草素（$C_{17}H_{15}O_4$）不得少于 0.20%，羟基茜草素（$C_{14}H_8O_5$）不得少于 0.080%。

第二十七节　茜　草　炭

一、原料药材采集加工技术规范

参见"第二章 第二十六节 茜草"项下相应内容。

二、原形饮片炮制工艺技术规范

1　概述

品名：茜草炭。

外观：形如茜草片或段，表面黑褐色，内部棕褐色。

规格：厚片（4mm）。

2　来源

本品为茜草科植物茜草 *Rubia cordifolia* L. 的干燥根及根茎经炮制加工后制成的饮片。

3　原料药材产地

主产于河南、陕西等省。

4　生产依据

依据《中国药典》（2015 年版）炮制通则炮制加工茜草炭饮片。

5　主要设备

往复式切药机、鼓风干燥箱、自控温鼓式炒药机。

6　工艺流程（图 2-92）

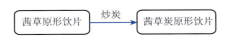

图 2-92　茜草炭原形饮片炮制工艺流程图

7　炮制工艺操作要求及关键参数

设定炒药机温度 500℃，用远红外测温仪控制炒炭温度，使锅底温度在 240℃，投入切制好的茜草原形饮片，大小分档，每次投入量为 4kg，炒制 10min，炒至表面黑褐色，内部棕褐色，取出，晾凉。

8　包装规格

按照常规包装规格进行包装，即 0.5kg/ 袋；包装材料为聚乙烯塑料薄膜（GB-4456，GB-12056）。

9　贮存及注意事项

置通风、干燥处保存。

10　原形饮片质量标准

茜草炭　Qiancaotan

【原料药材】　茜草科植物茜草 *Rubia cordifolia* L. 的干燥根和根茎。

【炮制】　取茜草饮片，用武火炒至表面焦褐色。

【性状】　类圆形厚片或段，表面焦黑色，内部棕黄色，具细纵皱纹，质脆，断面平坦，皮部狭，焦褐色，木部宽广，棕黄色，导管孔多数。气微，味微苦，久嚼刺舌。

【鉴别】

（1）显微鉴别　同"茜草原形饮片质量标准"项下相应内容。

（2）理化鉴别　同"茜草原形饮片质量标准"项下相应内容。

（3）薄层鉴别　同"茜草原形饮片质量标准"项下相应内容。

（4）特征图谱　同"茜草原形饮片质量标准"项下相应内容。

供试品特征图谱中应有 11 个特征峰，以参照峰（S）计算各特征峰的相对保留时间，其相对保留时间应在规定值的 ±5% 之内。规定值为 0.068（峰 1）、0.083（峰 2）、0.102（峰 3）、0.136（峰 4）、0.636（峰 5）、0.967（峰 6）、1.000［峰 7（S）］、1.125（峰 8）、1.269（峰 9）、1.413（峰 10）、1.512（峰 11），见图 2-93。

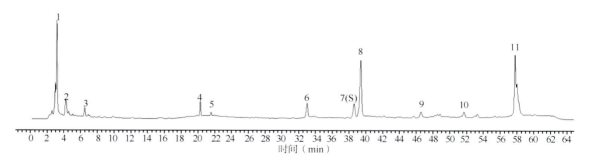

图 2-93　茜草炭原形饮片特征图谱

【检查】

水分　不得过 8.0%［《中国药典》（2015 年版）通则 0832 第二法］。

【浸出物】　照"醇溶性浸出物测定法（附录 X A）"项下的热浸法测定，用乙醇作溶剂，不得少于 10.0%。

【含量测定】　照高效液相色谱法［《中国药典》（2015 年版）通则 0512］测定。

色谱条件与系统适用性试验　用十八烷基硅烷键合硅胶为填充剂；以乙腈 – 水（77.6 ： 22.4）为流动相；检测波长为 250nm。

对照品溶液的制备　精密称取 1，3- 二羟基蒽醌对照品适量，加甲醇制成每毫升含 1，3- 二羟基蒽醌 45μg 的溶液，即得。

供试品溶液的制备　精密称取茜草炭饮片粉末 0.2g，置 100mL 锥形瓶中，精密加甲醇 25mL，静置，过夜，超声处理 30min，补足甲醇重量，过滤，取续滤液，过 0.45μm 滤头，作为供试品溶液。

测定法　分别精密吸取对照品溶液 5μL 与供试品溶液 10μL，注入液相色谱仪，测定，即得。

本品按干燥品计算，含 1，3- 二羟基蒽醌（$C_{14}H_8O_4$）不得少于 0.15%。

三、候选标准饮片均匀化、包装及贮存技术规范

1　概述

名称：茜草炭。
外观：粉末状，棕褐色。气微，味微苦，久嚼刺舌。
粒度：24 目。
均匀化方法：高速万能粉碎机粉碎。

2　主要设备

高速万能粉碎机。

3　均匀化操作要求及关键参数

取茜草炭原形饮片，干燥至含水量为 3% ～ 8%，投进高速万能粉碎机，体积占粉碎机的 1/2 ～ 2/3，粉碎 6 次，每次 12s。

4　包装操作要求及关键参数

包装材料为自封袋。装量 100g。

5　贮存操作要求

置阴凉、干燥处。保质期暂定 1 年。

6　候选标准饮片质量标准

茜草炭　Qiancaotan

【原料药材】　茜草科植物茜草 *Rubia cordifolia* L. 的干燥根及根茎。
【采集加工】　春、秋二季采挖，除去地上部分及泥沙，干燥。
【炮制】　取茜草原料药材，除去杂质，均匀地加入洗药机进料口，加 5 倍量水，反复多次清洗，洗至水澄清，药材表面无泥沙，洗净后装入塑料筐中，每隔 2h 喷水一次，润 10h，至弯曲法检查不易折断。调整切药机切制厚度为 5mm，将净茜草药材，大小分开，切制成厚度为 5mm 左右的厚片或段，将茜草饮片平铺于竹匾上 1cm，控制烘房温度 60℃，烘制 3h，干燥后的茜草饮片采用鼓风机吹去茎叶碎屑。
【均匀化】　取茜草炭原形饮片干燥至含水量为 3% ～ 8%，投进高速万能粉碎机，体积占粉碎机的 1/2 ～ 2/3，粉碎 6 次，每次 12s。

【性状】   棕褐色粉末。

【鉴别】

（1）显微鉴别   木栓细胞类长方形。导管有孔纹，木薄壁细胞类长方形，少数薄壁细胞可见棕色物，含有大量草酸钙针晶。

（2）理化鉴别   取本品粉末 0.4g，加乙醚 5mL，振摇数分钟，滤过，滤液加氢氧化钠试液 1mL，振摇，静置使分层，水层显红色；醚层无色，置紫外光灯（365nm）下观察，显天蓝色荧光。

（3）薄层鉴别   取本品粉末 0.5g，加甲醇 10mL，超声处理 30min，滤过，滤液浓缩至 1mL，作为供试品溶液。另取茜草对照药材 0.5g，同法制成对照药材溶液。再取大叶茜草素对照品，加甲醇制成每毫升含 2.5mg 的溶液，作为对照品溶液。照薄层色谱法（附录Ⅵ B）试验，吸取上述三种溶液各 5μL，分别点于同一硅胶 G 薄层板上，以石油醚（60～90℃）- 丙酮（4：1）为展开剂，展开，取出，晾干，置紫外光灯（365nm）下检视。供试品色谱中，在与对照药材色谱和对照品色谱相应的位置上，显相同颜色的荧光斑点。

（4）特征图谱   照高效液相色谱法［《中国药典》（2015 年版）通则 0512］测定。

色谱条件与系统适用性试验   以十八烷基硅烷键合硅胶为填充剂；以甲醇 - 乙腈（1：2）为流动相 A，以 0.05% 磷酸溶液为流动相 B，进行梯度洗脱（表 2-58）；检测波长为 250nm。

表 2-58   茜草炭候选标准饮片特征图谱流动相梯度

时间（min）	流动相 A（%）	流动相 B（%）
0	20	80
10	25	75
35	35	65
45	45	55
50	50	50
70	60	40
90	70	30
110	85	15

供试品溶液的制备   取茜草炭样品粉末 0.5g，精密称定，加甲醇 20mL，超声处理 30min，过滤，取续滤液作为供试品溶液。

对照品溶液的制备   取大叶茜草素对照品、羟基茜草素对照品、茜草素对照品各适量，精密称定，加甲醇分别制成每毫升含大叶茜草素 0.1mg、羟基茜草素 40μg、茜草素 20μg 的溶液，即得。

测定法   分别精密吸取对照品溶液与供试品溶液各 10μL，注入液相色谱仪，测定，即得。

供试品特征图谱中应有 7 个特征峰，以参照峰（S）计算各特征峰的相对保留时间，其相对保留时间应在规定值的 ±5% 之内。规定值为 0.606（峰 1）、0.841（峰 2）、0.983（峰 3）、1.000［峰 4（S）］、1.031（峰 5）、1.228（峰 6）、1.651（峰 7），见图 2-94。

【检查】

水分   不得过 5.0%［《中国药典》（2015 年版）通则 0832 第二法］。

【浸出物】   照"醇溶性浸出物测定法（附录Ⅹ A）"项下的热浸法测定，用乙醇作溶剂，不得少于 10.0%。

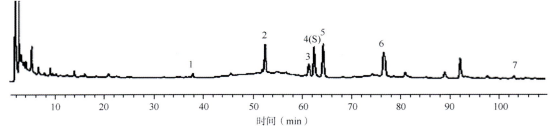

图 2-94　茜草炭候选标准饮片特征图谱

峰4（S）：羟基茜草素；峰7：大叶茜草素

【含量测定】　照高效液相色谱法［《中国药典》（2015 年版）通则 0512］测定。

色谱条件与系统适用性试验　用十八烷基硅烷键合硅胶为填充剂；以乙腈 – 水（77.6：22.4）为流动相；检测波长为250nm。

对照品溶液的制备　精密称取 1，3- 二羟基蒽醌对照品适量，加甲醇制成每毫升含 1，3- 二羟基蒽醌 45μg 的溶液，即得。

供试品溶液的制备　精密称取茜草炭饮片粉末 0.2g，置 100mL 锥形瓶中，精密加甲醇 25mL，静置，过夜，超声处理 30min，补足甲醇重量，过滤，取续滤液，过 0.45μm 滤头，作为供试品溶液。

测定法　分别精密吸取对照品溶液 5μL 与供试品溶液 10μL，注入液相色谱仪，测定，即得。

本品以干燥品计算，含 1，3- 二羟基蒽醌（$C_{14}H_8O_4$）不得少于 0.15%。

第二十八节　香　　附

一、原料药材采集加工技术规范

1　概述

名称：香附。

采集时间：2015 年 11 月。

采集地点：第 1、3 批山东省菏泽市东明县；第 2 批海南省海口市琼山区。

生长年限：1 年。

2　基原

本品为莎草科植物莎草 *Cyperus rotundus* L. 的干燥根茎。

3　原料药材产地

主产于山东、河南、海南、湖南、广东、广西、浙江等地。

4 采集及加工依据

依据《中国药典》（2015 年版）和《山东省中药饮片炮制规范》（2012 年版）进行采集加工。

5 工艺流程（图 2-95）

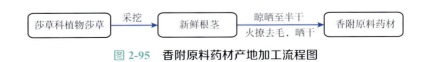

图 2-95 香附原料药材产地加工流程图

6 加工工艺操作要求及关键参数

莎草科植物莎草，生长 1 年以上即可采收，采挖时注意根茎的完整性，鲜药材晾晒至半干，火燎法除去药材表面毛须，筛去表面土、灰，晒干至含水量在 13% 以下，即得。

7 贮存及注意事项

置阴凉、干燥处，防蛀。

8 原料药材质量标准

香附 Xiangfu

CYPERI RHIZOMA

【**基原**】、【**采集加工**】、【**性状**】　同《中国药典》（2015 年版）"香附"项下相应内容。

【**鉴别**】

（1）显微鉴别　同《中国药典》（2015 年版）"香附"项下相应内容。

（2）薄层鉴别　取本品粉末 1g，加乙醚 10mL，超声处理 10min，滤过，滤液挥干，残渣加乙酸乙酯 0.5mL 使溶解，作为供试品溶液。另取香附对照药材 1g，同法制成对照药材溶液。再取 α- 香附酮对照品，加乙酸乙酯制成每毫升含 1mg 的溶液，作为对照品溶液。照薄层色谱法 [《中国药典》（2015 年版）通则 0502] 试验，吸取上述三种溶液各 2 ～ 4μL，分别点于同一硅胶 GF$_{254}$ 薄层板上，以二氯甲烷 – 乙酸乙酯 – 冰醋酸（80∶1∶1）为展开剂，展开，取出，晾干，置紫外光灯（254nm）下检视。供试品色谱中，在与对照药材色谱和对照品色谱相应的位置上，显相同的深蓝色斑点；喷以二硝基苯肼试液，放置片刻，斑点渐变为橙红色。

（3）特征图谱　照高效液相色谱法 [《中国药典》（2015 年版）通则 0512] 测定。

色谱条件与系统适用性试验　以十八烷基硅烷键合硅胶为填充剂（4.6mm×250mm×5μm）；以甲醇为流动相 A，以水为流动相 B，进行梯度洗脱（表 2-59）；检测波长为 270nm；理论板数按 α- 香附酮峰计算应不低于 6000。

表 2-59　香附原料药材特征图谱流动相梯度

时间（min）	流动相 A（%）	流动相 B（%）
0	35	65
5	54	46
80	94	6

　　对照品溶液的制备　取 α- 香附酮对照品适量，精密称定，加甲醇制成每毫升含 44μg 的溶液，即得。

　　供试品溶液的制备　取本品粉末（过三号筛）约 0.5g，精密称定，置具塞锥形瓶中，精密加入甲醇 20mL，密塞，称定重量，超声处理（功率 250W，频率 40kHz）30min，放冷，再称定重量，用甲醇补足减失的重量，摇匀，滤过，取续滤液，即得。

　　测定法　分别精密吸取对照品溶液和供试品溶液各 20μL，注入液相色谱仪，测定，即得。

　　供试品特征图谱中应有 11 个特征峰，与对照品峰相应的峰为 S 峰，计算各特征峰与 S 峰的相对保留时间，其相对保留时间应在规定值的 ±5% 之内。规定值为 0.245（峰 1）、0.262（峰 2）、0.374（峰 3）、0.516（峰 4）、0.662（峰 5）、0.733（峰 6）、0.830（峰 7）、0.840（峰 8）、0.941（峰 9）、1.000［峰 10（S）］、1.017（峰 11），见图 2-96。

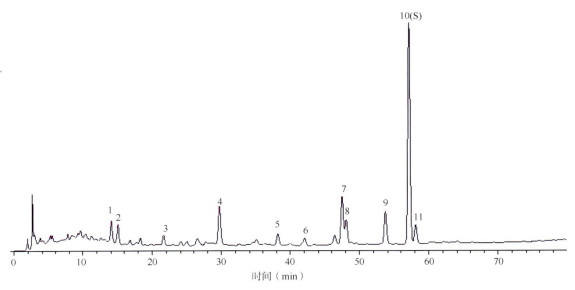

图 2-96　香附原料药材特征图谱

峰 10（S）：α- 香附酮

　　【检查】、【浸出物】　同《中国药典》（2015 年版）"香附"项下相应内容。

　　【含量测定】

　　（1）挥发油　同《中国药典》（2015 年版）"香附"项下相应内容。

　　（2）α- 香附酮　照高效液相色谱法［《中国药典》（2015 年版）通则 0512］测定。

　　色谱条件与系统适用性试验　以十八烷基硅烷键合硅胶为填充剂；以甲醇 – 水（80 ∶ 20）为流动相；检测波长为 250nm。理论板数按 α- 香附酮峰计算应不低于 4000。

　　对照品溶液的制备　取 α- 香附酮对照品适量，精密称定，加甲醇制成每毫升含 **20μg** 的溶液，即得。

　　供试品溶液的制备　取本品粉末（过三号筛）约 0.5g，精密称定，置具塞锥形瓶中，精密加入甲醇 50mL，密塞，称定重量，超声处理（功率 250W，频率 40kHz）30min，放冷，再称定重量，用甲醇补足减失的重量，摇匀，滤过，取续滤液，即得。

　　测定法　分别精密吸取对照品溶液与供试品溶液各 20μL，注入液相色谱仪，测定，即得。

　　本品按干燥品计算，含 α- 香附酮（$C_{15}H_{22}O$）不得少于 0.25%。

二、原形饮片炮制工艺技术规范

1　概述

　　品名：香附。

　　外观：不规则厚片，外表皮棕褐色或黑褐色，有时可见环节。切面色白或黄棕色，质硬，内皮层环纹明显。气香，味微苦。

　　规格：厚片（厚 2 ～ 4mm）。

2　来源

　　本品为莎草科植物莎草 *Cyperus rotundus* L. 的干燥根茎经加工炮制后制成的饮片。

3　原料药材产地

　　主产于山东、河南、海南、湖南、广东、广西、浙江等地。

4　生产依据

　　依据《中国药典》（2015 年版）炮制通则和《山东省中药饮片炮制规范》（2012 年版）炮制加工香附饮片。

5　主要设备

　　多功能切碎机、真空包装机。

6　工艺流程（图 2-97）

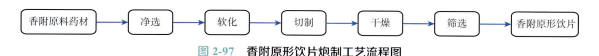

图 2-97　香附原形饮片炮制工艺流程图

7　炮制工艺操作要求及关键参数

取净选后的香附药材用 0.8 倍量水，闷润 19h，切厚片，低温烘干。

8　包装规格

按照常规包装规格进行包装，即 50kg/ 袋；包装材料为聚乙烯塑料薄膜（GB-4456，GB-12056）。

9　贮存及注意事项

置阴凉、干燥处，防蛀。

10　原形饮片质量标准

香附　Xiangfu
CYPERI RHIZOMA

【原料药材】　莎草科植物莎草 *Cyperus rotundus* L. 的干燥根茎。

【炮制】　取净选后的香附药材用 0.8 倍量水，闷润 19h，切厚片，低温烘干。

【性状】　不规则厚片，外表皮棕褐色或黑褐色，有时可见环节。切面色白或黄棕色，质硬，内皮层环纹明显。气香，味微苦。

【鉴别】、【检查】　同"香附原料药材质量标准"项下相应内容。

【浸出物】　照"醇溶性浸出物测定法"[《中国药典》（2015 年版）通则 2201] 项下的热浸法测定，用稀乙醇作溶剂，不得少于 11.5%。

【含量测定】　同"香附原料药材质量标准"项下相应内容。

三、候选标准饮片均匀化、包装及贮存技术规范

1　概述

品名：香附。
外观：粉末状，浅棕色。气香，味微苦。
粒度：50 目。
均匀化方法：粉碎，过筛混匀。

2　主要设备

高速多功能粉碎机，二、三号筛（20 目、50 目），真空包装机。

3 均匀化操作要求及关键参数

采用普通机械粉碎方式，取粉碎机体积 1/2 投药量的香附原形饮片，每次粉碎时间为 55s，每次粉碎后使通过三号筛，未过筛部分继续粉碎，共粉碎 3 次。粉碎完成后，再以过筛混匀法使通过二号筛 3 次进行充分混合，实现候选标准饮片的均匀一致。

4 包装操作要求及关键参数

50g/ 袋；内包装采用无毒聚乙烯透明真空包装（单面厚度 9.5mic，单面细纹路）；外包装采用药用复合袋包装（遮光）。

5 贮存操作要求

冷藏（2～8℃）、密封、避光贮存。保质期暂定 2 年。

6 候选标准饮片质量标准

香附 Xiangfu

CYPERI RHIZOMA

【原料药材】 莎草科植物莎草 *Cyperus rotundus* L. 的干燥根茎。

【采集加工】 秋季采挖，燎去毛须，置沸水中略煮或蒸透后晒干，或燎后直接晒干。

【炮制】 取净选后的香附药材用 0.8 倍量水，闷润 19h，切厚片，低温烘干。

【均匀化】 将香附饮片粉碎过三号筛（50 目），再过二号筛（20 目）3 次混合均匀，包装。

【性状】 浅棕色粉末。气香，味微苦。

【鉴别】

（1）显微鉴别 本品浅棕色。分泌细胞类圆形，直径 35～72μm，内含淡黄棕色至红棕色分泌物，其周围 5～8 个细胞作放射状环列。表皮细胞多角形，常带有下皮纤维和厚壁细胞。下皮纤维成束，深棕色或红棕色，直径 7～22μm，壁厚。厚壁细胞类方形、类圆形或形状不规则，壁稍厚，纹孔明显。石细胞少数，类方形、类圆形或类多角形，壁较厚。

（2）薄层鉴别 取本品 1g，加乙醚 10mL，超声处理 10min，滤过，滤液挥干，残渣加乙酸乙酯 0.5mL 使溶解，作为供试品溶液。另取香附对照药材 1g，同法制成对照药材溶液。再取 α- 香附酮对照品，加乙酸乙酯制成每毫升含 1mg 的溶液，作为对照品溶液。照薄层色谱法 [《中国药典》（2015 年版）通则 0502] 试验，吸取上述三种溶液各 2～4μL，分别点于同一硅胶 GF$_{254}$ 薄层板上，以正己烷 - 乙酸乙酯（9：1）为展开剂，展开，取出，晾干，置紫外光灯（254nm）下检视。供试品色谱中，在与对照药材色谱和对照品色谱相应的位置上，显相同的深蓝色斑点；喷以二硝基苯肼试液，放置片刻，斑点渐变为橙红色。

（3）特征图谱 照高效液相色谱法 [《中国药典》（2015 年版）通则 0512] 测定。

色谱条件与系统适用性试验 以十八烷基硅烷键合硅胶为填充剂（4.6mm×250mm×5μm）；流速 1mL/min；以甲醇为流动相 A，以水为流动相 B，进行梯度洗脱（表 2-60）；检测波长为 270nm；

理论板数按 α- 香附酮峰计算应不低于 6000。

表 2-60　香附候选标准饮片特征图谱流动相梯度

时间（min）	流动相 A（%）	流动相 B（%）
0	10	90
5	15	85
10	35	65
20	54	46
70	80	20

对照品溶液的制备　取 α- 香附酮对照品适量，精密称定，加甲醇制成每毫升含 44μg 的溶液，即得。

供试品溶液的制备　取本品粉末（过三号筛）约 0.5g，精密称定，置具塞锥形瓶中，精密加入甲醇 20mL，密塞，称定重量，超声处理（功率 250W，频率 40kHz）30min，放冷，再称定重量，用甲醇补足减失的重量，摇匀，滤过，取续滤液，即得。

测定法　分别精密吸取对照品溶液和供试品溶液各 20μL，注入液相色谱仪，测定，即得。

候选标准饮片的 HPLC 特征图谱中显示 9 个特征峰，以峰 8（α- 香附酮）为基峰，计算各色谱峰的相对保留时间，其相对保留时间应在规定值的 ±5% 之内。规定值为 0.367（峰 1）、0.381（峰 2）、0.564（峰 3）、0.698（峰 4）、0.736（峰 5）、0.850（峰 6）、0.947（峰 7）、1.000［峰 8（S）］、1.021（峰 9），见图 2-98。

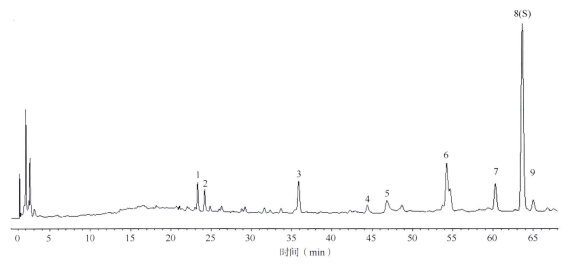

图 2-98　香附候选标准饮片特征图谱

峰 8（S）：α- 香附酮

【检查】

水分　不得过 13.0%［《中国药典》（2015 年版）通则 0832 第四法］。

总灰分　不得过 4.0%［《中国药典》（2015 年版）通则 2302］。

【浸出物】　照"醇溶性浸出物测定法"［《中国药典》（2015 年版）通则 2201］项下的热浸法测定，用稀乙醇作溶剂，不得少于 11.5%。

【含量测定】

（1）挥发油　照挥发油测定法［《中国药典》（2015年版）通则2204］测定。

本品含挥发油不得少于1.0%（mL/g）。

（2）α-香附酮　照高效液相色谱法［《中国药典》（2015年版）通则0512］测定。

色谱条件与系统适用性试验　以十八烷基硅烷键合硅胶为填充剂；以甲醇–水（80 : 20）为流动相；检测波长为250nm。理论板数按α-香附酮峰计算应不低于4000。

对照品溶液的制备　取α-香附酮对照品适量，精密称定，加甲醇制成每毫升含20μg的溶液，即得。

供试品溶液的制备　取本品粉末（过三号筛）约0.5g，精密称定，置具塞锥形瓶中，精密加入甲醇50mL，密塞，称定重量，超声处理（功率250W，频率40kHz）30min，放冷，再称定重量，用甲醇补足减失的重量，摇匀，滤过，取续滤液，即得。

测定法　分别精密吸取对照品溶液与供试品溶液各20μL，注入液相色谱仪，测定，即得。

本品以干燥品计算，含α-香附酮（$C_{15}H_{22}O$）不得少于0.25%。

第二十九节　醋　香　附

一、原料药材采集加工技术规范

参见"第二章 第二十八节 香附"项下相应内容。

二、原形饮片炮制工艺技术规范

1　概述

品名：醋香附。

外观：不规则厚片，表面棕褐色或红棕色，微有焦斑，略有醋气，味微苦。

规格：厚片（厚2～4mm）。

2　来源

本品为莎草科植物莎草 *Cyperus rotundus* L. 的干燥根茎经炮制加工后制成的饮片。

3　原料药材产地

主产于山东、河南、海南、湖南、广东、广西、浙江等地。

4　生产依据

依据《中国药典》（2015 年版）炮制通则和《山东省中药饮片炮制规范》（2012 年版）炮制加工醋香附饮片。

5　主要设备

真空包装机、炒药机。

6　工艺流程（图 2-99）

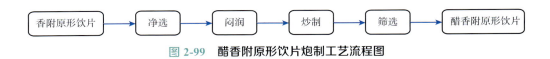

图 2-99　醋香附原形饮片炮制工艺流程图

7　炮制工艺操作要求及关键参数

取香附原形饮片，按饮片 – 米醋 – 水 =5 ∶ 1 ∶ 1 的比例加入米醋和水，拌匀，闷润 60min，控制炒药机温度 240℃，炒制至干（约 20min），表面呈棕褐色，微有焦斑。

8　包装规格

按照常规包装规格进行包装，即 50g/ 袋；包装材料为聚乙烯塑料薄膜（GB-4456，GB-12056）。

9　贮存及注意事项

置阴凉、干燥处，防蛀。

10　原形饮片质量标准

醋香附　Cuxiangfu

【原料药材】　莎草科植物莎草 *Cyperus rotundus* L. 的干燥根茎。

【炮制】　取香附原形饮片，按饮片 – 米醋 – 水 =5 ∶ 1 ∶ 1 的比例加入米醋和水，拌匀，闷润 60min，控制炒药机温度 240℃，炒制至干（约 20min），表面呈棕褐色，微有焦斑。

【性状】　不规则厚片，表面棕褐色或红棕色，微有焦斑，略有醋气，味微苦。

【鉴别】　同"香附原形饮片质量标准"项下相应内容。

（1）显微鉴别　同"香附原形饮片质量标准"项下相应内容。

（2）薄层鉴别　同"香附原形饮片质量标准"项下相应内容。

（3）特征图谱　同"香附原形饮片质量标准"项下相应内容。

供试品特征图谱中应有12个特征峰，与对照品峰相应的峰为S峰，计算各特征峰与S峰的相对保留时间，其相对保留时间应在规定值的±5%之内。规定值为0.076（峰1）、0.245（峰2）、0.261（峰3）、0.373（峰4）、0.515（峰5）、0.662（峰6）、0.732（峰7）、0.829（峰8）、0.840（峰9）、0.940（峰10）、1.000[峰11（S）]、1.018（峰12），见图2-100。

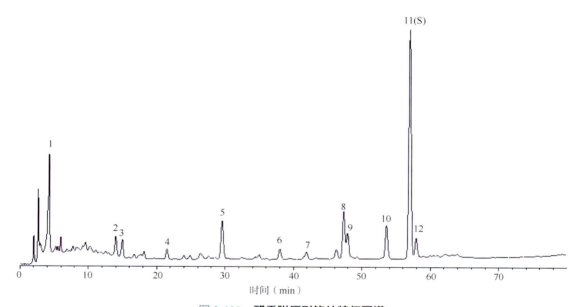

图 2-100　醋香附原形饮片特征图谱

峰1：5-羟甲基糠醛；峰11（S）：α-香附酮

【检查】、【浸出物】　同《中国药典》（2015年版）"醋香附"项下相应内容。

【含量测定】

（1）挥发油　同《中国药典》（2015年版）"醋香附"项下相应内容。

（2）α-香附酮　同"香附原形饮片质量标准"项下相应内容。

本品按干燥品计算，含α-香附酮（$C_{15}H_{22}O$）不得少于0.22%。

三、候选标准饮片均匀化、包装及贮存技术规范

1　概述

品名：醋香附。

外观：粉末状，棕褐色。微有醋香气，味微苦。

粒度：50目。

均匀化方法：粉碎，过筛混匀。

2　主要设备

高速多功能粉碎机，二、三号筛（20目、50目），真空包装机。

3　均匀化操作要求及关键参数

采用普通机械粉碎方式，取粉碎机体积4/5投药量的醋香附原形饮片，每次粉碎时间为25s，每次粉碎后使通过三号筛，未过筛部分继续粉碎，共粉碎4次。粉碎完成后，再以过筛混匀法使通过二号筛3次进行充分混合，实现候选标准饮片的均匀一致。

4　包装操作要求及关键参数

50g/袋；内包装采用无毒聚乙烯透明真空包装（单面厚度9.5mic，单面细纹路）；外包装采用药用复合袋包装（遮光）。

5　贮存操作要求

冷藏（2～8℃）、密封、避光贮存。保质期暂定2年。

6　候选标准饮片质量标准

醋香附　Cuxiangfu

【原料药材】　莎草科植物莎草 *Cyperus rotundus* L. 的干燥根茎。

【采集加工】　秋季采挖，燎去毛须，置沸水中略煮或蒸透后晒干，或燎后直接晒干。

【炮制】　取香附原形饮片，按饮片–米醋–水=5：1：1的比例加入米醋和水，拌匀，闷润60min，控制炒药机温度240℃，炒制至干（约20min），表面呈棕褐色，微有焦斑。

【均匀化】　取醋香附原形饮片，粉碎过三号筛（50目），再过二号筛（20目）3次混合均匀，包装。

【性状】　棕褐色粉末。微有醋香气，味微苦。

【鉴别】

（1）显微鉴别　本品棕褐色。分泌细胞类圆形，直径35～72μm，内含淡黄棕色至红棕色分泌物，其周围5～8个细胞作放射状环列。表皮细胞多角形，常带有下皮纤维和厚壁细胞。下皮纤维成束，深棕色或红棕色，直径7～22μm，壁厚。厚壁细胞类方形、类圆形或形状不规则，壁稍厚，纹孔明显。石细胞少数，类方形、类圆形或类多角形，壁较厚。

（2）薄层鉴别　取本品1g，加乙醚10mL，超声处理10min，滤过，滤液挥干，残渣加乙酸乙酯0.5mL使溶解，作为供试品溶液。另取香附对照药材1g，同法制成对照药材溶液。再取α-香附酮对照品，加乙酸乙酯制成每毫升含1mg的溶液，作为对照品溶液。照薄层色谱法［《中国药典》（2015年版）通则0502］试验，吸取上述三种溶液各2～4μL，分别点于同一硅胶GF$_{254}$薄层板上，以正己烷–乙酸乙酯（9：1）为展开剂，展开，取出，晾干，置紫外光灯（254nm）下检视。供试品色谱中，在与对照药材色谱和对照品色谱相应的位置上，显相同的深蓝色斑点；喷以二硝基苯肼试液，放置片刻，斑点渐变为橙红色。

（3）特征图谱　照高效液相色谱法［《中国药典》（2015 年版）通则 0512］测定。

色谱条件与系统适用性试验　以十八烷基硅烷键合硅胶为填充剂（4.6mm×250mm×5μm）；流速 1mL/min；以甲醇为流动相 A，以水为流动相 B，进行梯度洗脱（表 2-61）；检测波长为 270nm。理论板数按 α- 香附酮峰计算应不低于 6000。

表 2-61　醋香附候选标准饮片特征图谱流动相梯度

时间（min）	流动相 A（%）	流动相 B（%）
0	10	90
5	15	85
10	35	65
20	54	46
70	80	20

对照品溶液的制备　取 α- 香附酮对照品适量，精密称定，加甲醇制成每毫升含 44μg 的溶液，即得。

供试品溶液的制备　取本品粉末（过三号筛）约 0.5g，精密称定，置具塞锥形瓶中，精密加入甲醇 20mL，密塞，称定重量，超声处理（功率 250W，频率 40kHz）30min，放冷，再称定重量，用甲醇补足减失的重量，摇匀，滤过，取续滤液，即得。

测定法　分别精密吸取对照品溶液和供试品溶液各 20μL，注入液相色谱仪，测定，即得。

候选标准饮片的 HPLC 特征图谱中显示 9 个特征峰，以峰 8（α- 香附酮）为基峰，计算各色谱峰的相对保留时间，其相对保留时间应在规定值的 ±5% 之内。规定值为 0.367（峰 1）、0.381（峰 2）、0.564（峰 3）、0.698（峰 4）、0.736（峰 5）、0.853（峰 6）、0.947（峰 7）、1.000［峰 8（S）］、1.022（峰 9），见图 2-101。

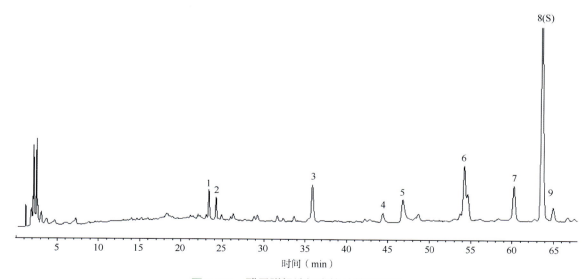

图 2-101　醋香附候选标准饮片特征图谱

峰 8（S）：α- 香附酮

【检查】

水分　不得过 13.0%[《中国药典》（2015 年版）通则 0832 第四法]。

总灰分　不得过 4.0%[《中国药典》（2015 年版）通则 2302]。

【浸出物】　照"醇溶性浸出物测定法"[《中国药典》（2015 年版）通则 2201] 项下的热浸法测定，用稀乙醇作溶剂，不得少于 13.0%。

【含量测定】

（1）挥发油　照挥发油测定法 [《中国药典》（2015 年版）通则 2204] 测定。

本品含挥发油不得少于 0.8%（mL/g）。

（2）α- 香附酮　照高效液相色谱法 [《中国药典》（2015 年版）通则 0512] 测定。

色谱条件与系统适用性试验　以十八烷基硅烷键合硅胶为填充剂；以甲醇 – 水（80∶20）为流动相；检测波长为 250nm。理论板数按 α- 香附酮峰计算应不低于 4000。

对照品溶液的制备　取 α- 香附酮对照品适量，精密称定，加甲醇制成每毫升含 20μg 的溶液，即得。

供试品溶液的制备　取本品粉末（过三号筛）约 0.5g，精密称定，置具塞锥形瓶中，精密加入甲醇 50mL，密塞，称定重量，超声处理（功率 250W，频率 40kHz）30min，放冷，再称定重量，用甲醇补足减失的重量，摇匀，滤过，取续滤液，即得。

测定法　分别精密吸取对照品溶液与供试品溶液各 20μL，注入液相色谱仪，测定，即得。

本品按干燥品计算，含 α- 香附酮（$C_{15}H_{22}O$）不得少于 0.22%。

第三十节　地　　榆

一、原料药材采集加工技术规范

1　概述

名称：地榆。

采集时间：第 1、2 批，2015 年 10 月；第 3 批，2015 年 11 月。

采集地点：山东济南。

生长年限：野生，年限不明确。

2　基原

本品为蔷薇科植物地榆 *Sanguisorba officinalis* L. 的干燥根。

3　原料药材产地

多为野生，全国大部分地区均产。

4 采集及加工依据

依据《中国药典》（2015 年版）进行采集加工。

5 工艺流程（图 2-102）

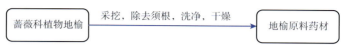

图 2-102 地榆原料药材产地加工流程图

6 加工工艺操作要求及关键参数

地榆多为野生，春季将发芽时或秋季植株枯萎后采挖，除去须根，洗净，干燥至含水量14% 以下，即得。

7 贮存及注意事项

置通风、干燥处，防蛀。

8 原料药材质量标准

地榆 Diyu

SANGUISORBAE RADIX

【基原】 蔷薇科植物地榆 *Sanguisorba officinalis* L. 的干燥根。

【采集加工】 春季将发芽时或秋季植株枯萎后采挖，除去须根，洗净，干燥。

【性状】 不规则纺锤形或圆柱形，稍弯曲，长 5～25cm，直径 0.5～2cm。表面灰褐色至暗棕色，粗糙，有纵纹。质硬，断面较平坦，粉红色或淡黄色，木部略呈放射状排列。气微，味微苦涩。

【鉴别】

（1）显微鉴别 同《中国药典》（2015 年版）"地榆"项下相应内容。

（2）薄层鉴别 取本品粉末 2g，加含 10% 盐酸的 50% 甲醇溶液 50mL，加热回流 2h，放冷，滤过，滤液用盐酸饱和的乙醚振摇提取 2 次，每次 25mL，合并乙醚液，挥干，残渣加甲醇 1 mL 使溶解，作为供试品溶液。另取没食子酸对照品，加甲醇制成每毫升含 0.5mg 的溶液，作为对照品溶液。照薄层色谱法 [《中国药典》（2015 年版）通则 0502] 试验，吸取供试品溶液 5～10μL、对照品溶液 5μL，分别点于同一硅胶 G 薄层板上，以甲苯（用水饱和）– 乙酸乙酯 – 甲酸（6：3：1）为展开剂，展开，取出，晾干，喷以 1% 三氯化铁乙醇溶液。供试品色谱中，在与对照品色谱相应的位置上，显相同颜色的斑点。

取地榆粉末 0.5g，加甲醇 10mL，超声处理 40min，滤过，作为供试品溶液。另取地榆皂苷 I 和地榆皂苷 II 对照品，加甲醇制成每毫升含 0.5mg 的溶液，作为对照品溶液。照薄层色谱法试验 [《中国药典》（2015 年版）通则 0502］试验，吸取供试品溶液和对照品溶液各 5μL，分别点于同一硅胶 G 薄层板上，以氯仿 – 甲醇 – 甲酸（6∶1∶0.2）为展开剂，展开，取出，晾干，喷以 10% 的硫酸乙醇溶液，105℃ 显色，紫外光灯（365nm）下检视，供试品色谱中，在与对照品色谱相应的位置上，显相同颜色的斑点。

（3）特征图谱　照高效液相色谱法［《中国药典》（2015 年版）通则 0512］测定。

色谱条件与系统适用性试验　以十八烷基硅烷键合硅胶为填充剂，以甲醇为流动相 A，以 0.1% 磷酸为流动相 B，进行梯度洗脱（表 2-62）；检测波长：270nm。理论板数按鞣花酸计算应不低于 4000。

表 2-62　地榆原料药材特征图谱流动相梯度

时间（min）	流动相 A（%）	流动相 B（%）
0	5	95
20	15	85
35	19	81
65	25	75
75	40	60
85	50	50
95	70	30

供试品溶液的制备　取本品粉末（过四号筛）约 0.2g，精密称定，置具塞锥形瓶中，加甲醇 25mL，称重，超声处理 40min，放冷，再称定重量，用甲醇补足减失的重量，摇匀，滤过，取续滤液用微孔滤膜（0.45μm）滤过，即得。

测定法　精密吸取供试品溶液 2μL，注入液相色谱仪，测定，即得。

供试品特征图谱中应有 21 个特征峰，以参照峰（S）计算各特征峰的相对保留时间，其相对保留时间应在规定值的 ±5% 之内。规定值为 0.082（峰 1）、0.109（峰 2）、0.262（峰 3）、0.327（峰 4）、0.341（峰 5）、0.400（峰 6）、0.495（峰 7）、0.507（峰 8）、0.537（峰 9）、0.574（峰 10）、0.689（峰 11）、0.837（峰 12）、0.937（峰 13）、0.958（峰 14）、0.981（峰 15）、1.000［峰 16（S）］、1.031（峰 17）、1.068（峰 18）、1.111（峰 19）、1.131（峰 20）、1.142（峰 21），见图 2-103。

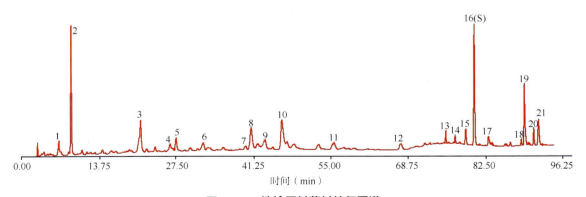

图 2-103　地榆原料药材特征图谱

【检查】、【浸出物】、【含量测定】　同《中国药典》（2015 年版）"地榆"项下相应内容。

二、原形饮片炮制工艺技术规范

1　概述

品名：地榆。

外观：不规则的类圆形片或斜切片。外表皮灰褐色至深褐色。切面较平坦，粉红色、淡黄色或黄棕色，木部略呈放射状排列。

规格：厚片（4mm）。

2　来源

本品为蔷薇科植物地榆 *Sanguisorba officinalis* L. 的干燥根经炮制加工后的制成品。

3　原料药材产地

地榆多为野生，全国大部分地区均产。

4　生产依据

依据《中国药典》（2015 年版）炮制通则炮制加工地榆饮片。

5　主要设备

中药包装机、全自动切药机。

6　工艺流程（图 2-104）

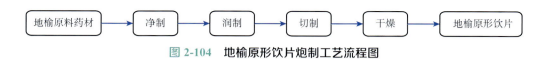

图 2-104　地榆原形饮片炮制工艺流程图

7　炮制工艺操作要求及关键参数

取地榆原料药材，洗净，去净须根，加 1.5 倍量水浸泡 4h，取出，闷润 12h，晾至地榆表面干爽，再喷淋少许清水，继续闷润 6h，复晾至地榆表面干爽，内部吃水均匀，切厚 4mm 片，60℃烘干或阳光房晾干。

8　包装规格

按照常规包装规格进行包装，即 1kg/ 袋；包装材料为聚乙烯塑料薄膜（GB-4456，GB-12056）。

9　贮存及注意事项

置通风、干燥处，防蛀。

10　原形饮片质量标准

地榆　Diyu

SANGUISORBAE RADIX

【原料药材】　蔷薇科植物地榆 *Sanguisorba officinalis* L. 的干燥根。

【炮制】　取地榆原料药材，洗净，去净须根，加 1.5 倍量水浸泡 4h，取出，闷润 12h，晾至地榆表面干爽，再喷淋少许清水，继续闷润 6h，复晾至地榆表面干爽，内部吃水均匀，切厚 4mm 片，60℃干燥。

【性状】　不规则类圆形片或斜切片。外表皮灰褐色至深褐色。切面较平坦，粉红色、淡黄色或黄棕色，木部略呈放射状排列。

【鉴别】

（1）显微鉴别　同"地榆原料药材质量标准"项下相应内容。

（2）薄层鉴别　同"地榆原料药材质量标准"项下相应内容。

（3）特征图谱　照高效液相色谱法 [《中国药典》（2015 年版）通则 0512] 测定。

色谱条件与系统适用性试验　以十八烷基硅烷键合硅胶为填充剂，以甲醇为流动相 A，以 0.1% 磷酸为流动相 B，进行梯度洗脱（表 2-63）；检测波长：270nm。理论板数按鞣花酸计算应不低于 4000。

表 2-63　地榆原形饮片特征图谱流动相梯度

时间（min）	流动相 A（%）	流动相 B（%）
0	5	95
20	15	85
35	19	81
65	25	75
75	40	60
85	50	50
95	70	30

供试品溶液的制备　取本品粉末（过四号筛）约 0.2g，精密称定，置具塞锥形瓶中，加甲醇 25mL，称重，超声处理 40min，放冷，再称定重量，用甲醇补足减失的重量，摇匀，滤过，取续滤液

用微孔滤膜（0.45μm）滤过，即得。

  测定法 精密吸取供试品溶液 2μL，注入液相色谱仪，测定，即得。

  供试品特征图谱中应有 21 个特征峰，以参照峰（S）计算各特征峰的相对保留时间，其相对保留时间应在规定值的 ±5% 之内。规定值为 0.082（峰 1）、0.109（峰 2）、0.262（峰 3）、0.327（峰 4）、0.341（峰 5）、0.400（峰 6）、0.495（峰 7）、0.507（峰 8）、0.537（峰 9）、0.574（峰 10）、0.689（峰 11）、0.837（峰 12）、0.937（峰 13）、0.958（峰 14）、0.981（峰 15）、1.000 [峰 16（S）]、1.031（峰 17）、1.068（峰 18）、1.111（峰 19）、1.131（峰 20）、1.142（峰 21），见图 2-105。

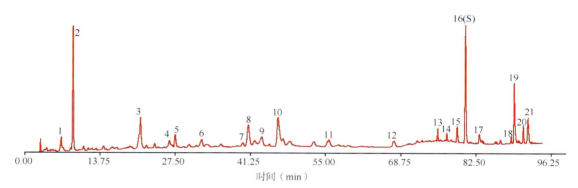

图 2-105 地榆原形饮片特征图谱

【检查】

  水分 不得过 12.0%［《中国药典》（2015 年版）通则 0832 第二法］。

  总灰分 不得过 10.0%［《中国药典》（2015 年版）通则 2302］。

  酸不溶性灰分 不得过 2.0%［《中国药典》（2015 年版）通则 2302］。

【浸出物】 同"地榆原料药材质量标准"项下相应内容。

【含量测定】

  （1）鞣质 同"地榆原料药材质量标准"项下相应内容。

  本品按干燥品计算，含鞣质不得少于 8.0%。

  （2）没食子酸 同"地榆原料药材质量标准"项下相应内容。

  本品按干燥品计算，含没食子酸（$C_7H_6O_5$）不得少于 1.0%。

  （3）地榆皂苷 I 和地榆皂苷 II 照高效液相色谱法［《中国药典》（2015 年版）通则 0512］测定。

  色谱条件与系统适用性试验 以十八烷基硅烷键合硅胶为填充剂；以乙腈为流动相 A，0.5% 磷酸溶液为流动相 B，进行梯度洗脱（表 2-64）；柱温为 35℃；检测波长为 203nm。理论板数按地榆皂苷 I 峰计算应不低于 4000。

表 2-64 地榆原形饮片含量测定流动相梯度

时间（min）	流动相 A（%）	流动相 B（%）
0	35	65
12	35	65
21	50	50
40	50	50

　　对照品溶液的制备　取地榆皂苷Ⅰ和地榆皂苷Ⅱ对照品各适量，精密称定，加甲醇制成每毫升含地榆皂苷Ⅰ 0.6mg、地榆皂苷Ⅱ 0.2mg 的溶液。

　　供试品溶液的制备　称取地榆粉末约 0.2g，精密称定，加入 25mL 甲醇，称定重量，超声处理（功率 300W，频率 45kHz）40min，放冷，用甲醇补足减失的重量，滤过，取续滤液，即得。

　　测定法　分别精密吸取对照品溶液与供试品溶液各 10μL，注入液相色谱仪，测定。

　　本品按干燥品计算，含地榆皂苷Ⅰ（$C_{41}H_{66}O_{11}$）不得少于 3.5%、地榆皂苷Ⅱ（$C_{35}H_{56}O_8$）不得少于 0.2%。

三、候选标准饮片均匀化、包装及贮存技术规范

1　概述

名称：地榆。
外观：粉末状，灰黄色至土黄色。气微，味微苦涩。
粒度：65 目以上。
均匀化方法：微粉机粉碎混合。

2　主要设备

微粉机。

3　均匀化操作要求及关键参数

含水量 < 5.0% 的地榆原形饮片粗颗粒，置微粉机中，粉碎 10min，即得。

4　包装操作要求及关键参数

瓶装，设 250g 和 10g 两种装量。250g 瓶装材料为 PET 塑料密封罐，10g 瓶装材料为透明玻璃包装瓶。

5　贮存操作要求

置于阴凉、通风、干燥处贮存。保质期暂定 1 年。

6　候选标准饮片质量标准

地榆　**Diyu**

SANGUISORBAE RADIX

【**原料药材**】　蔷薇科植物地榆 *Sanguisorba officinalis* L. 的干燥根。

【采集加工】 春季将发芽时或秋季植株枯萎后采挖，除去须根，洗净，干燥。

【炮制】 取地榆原料药材，洗净，去净须根，加 1.5 倍量水浸泡 4h，取出，闷润 12h，晾至地榆表面干爽，再喷淋少许清水，继续闷润 6h，复晾至地榆表面干爽，内部吃水均匀，切厚 4mm 片，60℃干燥。

【均匀化】 取地榆原形饮片，超微粉碎 10min，过 65 目筛。

【性状】 灰黄色至土黄色粉末。气微，味微苦涩。

【鉴别】

（1）显微鉴别 粉末灰黄色至土黄色。草酸钙簇晶众多，棱角较钝，直径 18 ～ 65μm。淀粉粒众多，多单粒，长 11 ～ 25μm，直径 3 ～ 9μm，类圆形、广卵形或不规则形，脐点多为裂缝状，层纹不明显。木栓细胞黄棕色，长方形，有的胞腔内含黄棕色块状物或油滴状物。导管多为网纹导管和具缘纹孔导管，直径 13 ～ 60μm。纤维较少，单个散在或成束，细长，直径 5 ～ 9μm，非木化，孔沟不明显。草酸钙方晶直径 5 ～ 20μm。

（2）薄层鉴别 取本品粉末 2g，加含 10% 盐酸的 50% 甲醇溶液 50mL，加热回流 2h，放冷，滤过，滤液用盐酸饱和的乙醚振摇提取 2 次，每次 25mL，合并乙醚液，挥干，残渣加甲醇 1 mL 使溶解，作为供试品溶液。另取没食子酸对照品，加甲醇制成每毫升含 0.5mg 的溶液，作为对照品溶液。照薄层色谱法 [《中国药典》（2015 年版）通则 0502] 试验，吸取供试品溶液 5 ～ 10μL、对照品溶液 5μL，分别点于同一硅胶 G 薄层板上，以甲苯（用水饱和）– 乙酸乙酯 – 甲酸（6：3：1）为展开剂，展开，取出，晾干，喷以 1% 三氯化铁乙醇溶液。供试品色谱中，在与对照品色谱相应的位置上，显相同颜色的斑点。

取地榆粉末 0.5g，加甲醇 10mL，超声处理 40min，滤过，作为供试品溶液。另取地榆皂苷 I 和地榆皂苷 II 对照品，加甲醇制成每毫升含 0.5mg 的溶液，作为对照品溶液。照薄层色谱法 [《中国药典》（2015 年版）通则 0502] 试验，吸取供试品溶液和对照品溶液各 5μL，分别点于同一硅胶 G 薄层板上，以氯仿 – 甲醇 – 甲酸（6：1：0.2）为展开剂，展开，取出，晾干，喷以 10% 的硫酸乙醇溶液，105℃显色，紫外光灯（365nm）下检视，供试品色谱中，在与对照品色谱相应的位置上，显相同颜色的斑点。

（3）特征图谱 照高效液相色谱法 [《中国药典》（2015 年版）通则 0512] 测定。

色谱条件与系统适用性试验 以十八烷基硅烷键合硅胶为填充剂，以甲醇为流动相 A，以 0.1% 磷酸为流动相 B，进行梯度洗脱（表 2-65）；检测波长：270nm。理论板数按鞣花酸计算应不低于 4000。

表 2-65 地榆候选标准饮片特征图谱流动相梯度

时间（min）	流动相 A（%）	流动相 B（%）
0	5	95
20	15	85
35	19	81
65	25	75
75	40	60
85	50	50
95	70	30

供试品溶液的制备 取本品粉末（过四号筛）约 0.2g，精密称定，置具塞锥形瓶中，加甲醇 25mL，称重，超声处理 40min，放冷，再称定重量，用甲醇补足减失的重量，摇匀，滤过，取续滤液用微孔滤膜（0.45μm）滤过，即得。

测定法 精密吸取供试品溶液 2μL，注入液相色谱仪，测定，即得。

供试品特征图谱中应有 21 个特征峰，以参照峰（S）计算各特征峰的相对保留时间，其相对保留时间应在规定值的 ±5% 之内。规定值为 0.082（峰 1）、0.109（峰 2）、0.262（峰 3）、0.327（峰 4）、0.341（峰 5）、0.400（峰 6）、0.495（峰 7）、0.507（峰 8）、0.537（峰 9）、0.574（峰 10）、0.689（峰 11）、0.837（峰 12）、0.937（峰 13）、0.958（峰 14）、0.981（峰 15）、1.000［峰 16（S）］、1.031（峰 17）、1.068（峰 18）、1.111（峰 19）、1.131（峰 20）、1.142（峰 21），见图 2-106。

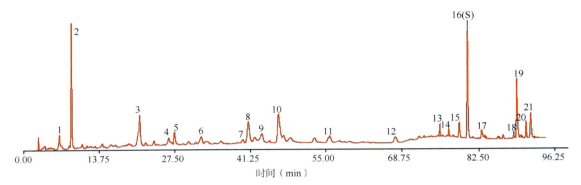

图 2-106 地榆候选标准饮片特征图谱

【检查】

水分 不得过 12.0%［《中国药典》（2015 年版）通则 0832 第二法］。

总灰分 不得过 10.0%［《中国药典》（2015 年版）通则 2302］。

酸不溶性灰分 不得过 2.0%［《中国药典》（2015 年版）通则 2302］。

【浸出物】 照"醇溶性浸出物测定法"［《中国药典》（2015 年版）通则 2201］项下的热浸法测定，用稀乙醇作溶剂，不得少于 23.0%。

【含量测定】

（1）鞣质 取本品粉末（过四号筛）约 0.4g，精密称定，照鞣质含量测定法［《中国药典》（2015 年版）通则 2202］测定，在"不被吸附的多酚"测定中，同时作空白试验校正，计算，即得。

本品按干燥品计算，含鞣质不得少于 8.0%。

（2）没食子酸 照高效液相色谱法［《中国药典》（2015 年版）通则 0512］测定。

色谱条件与系统适用性试验 以十八烷基硅烷键合硅胶为填充剂；以甲醇 -0.05% 磷酸溶液（5：95）为流动相；检测波长为 272nm。理论板数按没食子酸峰计算应不低于 2000。

对照品溶液的制备 取没食子酸对照品适量，精密称定，加水制成每毫升含 30μg 的溶液，即得。

供试品溶液的制备 取本品粉末（过四号筛）约 0.2g，精密称定，置具塞锥形瓶中，加 10% 盐酸溶液 10mL，加热回流 3h，放冷，滤过，滤液置 100mL 量瓶中，用水适量分数次洗涤容器和残渣，洗液滤入同一量瓶中，加水至刻度，摇匀，滤过，取续滤液，即得。

测定法　分别精密吸取对照品溶液与供试品溶液各 10μL，注入液相色谱仪，测定，即得。

本品按干燥品计算，含没食子酸（$C_7H_6O_5$）不得少于 1.0%。

（3）地榆皂苷 I 和地榆皂苷 II　照高效液相色谱法［《中国药典》（2015 年版）通则 0512］测定。

色谱条件与系统适用性试验　以十八烷基硅烷键合硅胶为填充剂；以乙腈为流动相 A，0.5% 磷酸溶液为流动相 B，进行梯度洗脱（表 2-66）；柱温为 35℃；检测波长为 203nm。理论板数按地榆皂苷 I 峰计算应不低于 4000。

表 2-66　地榆候选标准饮片含量测定流动相梯度

时间（min）	流动相 A（%）	流动相 B（%）
0	35	65
12	35	65
21	50	50
40	50	50

对照品溶液的制备　取地榆皂苷 I 和地榆皂苷 II 对照品各适量，精密称定，加甲醇制成每毫升含地榆皂苷 I 0.6mg、地榆皂苷 II 0.2mg 的溶液。

供试品溶液的制备　称取地榆粉末约 0.2g，精密称定，加入 25mL 甲醇，称定重量，超声处理（功率 300W，频率 45kHz）40min，放冷，用甲醇补足减失的重量，滤过，取续滤液，即得。

测定法　分别精密吸取对照品溶液与供试品溶液各 10μL，注入液相色谱仪，测定。

本品按干燥品计算，含地榆皂苷 I（$C_{41}H_{66}O_{11}$）不得少于 3.5%、地榆皂苷 II（$C_{35}H_{56}O_8$）不得少于 0.2%。

第三十一节　地　榆　炭

一、原料药材采集加工技术规范

参见"第二章 第三十节 地榆"项下相应内容。

二、原形饮片炮制工艺技术规范

1　概述

品名：地榆炭。

外观：形如地榆片，表面焦黑色，内部棕褐色。具焦香气，味微苦涩。

规格：厚片（4mm）。

2　来源

本品为蔷薇科植物地榆 *Sanguisorba officinalis* L. 的干燥根经炮制加工后的制成品。

3　原料药材产地

多为野生，全国大部分地区均产。

4　生产依据

依据《中国药典》（2015 年版）炮制通则炮制加工地榆炭饮片。

5　主要设备

炒药机、中药包装机。

6　工艺流程（图 2-107）

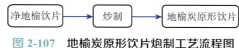

图 2-107　**地榆炭原形饮片炮制工艺流程图**

7　炮制工艺操作要求及关键参数

取净地榆片适量，置已预热至锅底温度约 210℃的炒锅内，在不停翻动下，炒制 9 ～ 11min，至地榆炭温度约 190℃，表面焦黑色，内部棕褐色，喷淋少许清水，熄灭火星，取出，及时摊晾，筛去碎屑，包装，即得。

8　包装规格

按照常规包装规格进行包装，即 1kg/ 袋；包装材料为聚乙烯塑料薄膜（GB-4456，GB-12056）。

9　贮存及注意事项

置通风、干燥处贮存。

10　原形饮片质量标准

地榆炭　**Diyutan**

【原料药材】　蔷薇科植物地榆 *Sanguisorba officinalis* L. 的干燥根。

【炮制】　取净地榆片适量，置已预热至锅底温度约210℃的炒锅内，在不停翻动下，炒制9～11min，至地榆炭温度约190℃，表面焦黑色、内部棕褐色，喷淋清水少许，熄灭火星，取出，及时摊晾，筛去碎屑，包装即得。

【性状】　形如地榆片，表面焦黑色，内部棕褐色。具焦香气，味微苦涩。

【鉴别】　取本品粉末2g，加含10%盐酸的50%甲醇溶液50mL，加热回流2h，放冷，滤过，滤液用盐酸饱和的乙醚振摇提取2次，每次25mL，合并乙醚液，挥干，残渣加甲醇1mL使溶解，作为供试品溶液。另取没食子酸对照品，加甲醇制成每毫升含0.5mg的溶液，作为对照品溶液。照薄层色谱法［《中国药典》（2015年版）通则0502］试验，吸取供试品溶液5～10μL、对照品溶液5μL，分别点于同一硅胶G薄层板上，以甲苯（用水饱和）–乙酸乙酯–甲酸（6：3：1）为展开剂，展开，取出，晾干，喷以1%三氯化铁乙醇溶液。供试品色谱中，在与对照品色谱相应的位置上，显相同颜色的斑点。

【浸出物】　同《中国药典》（2015年版）"地榆炭"项下相应内容。

【含量测定】　同《中国药典》（2015年版）"地榆炭"项下相应内容。

本品按干燥品计算，含鞣质不得少于2.0%；含没食子酸（$C_7H_6O_5$）不得少于0.6%。

三、候选标准饮片均匀化、包装及贮存技术规范

1　概述

名称：地榆炭。
外观：粉末状，棕黑色。气焦香，味苦涩。
粒度：65目以上。
均匀化方法：微粉机粉碎混合。

2　主要设备

微粉机。

3　均匀化操作要求及关键参数

将含水量＜5.0%的地榆炭原形饮片粗颗粒，置微粉机中，粉碎10min，即得。

4　包装操作要求及关键参数

瓶装，设250g和10g两种装量。250g瓶装材料为PET塑料密封罐，10g瓶装材料为透明玻璃包装瓶。

5　贮存操作要求

置阴凉、通风、干燥处贮存。保质期暂定 1 年。

6　候选标准饮片质量标准

地榆炭　Diyutan

【原料药材】　蔷薇科植物地榆 *Sanguisorba officinalis* L. 的干燥根。

【采集加工】　春季将发芽时或秋季植株枯萎后采挖，除去须根，洗净，干燥。

【炮制】　取净地榆片适量，置已预热至锅底温度约 210℃的炒锅内，在不停翻动下，炒制 9 ～ 11min，至地榆炭温度约 190℃，表面焦黑色、内部棕褐色，喷淋少许清水，熄灭火星，取出，及时摊晾，筛去碎屑。

【均匀化】　将地榆炭饮片超微粉碎制得均匀化地榆炭标准饮片。

【性状】　棕黑色粉末。气焦香，味苦涩。

【鉴别】　取本品 2g，加含 10% 盐酸的 50% 甲醇溶液 50mL，加热回流 2h，放冷，滤过，滤液用盐酸饱和的乙醚振摇提取 2 次，每次 25mL，合并乙醚液，挥干，残渣加甲醇 1 mL 使溶解，作为供试品溶液。另取没食子酸对照品，加甲醇制成每毫升含 0.5mg 的溶液，作为对照品溶液。照薄层色谱法 [《中国药典》（2015 年版）通则 0502] 试验，吸取供试品溶液 5 ～ 10μL、对照品溶液 5μL，分别点于同一硅胶 G 薄层板上，以甲苯（用水饱和）– 乙酸乙酯 – 甲酸（6：3：1）为展开剂，展开，取出，晾干，喷以 1% 三氯化铁乙醇溶液。供试品色谱中，在与对照品色谱相应的位置上，显相同颜色的斑点。

【浸出物】　照"醇溶性浸出物测定法"[《中国药典》（2015 年版）通则 2201] 项下的热浸法测定，用稀乙醇作溶剂，不得少于 20.0%。

【含量测定】

（1）鞣质　取本品约 0.4g，精密称定，照鞣质含量测定法 [《中国药典》（2015 年版）通则 2202] 测定，在"不被吸附的多酚"测定中，同时作空白试验校正，计算，即得。

本品按干燥品计算，含鞣质不得少于 2.0%。

（2）没食子酸　照高效液相色谱法 [《中国药典》（2015 年版）通则 0512] 测定。

色谱条件与系统适用性试验　以十八烷基硅烷键合硅胶为填充剂；以甲醇 -0.05% 磷酸溶液（5：95）为流动相；检测波长为 272nm。理论板数按没食子酸峰计算应不低于 2000。

对照品溶液的制备　取没食子酸对照品适量，精密称定，加水制成每毫升含 30μg 的溶液，即得。

供试品溶液的制备　取本品约 0.2g，精密称定，置具塞锥形瓶中，加 10% 盐酸溶液 10mL，加热回流 3h，放冷，滤过，滤液置 100mL 量瓶中，用水适量分数次洗涤容器和残渣，洗液滤入同一量瓶中，加水至刻度，摇匀，滤过，取续滤液，即得。

测定法　分别精密吸取对照品溶液与供试品溶液各 10μL，注入液相色谱仪，测定，即得。

本品按干燥品计算，含没食子酸（$C_7H_6O_5$）不得少于 0.6%。

第三十二节 山 药

一、原料药材采集加工技术规范

1 概述

名称：山药。
采集时间：2015 年 6 月。
采集地点：河南省焦作市周边地区。
生长年限：1 年。

2 基原

本品为薯蓣科植物薯蓣 *Dioscorea opposita* Thunb. 的干燥根茎。

3 原料药材产地

主产于河南焦作。

4 采集及加工依据

依据《中国药典》（2015 年版）和《药品生产质量管理规范（GMP）》进行采集加工。

5 工艺流程（图 2-108）

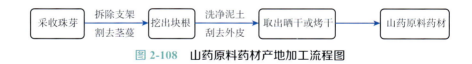

图 2-108 山药原料药材产地加工流程图

6 加工工艺操作要求及关键参数

薯蓣科植物薯蓣，1 年可采收，采回的根茎趁新鲜洗净泥土，泡在水中，用竹片等刮去外皮，使成白色，然后用硫磺熏蒸 1 ～ 2 天，要熏透。当山药变软时，取出晒干或烘干，即得。

7 贮存及注意事项

避光，阴凉处放置。

8　原料药材质量标准

山药　**Shanyao**

DIOSCOREAE RHIZOMA

【基原】　同《中国药典》（2015 年版）"山药"项下相应内容。

【采集加工】　采收珠芽，挖出块根，洗净泥土，晒干或烤干，即可。

【鉴别】

（1）显微鉴别　同《中国药典》（2015 年版）"山药"项下相应内容。

（2）薄层鉴别　同《中国药典》（2015 年版）"山药"项下相应内容。

（3）特征图谱　照高效液相色谱法 [《中国药典》（2015 年版）通则 0512] 测定。

色谱条件与系统适用性试验　以十八烷基硅烷键合硅胶为填充剂，以 0.1% 磷酸水（A）- 乙腈（B）为流动相，进行梯度洗脱（表 2-67），流速 0.2mL/min，检测波长 260nm。

表 2-67　山药原料药材特征图谱流动相梯度

时间（min）	流动相 A（%）	流动相 B（%）
0	93	7
5	70	30
15	40	60
20	15	85
25	40	60
30	70	30
40	93	7

对照品溶液的制备　精密称取尿囊素对照品 10mg 于 50mL 容量瓶中，加入甲醇定容至刻度，摇匀得 200μg/mL 的对照品溶液备用，即得。

供试品溶液的制备　取样品粉末（过 80 目筛）10g，精密称定，置具塞锥形瓶中，精密加入 70% 甲醇 50mL，称定重量，超声处理 30min，取出，放冷，再称定质量，用 70% 甲醇补足减失重量，摇匀，滤过，蒸干，残渣加 20% 甲醇 - 乙醚混合液，蒸干，残渣加甲醇定容至 5mL，用 0.22μm 微孔滤膜过滤，即得。

测定法　分别精密吸取对照品溶液、供试品溶液各 5μL 注入色谱仪，测定，即得。

供试品特征图谱中应有 10 个特征峰，以峰 7 为参照峰（S），计算各特征峰的相对保留时间，其相对保留时间均在规定值的 ±5% 之内。规定值分别为 0.059（峰 1）、0.110（峰 2）、0.773（峰 3）、0.819（峰 4）、0.864（峰 5）、0.911（峰 6）、1.000[峰 7（S）]、1.070（峰 8）、1.191（峰 9）、1.271（峰 10），见图 2-109。

【检查】、【浸出物】　同《中国药典》（2015 年版）"山药"项下相应内容。

【含量测定】　照高效液相色谱法（通则 0512）测定。

色谱条件与系统适用性试验　以十八烷基硅烷键合硅胶为填充剂；以甲醇 - 水（5：95）为流动相，检测波长为 212nm。理论塔板数按尿囊素计算不低于 3500。

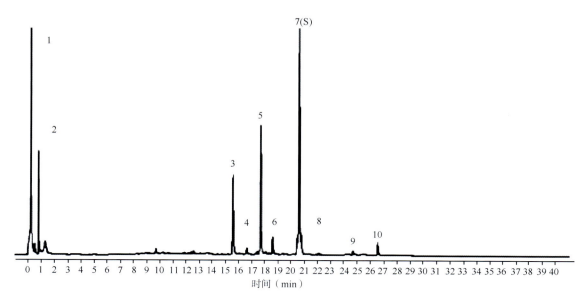

图 2-109　山药原料药材特征图谱

峰 1：尿囊素

对照品溶液的制备　精密称取尿囊素对照品 10mg 于 50mL 容量瓶中，加入 20% 乙醇定容至刻度，摇匀得 200μg/mL 的对照品溶液备用，即得。

供试品溶液的制备　精密称量麸炒山药粉末 0.25g 于 25mL 容量瓶中，加入 20% 稀乙醇溶解稀释至刻度，超声处理 0.5h，冷却至室温后用离心机以 3500r/min 的转速离心 10min，取上清液过 0.22μm 的微孔滤膜，即得。

测定法　分别精密吸取对照品溶液与供试品溶液各 10μL，注入液相色谱仪，测定，即得。

本品以干燥品计算，含尿囊素（$C_4H_6N_4O_3$）不得低于 0.15%。

二、原形饮片炮制工艺技术规范

1　概述

品名：山药。
外观：不规则厚片，皱缩不平，切面白色或黄白色，质坚脆，粉性。气微，味淡，微酸。
规格：片（长 1.2～3.5cm）。

2　来源

本品为薯蓣科植物薯蓣 *Dioscorea opposita* Thunb. 的干燥根茎经炮制加工后的制成品。

3　原料药材产地

主产于河南、山西、湖南等地区。

4　生产依据

依据《中国药典》（2015 年版）炮制通则和《北京市中药饮片炮制规范》（2008 年版）炮制加工山药饮片。

5　主要设备

洗药机、斜切式切片机、带式干燥机、带式润药机。

6　工艺流程（图 2-110）

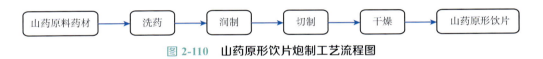

图 2-110　**山药原形饮片炮制工艺流程图**

7　炮制工艺操作要求及关键参数

除去杂质，分开大小个，泡润至透，切厚片 2 ～ 4mm，即可。

8　包装规格

按照常规包装规格进行包装，即 1kg/ 袋；包装材料为聚乙烯塑料薄膜（GB-4456，GB-12056）。

9　贮存及注意事项

通风、干燥处贮存。防潮。

10　原形饮片质量标准

山药　**Shanyao**

DIOSCOREAE RHIZOMA

【原料药材】　薯蓣科植物薯蓣 *Dioscorea opposita* Thunb. 的干燥根茎。

【炮制】　取山药原料药材，去除杂质，洗净，闷润至透，切厚片 2 ～ 4mm，干燥，即可。

【性状】　不规则厚片，长 1.2 ～ 3.5cm，皱缩不平，切面白色或黄白色，质坚脆，粉性。气微，味淡，微酸。

【鉴别】　同"山药原料药材质量标准"项下相应内容。

【检查】

水分　不得过 10.0%[《中国药典》（2015 年版）通则 0832 第二法]。

总灰分　不得过 3.8%[《中国药典》（2015 年版）通则 2302]。

【浸出物】　照"浸出物测定法"[《中国药典》（2015 年版）]项下的冷浸法测定，浸出物的含量不得少于 6.0%。

【含量测定】　同"山药原料药材质量标准"项下相应内容。

三、候选标准饮片均匀化、包装及贮存技术规范

1　概述

名称：山药。

外观：粉末状，白色或黄白色，质坚脆，气微，味淡，微酸。

粒度：80 目。

均匀化方法：粉碎、搅拌混合机混匀。

2　主要设备

高速中药粉碎机。

3　均匀化操作要求及关键参数

将山药原形饮片置粉碎机中，粉碎 50s，过 80 目筛，粉末置混合机混合 5min，混合均匀，得候选标准饮片。

4　包装操作要求及关键参数

瓶装，分别设置 50g、20g 和 10g 三种装量。瓶装材料为棕色玻璃瓶。

5　贮存操作要求

置阴凉、通风、干燥处贮存。保质期暂定 2 年。

6　候选标准饮片质量标准

山药　**Shanyao**

DIOSCOREAE RHIZOMA

【原料药材】　薯蓣科植物薯蓣 *Dioscorea opposita* Thunb. 的干燥根茎。

【采集加工】　采收珠芽，挖出块根，洗净泥土，晒干或烤干，即可。

【炮制】　取山药原料药材，去除杂质，洗净，闷润至透，切厚片 2 ～ 4mm，干燥，即可。

【均匀化】　取山药原形饮片，粉碎过 80 目筛，搅拌混合均匀后包装。

【性状】　白色或黄白色粉末，气微，味淡，微酸。

【鉴别】

（1）显微鉴别　山药粉末类白色。淀粉粒单粒扁卵形、三角状卵形、类圆形或矩圆形，直径 8 ～ 35μm，脐点点状、人字状、十字状或短缝状，可见层纹；草酸钙针晶束存在于黏液细胞中，长约至 240μm，针晶粗 3 ～ 4μm。具缘纹孔导管及环纹导管直径 20 ～ 40μm。

（2）薄层鉴别　取本品 5g，加二氯甲烷 30mL，加热回流 2h，滤过，滤液蒸干，残渣加二氯甲烷 1mL 使溶解，作为供试品溶液。另取山药对照药材 1g，加二氯甲烷 5mL，同法制成对照药材溶液。照薄层色谱法 [《中国药典》（2015 年版）] 试验，吸取上述两种溶液各 10μL，分别点于同一硅胶 G 薄层板上，以乙酸乙酯 – 甲醇 – 浓氨试液（9 ∶ 1 ∶ 0.5）为展开剂，展开，取出，晾干，喷以 10% 磷钼酸乙醇溶液，在 105℃加热至斑点显色清晰。供试品色谱中，在与对照药材色谱相应的位置上，显相同颜色的斑点。

（3）特征图谱　照高效液相色谱法 [《中国药典》（2015 年版）通则 0512] 测定。

色谱条件与系统适用性试验　以十八烷基硅烷键合硅胶为填充剂，以 0.1% 磷酸水 – 乙腈为流动相，进行梯度洗脱（表 2-68），流速 0.2mL/min，检测波长 260nm。

表 2-68　山药候选标准饮片特征图谱流动相梯度

时间（min）	乙腈（%）	0.1% 磷酸 – 水（%）
0	7	93
5	30	70
15	60	40
20	85	15
25	60	40
30	30	70
40	1	93

对照品溶液的制备　精密称取尿囊素对照品 10mg 于 50mL 容量瓶中，加入甲醇定容至刻度，摇匀得 200μg/mL 的对照品溶液。

供试品溶液的制备　取样品粉末（过 80 目筛）10g，精密称定，置具塞锥形瓶中，精密加入 70% 甲醇 50mL，称定重量，超声处理 30min，取出，放冷，再称定重量，用 70% 甲醇补足减失的重量，摇匀，滤过，蒸干，残渣加 20% 甲醇 – 乙醚混合液，蒸干，残渣加甲醇定容至 5mL，用 0.22μm 微孔滤膜过滤，即得。

测定法　分别精密吸取对照品溶液与供试品溶液各 5μL，注入色谱仪，测定，即得。

供试品特征图谱中应有 10 个特征峰，以峰 7 为参照峰（S），计算各特征峰的相对保留时间，其相对保留时间均在规定值的 ±5% 之内。规定值分别为 0.059（峰 1）、0.110（峰 2）、0.773（峰 3）、0.819（峰 4）、0.864（峰 5）、0.911（峰 6）、1.000[峰 7（S）]、1.070（峰 8）、1.191（峰 9）、1.271（峰 10），见图 2-111。

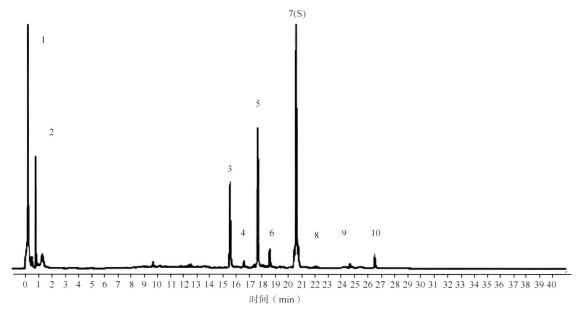

图 2-111　山药候选标准饮片特征图谱

峰 1：尿囊素

【检查】

水分　不得过 10.0%［《中国药典》（2015 年版）通则 0832 第二法］。

总灰分　不得过 3.8%［《中国药典》（2015 年版）通则 2302］。

【浸出物】　照"浸出物测定法"［《中国药典》（2015 年版）］项下冷浸法测定，浸出物的含量不得少于 6.0%。

【含量测定】　照高效液相色谱法（通则 0512）测定。

色谱条件与系统适用性试验　以十八烷基硅烷键合硅胶为填充剂；以甲醇－水（5∶95）为流动相，检测波长为 212nm。理论塔板数按尿囊素计算不低于 3500。

对照品溶液的制备　精密称取尿囊素对照品 10mg 于 50mL 容量瓶中，加入 20% 乙醇定容至刻度，摇匀得 200μg/mL 的对照品溶液。

供试品溶液的制备　精密称量山药粉末 0.25g 于 25mL 容量瓶中，加入 20% 稀乙醇溶解稀释至刻度，超声处理 0.5h，冷却至室温后用离心机以 3500r/min 的转速离心 10min，取上清液过 0.22μm 的微孔滤膜得供试品溶液。

测定法　分别精密吸取对照品溶液与供试品溶液各 10μL，注入液相色谱仪，测定，即得。

本品按干燥品计算，含尿囊素（$C_4H_6N_4O_3$）不得低于 0.15%。

第三十三节　麸 炒 山 药

一、原料药材采集加工技术规范

参见"第二章 第三十二节 山药"项下相应内容。

二、原形饮片炮制工艺技术规范

1　概述

品名：麸炒山药。
外观：形如毛山药片或光山药片，切面黄白色或微黄色，偶见焦斑，略有焦香气。
规格：片（长 1.2～3.2cm）。

2　来源

本品为薯蓣科植物薯蓣 *Dioscorea opposita* Thunb. 的干燥根茎经炮制加工后的制成品。

3　原料药材产地

主产于河南、山西、湖南等地区。

4　生产依据

依据《中国药典》（2015 年版）炮制通则和《北京市中药饮片炮制规范》（2008 年版）
炮制加工麸炒山药饮片。

5　主要设备

洗药机、斜切式切片机、带式干燥机、带式润药机。

6　工艺流程（图 2-112）

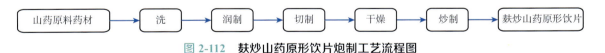

图 2-112　**麸炒山药原形饮片炮制工艺流程图**

7　炮制工艺操作要求及关键参数

取毛山药片或光山药片，照麸炒法（通则 0213）先将炒制容器加热，至撒入麸皮即刻
烟起，随即投入待炮制品，迅速翻动，炒至黄色，取出，筛去麸皮，放凉。

8　包装规格

按照常规包装规格进行包装，即 1kg/ 袋；包装材料为聚乙烯塑料薄膜（GB-4456，

GB-12056）。

9 贮存及注意事项

通风、干燥处贮存。防潮。

10 原形饮片质量标准

麸炒山药　Fuchaoshanyao

【原料药材】　薯蓣科植物薯蓣 *Dioscorea opposita* Thunb. 的干燥根茎。

【炮制】　取毛山药片或光山药片，照麸炒法（通则 0213）先将炒制容器加热，至撒入麸皮即刻烟起，随即投入待炮制品，迅速翻动，炒至黄色，取出，筛去麸皮，放凉。

【性状】　形如毛山药片或光山药片，切面黄白色或微黄色，偶见焦斑，略有焦香气。

【鉴别】

（1）显微鉴别　同《中国药典》（2015 年版）"麸炒山药"项下相应内容。

（2）薄层鉴别　同《中国药典》（2015 年版）"麸炒山药"项下相应内容。

（3）特征图谱　同"山药原形饮片质量标准"项下相应内容。

供试品特征图谱中应有 10 个特征峰，以峰 7 为参照峰（S），计算各特征峰的相对保留时间，其相对保留时间均在规定值的 ±5% 之内。规定值分别为 0.059（峰 1）、0.110（峰 2）、0.773（峰 3）、0.819（峰 4）、0.864（峰 5）、0.911（峰 6）、1.000［峰 7（S）］、1.070（峰 8）、1.191（峰 9）、1.271（峰 10），见图 2-113。

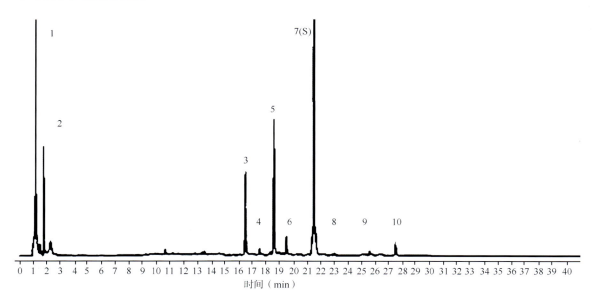

图 2-113　麸炒山药原形饮片特征图谱

峰 1：尿囊素

【检查】

水分　不得过 10.0%[《中国药典》（2015 年版）通则 0832 第二法]。

总灰分　不得过 1.0%[《中国药典》（2015 年版）通则 2302]。

【浸出物】　照"浸出物测定法"[《中国药典》（2015 年版）通则 2201]项下的热浸法测定，用水作溶剂，不得少于 4.0%。

【含量测定】　同"山药原形饮片质量标准"项下相应内容。

三、候选标准饮片均匀化、包装及贮存技术规范

1　概述

名称：麸炒山药。

外观：粉末状，黄色或黄棕色，质坚脆，焦香气。

粒度：80 目。

均匀化方法：粉碎、搅拌混合机混匀。

2　主要设备

高速中药粉碎机。

3　均匀化操作要求及关键参数

麸炒山药原形饮片置粉碎机中，粉碎 50s，过 80 目筛，粉末置混合机混合 5min，混合均匀，得候选标准饮片。

4　包装操作要求及关键参数

瓶装，分别设置 50g 和 20g 两种装量。瓶装材料为棕色玻璃瓶。

5　贮存操作要求

置阴凉、通风、干燥处贮存。保质期暂定 2 年。

6　候选标准饮片质量标准

麸炒山药　Fuchaoshanyao

【原料药材】　薯蓣科植物薯蓣 *Dioscorea opposita* Thunb. 的干燥根茎。

【采集加工】　采收珠芽，挖出块根，洗净泥土，晒干或烤干，即可。

【炮制】　取毛山药片或光山药片，照麸炒法（通则 0213）先将炒制容器加热，至撒入麸皮即刻烟起，

随即投入待炮制品，迅速翻动，炒至黄色，取出，筛去麸皮，放凉。

【均匀化】 取麸炒山药原形饮片，粉碎过 80 目筛，搅拌混合均匀后包装。

【性状】 黄色或黄褐色粉末，具焦香气。

【鉴别】

（1）显微鉴别 黄色粉末。淀粉粒单粒扁卵形、三角状卵形、类圆形或矩圆形，直径 8 ～ 35μm，脐点点状、人字状、十字状或短缝状，可见层纹；草酸钙针晶束存在于黏液细胞中，长约至 240μm，针晶粗 3 ～ 4μm。具缘纹孔导管及环纹导管直径 20 ～ 40μm。

（2）薄层鉴别 取本品 5g，加二氯甲烷 30mL，加热回流 2h，滤过，滤液蒸干，残渣加二氯甲烷 1mL 使溶解，作为供试品溶液。另取山药对照药材 1g，加二氯甲烷 5mL，同法制成对照药材溶液。照薄层色谱法 [《中国药典》（2015 年版）] 试验，吸取上述两种溶液各 10μL，分别点于同一硅胶 G 薄层板上，以乙酸乙酯 – 甲醇 – 浓氨试液（9：1：0.5）为展开剂，展开，取出，晾干，喷以 10% 磷钼酸乙醇溶液，在 105℃加热至斑点显色清晰。供试品色谱中，在与对照药材色谱相应的位置上，显相同颜色的斑点。

（3）特征图谱 照高效液相色谱法 [《中国药典》（2015 年版）通则 0512] 测定。

色谱条件与系统适用性试验 以十八烷基硅烷键合硅胶为填充剂，以 0.1% 磷酸水 – 乙腈为流动相，进行梯度洗脱（表 2-69），流速 0.2mL/min，检测波长 260nm。

表 2-69 麸炒山药候选标准饮片特征图谱流动相梯度

时间（min）	乙腈（%）	0.1% 磷酸 – 水（%）
0	7	93
5	30	70
15	60	40
20	85	15
25	60	40
30	30	70
40	1	93

对照品溶液的制备 精密称取尿囊素对照品 10mg 于 50mL 容量瓶中，加入甲醇定容至刻度，制备成 200μg/mL 的对照品溶液，即得。

供试品溶液的制备 取样品粉末（过 80 目筛）10g，精密称定，置具塞锥形瓶中，精密加入 70% 甲醇 50mL，称定重量，超声处理 30min，取出，放冷，再称定重量，用 70% 甲醇补足减失的重量，摇匀，滤过，蒸干，残渣加 20% 甲醇 – 乙醚混合液，蒸干，残渣加甲醇定容至 5mL，用 0.22μm 微孔滤膜过滤，即得。

测定法 分别精密吸取对照品溶液与供试品溶液各 5μL，注入色谱仪，测定，即得。

供试品特征图谱中应有 10 个特征峰，以峰 6 为参照峰（S），计算各特征峰的相对保留时间，其相对保留时间均在规定值的 ±5% 之内。规定值分别为 0.059（峰 1）、0.726（峰 2）、0.802（峰 3）、0.847（峰 4）、0.906（峰 5）、1.000（峰 6[S]）、1.206（峰 7）、1.291（峰 8）、1.397（峰 9）、1.514（峰 10），见图 2-114。

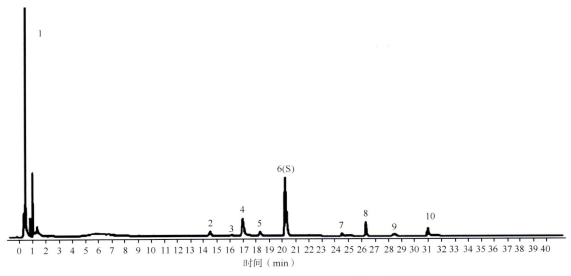

图 2-114　麸炒山药候选标准饮片特征图谱

峰 1：尿囊素

【检查】

水分　不得过 10.0%［《中国药典》（2015 年版）通则 0832 第二法］。

总灰分　不得过 1.0%［《中国药典》（2015 年版）通则 2302］。

【浸出物】　照"浸出物测定法"［《中国药典》（2015 年版）通则 2201］项下的热浸法测定，用水作溶剂，不得少于 4.0%。

【含量测定】　照高效液相色谱法（通则 0512）测定。

色谱条件与系统适用性试验　以十八烷基硅烷键合硅胶为填充剂；以甲醇 – 水（5：95）为流动相，检测波长为 212nm。理论塔板数按尿囊素计算不低于 3500。

对照品溶液的制备　精密称取尿囊素对照品 10mg 于 50mL 容量瓶中，加入 20% 乙醇定容至刻度，摇匀得 200μg/mL 的对照品溶液。

供试品溶液的制备　精密称量麸炒山药粉末 0.25g 于 25mL 容量瓶中，加入 20% 稀乙醇至刻度，超声处理 0.5h，冷却至室温后用离心机以 3500r/min 的转速离心 10min，取上清液过 0.22μm 的微孔滤膜得供试品溶液。

测定法　分别精密吸取对照品溶液与供试品溶液各 10μL，注入液相色谱仪，测定，即得。

本品按干燥品计算，含尿囊素（$C_4H_6N_4O_3$）不得低于 0.15%。

第三十四节　半　　夏

一、原料药材采集加工技术规范

1　概述

名称：半夏。

采集时间：3 批次均为 2015 年 9 月采集。

采集地点：甘肃省陇南市西和县。

生长年限：6 个月。

2 基原

本品为天南星科植物半夏 *Pinellia ternate*（Thunb.）Breit. 的干燥块茎。

3 原料药材产地

本品全国大部分地区均产，主产于四川、湖北、甘肃、安徽、江苏、河南、浙江等地。

4 采集及加工依据

依据《中国药典》（2015 年版）进行采集加工。

5 主要设备

半夏去皮机、烘干机、筛选机、色选机。

6 工艺流程（图 2-115）

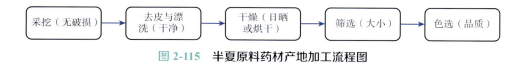

图 2-115　半夏原料药材产地加工流程图

7 加工工艺操作要求及关键参数

采挖：采挖时选晴天，从半夏地的一端开始，用爪钩顺垄小心挖 12 ～ 20cm 深的沟，逐一将半夏挖出，避免损伤半夏。

去皮与漂洗：采挖出的半夏趁鲜在两天内去皮，如果时间长不去皮，半夏皮会黏附在半夏上面除不干净。去皮机是产地自制设备，加入流动的水，靠设备内的齿轮拍打去掉半夏的外皮，流水冲洗干净。

干燥：天气晴朗时用太阳光晒进行干燥，这种方法干燥的半夏粉性足，颜色白，质量好。或使用产地自制的热风炉进行烘干。热风炉是在合适的地面上垒砌水泥支架，高度可根据需要设置，一般高度为 60 ～ 80cm，支架上面放置铁丝网，上面铺上约 10cm 厚的半夏，下面用煤炭加热烘干，热风炉的一端配有抽煤烟的自制机器，抽去煤烟，以防半夏由于煤烟熏制而产生的硫超标，热风炉里剩下的为无烟热气，对半夏进行干燥。去皮半夏鲜品开始烘干时温度约为 60℃，烘至七成干时温度降为 50℃，继续烘干，即得。

筛选：产地根据客户需求进行筛选，分出不同的规格。半夏直径从小到大分为 6mm 以下、

6 ～ 8mm、8 ～ 10mm、10 ～ 12mm、12 ～ 14mm、14 ～ 16mm、16 ～ 18mm、18mm 以上 8 个规格。

色选：根据客户的需求，采用自制色选机进一步色选，主要是除去一些颜色发黄的残次品，经过色选后得到品质比较好的半夏。即得产地加工过的半夏原料药材。

8　贮存及注意事项

置通风、干燥处，防蛀。

9　原料药材质量标准

半夏　Banxia
PINELLIAE RHIZOMA

【基原】、【采集加工】、【性状】　同《中国药典》（2015 年版）"半夏"项下相应内容。

【鉴别】

（1）显微鉴别　同《中国药典》（2015 年版）"半夏"项下相应内容。

（2）薄层鉴别　同《中国药典》（2015 年版）"半夏"项下相应内容。

（3）特征图谱　照高效液相色谱法 [《中国药典》（2015 年版）通则 0512] 测定。

色谱条件与系统适用性试验　以十八烷基硅烷键合硅胶为填充剂；以甲醇为流动相 A，以 0.1% 甲酸水为流动相 B，进行梯度洗脱（表 2-70）；流速 1.0mL/min，柱温 30℃，进样量 10μL，检测波长 265nm。理论塔板数按鸟苷计算不低于 3500。

表 2-70　半夏原料药材特征图谱流动相梯度

时间（min）	流动相 A（%）	流动相 B（%）
0	1	99
2	1	99
12	2	98
16	2	98
26	10	90
36	20	80
47	40	60
53	40	60
60	75	25
90	75	25

供试品溶液的制备　取本品粉末（过四号筛）约 5g，精密称定，置具塞锥形瓶内，加入 50mL 的 30% 甲醇，超声提取 30min，离心，取上清液。滤渣加入 30mL 的 30% 甲醇，重复提取一次，离心，取上清液。合并上清液，浓缩至干，用 30% 甲醇定容至 10mL，0.22μm 微孔滤膜过滤，即得。

测定法　吸取供试品溶液 10μL，注入液相色谱仪，测定，即得。

供试品特征图谱中应有 23 个特征峰，以参照峰（S）计算各特征峰的相对保留时间，其相对保留

时间应在规定值的 ±5% 之内。规定值为 0.152（峰 1）、0.168（峰 2）、0.224（峰 3）、0.281（峰 4）、0.418（峰 5）、0.442（峰 6）、0.504（峰 7）、0.550（峰 8）、0.630（峰 9）、1.000［峰 10（S）］、1.149（峰 11）、1.282（峰 12）、1.587（峰 13）、1.633（峰 14）、1.666（峰 15）、1.794（峰 16）、2.004（峰 17）、2.025（峰 18）、2.078（峰 19）、2.168（峰 20）、2.362（峰 21）、2.566（峰 22）、2.635（峰 23），见图 2-116。

【检查】

水分　不得过 12.0%［《中国药典》（2015 年版）通则 0832 第二法］。

总灰分　不得过 4.0%［《中国药典》（2015 年版）通则 2302］。

【浸出物】　照"浸出物测定法"［《中国药典》（2015 年版）通则 2201］项下的冷浸法测定，用水作溶剂，不得少于 9.0%；用乙醇作溶剂，不少于 6.0%。

【含量测定】

（1）总酸　同《中国药典》（2015 年版）"半夏"项下相应内容。

本品按干燥品计算，含总酸以琥珀酸（$C_4H_6O_4$）计，不得少于 0.40%。

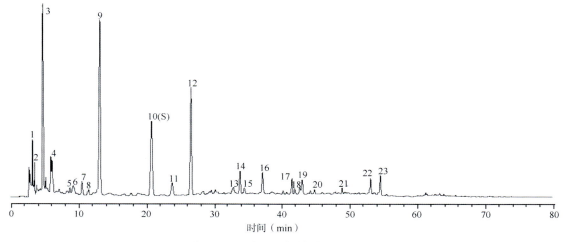

图 2-116　半夏原料药材特征图谱

（2）核苷类　照高效液相色谱法［《中国药典》（2015 年版）通则 0512］测定。

色谱条件与系统适用性试验　以十八烷基硅烷键合硅胶为填充剂；以甲醇为流动相 A，以 0.1% 甲酸水为流动相 B，进行梯度洗脱（表 2-71）；流速 1.0mL/min，柱温 30℃，进样量 10μL，检测波长 265nm。理论塔板数按鸟苷计算不低于 3500。

表 2-71　半夏原料药材核苷类含量测定流动相梯度

时间（min）	流动相 A（%）	流动相 B（%）
0	1	99
2	1	99
12	2	98
16	2	98
26	10	90

续表

时间（min）	流动相 A（%）	流动相 B（%）
36	20	80
47	40	60
53	40	60
60	75	25
90	75	25

对照品溶液的制备　分别精密称取对照品尿嘧啶、尿苷、肌苷、乌苷、腺苷各适量，分别加入适量甲醇，次黄嘌呤与黄嘌呤分别加入含 5μL 氨水的甲醇溶液，摇匀，充分溶解，以上对照品分别制成浓度为 1.0mg/mL 对照品储备液。分别精密吸取各对照品溶液 300μL、1300μL、250μL、1000μL、1000μL、200μL、150μL 置 10mL 容量瓶中，加甲醇，摇匀，定容，制成每毫升分别含尿嘧啶 30μg、次黄嘌呤 20μg、黄嘌呤 15μg、尿苷 130μg、肌苷 25μg、乌苷 100μg、腺苷 100μg 的混合对照品溶液。

供试品溶液的制备　取本品粉末（过四号筛）约 5g，精密称定，置具塞锥形瓶内，加入 30% 的甲醇 50mL，超声提取 30min，离心，取上清液。滤渣加入 30% 的甲醇 30mL，重复提取一次，离心，取上清液。合并上清液，浓缩至干，用 30% 的甲醇定容至 10mL，0.22μm 微孔滤膜过滤，即得。

测定法　分别精密吸取对照品溶液与供试品溶液各 10μL，注入液相色谱仪，测定，即得。

本品以干燥品计算，含尿嘧啶（$C_4H_4N_2O_2$）不得少于 24.30μg/g、次黄嘌呤（$C_5H_4N_4O$）不得少于 25.45μg/g、黄嘌呤（$C_5H_4N_4O_2$）不得少于 6.45μg/g、尿苷（$C_{10}H_{13}N_5O_5$）不得少于 282.40μg/g、肌苷（$C_{10}H_{12}N_4O_5$）不得少于 44.80μg/g、乌苷（$C_{10}H_{13}N_5O_5$）不得少于 197.80μg/g、腺苷（$C_{10}H_{13}N_5O_4$）不得少于 24.60μg/g。上述 7 种成分的总量不得少于 605.80μg/g。

二、原形饮片炮制工艺技术规范

1　概述

品名：半夏。

外观：类球形，有的稍偏斜，直径 1 ~ 1.5cm，表面白色或浅黄色，顶端有凹陷的茎痕，周围密布麻点状根痕；下面钝圆，较光滑。质坚实，断面洁白，富粉性。气微，味辛辣、麻舌而刺喉。

规格：根据半夏颗粒直径大小分为大、中、小三级。大粒：14 ~ 15mm，中粒：12 ~ 14mm，小粒：8 ~ 12mm。用于本研究的为直径 12 ~ 14mm 的中粒半夏。

2　来源

本品为天南星科植物半夏 *Pinellia ternate*（Thunb.）Breit. 的干燥块茎经炮制加工后制成的饮片。

3 原料药材产地

全国大部分地区均产，主产于四川、湖北、甘肃、安徽、江苏、河南、浙江等地。

4 生产依据

依据《中国药典》（2015 年版）炮制通则炮制加工半夏饮片。

5 主要设备

产地自制筛选机、人工挑选。

6 工艺流程（图 2-117）

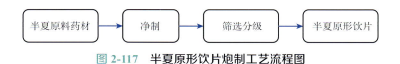

图 2-117 半夏原形饮片炮制工艺流程图

7 炮制工艺操作要求及关键参数

根据半夏颗粒直径大小分为大、中、小三级。大粒：14 ～ 15mm，中粒：12 ～ 14mm，小粒：8 ～ 12mm。用于本研究的为直径 12 ～ 14mm 的中粒半夏。

8 包装规格

按照常规包装规格进行包装，即 1kg/ 袋；包装材料为聚乙烯塑料薄膜（GB-4456，GB-12056）。

9 贮存及注意事项

置通风、干燥处，防蛀。

10 原形饮片质量标准

半夏 Banxia

PINELLIAE RHIZOMA

【原料药材】 天南星科植物半夏 *Pinellia ternata*（Thunb.）Breit. 的干燥块茎。

【炮制】 取半夏原料药材，净制，筛选分级。用时捣碎。

【性状】 同《中国药典》（2015 年版）"半夏"项下相应内容。

【鉴别】　同"半夏原料药材质量标准"项下相应内容。

【检查】

水分　不得过 12.6%［《中国药典》（2015 年版）通则 0832 第二法］。

总灰分　不得过 3.3%［《中国药典》（2015 年版）通则 2302］。

【浸出物】　照"浸出物测定法"［《中国药典》（2015 年版）通则 2201］项下的冷浸法测定，用水作溶剂，不得少于 9.0%；用乙醇作溶剂，不得少于 6.0%。

【含量测定】

（1）总酸　同"半夏原料药材质量标准"项下相应内容。

本品按干燥品计，含总酸以琥珀酸（$C_4H_6O_4$）计，不得少于 0.40%。

（2）核苷类　同"半夏原料药材质量标准"项下相应内容。

本品按干燥品计，含尿嘧啶（$C_4H_4N_2O_2$）不得少于 24.30μg/g、次黄嘌呤（$C_5H_4N_4O$）不得少于 25.45μg/g、黄嘌呤（$C_5H_4N_4O_2$）不得少于 6.45μg/g、尿苷（$C_{10}H_{13}N_5O_5$）不得少于 282.40μg/g、肌苷（$C_{10}H_{12}N_4O_5$）不得少于 44.80μg/g、鸟苷（$C_{10}H_{13}N_5O_5$）不得少于 197.80μg/g、腺苷（$C_{10}H_{13}N_5O_4$）不得少于 24.60μg/g。上述 7 种成分的总量不得少于 605.80μg/g。

三、候选标准饮片均匀化、包装及贮存技术规范

1　概述

名称：半夏。

外观：粉末状，类白色。气微，味辛辣、麻舌而刺喉。

粒度：65 目。

均匀化方法：粉碎、过筛混匀。

2　主要设备

高速高效风吸式粉碎机（GFSJ-250）、高效混合机（VH-20）、包装机。

3　均匀化操作要求及关键参数

将半夏原形饮片置高速高效风吸式粉碎机（GFSJ-250）中，粉碎 20min（3800r/min）；取出粉碎后的粉末，过 65 目筛，未通过筛子的重新粉碎，直至全部通过。过筛后的半夏粉末置高效混合机（VH-20）中，混合 10min（20r/min），至候选标准饮片混合均匀，停止，倾出。

4　包装操作要求及关键参数

采用棕色瓶装和铝箔袋装两种，每种包装材料设置 5g 和 20g 两种包装规格。铝箔袋材料为塑料与铝箔复合袋（GB/T 28118-2011），瓶装材料为亚克力透明包装瓶。

5 贮存操作要求

置阴凉、干燥处贮存。保质期暂定1年。

6 候选标准饮片质量标准

半夏 Banxia
PINELLIAE RHIZOMA

【原料药材】 天南星科植物半夏 *Pinellia ternata*（Thunb.）Breit. 的干燥块茎。

【采集加工】 夏、秋二季采挖，洗净，除去外皮和须根，晒干。

【炮制】 取半夏原料药材，净制，筛选分级。

【均匀化】 取直径在 12 ～ 14mm 的半夏原形饮片，粉碎过 65 目筛，混合均匀后包装。

【性状】 粉末状，类白色。气微，味辛辣、麻舌而刺喉。

【鉴别】

（1）显微鉴别 本品呈类白色。淀粉粒甚多，单粒类圆形、半圆形或圆多角形，直径 2 ～ 20μm，脐点裂缝状、人字状或星状；复粒由 2 ～ 6 分粒组成。草酸钙针晶束存在于椭圆形黏液细胞中，或随处散在，针晶长 20 ～ 144μm，螺纹导管直径 10 ～ 24μm。

（2）薄层鉴别 取本品 1g，加甲醇 10mL，加热回流 30min，滤过，滤液挥至 0.5mL，作为供试品溶液。另取精氨酸对照品、丙氨酸对照品、缬氨酸对照品、亮氨酸对照品，加 70% 甲醇制成每毫升各含 lmg 的混合溶液，作为对照品溶液。照薄层色谱法（通则 0502）试验，吸取供试品溶液 5μL、对照品溶液 1μL，分别点于同一硅胶 G 薄层板上，以正丁醇 – 冰醋酸 – 水（8：3：3）为展开剂，展开，取出，晾干，喷以茚三酮试液，在 105℃加热至斑点显色清晰。供试品色谱中，在与对照品色谱相应的位置上，显相同颜色的斑点。

取本品 1g，加乙醇 10mL，加热回流 1h，滤过，滤液浓缩至 0.5mL，作为供试品溶液。另取半夏对照药材 1g，同法制成对照药材溶液。照薄层色谱法（通则 0502）试验，吸取上述两种溶液各 5μL，分别点于同一硅胶 G 薄层板上，以石油醚（60 ～ 90℃）– 乙酸乙酯 – 丙酮 – 甲酸（30：6：4：0.5）为展开剂，展开，取出，晾干，喷以 10% 硫酸乙醇溶液，在 105℃加热至斑点显色清晰。供试品色谱中，在与对照药材色谱相应的位置上，显相同颜色的斑点。

（3）特征图谱 照高效液相色谱法 [《中国药典》（2015 年版）通则 0512] 测定。

色谱条件与系统适用性试验 以十八烷基硅烷键合硅胶为填充剂；以甲醇（A）- 水（B）为流动相 B，进行梯度洗脱（表 2-72），柱温 30℃，流速 0.8mL/min，进样量 10μL，检测波长 265nm。理论塔板数按鸟苷计算不低于 3500。

表 2-72 半夏候选标准饮片特征图谱流动相梯度

时间（min）	流动相 A（%）	流动相 B（%）
0	95	5
5	95	5
8	60	40

续表

时间（min）	流动相 A（%）	流动相 B（%）
12	45	55
18	40	60
28	25	75
55	25	75

对照品溶液的制备　取腺苷、尿嘧啶对照品各适量，精密称定，加 30% 甲醇分别制成浓度为 1mg/mL 的溶液，即得。

供试品溶液的制备　取本品粉末（过四号筛）约 5g，精密称定，置具塞锥形瓶内，加入 30% 的甲醇 50mL，超声提取 30min，离心，取上清液。滤渣加入 30% 的甲醇 30mL，重复提取一次，离心，取上清液。合并上清液，浓缩至干，用 30% 甲醇定容至 10mL，0.22μm 微孔滤膜过滤，即得。

测定法　分别吸取对照品溶液与供试品溶液各 10μL，注入液相色谱仪，测定，即得。

供试品特征图谱中应有 8 个特征峰，以参照峰（S，峰 5）计算各特征峰的相对保留时间，其相对保留时间应在规定值的 ±5% 之内。规定值为 0.247（峰 1）、0.401（峰 2）、0.525（峰 3）、0.836（峰 4）、1.000［峰 5（S）］、1.316（峰 6）、1.860（峰 7）、1.913（峰 8），见图 2-118。

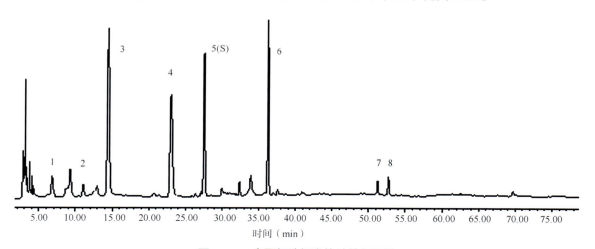

图 2-118　半夏候选标准饮片特征图谱

峰 1：尿嘧啶；峰 6：腺苷

【检查】

水分　不得过 12.6%［《中国药典》（2015 年版）通则 0832 第二法］。

总灰分　不得过 3.3%［《中国药典》（2015 年版）通则 2302］。

【浸出物】　照"浸出物测定法"［《中国药典》（2015 年版）通则 2201］项下的冷浸法测定，用水作溶剂，不得少于 9.0%；用乙醇作溶剂，不得少于 6.0%。

【含量测定】

（1）总酸　照电位滴定法［《中国药典》（2015 年版）通则 0701］测定。

供试品溶液的制备　取本品粉末（过四号筛）约 5g，精密称定，置锥形瓶中，加乙醇 50mL，加热回流 1h，同上操作，再重复提取 2 次，放冷，滤过，合并滤液，蒸干，残渣精密加入氢氧化钠滴定液（0.1 mol/L）10mL，超声处理（功率 500W，频率 40kHz）30min，转移至 50mL 量瓶中，加新沸过的冷水至刻度，摇匀。

测定法　精密量取供试品溶液 25mL，照电位滴定法（通则 0701）测定。用盐酸滴定液（0.1 mol/L）滴定，并将滴定的结果用空白试验校正。每毫升氢氧化钠滴定液（0.1 mol/L）相当于 5.904mg 的琥珀酸（$C_4H_6O_4$）。

本品按干燥品计算，含总酸以琥珀酸（$C_4H_6O_4$）计，不得少于 0.40%。

（2）核苷类　照高效液相色谱法［《中国药典》（2015 年版）通则 0512］测定。

色谱条件与系统适用性试验　以十八烷基硅烷键合硅胶为填充剂；以甲醇为流动相 A，0.1% 甲酸水为流动相 B，进行梯度洗脱（表 2-73）；流速 1.0mL/min，柱温 30℃，进样量 10μL，检测波长 265nm。理论塔板数按鸟苷计算不低于 3500。

表 2-73　半夏候选标准饮片含量测定流动相梯度

时间（min）	流动相 A（%）	流动相 B（%）
0	1	99
2	1	99
12	2	98
16	2	98
26	10	90
36	20	80
47	40	60
53	40	60
60	75	25
90	75	25

对照品溶液的制备　分别精密称取对照品尿嘧啶、尿苷、肌苷、鸟苷、腺苷各适量，分别加入适量甲醇，次黄嘌呤与黄嘌呤分别加入含 5μL 氨水的甲醇溶液，摇匀，充分溶解，上述对照品分别制成浓度为 1.0mg/mL 对照品储备液。分别精密吸取各对照品溶液 300μL、1300μL、250μL、1000μL、1000μL、200μL、150μL 置 10mL 容量瓶中，加甲醇，摇匀，定容，制成每毫升分别含尿嘧啶 30μg、次黄嘌呤 20μg、黄嘌呤 15μg、尿苷 130μg、肌苷 25μg、鸟苷 100μg、腺苷 100μg 的混合对照品溶液。

供试品溶液的制备　取本品粉末（过四号筛）约 5g，精密称定，置具塞锥形瓶内，加入 30% 的甲醇 50mL，超声提取 30min，离心，取上清液。滤渣加入 30% 的甲醇 30mL，重复提取一次，离心，取上清液。合并上清液，浓缩至干，用 30% 甲醇定容至 10mL，0.22μm 微孔滤膜过滤，即得。

测定法　分别精密吸取对照品溶液与供试品溶液各 10μL，注入液相色谱仪，测定，即得。

本品以干燥品计算，含尿嘧啶（$C_4H_4N_2O_2$）不得少于 24.30μg/g、次黄嘌呤（$C_5H_4N_4O$）不得少于 25.45μg/g、黄嘌呤（$C_5H_4N_4O_2$）不得少于 6.45μg/g、尿苷（$C_{10}H_{13}N_5O_5$）不得少于 282.40μg/g、肌苷

（$C_{10}H_{12}N_4O_5$）不得少于 44.80μg/g、鸟苷（$C_{10}H_{13}N_5O_5$）不得少于 197.80μg/g、腺苷（$C_{10}H_{13}N_5O_4$）不得少于 24.60μg/g。上述 7 种成分的总量不得少于 605.80μg/g。

第三十五节　法　半　夏

一、原料药材采集加工技术规范

参见"第二章 第三十四节 半夏"项下相应内容。

二、原形饮片炮制工艺技术规范

1　概述

品名：法半夏。

外观：类球形。表面淡黄白色、黄色或棕黄色。质较松脆或硬脆，断面黄色或淡黄色，颗粒者质稍硬脆。气微，味淡略甘、微有麻舌感。

规格：中粒（12 ～ 14mm）。

2　来源

本品为天南星科植物半夏 *Pinellia ternate*（Thunb.）Breit. 的干燥块茎经炮制加工后的制成品。

3　原料药材产地

全国大部分地区均产，主产于四川、湖北、甘肃、安徽、江苏、河南、浙江等地。

4　生产依据

依据《中国药典》（2015 年版）炮制通则炮制加工法半夏饮片。

5　主要设备

自制蒸煮池、塑料薄膜连续封口机、烘箱。

6 工艺流程（图 2-119）

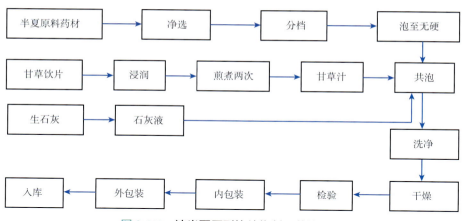

图 2-119 法半夏原形饮片炮制工艺流程图

7 炮制工艺操作要求及关键参数

取半夏原料药材，除去杂质及非药用部分。放入浸泡池中，加水浸泡，两天搅拌一次，泡至内无干心，取出。按照比例取甘草饮片煎煮两次，第一次煎煮 2h，第二次煎煮 1h。合并煎液得到炮制用甘草汁。按比例取生石灰适量，加水搅拌成石灰水，将半夏、石灰水、甘草煎液共同放入浸泡池中共泡，每日搅拌 1 次，并保持浸液 pH 在 12 以上，泡至剖面黄色均匀，口尝微有麻舌感时，取出，洗净。干燥至水分不超过 12.5%。

每 100kg 净半夏，用甘草 15kg、生石灰 10kg。

8 包装规格

按照常规包装规格进行包装，即 1kg/ 袋；包装材料为聚乙烯塑料薄膜（GB-4456，GB-12056）。

9 贮存及注意事项

置通风、干燥处，防蛀。

10 原形饮片质量标准

法半夏 **Fabanxia**

PINELLIAE RHIZOMA PRAEPARATUM

【原料药材】 天南星科植物半夏 *Pinellia ternata*（Thunb.）Breit. 的干燥块茎。

【炮制】 同《中国药典》（2015 年版）"法半夏"项下相应内容。

【性状】　类球形。表面淡黄白色、黄色或棕黄色。质较松脆或硬脆，断面黄色或淡黄色，颗粒者质稍硬脆。气微，味淡略甘、微有麻舌感。

【鉴别】

（1）显微鉴别　本品粉末淡黄色至黄色。淀粉粒甚多，单粒类圆形、半圆形或圆多角形，直径 2 ～ 20μm，脐点裂缝状、人字状或星状；复粒由 2 ～ 6 分粒组成。草酸钙针晶束存在于椭圆形黏液细胞中，或随处散在，针晶长 20 ～ 144μm，螺纹导管直径 10 ～ 24μm。

（2）薄层鉴别　同《中国药典》（2015 年版）"法半夏"项下相应内容。

（3）特征图谱　同"半夏原形饮片质量标准"项下相应内容。

供试品特征图谱中应有 32 个特征峰，以参照峰（S）计算各特征峰的相对保留时间，其相对保留时间应在规定值的 ±5% 之内。规定值为 0.219（峰 1）、0.245（峰 2）、0.280（峰 3）、0.420（峰 4）、0.549（峰 5）、0.629（峰 6）、1.000［峰 7（S）］、1.279（峰 8）、1.351（峰 9）、0.453（峰 10）、1.594（峰 11）、1.656（峰 12）、1.675（峰 13）、1.848（峰 14）、2.002（峰 15）、2.057（峰 16）、2.143（峰 17）、2.207（峰 18）、2.236（峰 19）、2.353（峰 20）、2.446（峰 21）、2.597（峰 22）、2.625（峰 23）、2.671（峰 24）、2.685（峰 25）、2.998（峰 26）、3.050（峰 27）、3.240（峰 28）、3.293（峰 29）、3.485（峰 30）、3.526（峰 31）、3.674（峰 32），见图 2-120。

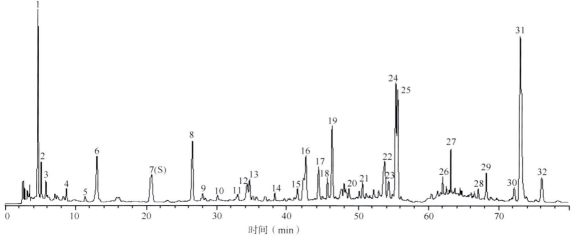

图 2-120　法半夏原形饮片特征图谱

【检查】

水分　不得过 12.0%［《中国药典》（2015 年版）通则 0832 第二法］。

总灰分　不得过 8.4%［《中国药典》（2015 年版）通则 2302］。

【浸出物】　照"浸出物测定法"［《中国药典》（2015 年版）通则 2201］项下的冷浸法测定，用水作溶剂，不得少于 7.4%；用乙醇作溶剂，不得少于 2.0%。

【含量测定】　照高效液相色谱法［《中国药典》（2015 年版）通则 0512］测定。

色谱条件与系统适用性试验　以十八烷基硅烷键合硅胶为填充剂；以甲醇为流动相 A，0.1% 甲酸水为流动相 B，按下表流动相梯度洗脱（表 2-74）；流速 1.0mL/min，柱温 30℃，进样量 10μL，检测波长 265nm。理论塔板数按鸟苷计算不低于 3500。

表 2-74　法半夏原形饮片含量测定流动相梯度

时间（min）	流动相 A（%）	流动相 B（%）
0	1	99
2	1	99
12	2	98
16	2	98
26	10	90
36	20	80
47	40	60
53	40	60
60	75	25
90	75	25

　　对照品溶液的制备　分别精密称取对照品尿嘧啶、尿苷、鸟苷、甘草苷各适量，分别加入适量甲醇，黄嘌呤加入含 5μL 氨水的甲醇溶液，摇匀，充分溶解，分别制成浓度为 1.0mg/mL 对照品储备液。分别精密吸取上述对照品溶液 300μL、1300μL、1000μL、1200μL、150μL 置 10mL 容量瓶中，加甲醇，摇匀，定容，制成每毫升分别含尿嘧啶 30μg、黄嘌呤 15μg、尿苷 130μg、鸟苷 100μg、甘草苷 120μg 的混合对照品溶液。

　　供试品溶液的制备　取本品粉末（过四号筛）约 5g，精密称定，置具塞锥形瓶内，加 30% 的甲醇 50mL，超声提取 30min，离心，取上清液。滤渣加入 30% 的甲醇 30mL，重复提取一次，离心，取上清液。合并上清液，浓缩至干，用 30% 的甲醇定容至 10mL，0.22μm 微孔滤膜过滤，即得。

　　测定法　分别精密吸取对照品溶液与供试品溶液各 10μL，注入液相色谱仪，测定，即得。

　　本品按干燥品计算，含尿嘧啶（$C_4H_4N_2O_2$）不得少于 0.95μg/g，黄嘌呤（$C_5H_4N_4O_2$）不得少于 0.83μg/g，尿苷（$C_{10}H_{13}N_5O_5$）不得少于 28.80μg/g，鸟苷（$C_{10}H_{13}N_5O_5$）不得少于 40.30μg/g，上述 4 种成分总量不得少于 70.88μg/g；含甘草苷（$C_{21}H_{22}O_9$）不得少于 156.0μg/g。

三、候选标准饮片均匀化、包装及贮存技术规范

1　概述

名称：法半夏。
外观：粉末状，淡黄色至黄色。气微，味淡略甘、微有麻舌感。
粒度：65 目。
均匀化方法：粉碎、混匀。

2　主要设备

高速高效风吸式粉碎机（GFSJ-250）、高效混合机（VH-20）、包装机。

3　均匀化操作要求及关键参数

将法半夏原形饮片置高速高效风吸式粉碎机（GFSJ-250）中，粉碎 20min（3800r/min）；取出粉碎后的粉末，过 65 目筛，未通过筛子的重新粉碎，直至全部通过。过筛后的法半夏粉末置高效混合机（VH-20）中，混合 10min（20r/min），至候选标准饮片混合均匀，停止，倾出。

4　包装操作要求及关键参数

采用棕色瓶装和铝箔袋装两种，每种包装材料设置 5g 和 20g 两种包装规格。铝箔袋材料为塑料与铝箔复合袋（GB/T 28118-2011），瓶装材料为亚克力透明包装瓶。

5　贮存操作要求

置阴凉、干燥处贮存。保质期暂定 1 年。

6　候选标准饮片质量标准

法半夏　Fabanxia

【原料药材】　天南星科植物半夏 *Pinellia ternata*（Thunb.）Breit. 的干燥块茎。

【采集加工】　夏、秋二季采挖，洗净，除去外皮和须根，晒干。

【炮制】　取半夏，除去杂质及非药用部分。放入浸泡池中，2 日换水 1 次，泡至内无干心，取出。按照比例取甘草饮片煎煮两次，第一次煎煮 2h，第二次煎煮 1h，合并煎液得到炮制用甘草汁。按比例取生石灰适量，加水搅拌成石灰水，将半夏、石灰水、甘草煎液共同放入浸泡池中共泡，每日搅拌 1 次，并保持浸液 pH 在 12 以上，泡至剖面黄色均匀，口尝微有麻舌感时，取出，洗净。干燥至水分不超过 12.5%。每 100kg 净半夏，用甘草 15kg、生石灰 10kg。

【均匀化】　取法半夏原形饮片，粉碎过 65 目筛，混合均匀后包装。

【性状】　粉末状，淡黄色至黄色。气微，味淡略甘、微有麻舌感。

【鉴别】

（1）显微鉴别　本品淡黄色至黄色。淀粉粒甚多，单粒类圆形、半圆形或圆多角形，直径 2～20μm，脐点裂缝状、人字状或星状；复粒由 2～6 分粒组成。草酸钙针晶束存在于椭圆形黏液细胞中，或随处散在，针晶长 20～144μm，螺纹导管直径 10～24μm。

（2）薄层鉴别　取本品 2g，加盐酸 2mL，三氯甲烷 20mL，加热回流 1h，放冷，滤过，滤液蒸干，残渣加无水乙醇 0.5mL 使溶解，作为供试品溶液。另取半夏对照药材 2g，同法制成对照药材溶液。再取甘草次酸对照品，加无水乙醇制成每毫升含 1mg 的溶液，作为对照品溶液。照薄层色谱法（通则 0502）试验，吸取供试品溶液和对照药材溶液各 5μL、对照品溶液 2μL，分别点于同一硅胶 GF$_{254}$ 薄层板上，以石油醚（30～60℃）- 乙酸乙酯 - 丙酮 - 甲酸（30：6：5：0.5）为展开剂，展开，取出，晾干，置紫外光灯（254nm）下检视。供试品色谱中，在与对照药材色谱和对照品色谱相应的位置上，显相同颜色的斑点。

（3）特征图谱　照高效液相色谱法［《中国药典》（2015 年版）通则 0512］测定。

色谱条件与系统适用性试验　以十八烷基硅烷键合硅胶为填充剂；以甲醇（A）- 水（B）为流动相，进行梯度洗脱（表 2-75），柱温 30℃，流速 0.8mL/min，进样量 10μL，检测波长 265nm。理论塔板数按鸟苷计算不低于 3500。

表 2-75　法半夏候选标准饮片特征图谱流动相梯度

时间（min）	流动相 A（%）	流动相 B（%）
0	95	5
5	95	5
8	60	40
12	45	55
18	40	60
28	25	75
55	25	75

对照品溶液的制备　取腺苷、甘草苷对照品各适量，精密称定，分别加 30% 甲醇制备成浓度为 1mg/mL 的溶液，即得。

供试品溶液的制备　取本品粉末（过四号筛）约 5g，精密称定，置具塞锥形瓶内，加入 30% 的甲醇 50mL，超声提取 30min，离心，取上清液。滤渣加入 30% 的甲醇 30mL，重复提取一次，离心，取上清液。合并上清液，浓缩至干，用 30% 的甲醇定容至 10mL，0.22μm 微孔滤膜过滤，即得。

测定法　分别精密吸取对照品溶液与供试品溶液各 10μL，注入液相色谱仪，测定，即得。

供试品特征图谱中应有 8 个特征峰，以参照峰（S）计算各特征峰的相对保留时间，其相对保留时间应在规定值的 ±5% 之内。规定值为 0.403（峰 1）、0.526（峰 2）、0.838（峰 3）、1.000［峰 4（S）］、1.317（峰 5）、1.662（峰 6）、1.963（峰 7）、2.258（峰 8），见图 2-121。

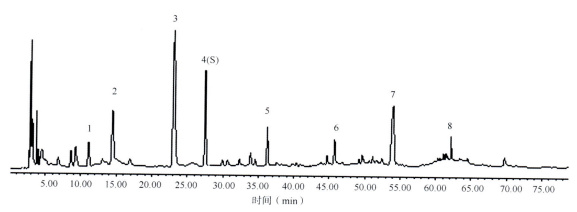

图 2-121　法半夏候选标准饮片特征图谱

峰 5：腺苷；峰 7：甘草苷

【检查】

水分　不得过 12.0%［《中国药典》（2015 年版）通则 0832 第二法］。

总灰分　不得过 8.4%［《中国药典》（2015 年版）通则 2302］。

【浸出物】　照"浸出物测定法"[《中国药典》（2015年版）通则2201]项下的冷浸法测定，用水作溶剂，不得少于9.0%；用乙醇作溶剂，不得少于2.5%。

【含量测定】　照高效液相色谱法[《中国药典》（2015年版）通则0512]测定。

色谱条件与系统适用性试验　以十八烷基硅烷键合硅胶为填充剂；以甲醇为流动相A，以0.1%甲酸水为流动相B，进行梯度洗脱（表2-76）；流速1.0mL/min，柱温30℃，进样量10μL，检测波长265nm。理论塔板数按鸟苷计算不低于3500。

表2-76　法半夏候选标准饮片含量测定流动相梯度

时间（min）	流动相A（%）	流动相B（%）
0	1	99
2	1	99
12	2	98
16	2	98
26	10	90
36	20	80
47	40	60
53	40	60
60	75	25
90	75	25

对照品溶液的制备　分别精密称取对照品尿嘧啶、尿苷、鸟苷、甘草苷各适量，分别加入适量甲醇，黄嘌呤加入含5μL氨水的甲醇溶液，摇匀，充分溶解，分别制成浓度为1.0mg/mL的对照品储备液。分别精密吸取上述对照品溶液300μL、1300μL、1000μL、1200μL、150μL置10mL容量瓶中，加甲醇，摇匀，定容，制成每毫升分别含尿嘧啶30μg、黄嘌呤15μg、尿苷130μg、鸟苷100μg、甘草苷120μg的混合对照品溶液。

供试品溶液的制备　取本品粉末（过四号筛）约5g，精密称定，置具塞锥形瓶内，加入30%的甲醇50mL，超声提取30min，离心，取上清液。滤渣加入30%的甲醇30mL，重复提取一次，离心，取上清液。合并上清液，浓缩至干，用30%的甲醇定容至10mL，0.22μm微孔滤膜过滤，即得。

测定法　分别精密吸取对照品溶液与供试品溶液各10μL，注入液相色谱仪，测定，即得。

本品按干燥品计算，含尿嘧啶（$C_4H_4N_2O_2$）不得少于0.95μg/g，黄嘌呤（$C_5H_4N_4O_2$）不得少于0.83μg/g，尿苷（$C_{10}H_{13}N_5O_5$）不得少于28.80μg/g，鸟苷（$C_{10}H_{13}N_5O_5$）不得少于40.30μg/g，上述4种成分总量不得少于70.90μg/g；含甘草苷（$C_{21}H_{22}O_9$）不得少于156.0μg/g。

第三十六节　姜　半　夏

一、原料药材采集加工技术规范

参见"第二章　第三十四节　半夏"项下相应内容。

二、原形饮片炮制工艺技术规范

1　概述

品名：姜半夏。

外观：类球形。表面棕色至棕褐色。质硬脆，断面淡黄棕色，常具角质样光泽。气微香，味淡、微有麻舌感，嚼之略粘牙。

规格：中粒（12 ～ 14mm）。

2　来源

本品为天南星科植物半夏 *Pinellia ternate*（Thunb.）Breit. 的干燥块茎经加工后制成的饮片。

3　原料药材产地

全国大部分地区均产，主产于四川、湖北、甘肃、安徽、江苏、河南、浙江等地。

4　生产依据

依据《中国药典》（2015 年版）炮制通则炮制加工姜半夏饮片。

5　主要设备

自制浸泡池烘箱、塑料薄膜连续封口机、烘箱。

6　工艺流程（图 2-122）

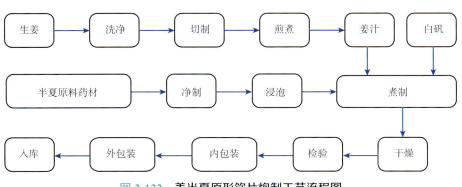

图 2-122　姜半夏原形饮片炮制工艺流程图

7　炮制工艺操作要求及关键参数

取半夏原料药材，除去杂质及非药用部位，置浸泡池中，加水浸泡至内无干心，取出。取适量生姜，洗净，切厚片，加水煎煮 2h，过滤，得姜汁。取适量白矾溶解，加入姜汁、半夏，三者共同煎煮至半夏内无白心，断面淡黄棕色、口尝微有麻舌感，取出。干燥至水分含量不超过 12.5%。每 100kg 半夏，用生姜 25kg、白矾 12.5kg。

8　包装规格

按照常规包装规格进行包装，即 1kg/ 袋；包装材料为聚乙烯塑料薄膜（GB-4456，GB-12056）。

9　贮存及注意事项

避光，干燥、阴凉处贮存。

10　原形饮片质量标准

姜半夏　Jiangbanxia
PINELLIAE RHIZOMA PRAEPARATUM
CUM ZINGIBERE ET ALUMINE

【原料药材】　天南星科植物半夏 *Pinellia ternata*（Thunb.）Breit. 的干燥块茎。

【炮制】　同《中国药典》（2015 年版）"姜半夏"项下相应内容。

【性状】　类球形。表面棕色至棕褐色。质硬脆，断面淡黄棕色，常具角质样光泽。气微香，味淡、微有麻舌感，嚼之略粘牙。

【鉴别】

（1）显微鉴别　同《中国药典》（2015 年版）"姜半夏"项下相应内容。

（2）薄层鉴别　同《中国药典》（2015 年版）"姜半夏"项下相应内容。

（3）特征图谱　同"半夏原形饮片质量标准"项下相应内容。

供试品特征图谱中应有 23 个特征峰，以参照峰（S）计算各特征峰的相对保留时间，其相对保留时间应在规定值的 ±5% 之内。规定值为 0.108（峰 1）、0.164（峰 2）、0.184（峰 3）、0.211（峰 4）、0.305（峰 5）、0.316（峰 6）、0.380（峰 7）、0.414（峰 8）、0.474（峰 9）、1.000[峰 10（S）]、1.067（峰 11）、1.110（峰 12）、1.558（峰 13）、1.689（峰 14）、1.953（峰 15）、1.831（峰 16）、1.866（峰 17）、1.935（峰 18）、2.006（峰 19）、2.025（峰 20）、2.353（峰 21）、2.469（峰 22）、2.670（峰 23），见图 2-123。

【检查】

水分　不得过 13.0%[《中国药典》（2015 年版）通则 0832 第二法]。

总灰分　不得过 3.0%[《中国药典》（2015 年版）通则 2302]。

白矾限量　同《中国药典》（2015 年版）"姜半夏"项下相应内容。

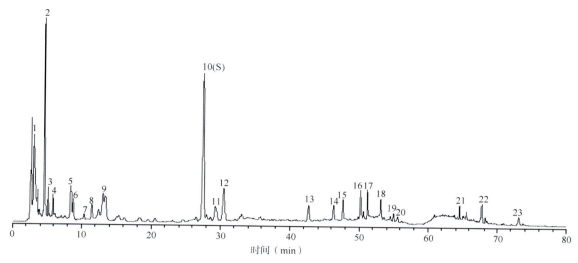

图 2-123　姜半夏原形饮片特征图谱

本品按干燥品计算，含白矾以含水硫酸铝钾 [$KAl(SO_4)_2 \cdot 12H_2O$] 计，不得过 6.0%。

【浸出物】　照"浸出物测定法"[《中国药典》（2015 年版）通则 2201] 项下的冷浸法测定，用水作溶剂，不得少于 15.5%；用乙醇作溶剂，不得少于 4.5%。

【含量测定】　照高效液相色谱法 [《中国药典》（2015 年版）通则 0512] 测定。

色谱条件与系统适用性试验　以十八烷基硅烷键合硅胶为填充剂；以甲醇为流动相 A，以 0.1% 甲酸水为流动相 B，进行梯度洗脱（表 2-77）；流速 1.0mL/min，柱温 30℃，进样量 10μL，检测波长 265nm。理论塔板数按鸟苷计算不低于 3500。

表 2-77　姜半夏原形饮片含量测定流动相梯度

时间（min）	流动相 A（%）	流动相 B（%）
0	1	99
2	1	99
12	2	98
16	2	98
26	10	90
36	20	80
47	40	60
53	40	60
60	75	25
90	75	25

对照品溶液的制备　分别精密称取对照品尿嘧啶、尿苷、鸟苷、6- 姜酚、6- 姜烯酚各适量，分别加入适量甲醇，次黄嘌呤与黄嘌呤分别加入含 5μL 氨水的甲醇溶液，摇匀，充分溶解，分别制成浓度为 1.0mg/mL 的对照品储备液。分别精密吸取上述对照品溶液 300μL、1300μL、1000μL、400μL、200μL、200μL、150μL 置 10mL 容量瓶中，加甲醇，摇匀，定容，制成每毫升分别含尿嘧啶 30μg、次

黄嘌呤 20μg、黄嘌呤 15μg、尿苷 130μg、鸟苷 100μg、6- 姜酚 40μg、6- 姜烯酚 20μg 的混合对照品溶液。

供试品溶液的制备　取本品粉末（过四号筛）约 5g，精密称定，置具塞锥形瓶内，加入 30% 的甲醇 50mL，超声提取 30min，离心，取上清液。滤渣加入 30% 的甲醇 30mL，重复提取一次，离心，取上清液。合并上清液，浓缩至干，用 30% 的甲醇定容至 10mL，0.22μm 微孔滤膜过滤，即得。

测定法　分别精密吸取对照品溶液与供试品溶液各 10μL，注入液相色谱仪，测定，即得。

本品按干燥品计算，含尿嘧啶（$C_4H_4N_2O_2$）不得少于 0.80μg/g，次黄嘌呤（$C_5H_4N_4O$）不得少于 2.15μg/g，黄嘌呤（$C_5H_4N_4O_2$）不得少于 3.20μg/g，尿苷（$C_{10}H_{13}N_5O_5$）不得少于 14.80μg/g，鸟苷（$C_{10}H_{13}N_5O_5$）不得少于 115.80μg/g，上述 5 种成分总含量不得少于 136.75μg/g；含 6- 姜酚（$C_{17}H_{26}O_4$）不得少于 91.10μg/g，6- 姜烯酚（$C_{17}H_{24}O_3$）不得少于 31.20μg/g，上述 2 种成分总含量不得少于 122.30μg/g。

三、候选标准饮片均匀化、包装及贮存技术规范

1　概述

名称：姜半夏。
外观：粉末状，淡黄棕色至灰黄色。气微，味淡略甘、微有麻舌感。
粒度：65 目。
均匀化方法：粉碎、混匀。

2　主要设备

高速高效风吸式粉碎机（GFSJ-250）、高效混合机（VH-20）、包装机。

3　均匀化操作要求及关键参数

将姜半夏原形饮片置高速高效风吸式粉碎机（GFSJ-250）中，粉碎 20min（3800r/min）；取出粉碎后的粉末，过 65 目筛，未通过筛子的重新粉碎，直至全部通过。过筛后的姜半夏粉末置高效混合机（VH-20）中，混合 10min（20r/min），至候选标准饮片混合均匀，停止，倾出。

4　包装操作要求及关键参数

采用棕色瓶装和铝箔袋装两种，每种包装材料设置 5g 和 20g 两种包装规格。铝箔袋材料为塑料与铝箔复合袋（GB/T 28118-2011），瓶装材料为亚克力透明包装瓶。

5　贮存操作要求

置阴凉、干燥处。保质期暂定 1 年。

6　候选标准饮片质量标准

姜半夏　Jiangbanxia

PINELLIAE RHIZOMA PRAEPARATUM

CUM ZINGIBERE ET ALUMINE

【原料药材】　天南星科植物半夏 *Pinellia ternata*（Thunb.）Breit. 的干燥块茎。

【采集加工】　夏、秋二季采挖，洗净，除去外皮和须根，晒干。

【炮制】　取半夏，除去杂质及非药用部位，置浸泡池中，浸泡至内无干心，取出。取适量生姜，洗净，切厚片，加水煎煮2h，过滤，得姜汁。取适量白矾溶解，加入姜汁、半夏，三者共同煎煮至半夏内无白心，断面淡黄棕色、口尝微有麻舌感，取出。干燥至水分含量不超过12.5%。每100kg半夏，用生姜25kg、白矾12.5kg。

【均匀化】　姜半夏原形饮片置高速高效风吸式粉碎机中，粉碎20min（3800r/min），过65目筛，未通过筛子的重新粉碎，至全部通过。过筛后的姜半夏粉末置高效混合机中，混合10min（20r/min），至候选标准饮片混合均匀，停止，倾出。

【性状】　粉末状，淡黄棕色至灰黄色。气微香，味淡、微有麻舌感，嚼之略粘牙。

【鉴别】

（1）显微鉴别　本品淡黄棕色至灰黄色。薄壁细胞可见淡黄色糊化淀粉粒。草酸钙针晶束存在于椭圆形黏液细胞中，或随处散在，针晶长20～144μm。螺纹导管直径10～24μm。

（2）薄层鉴别　取本品5g，加甲醇50mL，加热回流1h，放冷，滤过，滤液蒸干，残渣加乙醚30mL使溶解，滤过，滤液挥干，残渣加甲醇0.5mL使溶解，作为供试品溶液。另取半夏对照药材5g、干姜对照药材0.1g，同法分别制成对照药材溶液。照薄层色谱法（通则0502）试验，吸取上述三种溶液各10μL，分别点于同一硅胶G薄层板上，以石油醚（60～90℃）–乙酸乙酯–冰醋酸（10：7：0.1）为展开剂，展开，取出，晾干，喷以10%硫酸乙醇溶液，在105℃加热至斑点显色清晰。供试品色谱中，在与半夏对照药材色谱相应的位置上，显相同颜色的主斑点；在与干姜对照药材色谱相应的位置上，显一个相同颜色的斑点。

（3）特征图谱　照高效液相色谱法［《中国药典》（2015年版）通则0512］测定。

色谱条件与系统适用性试验　以十八烷基硅烷键合硅胶为填充剂；以甲醇（A）- 水（B）为流动相，进行梯度洗脱（表2-78），柱温30℃，流速0.8mL/min，进样量10μL，检测波长265nm。理论塔板数按鸟苷计算不低于3500。

表 2-78　姜半夏候选标准饮片特征图谱流动相梯度

时间（min）	流动相 A（%）	流动相 B（%）
0	95	5
5	95	5
8	60	40
12	45	55
18	40	60
28	25	75
55	25	75

　　对照品溶液的制备　称取腺苷、6-姜酚对照品各适量，分别加30%甲醇制成浓度为1mg/mL的溶液，即得。

　　供试品溶液的制备　取本品粉末（过四号筛）约5g，精密称定，置具塞锥形瓶内，加入30%的甲醇50mL，超声提取30min，离心，取上清液。滤渣加入30%的甲醇30mL，重复提取一次，离心，取上清液。合并上清液，浓缩至干，用30%的甲醇定容至10mL，0.22μm微孔滤膜过滤，即得。

　　测定法　分别精密吸取对照品溶液与供试品溶液各10μL，注入液相色谱仪，测定，即得。

　　供试品特征图谱中应有10个特征峰，以参照峰（S，峰6）计算各特征峰的相对保留时间，其相对保留时间应在规定值的±5%之内。规定值为0.340（峰1）、0.389（峰2）、0.473（峰3）、0.526（峰4）、0.771（峰5）、1.000[峰6（S）]、1.037（峰7）、1.316（峰8）、1.495（峰9）、2.405（峰10），见图2-124。

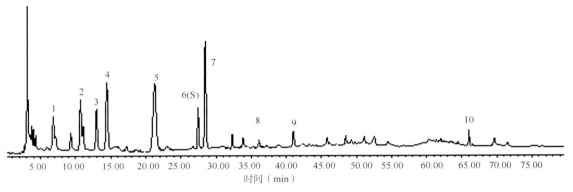

图 2-124　**姜半夏候选标准饮片特征图谱**

峰8：腺苷；峰10：6-姜酚

【检查】

　　水分　不得过13.0%[《中国药典》（2015年版）通则0832第二法]。

　　总灰分　不得过3.0%[《中国药典》（2015年版）通则2302]。

　　白矾限量　取本品约5g，精密称定，置坩埚中，缓缓炽热，至完全炭化时，逐渐升高温度至450℃，灰化4h，取出，放冷，在坩埚中小心加入稀盐酸约10mL，用表面皿覆盖坩埚，置水浴上加热10min，表面皿用热水5mL冲洗，洗液并入坩埚中，滤过，用水50mL分次洗涤坩埚及滤渣，合并滤液及洗液，加0.025%甲基红乙醇溶液1滴，滴加氨试液至溶液显微黄色。加乙酸–乙酸铵缓冲液（pH6.0）20mL，精密加乙二胺四乙酸二钠滴定液（0.05mol/L）25mL，煮沸3～5min，放冷，加二甲酚橙指示液1mL，用锌滴定液（0.05mol/L）滴定至溶液自黄色转变为红色，并将滴定的结果用空白试验校正。每毫升乙二胺四乙酸二钠滴定液（0.05mol/L）相当于23.72mg的含水硫酸铝钾[KAl（SO_4）$_2$·12H_2O]。

　　本品按干燥品计算，含白矾以含水硫酸铝钾[KAl（SO_4）$_2$·12H_2O]计，不得过6.0%。

　　【浸出物】　照"浸出物测定法"[《中国药典》（2015年版）通则2201]项下的冷浸法测定，用水作溶剂，不得少于15.5%；用乙醇作溶剂，不得少于4.5%。

　　【含量测定】　照高效液相色谱法[《中国药典》（2015年版）通则0512]测定。

　　色谱条件与系统适用性试验　以十八烷基硅烷键合硅胶为填充剂；以甲醇为流动相A，以0.1%甲酸水为流动相B，进行梯度洗脱（表2-79）；流速1.0mL/min，柱温30℃，进样量10μL，检测波长

265nm。理论塔板数按鸟苷计算不低于3500。

表 2-79　姜半夏候选标准饮片含量测定流动相梯度

时间（min）	流动相 A（%）	流动相 B（%）
0	1	99
2	1	99
12	2	98
16	2	98
26	10	90
36	20	80
47	40	60
53	40	60
60	75	25
90	75	25

　　对照品溶液的制备　分别精密称取对照品尿嘧啶、尿苷、鸟苷、6-姜酚、6-姜烯酚各适量，分别加入适量甲醇，次黄嘌呤与黄嘌呤分别加入含5μL氨水的甲醇溶液，摇匀，充分溶解，分别制成浓度为 1.0mg/mL 的对照品储备液。分别精密吸取上述对照品溶液 300μL、1300μL、1000μL、400μL、200μL、200μL、150μL 置 10mL 容量瓶中，加甲醇，摇匀，定容，制成每毫升分别含尿嘧啶30μg、次黄嘌呤20μg、黄嘌呤15μg、尿苷130μg、鸟苷100μg、6-姜酚40μg、6-姜烯酚20μg的混合对照品溶液。

　　供试品溶液的制备　取本品粉末（过四号筛）约5g，精密称定，置具塞锥形瓶内，加入30%的甲醇50mL，超声提取30min，离心，取上清液。滤渣加入30%的甲醇30mL，重复提取一次，离心，取上清液。合并上清液，浓缩至干，用30%的甲醇定容至10mL，0.22μm微孔滤膜过滤，即得。

　　测定法　分别精密吸取对照品溶液与供试品溶液各10μL，注入液相色谱仪，测定，即得。

　　本品按干燥品计算，含尿嘧啶（$C_4H_4N_2O_2$）不得少于0.80μg/g，次黄嘌呤（$C_5H_4N_4O$）不得少于2.10μg/g，黄嘌呤（$C_5H_4N_4O_2$）不得少于3.20μg/g，尿苷（$C_{10}H_{13}N_5O_5$）不得少于14.85μg/g，鸟苷（$C_{10}H_{13}N_5O_5$）不得少于115.80μg/g，上述5种成分总含量不得少于136.75μg/g；含6-姜酚（$C_{17}H_{26}O_4$）不得少于91.10μg/g，6-姜烯酚（$C_{17}H_{24}O_3$）不得少于31.20μg/g，上述2种成分总含量不得少于122.30μg/g。

第三十七节　清　半　夏

一、原料药材采集加工技术规范

参见"第二章 第三十四节 半夏"项下相应内容。

二、原形饮片炮制工艺技术规范

1　概述

品名：清半夏。

外观：类圆形。切面淡灰色至灰白色，可见灰白色点状或短线状维管束迹，有的残留栓皮处下方显淡紫红色斑纹。质脆，易折断，断面略呈角质样。气微，味微涩、微有麻舌感。

规格：中粒（12 ～ 14mm）。

2　来源

本品为天南星科植物半夏 *Pinellia ternate*（Thunb.）Breit. 的干燥块茎经加工后的制成品。

3　原料药材产地

全国大部分地区均产，主产于四川、湖北、甘肃、安徽、江苏、河南、浙江等地。

4　生产依据

依据《中国药典》（2015 年版）炮制通则炮制加工清半夏饮片。

5　主要设备

自制浸泡池烘箱、塑料薄膜连续封口机、烘箱。

6　工艺流程（图 2-125）

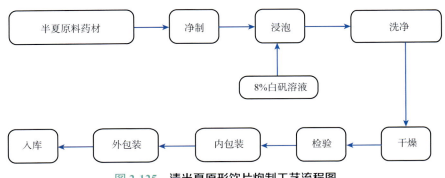

图 2-125　清半夏原形饮片炮制工艺流程图

7 炮制工艺操作要求及关键参数

取半夏原料药材，除去杂质及非药用部位，放入含 8% 白矾溶液的浸泡池中，浸泡至内无干心，口尝微有麻舌感，取出。干燥至水分不得过 13.0%。每 100kg 净半夏，用白矾 20kg。

8 包装规格

按照常规包装规格进行包装，即 1kg/袋；包装材料为聚乙烯塑料薄膜（GB-4456，GB-12056）。

9 贮存及注意事项

避光，干燥、阴凉处贮存。

10 原形饮片质量标准

清半夏　Qingbanxia
PINELLIAE RHIZOMA PRAEPARATUM CUM ALUMINE

【原料药材】　天南星科植物半夏 *Pinellia ternata*（Thunb.）Breit. 的干燥块茎。
【炮制】、【性状】　同《中国药典》（2015 年版）"清半夏"项下相应内容。
【鉴别】
（1）显微鉴别　同"半夏原形饮片质量标准"项下相应内容。
（2）薄层鉴别　同"半夏原形饮片质量标准"项下相应内容。
（3）特征图谱　同"半夏原形饮片质量标准"项下相应内容。

供试品特征图谱中应有 19 个特征峰，以参照峰（S）计算各特征峰的相对保留时间，其相对保留时间应在规定值的 ±5% 之内。规定值为 0.093（峰 1）、0.171（峰 2）、0.191（峰 3）、0.390（峰 4）、0.458（峰 5）、0.492（峰 6）、1.000 [峰 7（S）]、1.036（峰 8）、1.147（峰 9）、1.389（峰 10）、1.563（峰 11）、1.607（峰 12）、1.747（峰 13）、1.797（峰 14）、1.931（峰 15）、1.998（峰 16）、2.053（峰 17）、2.093（峰 18）、2.117（峰 19），见图 2-126。

【检查】

水分　不得过 13.0%[《中国药典》（2015 年版）通则 0832 第二法]。

总灰分　不得过 3.5%[《中国药典》（2015 年版）通则 2302]。

白矾限量　同《中国药典》（2015 年版）"清半夏"项下相应内容。

本品按干燥品计算，含白矾以含水硫酸铝钾 [$KAl(SO_4)_2 \cdot 12H_2O$] 计，不得过 7.5%。

【浸出物】　照"浸出物测定法"[《中国药典》（2015 年版）通则 2201]项下的冷浸法测定，用水作溶剂，不得少于 10.5%；用乙醇作溶剂，不得少于 4.0%。

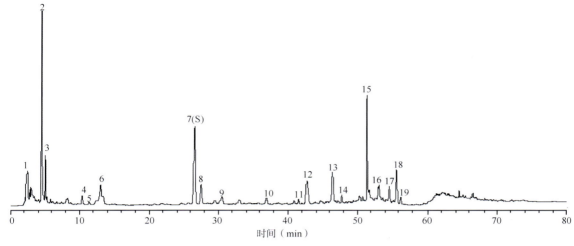

图 2-126　清半夏原形饮片特征图谱

【含量测定】

（1）总酸　同《中国药典》（2015 年版）"清半夏"项下相应内容。

本品按干燥品计算，含总酸以琥珀酸（$C_4H_6O_4$）计，不得少于 0.40%。

（2）核苷类　照高效液相色谱法 [《中国药典》（2015 年版）通则 0512] 测定。

色谱条件与系统适用性试验　以十八烷基硅烷键合硅胶为填充剂；以甲醇为流动相 A，以 0.1% 甲酸水为流动相 B，进行梯度洗脱（表 2-80）；流速 1.0mL/min，柱温 30℃，进样量 10μL，检测波长 265nm。理论塔板数按鸟苷计算不低于 3500。

表 2-80　清半夏原形饮片核苷类含量测定流动相梯度

时间（min）	流动相 A（%）	流动相 B（%）
0	1	99
2	1	99
12	2	98
16	2	98
26	10	90
36	20	80
47	40	60
53	40	60
60	75	25
90	75	25

对照品溶液的制备　分别精密称取对照品尿苷、鸟苷、腺苷各适量，分别加入适量甲醇，取次黄嘌呤加入含 5μL 氨水的甲醇溶液，摇匀，充分溶解，分别制成浓度为 1.0mg/mL 的对照品储备液。分别精密吸取上述对照品溶液 1300μL、1000μL、1000μL、200μL 置 10mL 容量瓶中，加甲醇，摇匀，定容，制成每毫升分别含次黄嘌呤 20μg、尿苷 130μg、鸟苷 100μg、腺苷 100μg 的混合对照品溶液。

供试品溶液的制备 取本品粉末（过四号筛）约 5g，精密称定，置具塞锥形瓶内，加入 30% 的甲醇 50mL，超声提取 30min，离心，取上清液。滤渣加入 30% 的甲醇 30mL，重复提取一次，离心，取上清液。合并上清液，浓缩至干，用 30% 的甲醇定容至 10mL，0.22μm 微孔滤膜过滤，即得。

测定法 分别精密吸取对照品溶液与供试品溶液各 10μL，注入液相色谱仪，测定，即得。

本品按干燥品计算，含次黄嘌呤（$C_5H_4N_4O$）不得少于 1.00μg/g，尿苷（$C_{10}H_{13}N_5O_5$）不得少于 2.90μg/g，鸟苷（$C_{10}H_{13}N_5O_5$）不得少于 19.80μg/g，腺苷（$C_{10}H_{13}N_5O_4$）不得少于 0.80μg/g，上述 4 种成分总含量不得少于 24.50μg/g。

三、候选标准饮片均匀化、包装及贮存技术规范

1 概述

名称：清半夏。
外观：粉末状，类白色。气微，味微涩、微有麻舌感。
粒度：65 目。
均匀化方法：粉碎、混匀。

2 主要设备

高速高效风吸式粉碎机（GFSJ-250）、高效混合机（VH-20）、包装机。

3 均匀化操作要求及关键参数

将清半夏原形饮片置高速高效风吸式粉碎机（GFSJ-250）中，粉碎 20min（3800r/min）；取出粉碎后的粉末，过 65 目筛，未通过筛子的重新粉碎，直至全部通过。过筛后的清半夏粉末置高效混合机（VH-20）中，混合 10min（20r/min），至候选标准饮片混合均匀，停止，倾出。

4 包装操作要求及关键参数

采用棕色瓶装和铝箔袋装两种，每种包装材料设置 5g 和 20g 两种包装规格。铝箔袋材料为塑料与铝箔复合袋（GB/T 28118-2011），瓶装材料为亚克力透明包装瓶。

5 贮存操作要求

置阴凉、干燥处贮存。保质期暂定 1 年。

6　候选标准饮片质量标准

清半夏　Qingbanxia

PINELLIAE RHIZOMA PRAEPARATUM CUM ALUMINE

【原料药材】　天南星科植物半夏 *Pinellia ternata*（Thunb.）Breit. 的干燥块茎。

【采集加工】　夏、秋二季采挖，洗净，除去外皮和须根，晒干。

【炮制】　取半夏，除去杂质及非药用部位，放入含 8% 白矾溶液的浸泡池中，浸泡至内无干心，口尝微有麻舌感，取出。干燥至水分不得过 13.0%。每 100kg 净半夏，用白矾 20kg。

【均匀化】　取清半夏原形饮片，置高速高效风吸式粉碎机中，粉碎 20min（3800r/min），过 65 目筛，未通过筛子的重新粉碎，直至全部通过。过筛后的清半夏粉末置高效混合机中，混合 10min（20r/min），至候选标准饮片混合均匀，停止，倾出。

【性状】　粉末状，类白色。气微，味微涩、微有麻舌感。

【鉴别】

（1）显微鉴别　本品呈类白色。淀粉粒甚多，单粒类圆形、半圆形或圆多角形，直径 2～20μm，脐点裂缝状、人字状或星状；复粒由 2～6 分粒组成。草酸钙针晶束存在于椭圆形黏液细胞中，或随处散在，针晶长 20～144μm，螺纹导管直径 10～24μm。

（2）薄层鉴别　取本品 1g，加甲醇 10mL，加热回流 30min，滤过，滤液挥至 0.5mL，作为供试品溶液。另取精氨酸对照品、丙氨酸对照品、缬氨酸对照品、亮氨酸对照品，加 70% 甲醇制成每毫升各含 1mg 的混合溶液，作为对照品溶液。照薄层色谱法（通则 0502）试验，吸取供试品溶液 5μL、对照品溶液 1μL，分别点于同一硅胶 G 薄层板上，以正丁醇 – 冰醋酸 – 水（8：3：3）为展开剂，展开，取出，晾干，喷以茚三酮试液，在 105℃加热至斑点显色清晰。供试品色谱中，在与对照品色谱相应的位置上，显相同颜色的斑点（清半夏样品无精氨酸斑点）。

取本品 1g，加乙醇 10mL，加热回流 1h，滤过，滤液浓缩至 0.5mL，作为供试品溶液。另取半夏对照药材 1g，同法制成对照药材溶液。照薄层色谱法（通则 0502）试验，吸取上述两种溶液各 5μL，分别点于同一硅胶 G 薄层板上，以石油醚（60～90℃）– 乙酸乙酯 – 丙酮 – 甲酸（30：6：4：0.5）为展开剂，展开，取出，晾干，喷以 10% 硫酸乙醇溶液，在 105℃加热至斑点显色清晰。供试品色谱中，在与对照药材色谱相应的位置上，显相同颜色的斑点。

（3）特征图谱　照高效液相色谱法［《中国药典》（2015 年版）通则 0512］测定。

色谱条件与系统适用性试验　以十八烷基硅烷键合硅胶为填充剂；以甲醇（A）– 水（B）为流动相，进行梯度洗脱（表 2-81），柱温 30℃，流速 0.8mL/min，进样量 10μL，检测波长 265nm。理论塔板数按鸟苷计算不低于 3500。

表 2-81　清半夏候选标准饮片特征图谱流动相梯度

时间（min）	流动相 A（%）	流动相 B（%）
0	95	5
5	95	5
8	60	40
12	45	55

续表

时间（min）	流动相 A（%）	流动相 B（%）
18	40	60
28	25	75
55	25	75

对照品溶液的制备　取腺苷对照品适量，精密称定，加 30% 甲醇使溶解，制成浓度为 1mg/mL 的溶液，即得。

供试品溶液的制备　取本品粉末（过四号筛）约 5g，精密称定，置具塞锥形瓶内，加入 30% 的甲醇 50mL，超声提取 30min，离心，取上清液。滤渣加入 30% 的甲醇 30mL，重复提取一次，离心，取上清液。合并上清液，浓缩至干，用 30% 的甲醇定容至 10mL，0.22μm 微孔滤膜过滤，即得。

测定法　分别精密吸取对照品溶液与供试品溶液各 10μL，注入液相色谱仪，测定，即得。

供试品特征图谱中应有 8 个特征峰，以参照峰（S）计算各特征峰的相对保留时间，其相对保留时间应在规定值的 ±5% 之内。规定值为 0.339（峰 1）、0.383（峰 2）、0.525（峰 3）、0.736（峰 4）、1.000[峰 5（S）]、1.037（峰 6）、1.315（峰 7）、1.668（峰 8），见图 2-127。

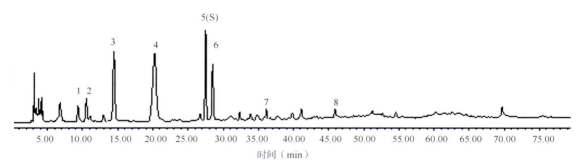

图 2-127　清半夏候选标准饮片特征图谱

峰 6：腺苷

【检查】

水分　不得过 13.0%[《中国药典》（2015 年版）通则 0832 第二法]。

总灰分　不得过 3.5%[《中国药典》（2015 年版）通则 2302]。

白矾限量　取本品粉末（过四号筛）约 5g，精密称定，置坩埚中，缓缓炽热，至完全炭化时，逐渐升高温度至 450℃，灰化 4h，取出，放冷，在坩埚中小心加入稀盐酸约 10mL，用表面皿覆盖坩埚，置水浴上加热 10min，表面皿用热水 5mL 冲洗，洗液并入坩埚中，滤过，用水 50mL 分次洗涤坩埚及滤渣，合并滤液及洗液，加 0.025% 甲基红乙醇溶液 1 滴，滴加氨试液至溶液显微黄色。加乙酸 – 乙酸铵缓冲液（pH 6.0）20mL，精密加乙二胺四乙酸二钠滴定液（0.05mol/L）25mL，煮沸 3～5min，放冷，加二甲酚橙指示液 1mL，用锌滴定液（0.05mol/L）滴定至溶液自黄色转变为红色，并将滴定的结果用空白试验校正。每毫升乙二胺四乙酸二钠滴定液（0.05mol/L）相当于 23.72mg 的含水硫酸铝钾 [$KAl(SO_4)_2 \cdot 12H_2O$]。

本品按干燥品计算，含白矾以含水硫酸铝钾 [$KAl(SO_4)_2 \cdot 12H_2O$] 计，不得过 7.5%。

【浸出物】　照"浸出物测定法"[《中国药典》（2015 年版）通则 2201]项下的冷浸法测定，用水作溶剂，不得少于 10.5%；用乙醇作溶剂，不得少于 4.0%。

【含量测定】

（1）总酸 取本品粉末（过四号筛）约 5g，精密称定，置锥形瓶中，加乙醇 50mL，加热回流 1h，同上操作，再重复提取 2 次，放冷，滤过，合并滤液，蒸干，残渣精密加入氢氧化钠滴定液（0.1 mol/L）10mL，超声处理（功率 500W，频率 40kHz）30min，转移至 50mL 量瓶中，加新沸过的冷水至刻度，摇匀，精密量取 25mL，照电位滴定法（通则 0701）测定，用盐酸滴定液（0.1 mol/L）滴定，并将滴定的结果用空白试验校正。每毫升氢氧化钠滴定液（0.1 mol/L）相当于 5.904mg 的琥珀酸（$C_4H_6O_4$）。

本品按干燥品计算，含总酸以琥珀酸（$C_4H_6O_4$）计，不得少于 0.40%。

（2）核苷类 照高效液相色谱法［《中国药典》（2015 年版）通则 0512］测定。

色谱条件与系统适用性试验 以十八烷基硅烷键合硅胶为填充剂；以甲醇为流动相 A，以 0.1% 甲酸水为流动相 B，进行梯度洗脱（表 2-82）；流速 1.0mL/min，柱温 30℃，进样量 10μL，检测波长 265nm。理论塔板数按鸟苷计算不低于 3500。

表 2-82 清半夏候选标准饮片含量测定流动相梯度

时间（min）	流动相 A（%）	流动相 B（%）
0	1	99
2	1	99
12	2	98
16	2	98
26	10	90
36	20	80
47	40	60
53	40	60
60	75	25
90	75	25

对照品溶液的制备 分别精密称取对照品尿苷、鸟苷、腺苷各适量，分别加入适量甲醇，取次黄嘌呤加入含 5μL 氨水的甲醇溶液，摇匀，充分溶解，分别制成浓度为 1.0mg/mL 的对照品储备液。分别精密吸取上述对照品溶液 1300μL、1000μL、1000μL、200μL 置 10mL 容量瓶中，加甲醇，摇匀，定容，制成每毫升分别含次黄嘌呤 20μg、尿苷 130μg、鸟苷 100μg、腺苷 100μg 的混合对照品溶液。

供试品溶液的制备 取本品粉末（过四号筛）约 5g，精密称定，置具塞锥形瓶内，加入 30% 的甲醇 50mL，超声提取 30min，离心，取上清液。滤渣加入 30% 的甲醇 30mL，重复提取一次，离心，取上清液。合并上清液，浓缩至干，用 30% 的甲醇定容至 10mL，0.22μm 微孔滤膜过滤，即得。

测定法 分别精密吸取对照品溶液与供试品溶液各 10μL，注入液相色谱仪，测定，即得。

本品按干燥品计算，含次黄嘌呤（$C_5H_4N_4O$）不得少于 1.00μg/g，尿苷（$C_{10}H_{13}N_5O_5$）不得少于 2.90μg/g，鸟苷（$C_{10}H_{13}N_5O_5$）不得少于 19.80μg/g，腺苷（$C_{10}H_{13}N_5O_4$）不得少于 0.80μg/g，上述 4 种成分总含量不得少于 24.50μg/g。

第三章

皮类中药标准饮片制备技术规范

　　皮类中药多以茎干皮入药，还有部分为根皮、枝皮。通过对皮类中药原料药材 – 原形饮片 – 候选标准饮片质量传递规律的分析可知，生品从原料药材到原形饮片、候选标准饮片的制备过程中，其变化主要体现在外观性状方面，内在质量属性特征未发生显著改变；而制片不仅有外观性状方面的变化，其内在质量属性特征也发生了显著改变，但从原形饮片到候选标准饮片的过程中，制片的质量属性特征未发生改变，说明候选标准饮片的制备技术稳定，能够真实反映饮片的质量属性特征，在确定了作为标准物质所必需的理化参数后，可以作为中药饮片质量评价的标准物质应用。本章共分八节，收录了 4 种中药的原料药材采集加工技术规范、8 种原形饮片的炮制工艺技术规范及 8 种候选标准饮片的制备技术规范。

第一节　关　黄　柏

一、原料药材采集加工技术规范

1　概述

名称：关黄柏。
采集时间：第 1、2 批，2015 年 5 月；第 3 批，2015 年 6 月。
采集地点：辽宁省抚顺清原满族自治县。
生长年限：第 1、3 批、15 年；第 2 批，16 年。

2　基原

本品为芸香科植物黄檗 *Phellodendron amurense* Rupr. 的干燥树皮。

3　原料药材产地

主产于东北和华北各省，河南、安徽北部及宁夏也有分布，内蒙古有少量栽种。

4　采集及加工依据

依据《中国药典》（2015 年版）和《北京市中药饮片炮制规范》（2008 年版）进行采集加工。

5　工艺流程（图 3-1）

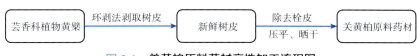

图 3-1　关黄柏原料药材产地加工流程图

6　加工工艺操作要求及关键参数

芸香科植物黄檗，定植 15～20 年即可采收，采用环剥法剥取树皮，趁鲜刮去栓皮，晾或烘至半干时，平铺堆叠放置，并以重物压至平整，再晾干或烘干至含水量在 11% 以下，即可。

7　贮存及注意事项

避光，阴凉处放置。

8　原料药材质量标准

关黄柏　**Guanhuangbo**

PHELLODENDRI AMURENSIS CORTEX

【基原】　同《中国药典》（2015 年版）"关黄柏"项下相应内容。

【采集加工】　采用环剥法剥取道地产区 15～20 年生的黄檗树皮，趁鲜去净栓皮，晒干，压平，即可。

【性状】　同《中国药典》（2015 年版）"关黄柏"项下相应内容。

【鉴别】

（1）显微鉴别　同《中国药典》（2015 年版）"关黄柏"项下相应内容。

（2）薄层鉴别　取本品 0.2g，加乙酸乙酯 20mL，超声处理 30min，滤过，滤液浓缩至 1mL，作为供试品溶液。再取黄柏酮、黄柏内酯对照品，加甲醇制成含上述对照品 0.2mg/mL 的对照品溶液。照薄层色谱法［《中国药典》（2015 年版）通则 0502］试验，吸取上述供试品溶液和对照品溶液各 10μL，分别点于同一硅胶 G 薄层板 I 上，以石油醚（60～90℃）- 乙酸乙酯（1：1）为展开剂，展开 9cm，取出，晾干，喷以 10% 硫酸乙醇溶液，在 105℃加热至斑点显色清晰。供试品色谱中，在与对照品色谱相应的位置上，显相同颜色的斑点。

（3）特征图谱

色谱条件与系统适用性试验　以十八烷基硅烷键合硅胶为填充剂；以 ACN 为流动相 A，以

0.4mol/L 氯化铵溶液为流动相 B，进行梯度洗脱（表 3-1）；检测波长为 215nm。理论板数按盐酸小檗碱计算应不低于 4000。

表 3-1 关黄柏原料药材特征图谱流动相梯度

时间（min）	流动相 A（%）	流动相 B（%）
0 ～ 55	5 ～ 45	95 ～ 55
55 ～ 80	45 ～ 70	55 ～ 30

对照品溶液的制备 精密称定对照品木兰花碱、盐酸黄柏碱、盐酸药根碱、盐酸巴马汀、盐酸小檗碱、黄柏内酯及黄柏酮各适量，加甲醇制成每毫升各含 0.1mg 的混合溶液，即得。

供试品溶液的制备 取本品粉末（过 60 目筛）0.5g，精密称定，精密加入甲醇 20mL，称重。超声处理 45min，放冷，用甲醇补足减失的重量，摇匀，滤过，取续滤液过微孔滤膜（0.45μm）即得。

测定法 分别精密吸取对照品溶液与供试品溶液各 10μL，注入液相色谱仪，测定，即得。

供试品特征图谱中应有 17 个特征峰，以参照峰（S）计算各特征峰的相对保留时间，其相对保留时间应在规定值的 ±5% 之内。规定值为 0.326（峰 1）、0.332（峰 2）、0.406（峰 3）、0.438（峰 4）、0.458（峰 5）、0.503（峰 6）、0.602（峰 7）、0.659（峰 8）、0.752（峰 9）、0.860（峰 10）、0.875（峰 11）、0.977（峰 12）、1.000［峰 13（S）］、1.423（峰 14）、1.677（峰 15）、1.816（峰 16）、2.010（峰 17），见图 3-2。

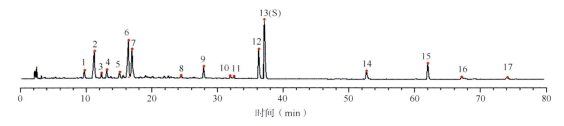

图 3-2 关黄柏原料药材特征图谱

峰 6：木兰花碱；峰 7：盐酸黄柏碱；峰 10：盐酸药根碱；峰 12：盐酸巴马汀；峰 13（S）：盐酸小檗碱；峰 14：黄柏内酯；峰 15：黄柏酮

【检查】

水分 不得过 8.6%［《中国药典》（2015 年版）通则 0832 第二法］。

总灰分 不得过 8.3%［《中国药典》（2015 年版）通则 2302］。

【浸出物】 照"浸出物测定法"［《中国药典》（2015 年版）通则 2201］项下的热浸法测定，用水作溶剂，不得少于 24.0%；用 60% 乙醇作溶剂，不得少于 20.0%。

【含量测定】 照高效液相色谱法［《中国药典》（2015 年版）通则 0512］测定。

色谱条件与系统适用性试验 以十八烷基硅烷键合硅胶为填充剂；以 ACN 为流动相 A，以 0.4mol/L 氯化铵溶液为流动相 B，进行梯度洗脱（表 3-2）；检测波长为 215nm。理论板数按盐酸小檗碱计算应不低于 4000。

表 3-2　关黄柏原料药材含量测定流动相梯度

时间（min）	流动相 A（%）	流动相 B（%）
0～55	5→45	95→55
55～80	45→70	55→30

对照品溶液的制备　精密称取对照品木兰花碱、盐酸黄柏碱、盐酸药根碱、盐酸巴马汀、盐酸小檗碱、黄柏内酯、黄柏酮各适量，加甲醇制成每毫升各含 0.1mg 的混合溶液，即得。

供试品溶液的制备　取本品 0.5g，精密称定，精密加入甲醇 20mL，称重。超声处理 45min，放冷，用甲醇补足减失的重量，摇匀，滤过，取续滤液过微孔滤膜（0.45μm）即得。

测定法　分别精密吸取对照品溶液与供试品溶液各 10μL，注入液相色谱仪，测定，即得。

本品按干燥品计算，含木兰花碱（$C_{20}H_{24}NO_4$）不得少于 0.44%，盐酸黄柏碱（$C_{20}H_{23}NO_4 \cdot HCl$）不得少于 0.27%，盐酸药根碱（$C_{20}H_{19}NO_4 \cdot HCl$）不得少于 0.03%，盐酸巴马汀（$C_{21}H_{21}NO_4 \cdot HCl$）不得少于 0.45%，盐酸小檗碱（$C_{20}H_{17}NO_4 \cdot HCl$）不得少于 1.15%，上述 5 种成分总量不得少于 2.34%；黄柏内酯（$C_{26}H_{30}O_8$）不得少于 0.68%，黄柏酮（$C_{26}H_{30}O_7$）不得少于 0.32%，上述 2 种成分总量不得少于 1.0%。

二、原形饮片炮制工艺技术规范

1　概述

品名：关黄柏。

外观：丝状，长 30～50mm，宽约 5mm，厚约 3mm。外皮黄绿色或淡黄棕色，平坦。内皮黄色或黄棕色。切面鲜黄色，呈片状分层。气微，味极苦。

规格：丝（长 30～50mm，宽约 5mm，厚约 3mm）。

2　来源

本品为芸香科植物黄檗 *Phellodendron amurense* Rupr. 的干燥树皮经炮制加工后制成的饮片。

3　原料药材产地

主产于东北和华北各省，河南、安徽北部及宁夏也有分布，内蒙古有少量栽种。

4　生产依据

依据《中国药典》（2015 年版）炮制通则和《北京市中药饮片炮制规范》（2008 年版）

炮制加工关黄柏饮片。

5　主要设备

滚筒洗药机、多功能切药机、气流网带干燥机、中药饮片包装机。

6　工艺流程（图 3-3）

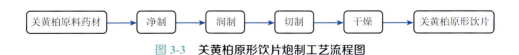

图 3-3　关黄柏原形饮片炮制工艺流程图

7　炮制工艺操作要求及关键参数

取关黄柏原料药材，置滚筒洗药机洗净，去净杂质，置密闭容器中加水闷润 3h 左右，至内外湿度一致时，于多功能切片机切 3 ～ 5mm 宽的丝，晾干或 50℃烘干即可。

8　包装规格

按照常规包装规格进行包装，即 1kg/ 袋；包装材料为聚乙烯塑料薄膜（GB-4456，GB-12056）。

9　贮存及注意事项

避光，阴凉、通风处贮存。防潮。

10　原形饮片质量标准

关黄柏　Guanhuangbo
PHELLODENDRI AMURENSIS CORTEX

【原料药材】　芸香科植物黄檗 *Phellodendron amurense* Rupr. 的干燥树皮。

【炮制】　取关黄柏原料药材，洗净，去净杂质，闷润 3h 左右，至内外湿度一致时，切 3 ～ 5mm 宽的丝，晾干或 50℃烘干即可。

【性状】　丝状，长 30 ～ 50mm，宽约 5mm，厚约 3mm。外皮黄绿色或淡黄棕色，平坦。内皮黄色或黄棕色。切面鲜黄色，呈片状分层。气微，味极苦。

【鉴别】、【检查】、【浸出物】、【含量测定】　同"关黄柏原料药材质量标准"项下相应内容。

三、候选标准饮片均匀化、包装及贮存技术规范

1 概述

名称：关黄柏。
外观：粉末状，黄色或黄绿色。质轻，气微，味极苦。
粒度：60目。
均匀化方法：粉碎、搅拌混合机混匀。

2 主要设备

吸尘式粉碎机、槽形混合机、包装机。

3 均匀化操作要求及关键参数

将关黄柏原形饮片置吸尘式粉碎机中，粉碎10min（3500r/min），过60目筛。粉末置槽形混合机中，混合30min（24r/min），至候选标准饮片混合均匀。

4 包装操作要求及关键参数

采用瓶装和真空袋装两种规格，每种规格分别设置200g和10g两种装量。真空袋装材料为尼龙高压聚乙烯复合薄膜（GB-12025，YY-0236），200g瓶装材料为PET塑料密封罐，10g瓶装材料为亚克力透明包装瓶。

5 贮存操作要求

置阴凉、通风、干燥处贮存。保质期暂定2年。

6 候选标准饮片质量标准

关黄柏 Guanhuangbo

PHELLODENDRI AMURENSIS CORTEX

【原料药材】 芸香科植物黄檗 *Phellodendron amurense* Rupr. 的干燥树皮。
【采集加工】 采用环剥法剥取道地产区15～20年生的黄檗树皮，趁鲜去净栓皮，晒干，压平，即可。
【炮制】 取关黄柏原料药材，洗净，去净杂质，闷润3h左右，至内外湿度一致时，切3～5mm宽的丝，晾干或50℃烘干即可。将关黄柏饮片粉碎过60目筛，搅拌混合均匀后包装。
【性状】 黄绿色或黄色粉末，气微，味极苦。

【鉴别】

（1）显微鉴别　本品绿黄色或黄色。纤维鲜黄色，直径16～38μm，常成束，周围细胞含草酸钙方晶，形成晶纤维；含晶细胞壁木化增厚。石细胞鲜黄色，类圆形或纺锤形，直径35～80μm，有的呈分枝状，壁厚，层纹明显。草酸钙方晶直径约24μm。

（2）薄层鉴别　取本品0.2g，加乙酸乙酯20mL，超声处理30min，滤过，滤液浓缩至1mL，作为供试品溶液。再取黄柏酮、黄柏内酯对照品，加甲醇制成含上述对照品0.2mg/mL的对照品溶液。照薄层色谱法［《中国药典》（2015年版）通则0502］试验，吸取上述供试品溶液和对照品溶液各10μL，分别点于同一硅胶G薄层板Ⅰ上，以石油醚（60～90℃）-乙酸乙酯（1：1）为展开剂，展开9cm，取出，晾干，喷以10%硫酸乙醇溶液，在105℃加热至斑点显色清晰。供试品色谱中，在与对照品色谱相应的位置上，显相同颜色的斑点。

（3）特征图谱

色谱条件与系统适用性试验　以十八烷基硅烷键合硅胶为填充剂；以乙腈为流动相A，以0.4mol/L氯化铵溶液为流动相B，进行梯度洗脱（表3-3）；检测波长为215nm。理论板数按盐酸小檗碱计算应不低于4000。

表3-3　关黄柏候选标准饮片特征图谱流动相梯度

时间（min）	流动相A（%）	流动相B（%）
0～55	5→45	95→55
55～80	45→70	55→30

对照品溶液的制备　精密称定对照品木兰花碱、盐酸黄柏碱、盐酸药根碱、盐酸巴马汀、盐酸小檗碱、黄柏丙酯及黄柏酮各适量，加甲醇制成每毫升各含0.1mg的溶液，即得。

供试品溶液的制备　取本品0.5g，精密称定，精密加入甲醇20mL，称重。超声处理45min，放冷，用甲醇补足减失的重量，摇匀，滤过，取续滤液过微孔滤膜（0.45μm）即得。

测定法　分别精密吸取对照品溶液与供试品溶液各10μL，注入液相色谱仪，测定，即得。

供试品特征图谱中应有17个特征峰，以参照峰（S）计算各特征峰的相对保留时间，其相对保留时间应在规定值的±5%之内。规定值为0.326（峰1）、0.332（峰2）、0.406（峰3）、0.438（峰4）、0.458（峰5）、0.503（峰6）、0.602（峰7）、0.659（峰8）、0.752（峰9）、0.860（峰10）、0.875（峰11）、0.977（峰12）、1.000［峰13（S）］、1.423（峰14）、1.677（峰15）、1.816（峰16）、2.010（峰17），见图3-4。

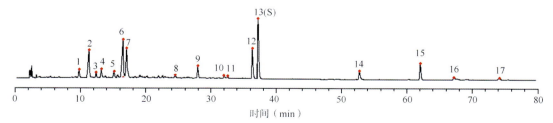

图3-4　关黄柏候选标准饮片特征图谱

峰6：木兰花碱；峰7：盐酸黄柏碱；峰10：盐酸药根碱；峰12：盐酸巴马汀；峰13（S）：盐酸小檗碱；峰14：黄柏内酯；峰15：黄柏酮

【检查】

水分　不得过 8.6%[《中国药典》（2015 年版）通则 0832 第二法]。

总灰分　不得过 8.3%[《中国药典》（2015 年版）通则 2302]。

【浸出物】　照"浸出物测定法"[《中国药典》（2015 年版）通则 2201]项下的热浸法测定，用水作溶剂，不得少于 24.0%；用 60% 乙醇作溶剂，不得少于 20.0%。

【含量测定】　照高效液相色谱法[《中国药典》（2015 年版）通则 0512]测定。

色谱条件与系统适用性试验　以十八烷基硅烷键合硅胶为填充剂；以乙腈为流动相 A，以 0.4mol/L 氯化铵溶液为流动相 B，进行梯度洗脱（表 3-4）；检测波长为 215nm。理论板数按盐酸小檗碱计算应不低于 4000。

表 3-4　流动相梯度

时间（min）	流动相 A（%）	流动相 B（%）
0～55	5→45	95→55
55～80	45→70	55→30

对照品溶液的制备　精密称取对照品木兰花碱、盐酸黄柏碱、盐酸药根碱、盐酸巴马汀、盐酸小檗碱、黄柏内酯、黄柏酮各适量，加甲醇制成每毫升各含 0.1mg 的混合溶液，即得。

供试品溶液的制备　取本品 0.5g，精密称定，精密加入甲醇 20mL，称重。超声处理 45min，放冷，用甲醇补足减失重量，摇匀，滤过，取续滤液过微孔滤膜（0.45μm）即得。

测定法　分别精密吸取对照品溶液与供试品溶液各 10μL，注入液相色谱仪，测定，即得。

本品按干燥品计算，含木兰花碱（$C_{20}H_{24}NO_4$）不得少于 0.44%，盐酸黄柏碱（$C_{20}H_{23}NO_4 \cdot HCl$）不得少于 0.27%，盐酸药根碱（$C_{20}H_{19}NO_4 \cdot HCl$）不得少于 0.03%，盐酸巴马汀（$C_{21}H_{21}NO_4 \cdot HCl$）不得少于 0.45%，盐酸小檗碱（$C_{20}H_{17}NO_4 \cdot HCl$）不得少于 1.15%，上述 5 种成分总量不得少于 2.34%；黄柏内酯（$C_{26}H_{30}O_8$）不得少于 0.68%，黄柏酮（$C_{26}H_{30}O_7$）不得少于 0.32%，上述 2 种成分总量不得少于 1.0%。

第二节　关黄柏炭

一、原料药材采集加工技术规范

参见"第三章 第一节 关黄柏"项下相应内容。

二、原形饮片炮制工艺技术规范

1　概述

品名：关黄柏炭。

外观：本品呈丝状，长 30 ～ 50mm，宽约 5mm，厚约 3mm。表面焦黑色，平坦，断面焦褐色，呈片状分层。质轻而脆。味苦、涩。

规格：丝（长 30 ～ 50mm，宽约 5mm，厚约 3mm）。

2 来源

本品为芸香科植物黄檗 *Phellodendron amurense* Rupr. 的干燥树皮经炮制加工后的制成品。

3 原料药材产地

主产于东北和华北各省，河南、安徽北部及宁夏也有分布，内蒙古有少量栽种。

4 生产依据

依据《中国药典》（2015 年版）炮制通则和《北京市中药饮片炮制规范》（2008 年版）炮制加工关黄柏炭饮片。

5 主要设备

滚筒燃气炒药机、中药饮片包装机。

6 工艺流程（图 3-5）

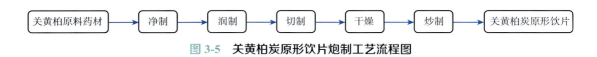

关黄柏原料药材 → 净制 → 润制 → 切制 → 干燥 → 炒制 → 关黄柏炭原形饮片

图 3-5 关黄柏炭原形饮片炮制工艺流程图

7 炮制工艺操作要求及关键参数

取关黄柏丝，置滚筒燃气炒药机内，180 ～ 220℃炒至表面焦黑色，内部焦褐色，取出，喷少许清水，灭尽火星，晾干，即关黄柏炭原形饮片。

8 包装规格

按照常规包装规格进行包装，即 1kg/ 袋；包装材料为聚乙烯塑料薄膜（GB-4456，GB-12056）。

9 贮存及注意事项

避光，阴凉、通风处贮存。防潮。

10　原形饮片质量标准

关黄柏炭　Guanhuangbotan

【原料药材】　芸香科植物黄檗 *Phellodendron amurense* Rupr. 的干燥树皮。

【炮制】　取关黄柏丝，置热锅内，用武火 180 ~ 220℃炒至表面焦黑色，内部焦褐色，取出，喷少许清水，灭尽火星，晾干，以免复燃。

【性状】　丝状，长 30 ~ 50mm，宽约 5mm，厚约 3mm。表面焦黑色，平坦，断面焦褐色，呈片状分层。质轻而脆。味苦、涩。

【鉴别】

（1）显微鉴别　本品焦褐色或焦黑色。纤维黄褐色，直径 16 ~ 38μm，常成束，周围细胞含草酸钙方晶，形成晶纤维；含晶细胞壁木化增厚。石细胞黄褐色，类圆形或纺锤形，直径 35 ~ 80μm，有的呈分枝状，壁厚，层纹明显。草酸钙方晶直径约 24μm。

（2）薄层鉴别　取本品 0.2g，加乙酸乙酯 20mL，超声处理 30min，滤过，滤液浓缩至 1mL，作为供试品溶液。再取黄柏内酯、黄柏酮对照品，加甲醇制成每上述对照品 0.2mg/mL 的对照品溶液。照薄层色谱法 [《中国药典》（2015 年版）通则 0502] 试验，吸取供试品溶液和对照品溶液各 10μL，分别点于同一硅胶 G 薄层板上，以石油醚（60 ~ 90℃）- 乙酸乙酯（1：1）为展开剂，展开 9cm，取出，晾干，喷以 10% 硫酸乙醇溶液，在 105℃加热至斑点显色清晰。供试品色谱中，在与对照品色谱相应的位置上，显相同颜色的斑点。

（3）特征图谱

色谱条件与系统适用性试验　以十八烷基硅烷键合硅胶为填充剂；以乙腈为流动相 A，以 0.4mol/L 氯化铵溶液为流动相 B，进行梯度洗脱（表 3-5）；检测波长为 215nm。理论板数按盐酸小檗碱计算应不低于 4000。

表 3-5　关黄柏炭原形饮片特征图谱流动相梯度

时间（min）	流动相 A（%）	流动相 B（%）
0 ~ 55	5 → 45	95 → 55
55 ~ 80	45 → 70	55 → 30

对照品溶液的制备　精密称取黄柏内酯、黄柏酮对照品各适量，加甲醇制成每毫升各含 0.1mg 的混合溶液，即得。

供试品溶液的制备　取本品粉末（过 60 目筛）0.5g，精密称定，精密加入甲醇 20mL，称重。超声处理 45min，放冷，用甲醇补足减失的重量，摇匀，滤过，取续滤液过微孔滤膜（0.45μm）即得。

测定法　分别精密吸取对照品溶液与供试品溶液各 10μL，注入液相色谱仪，测定，即得。

供试品特征图谱中应有 2 个特征峰，以参照峰（S）计算各特征峰的相对保留时间，其相对保留时间应在规定值的 ±5% 之内。规定值为 0.849（峰 1）、1.000 [峰 2（S）]，见图 3-6。

【检查】

水分　不得过 6.4% [《中国药典》（2015 年版）通则 0832 第二法]。

总灰分　不得过 11.7% [《中国药典》（2015 年版）通则 2302]。

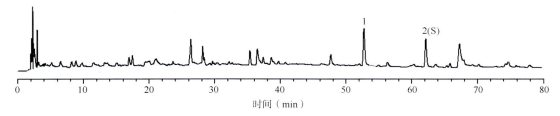

图 3-6 关黄柏炭原形饮片特征图谱

峰 1：黄柏内酯；峰 2（S）：黄柏酮

【浸出物】 照"浸出物测定法"［《中国药典》（2015 年版）通则 2201］项下的热浸法测定，用水作溶剂，不得少于 14.5%；用 60% 乙醇作溶剂，不得少于 17.8%。

【含量测定】 照高效液相色谱法［《中国药典》（2015 年版）通则 0512］测定。

色谱条件与系统适用性试验 以十八烷基硅烷键合硅胶为填充剂；以乙腈为流动相 A，以 0.4mol/L 氯化铵溶液为流动相 B，进行梯度洗脱（表 3-6）；检测波长为 215nm。理论板数按盐酸小檗碱计算应不低于 4000。

表 3-6 关黄柏炭原形饮片含量测定流动相梯度

时间（min）	流动相 A（%）	流动相 B（%）
0 ~ 55	5 → 45	95 → 55
55 ~ 80	45 → 70	55 → 30

对照品溶液的制备 精密称取对照品黄柏内酯、黄柏酮适量，加甲醇制成每毫升各含 0.1mg 的混合溶液，即得。

供试品溶液的制备 取本品 0.5g，精密称定，精密加入甲醇 20mL，称重。超声处理 45min，放冷，用甲醇补足减失的重量，摇匀，滤过，取续滤液过微孔滤膜（0.45μm）即得。

测定法 分别精密吸取对照品溶液与供试品溶液各 10μL，注入液相色谱仪，测定，即得。

本品按干燥品计算，含黄柏内酯（$C_{26}H_{30}O_8$）不得少于 0.29%，黄柏酮（$C_{26}H_{30}O_7$）不得少于 0.02%，上述 2 种成分总量不得少于 0.30%。

三、候选标准饮片均匀化、包装及贮存技术规范

1 概述

名称：关黄柏炭。

外观：粉末状，焦黑色或焦褐色。质轻，味微苦、涩。

粒度：60 目。

均匀化方法：粉碎、搅拌混合机混匀。

2　主要设备

吸尘式粉碎机、槽形混合机、包装机。

3　均匀化操作要求及关键参数

将关黄柏炭原形饮片置吸尘式粉碎机中，粉碎 10min（3500r/min），过 60 目筛。粉末置槽形混合机中，混合 30min（24r/min），至候选标准饮片混合均匀。

4　包装操作要求及关键参数

采用瓶装和真空袋装两种规格，每种规格分别设置 200g 和 10g 两种装量。真空袋装材料为尼龙高压聚乙烯复合薄膜（GB-12025，YY-0236），200g 瓶装材料为 PET 塑料密封罐，10g 瓶装材料为亚克力透明包装瓶。

5　贮存操作要求

置阴凉、通风、干燥处贮存。保质期暂定 2 年。

6　候选标准饮片质量标准

关黄柏炭　Guanhuangbotan

【原料药材】　芸香科植物黄檗 *Phellodendron amurense* Rupr. 的干燥树皮。

【采集加工】　采用环剥法剥取道地产区 15～20 年生的黄檗树皮，趁鲜去净栓皮，晒干，压平，即可。

【炮制】　取关黄柏丝，置热锅内，用武火 180～220℃炒至表面焦黑色，内部焦褐色，取出，喷少许清水，灭尽火星，晾干，以免复燃。

【均匀化】　关黄柏炭原形饮片置吸尘式粉碎机中粉碎，过 60 目筛，搅拌混合均匀后包装。

【性状】　焦褐色或焦黑色粉末，味微苦、涩。

【鉴别】

（1）显微鉴别　本品焦褐色或焦黑色。纤维黄褐色，直径 16～38μm，常成束，周围细胞含草酸钙方晶，形成晶纤维；含晶细胞壁木化增厚。石细胞黄褐色，类圆形或纺锤形，直径 35～80μm，有的呈分枝状，壁厚，层纹明显。草酸钙方晶直径约 24μm。

（2）薄层鉴别　取本品 0.2g，加乙酸乙酯 20mL，超声处理 30min，滤过，滤液浓缩至 1mL，作为供试品溶液。再取黄柏内酯、黄柏酮对照品，加甲醇制成含上述对照品 0.2mg/mL 的对照品溶液。照薄层色谱法［《中国药典》（2015 年版）通则 0502］试验，吸取供试品溶液和对照品溶液各 10μL，分别点于同一硅胶 G 薄层板上，以石油醚（60～90℃）-乙酸乙酯（1∶1）为展开剂，展开 9cm，取出，晾干，喷以 10% 硫酸乙醇溶液，在 105℃加热至斑点显色清晰。供试品色谱中，在与对照品色谱相应的位置上，显相同颜色的斑点。

（3）特征图谱

色谱条件与系统适用性试验　以十八烷基硅烷键合硅胶为填充剂；以乙腈为流动相 A，以 0.4mol/L 氯化铵溶液为流动相 B，进行梯度洗脱（表 3-7）；检测波长为 215nm。理论板数按盐酸小檗碱计算应不低于 4000。

表 3-7　关黄柏炭候选标准饮片特征图谱流动相梯度

时间（min）	流动相 A（%）	流动相 B（%）
0～55	5→45	95→55
55～80	45→70	55→30

对照品溶液的制备　精密称取黄柏内酯、黄柏酮对照品各适量，加甲醇制成每毫升各含 0.1mg 的混合溶液，即得。

供试品溶液的制备　取本品 0.5g，精密称定，精密加入甲醇 20mL，称重。超声处理 45min，放冷，用甲醇补足减失的重量，摇匀，滤过，取续滤液过微孔滤膜（0.45μm）即得。

测定法　分别精密吸取对照品溶液与供试品溶液各 10μL，注入液相色谱仪，测定，即得。

供试品特征图谱中应有 2 个特征峰，以参照峰（S）计算各特征峰的相对保留时间，其相对保留时间应在规定值的 ±5% 之内。规定值为 0.849（峰 1）、1.000［峰 2（S）］，见图 3-7。

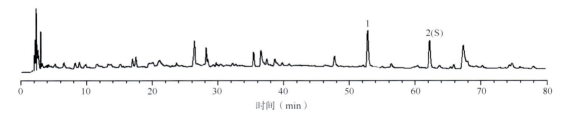

图 3-7　关黄柏炭候选标准饮片特征图谱

峰 1：黄柏内酯；峰 2（S）：黄柏酮

【检查】

水分　不得过 6.4%［《中国药典》（2015 年版）通则 0832 第二法］。

总灰分　不得过 11.7%［《中国药典》（2015 年版）通则 2302］。

【浸出物】　照"浸出物测定法"［《中国药典》（2015 年版）通则 2201］项下的热浸法测定，用水作溶剂，不得少于 14.5%；用 60% 乙醇作溶剂，不得少于 17.8%。

【含量测定】　照高效液相色谱法［《中国药典》（2015 年版）通则 0512］测定。

色谱条件与系统适用性试验　以十八烷基硅烷键合硅胶为填充剂；以乙腈为流动相 A，以 0.4mol/L 氯化铵溶液为流动相 B，进行梯度洗脱（表 3-8）；检测波长为 215nm。理论板数按盐酸小檗碱计算应不低于 4000。

表 3-8　关黄柏炭候选标准饮片含量测定流动相梯度

时间（min）	流动相 A（%）	流动相 B（%）
0～55	5→45	95→55
55～80	45→70	55→30

　　对照品溶液的制备　取对照品黄柏内酯、黄柏酮各适量，加甲醇制成每毫升各含 0.1mg 的混合溶液，即得。

　　供试品溶液的制备　取本品 0.5g，精密称定，精密加入甲醇 20mL，称重。超声处理 45min，放冷，用甲醇补足减失的重量，摇匀，滤过，取续滤液过微孔滤膜（0.45μm）即得。

　　测定法　分别精密吸取对照品溶液与供试品溶液各 10μL，注入液相色谱仪，测定，即得。

　　本品按干燥品计算，含黄柏内酯（$C_{26}H_{30}O_8$）不得少于 0.29%，黄柏酮（$C_{26}H_{30}O_7$）不得少于 0.02%，上述 2 种成分总量不得少于 0.30%。

第三节　黄　　柏

一、原料药材采集加工技术规范

1　概述

名称：黄柏。
采集时间：第 1、2 批，2015 年 5 月；第 3 批，2015 年 6 月。
采集地点：四川荥经。
生长年限：第 1、3 批，15 年；第 2 批，16 年。

2　基原

本品为芸香科植物黄皮树 *Phellodendron chinense* Schneid. 的干燥树皮。

3　原料药材产地

主产于四川、重庆、湖北、贵州、云南等地。

4　采集及加工依据

依据《中国药典》（2015 年版）进行采集加工。

5　工艺流程（图 3-8）

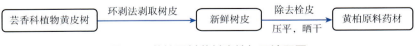

图 3-8　黄柏原料药材产地加工流程图

6　加工工艺操作要求及关键参数

芸香科植物黄皮树，定植 15～20 年即可采收，采用环剥法剥取树皮，趁鲜刮去栓皮，晾或烘至半干时，平铺堆叠放置，并以重物压至平整，再晾干或烘干至含水量在 12% 以下，即得。

7　贮存及注意事项

避光，通风、干燥处放置。

8　原料药材质量标准

黄柏　Huangbo

PHELLODENDRI CHINENSIS CORTEX

【基原】　同《中国药典》（2015 年版）"黄柏"项下相应内容。

【采集加工】　采用环剥法剥取道地产区 15～20 年生的黄皮树树皮，趁鲜去净栓皮，晒干，压平，即可。

【性状】　同《中国药典》（2015 年版）"黄柏"项下相应内容。

【鉴别】

（1）显微鉴别　同《中国药典》（2015 年版）"黄柏"项下相应内容。

（2）薄层鉴别　取本品粉末 0.2g，加 1% 醋酸甲醇溶液 40mL，超声处理 20min，滤过，滤液浓缩至 1mL，作为供试品溶液。另取黄柏对照药材 0.5g，同法制成对照药材溶液。再取盐酸黄柏碱、盐酸小檗碱对照品，加甲醇制成含上述对照品 0.5mg/mL 的对照品溶液。照薄层色谱法 [《中国药典》（2015 年版）通则 0502] 试验，吸取上述供试品溶液、对照药材溶液和对照品溶液各 10μL，分别点于同一硅胶 G 薄层板上，以三氯甲烷 - 甲醇 - 水（30：15：4）的下层溶液为展开剂，置氨蒸气饱和的展开缸内，展开，取出，晾干，喷以稀碘化铋钾试液。供试品色谱中，在与对照药材色谱相应的位置上，显相同颜色的斑点；在与对照品色谱相应的位置上，显相同颜色的斑点。

（3）特征图谱　照高效液相色谱法 [《中国药典》（2015 年版）通则 0512] 测定。

色谱条件与系统适用性试验　以十八烷基硅烷键合硅胶为填充剂；以乙腈为流动相 A，以 0.05mol/L 磷酸二氢钾溶液（磷酸调 pH 3.4）为流动相 B，进行梯度洗脱（表 3-9）；检测波长为 215nm。理论板数按盐酸小檗碱计算应不低于 4000。

表 3-9　黄柏原料药材特征图谱流动相梯度

时间（min）	流动相 A（%）	流动相 B（%）
0	5	95
5	10	90
20	14	86
50	32	68
80	70	30

　　对照品溶液的制备　取对照品盐酸小檗碱、盐酸黄柏碱、盐酸巴马汀、盐酸药根碱、木兰花碱、黄柏内酯、黄柏酮、绿原酸、隐绿原酸各适量，分别置 10mL 容量瓶中，加甲醇溶解并稀释至刻度，摇匀，得浓度分别为 1.226g/L、0.190g/L、0.010g/L、0.019g/L、0.111g/L、0.100g/L、0.021g/L、0.282g/L、0.015g/L 的对照品溶液。

　　供试品溶液的制备　取本品粉末（过 60 目筛）0.2g，置 25mL 具塞锥形瓶中，精密加入甲醇 10mL，称定重量，超声处理 40min，取出，放冷，用甲醇补足减失的重量，摇匀，滤过，取续滤液过 0.45μm 微孔滤膜，即得。

　　测定法　分别精密吸取对照品溶液与供试品溶液各 10μL，注入液相色谱仪，测定，即得。

　　供试品特征图谱中应有 16 个特征峰，以参照峰（S）计算各特征峰的相对保留时间，其相对保留时间应在规定值的 ±5% 之内。规定值为 0.243（峰 1）、0.262（峰 2）、0.271（峰 3）、0.391（峰 4）、0.419（峰 5）、0.460（峰 6）、0.498（峰 7）、0.519（峰 8）、0.561（峰 9）、0.592（峰 10）、0.665（峰 11）、0.881（峰 12）、0.987（峰 13）、1.000［峰 14（S）］、1.347（峰 15）、1.478（峰 16），见图 3-9。

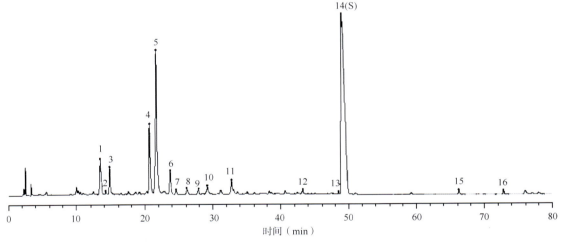

图 3-9　黄柏原料药材特征图谱

峰 1：绿原酸；峰 2：隐绿原酸；峰 4：盐酸黄柏碱；峰 6：木兰花碱；峰 12：盐酸药根碱；峰 13：盐酸巴马汀；
峰 14（S）：盐酸小檗碱；峰 15：黄柏内酯；峰 16：黄柏酮

【检查】

　　水分　不得过 8.0%［《中国药典》（2015 年版）通则 0832 第二法］。

　　总灰分　不得过 6.5%［《中国药典》（2015 年版）通则 2302］。

【浸出物】　照"浸出物测定法"［《中国药典》（2015 年版）通则 2201］项下的热浸法测定，用水作溶剂，不得少于 32.0%；用 60% 乙醇作溶剂，不得少于 24.0%。

【含量测定】　照高效液相色谱法［《中国药典》（2015 年版）通则 0512］测定。

　　色谱条件与系统适用性试验　以十八烷基硅烷键合硅胶为填充剂；以乙腈为流动相 A，以 0.05mol/L 磷酸二氢钾溶液（磷酸调 pH 3.85）为流动相 B，进行梯度洗脱（表 3-10）；检测波长为 215nm 和 280nm。理论板数按盐酸小檗碱计算应不低于 4000。

表 3-10 黄柏原料药材含量测定流动相梯度

时间（min）	流动相 A（%）	流动相 B（%）
0	5	95
5	10	90
20	14	86
50	32	68
80	70	30

对照品溶液的制备 取对照品盐酸小檗碱、盐酸黄柏碱、盐酸巴马汀、盐酸药根碱、木兰花碱、黄柏内酯、黄柏酮、绿原酸、隐绿原酸各适量，分别置 10mL 容量瓶中，加甲醇溶解并稀释至刻度，摇匀，得浓度分别为 1.226g/L、0.190g/L、0.010g/L、0.019g/L、0.111g/L、0.100g/L、0.021g/L、0.282g/L、0.015g/L 的对照品溶液。

供试品溶液的制备 取本品粉末（过 60 目筛）0.2g，置 25mL 具塞锥形瓶中，精密加入甲醇 10mL，称定重量，超声处理 40min，取出，放冷，加甲醇补足减失的重量，摇匀，滤过，取续滤液过 0.45μm 微孔滤膜，即得。

测定法 分别精密吸取对照品溶液与供试品溶液各 10μL，注入液相色谱仪，测定，即得。

本品按干燥品计算，含盐酸黄柏碱（$C_{20}H_{23}NO_4 \cdot HCl$）不得少于 0.50%，盐酸小檗碱（$C_{20}H_{17}NO_4 \cdot HCl$）不得少于 4.60%，绿原酸（$C_{16}H_{18}O_9$）不得少于 0.50%，隐绿原酸（$C_{16}H_{18}O_9$）不得少于 0.018%，木兰花碱（$C_{20}H_{24}NO_4$）不得少于 0.16%，盐酸药根碱（$C_{20}H_{19}NO_4 \cdot HCl$）不得少于 0.026%，盐酸巴马汀（$C_{21}H_{21}NO_4 \cdot HCl$）不得少于 0.003%，上述 7 种成分总量不得少于 5.80%；含黄柏内酯（$C_{26}H_{30}O_8$）不得少于 0.20%，黄柏酮（$C_{26}H_{30}O_7$）不得少于 0.01%，上述 2 种成分总量不得少于 0.20%。

二、原形饮片炮制工艺技术规范

1 概述

品名：黄柏。

外观：丝条状，长 3～5cm，宽约 0.5cm，厚约 0.3cm。外表面黄褐色或黄棕色。内表面暗黄色或淡棕色，具纵棱纹。切面纤维性，呈裂片状分层，深黄色，味极苦。

规格：丝（长 3～5cm，宽约 0.5cm，厚约 0.3cm）。

2 来源

本品为芸香科植物黄皮树 *Phellodendron chinense* Schneid. 的干燥树皮经炮制加工后制成的饮片。

3 原料药材产地

主产于四川、重庆、湖北、贵州、云南等地。

4　生产依据

依据《中国药典》（2015 年版）和《北京市中药炮制规范》（2008 年版）炮制加工成黄柏饮片。

5　主要设备

滚筒洗药机、多功能切药机、气流网带干燥机、中药饮片包装机。

6　工艺流程（图 3-10）

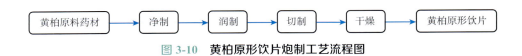

图 3-10　黄柏原形饮片炮制工艺流程图

7　炮制工艺操作要求及关键参数

取黄柏原料药材，洗净，去净杂质，置密闭容器中加水闷润 3h 左右，至内外湿度一致时，于多功能切片机切 3～5cm 宽的丝，晾干或 50℃烘干即可。

8　包装规格

按照常规包装规格进行包装，即 1kg/ 袋；包装材料为聚乙烯塑料薄膜（GB-4456，GB-12056）。

9　贮存及注意事项

防潮，置通风、干燥处贮存。

10　原形饮片质量标准

黄柏　Huangbo

PHELLODENDRI CHINENSIS CORTEX

【原料药材】　芸香科植物黄皮树 *Phellodendron chinense* Schneid. 的干燥树皮。

【炮制】　取黄柏原料药材，洗净，去净杂质，闷润 3h 左右，至内外湿度一致时，切 3～5cm 宽的丝，晒干即可。

【性状】　丝状，长 3～5cm，宽约 0.5cm，厚约 0.3cm。外表面黄褐色或黄棕色。内表面暗黄色或淡棕色，具纵棱纹。切面纤维性，呈裂片状分层，深黄色，味极苦。

【鉴别】 同"黄柏原料药材质量标准"项下相应内容。

【检查】

水分 不得过 8.0%[《中国药典》（2015 年版）通则 0832 第二法]。

总灰分 不得过 6.0%[《中国药典》（2015 年版）通则 2302]。

【浸出物】 照"浸出物测定法"[《中国药典》（2015 年版）通则 2201] 项下的热浸法测定，用水作溶剂，不得少于 30.0%；用 60% 乙醇作溶剂，不得少于 24.0%。

【含量测定】 同"黄柏原料药材质量标准"项下相应内容。

本品按干燥品计算，含盐酸黄柏碱（$C_{20}H_{23}NO_4 \cdot HCl$）不得少于 0.55%，盐酸小檗碱（$C_{20}H_{17}NO_4 \cdot HCl$）不得少于 4.40%，绿原酸（$C_{16}H_{18}O_9$）不得少于 0.50%，隐绿原酸（$C_{16}H_{18}O_9$）不得少于 0.017%，木兰花碱（$C_{20}H_{24}NO_4$）不得少于 0.15%，盐酸药根碱（$C_{20}H_{19}NO_4 \cdot HCl$）不得少于 0.027%，盐酸巴马汀（$C_{21}H_{21}NO_4 \cdot HCl$）不得少于 0.003%，上述 7 种成分总量不得少于 5.60%；含黄柏内酯（$C_{26}H_{30}O_8$）不得少于 0.20%，黄柏酮（$C_{26}H_{30}O_7$）不得少于 0.015%，上述 2 种成分总量不得少于 0.20%。

三、候选标准饮片均匀化、包装及贮存技术规范

1 概述

名称：黄柏。
外观：粉末状，黄色，质轻，气微，味极苦。
粒度：60 目。
均匀化方法：粉碎、搅拌混合机混匀。

2 主要设备

吸尘式粉碎机、槽形混合机、包装机。

3 均匀化操作要求及关键参数

将黄柏原形饮片置吸尘式粉碎机中，粉碎 10min（3500r/min），过 60 目筛。粉末置槽形混合机中，混合 30min（24r/min），至候选标准饮片混合均匀。

4 包装操作要求及关键参数

采用瓶装和真空袋装两种规格，每种规格分别设置 200g 和 10g 两种装量。真空袋装材料为尼龙高压聚乙烯复合薄膜（GB-12025，YY-0236），200g 瓶装材料为 PET 塑料密封罐，10g 瓶装材料为亚克力透明包装瓶。

5　贮存操作要求

置阴凉、干燥、通风处贮存。保质期暂定 2 年。

6　候选标准饮片质量标准

黄柏　**Huangbo**

PHELLODENDRI CHINENSIS CORTEX

【原料药材】　芸香科植物黄皮树 *Phellodendron chinense* Schneid. 的干燥树皮。

【采集加工】　采用环剥法剥取道地产区 15～20 年生的黄皮树树皮，趁鲜去净栓皮，晒干，压平，即可。

【炮制】　取黄柏原料药材，洗净，去净杂质，闷润 3h 左右，至内外湿度一致时，切 3～5cm 宽的丝，晒干即可。

【均匀化】　取黄柏原形饮片，粉碎过 60 目筛，搅拌混合均匀后包装。

【性状】　黄色粉末，质轻，气微，味极苦。

【鉴别】

（1）显微鉴别　本品黄色。纤维鲜黄色，直径 16～38μm，常成束，周围细胞含草酸钙方晶，形成晶纤维；含晶细胞壁木化增厚。石细胞鲜黄色，类圆形或纺锤形，直径 35～128μm，有的呈分枝状，枝端锐尖，壁厚，层纹明显；有的可见大型纤维状的石细胞，长可达 900μm。草酸钙方晶众多。

（2）薄层鉴别　取本品 0.2g，加 1% 醋酸甲醇溶液 40mL，超声处理 20min，滤过，滤液浓缩至 2mL，作为供试品溶液。再取盐酸黄柏碱、盐酸小檗碱对照品，加甲醇制成含上述对照品 0.5mg/mL 的对照品溶液。照薄层色谱法［《中国药典》（2015 年版）通则 0502］试验，吸取上述供试品溶液和对照品溶液各 10μL，分别点于同一硅胶 G 薄层板上，以三氯甲烷 – 甲醇 – 水（30∶15∶4）的下层液为展开剂，置氨蒸气饱和的展开缸内，展开，取出，晾干，喷以稀碘化铋钾试液。供试品色谱中，在与对照品色谱相应的位置上，显相同颜色的斑点。

（3）特征图谱　照高效液相色谱法［《中国药典》（2015 年版）通则 0512］测定。

色谱条件与系统适用性试验　以十八烷基硅烷键合硅胶为填充剂；以乙腈为流动相 A，以 0.05mol/L 磷酸二氢钾溶液（磷酸调 pH 3.4）为流动相 B，进行梯度洗脱（表 3-11）；检测波长为 215nm。理论板数按盐酸小檗碱计算应不低于 4000。

表 3-11　黄柏候选标准饮片特征图谱流动相梯度

时间（min）	流动相 A（%）	流动相 B（%）
0	5	95
5	10	90
20	14	86
50	32	68
80	70	30

对照品溶液的制备 取对照品盐酸小檗碱、盐酸黄柏碱、盐酸巴马汀、盐酸药根碱、木兰花碱、黄柏内酯、黄柏酮、绿原酸、隐绿原酸各适量，分别置 10mL 容量瓶中，加甲醇溶解并稀释至刻度，摇匀，得浓度分别为 1.226g/L、0.190g/L、0.010g/L、0.019g/L、0.111g/L、0.100g/L、0.021g/L、0.282g/L、0.015g/L 的对照品溶液。

供试品溶液的制备 精密称取本品 0.2g，置 25mL 具塞锥形瓶中，精密加入甲醇 10mL，称定重量，超声处理 40min，取出，放冷，加甲醇补足减失的重量，摇匀，滤过，取续滤液过 0.45μm 微孔滤膜，即得。

测定法 分别精密吸取对照品溶液与供试品溶液各 10μL，注入液相色谱仪，测定，即得。

供试品特征图谱中应有 16 个特征峰，以参照峰（S）计算各特征峰的相对保留时间，其相对保留时间应在规定值的 ±5% 之内。规定值为 0.243（峰 1）、0.262（峰 2）、0.271（峰 3）、0.391（峰 4）、0.419（峰 5）、0.460（峰 6）、0.498（峰 7）、0.519（峰 8）、0.561（峰 9）、0.592（峰 10）、0.665（峰 11）、0.881（峰 12）、0.987（峰 13）、1.000[峰 14（S）]、1.347（峰 15）、1.478（峰 16），见图 3-11。

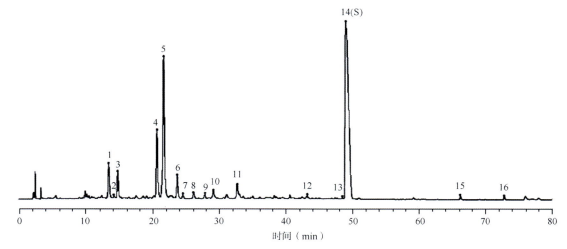

图 3-11　黄柏候选标准饮片特征图谱

峰 1：绿原酸；峰 2：隐绿原酸；峰 4：盐酸黄柏碱；峰 6：木兰花碱；峰 12：盐酸药根碱；峰 13：盐酸巴马汀；峰 14（S）：盐酸小檗碱；峰 15：黄柏内酯；峰 16：黄柏酮

【检查】

水分　不得过 9.0%[《中国药典》（2015 年版）通则 0832 第二法]。

总灰分　不得过 5.5%[《中国药典》（2015 年版）通则 2302]。

【浸出物】　照"浸出物测定法"[《中国药典》（2015 年版）通则 2201]项下的热浸法测定，用水作溶剂，不得少于 30.0%；用 60% 乙醇作溶剂，不得少于 23.0%。

【含量测定】　照高效液相色谱法[《中国药典》（2015 年版）通则 0512]测定。

色谱条件与系统适用性试验 以十八烷基硅烷键合硅胶为填充剂；以乙腈为流动相 A，以 0.05mol/L 磷酸二氢钾溶液（磷酸调 pH 至 3.85）为流动相 B，进行梯度洗脱（表 3-12）；检测波长为 215nm 和 280nm。理论板数按盐酸小檗碱计算应不低于 4000。

表 3-12　黄柏候选标准饮片含量测定流动相梯度

时间（min）	流动相 A（%）	流动相 B（%）
0	5	95
5	10	90
20	14	86
50	32	68
80	70	30

　　对照品溶液的制备　精密称取盐酸小檗碱、盐酸黄柏碱、盐酸巴马汀、盐酸药根碱、木兰花碱、黄柏内酯、黄柏酮、绿原酸、隐绿原酸对照品各适量，分别置 10mL 容量瓶中，加甲醇溶解并稀释至刻度，摇匀，得浓度分别为 1.226g/L、0.190g/L、0.010g/L、0.019g/L、0.111g/L、0.100g/L、0.021g/L、0.282g/L、0.015g/L 的对照品溶液。

　　供试品溶液的制备　精密称取本品 0.2g，置 25mL 具塞锥形瓶中，精密加入甲醇 10mL，称定重量，超声处理 40min，取出，放冷，加甲醇补足减失的重量，摇匀，滤过，取续滤液过 0.45μm 微孔滤膜，即得。

　　测定法　分别精密吸取对照品溶液与供试品溶液各 10μL，注入液相色谱仪，测定，即得。

　　本品按干燥品计算，含盐酸黄柏碱（$C_{20}H_{23}NO_4 \cdot HCl$）不得少于 0.50%，盐酸小檗碱（$C_{20}H_{17}NO_4 \cdot HCl$）不得少于 4.40%，绿原酸（$C_{16}H_{18}O_9$）不得少于 0.50%，隐绿原酸（$C_{16}H_{18}O_9$）不得少于 0.017%，木兰花碱（$C_{20}H_{24}NO_4$）不得少于 0.17%，盐酸药根碱（$C_{20}H_{19}NO_4 \cdot HCl$）不得少于 0.03%，盐酸巴马汀（$C_{21}H_{21}NO_4 \cdot HCl$）不得少于 0.003%，上述 7 种成分总量不得少于 5.60%；含黄柏内酯（$C_{26}H_{30}O_8$）不得少于 0.19%，黄柏酮（$C_{26}H_{30}O_7$）不得少于 0.02%，上述 2 种成分总量不得少于 0.20%。

第四节　黄　柏　炭

一、原料药材采集加工技术规范

参见"第三章 第三节 黄柏"项下相应内容。

二、原形饮片炮制工艺技术规范

1　概述

品名：黄柏炭。

外观：丝状，长 3～5cm，宽约 0.5cm，厚约 0.3cm。表面焦黑色，内部深褐色或棕黑色。体轻，质脆，易折断，味苦涩。

规格：丝（长 3～5cm，宽约 0.5cm，厚约 0.3cm）。

2　来源

本品为芸香科植物黄皮树 *Phellodendron chinense* Schneid. 的干燥树皮经炮制加工后制成的饮片。

3　原料药材产地

主产于四川、重庆、湖北、贵州、云南等地。

4　生产依据

依据《中国药典》（2015 年版）炮制通则和《北京市中药饮片炮制规范》（2008 年版）炮制加工黄柏炭饮片。

5　主要设备

滚筒燃气炒药机、中药饮片包装机。

6　工艺流程（图 3-12）

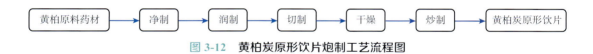

图 3-12　黄柏炭原形饮片炮制工艺流程图

7　炮制工艺操作要求及关键参数

取黄柏丝，置滚筒燃气炒药机内，180 ～ 220℃炒至表面焦黑色，内部焦褐色，取出，喷少许清水，灭尽火星，晾干，即黄柏炭原形饮片。

8　包装规格

按照常规包装规格进行包装，即 1kg/ 袋；包装材料为聚乙烯塑料薄膜（GB-4456，GB-12056）。

9　贮存及注意事项

防潮，置通风、干燥处贮存。

10 原形饮片质量标准

黄柏炭 Huangbotan

【原料药材】 芸香科植物黄皮树 *Phellodendron chinense* Schneid. 的干燥树皮。

【炮制】 取黄柏丝，置热锅内，180～220℃炒至表面焦黑色，内部焦褐色，取出，喷少许清水，灭尽火星，晾干，以免复燃。

【性状】 丝状，长3～5cm，宽约0.5cm，厚约0.3cm。表面焦黑色，内部深褐色或棕黑色。体轻，质脆，易折断，味苦涩。

【鉴别】

（1）显微鉴别 本品焦黑色或焦褐色。纤维黄褐色，直径16～38μm，常成束，周围细胞含草酸钙方晶，形成晶纤维；含晶细胞壁木化增厚。石细胞黄褐色，类圆形或纺锤形，直径35～128μm，有的呈分枝状，枝端锐尖，壁厚，层纹明显；有的可见大型纤维状的石细胞，长可达900μm。草酸钙方晶众多。

（2）薄层鉴别 取本品粉末0.2g，加乙酸乙酯20mL，超声处理30min，滤过，滤液浓缩至1mL，作为供试品溶液。再取黄柏内酯对照品，加甲醇制成含上述对照品0.2mg/mL的对照品溶液。照薄层色谱法［《中国药典》（2015年版）通则0502］试验，吸取供试品溶液和对照品溶液各10μL，分别点于同一硅胶G薄层板上，以石油醚（60～90℃）-乙酸乙酯（1：1）为展开剂，展开，取出，晾干，喷以10%硫酸乙醇溶液，在105℃加热至斑点显色清晰。供试品色谱中，在与对照品色谱相应的位置上，显相同颜色的斑点。

（3）特征图谱 照高效液相色谱法［《中国药典》（2015年版）通则0512］测定。

色谱条件与系统适用性试验 以十八烷基硅烷键合硅胶为填充剂；以乙腈为流动相A，以0.05mol/L磷酸二氢钾溶液（磷酸调pH至3.4）为流动相B，进行梯度洗脱（表3-13）；检测波长为215nm。理论板数按小檗红碱计算应不低于4000。

表3-13 黄柏炭原形饮片特征图谱流动相梯度

时间（min）	流动相A（%）	流动相B（%）
0	5	95
5	10	90
20	14	86
50	32	68
80	70	30

对照品溶液的制备 精密称取黄柏内酯、小檗红碱对照品各适量，分别置10mL容量瓶中，加甲醇溶解并稀释至刻度，摇匀，得浓度分别为0.100g/L、0.122g/L的对照品溶液。

供试品溶液的制备 精密称取本品粉末（过60目筛）0.2g，置25mL具塞锥形瓶中，精密加入甲醇10mL，称定重量，超声处理40min，取出，放冷，加甲醇补足减失的重量，摇匀，滤过，取续滤液过0.45μm微孔滤膜，即得。

测定法　分别精密吸取对照品溶液与供试品溶液各 10μL，注入液相色谱仪，测定，即得。

供试品特征图谱中应有 3 个特征峰，以参照峰（S）计算各特征峰的相对保留时间，其相对保留时间应在规定值的 ±5% 之内。规定值为 0.803（峰 1）、1.000［峰 2（S）］、1.433（峰 3），见图 3-13。

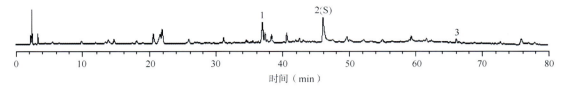

图 3-13　黄柏炭原形饮片特征图谱

峰 2（S）：小檗红碱；峰 3：黄柏内酯

【检查】

水分　不得过 5.0%［《中国药典》（2015 年版）通则 0832 第二法］。

总灰分　不得过 7.0%［《中国药典》（2015 年版）通则 2302］。

【浸出物】　照"浸出物测定法"［《中国药典》（2015 年版）通则 2201］项下的热浸法测定，用水作溶剂，不得少于 16.0%；用 60% 乙醇作溶剂，不得少于 11.5%。

【含量测定】　照高效液相色谱法［《中国药典》（2015 年版）通则 0512］测定。

色谱条件与系统适用性试验　以十八烷基硅烷键合硅胶为填充剂；以乙腈为流动相 A，以 0.05mol/L 磷酸二氢钾溶液（磷酸调 pH 至 3.85）为流动相 B，进行梯度洗脱（表 3-14）；检测波长为 215nm。理论板数按小檗红碱计算应不低于 4000。

表 3-14　黄柏炭原形饮片含量测定流动相梯度

时间（min）	流动相 A（%）	流动相 B（%）
0	5	95
5	10	90
20	14	86
50	32	68
80	70	30

对照品溶液的制备　精密称取黄柏内酯、小檗红碱对照品各适量，分别置 10mL 容量瓶中，加甲醇溶解并稀释至刻度，摇匀，得浓度分别为 0.100g/L、0.122g/L 的对照品溶液。

供试品溶液的制备　精密称取本品粉末（过 60 目筛）0.2g，置 25mL 具塞锥形瓶中，精密加入甲醇 10mL，称定重量，超声处理 40min，取出，放冷，加甲醇补足减失的重量，摇匀，滤过，取续滤液过 0.45μm 微孔滤膜，即得。

测定法　分别精密吸取对照品溶液与供试品溶液各 10μL，注入液相色谱仪，测定，即得。

本品按干燥品计算，含黄柏内酯（$C_{26}H_{30}O_8$）不得少于 0.25%，小檗红碱（$C_{19}H_{15}NO_4 \cdot HCl$）不得少于 0.30%，上述 2 种成分总量不得少于 0.55%。

三、候选标准饮片均匀化、包装及贮存技术规范

1　概述

名称：黄柏炭。
外观：粉末状，焦黑色或焦褐色。质轻，味微苦、涩。
粒度：60 目。
均匀化方法：粉碎、搅拌混合机混匀。

2　主要设备

吸尘式粉碎机、槽形混合机、包装机。

3　均匀化操作要求及关键参数

将黄柏炭原形饮片置吸尘式粉碎机中，粉碎 10min（3500r/min），过 60 目筛。粉末置槽形混合机中，混合 30min（24r/min），至候选标准饮片混合均匀。

4　包装操作要求及关键参数

采用瓶装和真空袋装两种规格，每种规格分别设置200g 和 10g 两种装量。真空袋装材料为尼龙高压聚乙烯复合薄膜（GB-12025，YY-0236），200g 瓶装材料为 PET 塑料密封罐，10g 瓶装材料为亚克力透明包装瓶。

5　贮存操作要求

置阴凉、干燥、通风处贮存。保质期暂定 2 年。

6　候选标准饮片质量标准

黄柏炭　Huangbotan

【原料药材】　芸香科植物黄皮树 *Phellodendron chinense* Schneid. 的干燥树皮。

【炮制】　取黄柏丝，置热锅内，180 ～ 220℃炒至表面焦黑色，内部焦褐色，取出，喷少许清水，灭尽火星，晾干，放置约 1 天，以免复燃。

【均匀化】　取黄柏炭原形饮片，粉碎过 60 目筛，搅拌混合均匀后包装。

【性状】　焦黑色或焦褐色粉末，质轻，气微，味极苦。

【鉴别】

（1）显微鉴别　本品焦黑色或焦褐色。纤维黄褐色，直径 16 ～ 38μm，常成束，周围细胞含草

酸钙方晶，形成晶纤维；含晶细胞壁木化增厚。石细胞黄褐色，类圆形或纺锤形，直径 35 ～ 128μm，有的呈分枝状，枝端锐尖，壁厚，层纹明显；有的可见大型纤维状的石细胞，长可达 900μm。草酸钙方晶众多。

（2）薄层鉴别　取本品 0.2g，加乙酸乙酯 20mL，超声处理 30min，滤过，滤液浓缩至 1mL，作为供试品溶液。再取黄柏内酯对照品，加甲醇制成含上述对照品 0.2mg/mL 的对照品溶液。照薄层色谱法 [《中国药典》（2015 年版）通则 0502] 试验，吸取供试品溶液和对照品溶液各 10μL，分别点于同一硅胶 G 薄层板上，以石油醚（60 ～ 90℃）- 乙酸乙酯（1 ∶ 1）为展开剂，展开，取出，晾干，喷以 10% 硫酸乙醇溶液，在 105℃加热至斑点显色清晰。供试品色谱中，在与对照品色谱相应的位置上，显相同颜色的斑点。

（3）特征图谱　照高效液相色谱法 [《中国药典》（2015 年版）通则 0512] 测定。

色谱条件与系统适用性试验　以十八烷基硅烷键合硅胶为填充剂；以乙腈为流动相 A，以 0.05mol/L 磷酸二氢钾溶液（磷酸调 pH 至 3.4）为流动相 B，进行梯度洗脱（表 3-15）；检测波长为 215nm。理论板数按小檗红碱计算应不低于 4000。

表 3-15　黄柏炭候选标准饮片特征图谱流动相梯度

时间（min）	流动相 A（%）	流动相 B（%）
0	5	95
5	10	90
20	14	86
50	32	68
80	70	30

对照品溶液的制备　精密称取黄柏内酯、小檗红碱对照品各适量，分别置 10mL 容量瓶中，加甲醇溶解并稀释至刻度，摇匀，得浓度分别为 0.100g/L、0.122g/L 的对照品溶液。

供试品溶液的制备　精密称取本品 0.2g，置 25mL 具塞锥形瓶中，精密加入甲醇 10mL，称定重量，超声处理 40min，取出，放冷，加甲醇补足减失的重量，摇匀，滤过，取续滤液过 0.45μm 微孔滤膜，即得。

测定法　分别精密吸取对照品溶液与供试品溶液各 10μL，注入液相色谱仪，测定，即得。

供试品特征图谱中应有 3 个特征峰，以参照峰（S）计算各特征峰的相对保留时间，其相对保留时间应在规定值的 ±5% 之内。规定值为 0.803（峰 1）、1.000[峰 2（S）]、1.433（峰 3），见图 3-14。

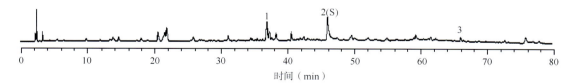

图 3-14　黄柏炭候选标准饮片特征图谱

峰 2（S）：小檗红碱；峰 3：黄柏内酯

【检查】

水分　不得过 6.0%[《中国药典》（2015 年版）通则 0832 第二法]。

总灰分　不得过 6.5%[《中国药典》（2015 年版）通则 2302]。

【浸出物】　照"浸出物测定法"[《中国药典》（2015 年版）通则 2201]项下的热浸法测定，用水作溶剂，不得少于 13.5%；用 60% 乙醇作溶剂，不得少于 10.5%。

【含量测定】　照高效液相色谱法[《中国药典》（2015 年版）通则 0512]测定。

色谱条件与系统适用性试验　以十八烷基硅烷键合硅胶为填充剂；以乙腈为流动相 A，以 0.05mol/L 磷酸二氢钾溶液（磷酸调 pH 至 3.85）为流动相 B，进行梯度洗脱（表 3-16）；检测波长为 215nm。理论板数按小檗红碱计算应不低于 4000。

表 3-16　黄柏炭候选标准饮片含量测定流动相梯度

时间（min）	流动相 A（%）	流动相 B（%）
0	5	95
5	10	90
20	14	86
50	32	68
80	70	30

对照品溶液的制备　精密称取黄柏内酯、小檗红碱对照品各适量，分别置 10mL 容量瓶中，加甲醇溶解并稀释至刻度，摇匀，得浓度分别为 0.100g/L、0.122g/L 的对照品溶液。

供试品溶液的制备　精密称取本品 0.2g，置 25mL 具塞锥形瓶中，精密加入甲醇 10mL，称定重量，超声处理 40min，取出，放冷，加甲醇补足减失的重量，摇匀，滤过，取续滤液过 0.45μm 微孔滤膜，即得。

测定法　分别精密吸取对照品溶液与供试品溶液各 10μL，注入液相色谱仪，测定，即得。

本品按干燥品计算，含黄柏内酯（$C_{26}H_{30}O_8$）不得少于 0.17%，小檗红碱（$C_{19}H_{15}NO_4 \cdot HCl$）不得少于 0.25%，上述 2 种成分总量不得少于 0.40%。

第五节　厚　朴

一、原料药材采集加工技术规范

1　概述

名称：厚朴。
采集时间：2015 年 7 月。
采集地点：湖北恩施。
生长年限：20 ～ 30 年。

2　基原

本品为木兰科植物厚朴 *Magnolia officinalis* Rehd. et Wils. 或凹叶厚朴 *Magnolia officinalis*

Rehd. et Wils. var. *biloba* Rehd. et Wils. 的干燥干皮、根皮及枝皮。

3 原料药材产地

主产于四川、湖北等省。

4 采集及加工依据

按照《中国药典》（2015 年版）收载的饮片炮制通则和当地产地加工方法进行采集加工。

5 主要设备

蒸箱。

6 工艺流程（图 3-15）

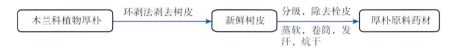

图 3-15　厚朴原料药材产地加工流程图

7 加工工艺操作要求及关键参数

4～6 月份剥取，根皮和枝皮直接阴干；干皮置沸水中微煮后，堆置阴湿处，"发汗"至内表面变紫褐色或棕褐色时，蒸软，取出，卷成筒状，干燥。

8 贮存及注意事项

置干燥、通风处贮存。

9 原料药材质量标准

厚朴　**Houpo**

MAGNOLIAE OFFICINALIS CORTEX

【基原】、【采集加工】、【性状】　同《中国药典》（2015 年版）"厚朴"项下相应内容。

【鉴别】

（1）显微鉴别　同《中国药典》（2015 年版）"厚朴"项下相应内容。

（2）薄层鉴别　同《中国药典》（2015 年版）"厚朴"项下相应内容。

（3）特征图谱　照高效液相色谱法 [《中国药典》（2015 年版）通则 0512] 测定。

色谱条件与系统适用性试验　以十八烷基硅烷键合硅胶为填充剂；以乙腈 – 甲醇 – 水（40：5：55）为流动相；检测波长为 280nm。

　　供试品溶液的制备　取本品粉末 20g，照《中国药典》（2015 年版）四部通则 2204 挥发油测定法甲法，于圆底烧瓶中加入各粉末，加水 300mL，提取挥发油，5h 后收集挥发油提取器内的水液，并用乙醚冲洗提取器管壁，与水液合并，用乙醚按 1∶1 萃取收集液 3 次，合并乙醚层，于蒸发皿自然挥干，残渣用甲醇溶解，定容至 2mL。

　　测定法　取各供试品溶液 20μL，注入液相色谱仪，测定，即得。

　　供试品特征图谱中应有 6 个特征峰，以参照峰（S）计算各特征峰的相对保留时间，其相对保留时间应在规定值的 ±5% 之内。规定值为 0.250（峰 1）、1.880（峰 2）、0.074（峰 3）、4.970（峰 4）、1.000[峰 5（S）]、2.210（峰 6），见图 3-16。

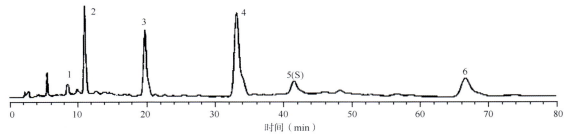

图 3-16　厚朴原料药材特征图谱

【检查】

　　水分　同《中国药典》（2015 年版）"厚朴"项下相应内容。

　　总灰分　同《中国药典》（2015 年版）"厚朴"项下相应内容。

　　酸不溶性灰分　同《中国药典》（2015 年版）"厚朴"项下相应内容。

　　农药残留　不得检出[《中国药典》（2015 年版）四部通则 2341 第一法中 9 种有机氯类农药残留量测定法]。

【含量测定】　同《中国药典》（2015 年版）"厚朴"项下相应内容。

二、原形饮片炮制工艺技术规范

1　概述

　　品名：厚朴。

　　外观：弯曲的丝条状或单、双卷筒状。外表面灰褐色，有时可见椭圆形皮孔或纵皱纹。内表面紫棕色或深紫褐色，较平滑，具细密纵纹，划之显油痕。切面颗粒性，有油性，有的可见小亮星。气香，味辛辣、微苦。

　　规格：丝（宽 6mm）。

2　来源

　　本品为木兰科植物厚朴 *Magnolia officinalis* Rehd. et Wils. 或凹叶厚朴 *Magnolia officinalis*

Rehd. et Wils. var. *biloba* Rehd. et Wils. 的干燥干皮、根皮及枝皮经炮制加工后制成的饮片。

3 原料药材产地

主产于四川、湖北等省。

4 生产依据

依据《中国药典》（2015年版）炮制通则炮制加工厚朴饮片。

5 主要设备

平面式振动筛药机、润药机、往复式切药机、炒药机。

6 工艺流程（图3-17）

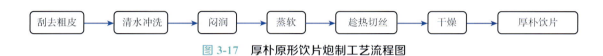

刮去粗皮 → 清水冲洗 → 闷润 → 蒸软 → 趁热切丝 → 干燥 → 厚朴饮片

图3-17 厚朴原形饮片炮制工艺流程图

7 炮制工艺操作要求及关键参数

取厚朴原料药材，刮去粗皮；清水冲洗干净后闷润；闷润至透，放入蒸箱中蒸软；蒸软后取出，趁热切成6mm左右的丝，60℃微波干燥，得到厚朴原形饮片。

8 包装规格

按照常规包装规格进行包装，即0.5kg/袋、1.0kg/袋；包装材料为聚乙烯塑料薄膜（GB-4456，GB-12056）。

9 贮存及注意事项

置通风、干燥处贮存。

10 原形饮片质量标准

厚朴　Houpo

MAGNOLIAE OFFICINALIS CORTEX

【原料药材】　木兰科植物厚朴 *Magnolia officinalis* Rehd. et Wils. 或凹叶厚朴 *Magnolia officinalis*

Rehd. et Wils. var. *biloba* Rehd. et Wils. 的干燥干皮、根皮及枝皮。

【炮制】　刮去粗皮，洗净，润透，切丝，干燥。

【性状】　弯曲的丝条状或单、双卷筒状。外表面灰褐色，有时可见椭圆形皮孔或纵皱纹。内表面紫棕色或深紫褐色，较平滑，具细密纵纹，划之显油痕。切面颗粒性，有油性，有的可见小亮星。气香，味辛辣、微苦。

【鉴别】

（1）显微鉴别　同"厚朴原料药材质量标准"项下相应内容。

（2）薄层鉴别　同"厚朴原料药材质量标准"项下相应内容。

（3）特征图谱　同"厚朴原料药材质量标准"项下相应内容。

供试品特征图谱中应有8个特征峰，以参照峰（S）计算各特征峰的相对保留时间，其相对保留时间应在规定值的 ±5% 之内。规定值为 0.21（峰1）、0.24（峰2）、0.27（峰3）、0.30（峰4）、0.48（峰5）、0.80（峰6）、1.00[峰7（S）]、1.16（峰8），见图3-18。

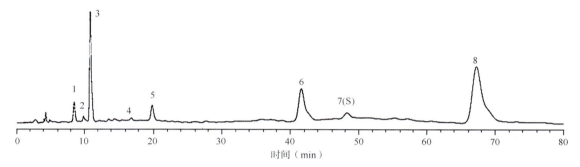

图 3-18　**厚朴原形饮片特征图谱**

【检查】、【含量测定】　同"厚朴原料药材质量标准"项下相应内容。

三、候选标准饮片均匀化、包装及贮存技术规范

1　概述

名称：厚朴。

外观：粉末状，棕色，味辛辣、微苦。

粒度：50目。

均匀化方法：采用流水式粉碎机粉碎。

2　主要设备

流水式粉碎机。

3 均匀化操作要求及关键参数

将厚朴原形饮片置于流水式粉碎机中，固定转速为 2840r/min，放置 50 目筛对厚朴饮片进行粉碎，混匀，即得。

4 包装操作要求及关键参数

采用瓶装和真空袋装两种规格：铝箔自封袋（装量 10g）和棕色瓶（装量 10g）。

5 贮存操作要求

置阴凉、通风、干燥处贮存。保质期暂定 2 年。

6 候选标准饮片质量标准

厚朴　Houpo

MAGNOLIAE OFFICINALIS CORTEX

【原料药材】　木兰科植物厚朴 *Magnolia officinalis* Rehd. et Wils. 或凹叶厚朴 *Magnolia officinalis* Rehd. et Wils. var. *biloba* Rehd. et Wils. 的干燥干皮、根皮及枝皮。

【采集加工】　4～6 月份剥取，根皮和枝皮直接阴干；干皮置沸水中微煮后，堆置阴湿处，"发汗"至内表面变紫褐色或棕褐色时，蒸软，取出，卷成筒状，干燥。

【炮制】　刮去粗皮，洗净，润透，切丝，干燥，粉碎。

【均匀化】　取厚朴原形饮片，置流水式粉碎机中，固定转速为 2840r/min，放置 50 目筛对厚朴饮片进行粉碎，混匀，即得。

【性状】　棕色粉末，味辛辣、微苦。

【鉴别】

（1）显微鉴别　粉末棕色。纤维甚多，直径 15～32μm，壁甚厚，有的呈波浪形或一边呈锯齿状，木化，孔沟不明显。石细胞类方形、椭圆形、卵圆形或不规则分枝状，直径 11～65μm，有时可见层纹。油细胞椭圆形或类圆形，直径 50～85μm，含黄棕色油状物。

（2）薄层鉴别　取本品粉末 0.5g，加甲醇 5mL，密塞，振摇 30min，滤过，取滤液作为供试品溶液。另取厚朴酚对照品、和厚朴酚对照品，加甲醇制成每毫升各含 1mg 的混合溶液，作为对照品溶液。照薄层色谱法（通则 0502）试验，吸取上述两种溶液各 5μL，分别点于同一硅胶 G 薄层板上，以甲苯 – 甲醇（17：1）为展开剂，展开，取出，晾干，喷以 1% 香草醛硫酸溶液，在 100℃ 加热至斑点显色清晰。

（3）特征图谱　照高效液相色谱法 [《中国药典》（2015 年版）通则 0512] 测定。

色谱条件与系统适用性试验　以十八烷基硅烷键合硅胶为填充剂；以乙腈 – 甲醇 – 水（40：5：55）为流动相；检测波长为 280nm。

对照品溶液的制备　取厚朴酚对照品、和厚朴酚对照品各适量，精密称定，加甲醇分别制成每毫升含厚朴酚 40μg、和厚朴酚 24μg 的溶液，即得。

供试品溶液的制备　取本品粉末 20g，照《中国药典》（2015 年版）四部通则 2204 挥发油测定法甲法，于圆底烧瓶中加入各粉末，加水 300mL，提取挥发油，5h 后收集挥发油提取器内的水液，并用乙醚冲洗提取器管壁，与水液合并，用乙醚按 1∶1 萃取收集液 3 次，合并乙醚层，于蒸发皿自然挥干，残渣用甲醇溶解，定容至 2mL，得到供试品溶液。

测定法　分别精密吸取对照品溶液与供试品溶液各 20μL，注入液相色谱仪，测定，即得。

供试品特征图谱中应有 6 个特征峰，以参照峰（S）计算各特征峰的相对保留时间，其相对保留时间应在规定值的 ±5% 之内。规定值为 1.000［峰 1（S）］、2.050（峰 2）、3.626（峰 3）、3.848（峰 4）、4.975（峰 5）、6.361（峰 6），见图 3-19。

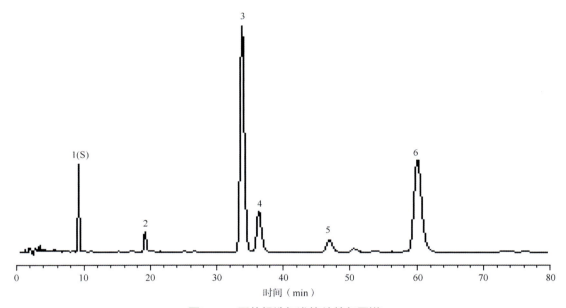

图 3-19　厚朴候选标准饮片特征图谱

【检查】

水分　不得过 10%［《中国药典》（2015 年版）四部通则 0832 第四法］。

总灰分　不得过 5%［《中国药典》（2015 年版）通则 2302］。

酸不溶性灰分　不得过 3%［《中国药典》（2015 年版）通则 2302］。

农药残留　不得检出［按《中国药典》（2015 年版）四部通则 2341 第一法中 9 种有机氯类农药残留量测定法］。

【含量测定】　照《中国药典》（2015 年版）四部 0512 高效液相色谱法测定。

色谱条件与系统适用性试验　以十八烷基硅烷键合硅胶为填充剂；以甲醇 – 水（78∶22）为流动相；检测波长为 294nm。理论板数按厚朴酚计算应不低于 3800。

对照品溶液的制备　取厚朴酚对照品、和厚朴酚对照品各适量，精密称定，加甲醇分别制成每毫升含厚朴酚 40μg、和厚朴酚 24μg 的溶液，即得。

供试品溶液的制备　取本品粉末约 0.2g，精密称定，置具塞锥形瓶中，精密加入甲醇 25mL，摇匀，密塞，浸渍 24h，滤过，精密量取续滤液 5mL，置 25mL 量瓶中，加甲醇至刻度，摇匀，即得。

　　测定法　分别精密吸取对照品溶液与供试品溶液各 3 ～ 5μL，注入液相色谱仪，测定，即得。

　　本品按干燥品计算，含厚朴酚（$C_{18}H_{18}O_2$）与和厚朴酚（$C_{18}H_{18}O_2$）的总量不得少于 2.0%。

第六节　姜　厚　朴

一、原料药材采集加工技术规范

参见"第三章 第五节 厚朴"项下相应内容。

二、原形饮片炮制工艺技术规范

1　概述

品名：姜厚朴。

外观：弯曲的丝条状或单、双卷筒状。外表面灰褐色，有时可见椭圆形皮孔或纵皱纹。内表面紫棕色或深紫褐色，较平滑，具细密纵纹，划之显油痕。切面颗粒性，有油性，有的可见小亮星。气香，味辛辣、微苦。

规格：丝（宽 6mm）。

2　来源

本品为木兰科植物厚朴 *Magnolia officinalis* Rehd. et Wils. 或凹叶厚朴 *Magnolia officinalis* Rehd. et Wils. var. *biloba* Rehd. et Wils. 的干燥干皮、根皮及枝皮切成丝经炮制而成的饮片。

3　原料药材产地

主产于四川、湖北等省。

4　生产依据

依据《中国药典》（2015 年版）炮制通则炮制加工姜厚朴饮片。

5　主要设备

平面式振动筛药机、气相置换润药机、往复式切药机、炒药机。

6　工艺流程（图 3-20）

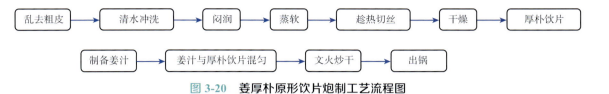

图 3-20　姜厚朴原形饮片炮制工艺流程图

7　炮制工艺操作要求及关键参数

按生姜与厚朴 1 ：10 的比例取生姜适量，先将生姜洗净，捣烂，加水适量，压榨取汁，姜渣再加水适量重复压榨一次，合并汁液，即为"姜汁"；将厚朴与姜汁混匀，闷润至姜汁被厚朴吸净；140℃文火炒干，迅速出锅，得姜厚朴饮片。

8　包装规格

按照常规包装规格进行包装，即 0.5kg/ 袋、1.0kg/ 袋；包装材料为聚乙烯塑料薄膜（GB-4456，GB-12056）。

9　贮存及注意事项

置通风、干燥处贮存。

10　原形饮片质量标准

姜厚朴　Jianghoupo

【原料药材】　木兰科植物厚朴 *Magnolia officinalis* Rehd. et Wils. 或凹叶厚朴 *Magnolia officinalis* Rehd. et Wils. var. *biloba* Rehd. et Wils. 的干燥干皮、根皮及枝皮。

【炮制】　刮去粗皮，洗净，姜制，润透，切丝，干燥。

【性状】　弯曲的丝条状或单、双卷筒状。外表面灰褐色，有时可见椭圆形皮孔或纵皱纹。内表面紫棕色或深紫褐色，较平滑，具细密纵纹，划之显油痕。切面颗粒性，有油性，有的可见小亮星。气香，味辛辣、微苦。

【鉴别】

（1）显微鉴别　同"厚朴原形饮片质量标准"项下相应内容。

（2）薄层鉴别　同"厚朴原形饮片质量标准"项下相应内容。

（3）特征图谱　同"厚朴原形饮片质量标准"项下相应内容。

供试品特征图谱中应有 9 个特征峰，以参照峰（S）计算各特征峰的相对保留时间，其相对保留时间应在规定值的 ±5% 之内。规定值为 0.14（峰 1）、0.03（峰 2）、0.52（峰 3）、0.04（峰 4）、0.14（峰 5）、0.14（峰 6）、1.00[峰 7（S）]、0.39（峰 8）、3.89（峰 9），见图 3-21。

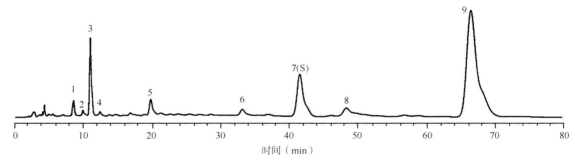

图 3-21　姜厚朴原形饮片特征图谱

【检查】　同"厚朴原形饮片质量标准"项下相应内容。

【含量测定】　同"厚朴原形饮片质量标准"项下相应内容。

本品按干燥品计算，含厚朴酚（$C_{18}H_{18}O_2$）与和厚朴酚（$C_{18}H_{18}O_2$）的总量不得少于 1.6%。

三、候选标准饮片均匀化、包装及贮存技术规范

1　概述

名称：姜厚朴。

外观：棕色粉末，味辛辣，微苦。

粒度：50 目。

均匀化方法：采用流水式粉碎机粉碎。

2　主要设备

流水式粉碎机。

3　均匀化操作要求及关键参数

将姜厚朴原形饮片置于流水式粉碎机中，固定转速为 2840r/min，放置 50 目筛对厚朴饮片进行粉碎，混匀，即得。

4　包装操作要求及关键参数

采用瓶装和真空袋装两种规格：铝箔自封袋（装量 10g）和棕色瓶（装量 10g）。

5　贮存操作要求

置阴凉、通风、干燥处贮存。保质期暂定 2 年。

6 候选标准饮片质量标准

姜厚朴 Jianghoupo

【原料药材】 木兰科植物厚朴 *Magnolia officinalis* Rehd. et Wils. 或凹叶厚朴 *Magnolia officinalis* Rehd. et Wils. var. *biloba* Rehd. et Wils. 的干燥干皮、根皮及枝皮。

【采集加工】 4～6月份剥取，根皮和枝皮直接阴干；干皮置沸水中微煮后，堆置阴湿处，"发汗"至内表面变紫褐色或棕褐色时，蒸软，取出，卷成筒状，干燥。

【炮制】 刮去粗皮，洗净，姜制，润透，切丝，干燥，粉碎。

【均匀化】 取姜厚朴原形饮片，置流水式粉碎机中，固定转速为2840r/min，放置50目筛对厚朴饮片进行粉碎，混匀，即得。

【性状】 棕色粉末，味辛辣、微苦。

【鉴别】

（1）显微鉴别 粉末棕色。纤维甚多，直径15～32μm，壁甚厚，有的呈波浪形或一边呈锯齿状，木化，孔沟不明显。石细胞类方形、椭圆形、卵圆形或不规则分枝状，直径11～65μm，有时可见层纹。油细胞椭圆形或类圆形，直径50～85μm，含黄棕色油状物。

（2）薄层鉴别 按《中国药典》（2015年版）四部0502薄层色谱法试验。取本品粉末0.5g，加甲醇5mL，密塞，振摇30min，滤过，取滤液作为供试品溶液。另取厚朴酚对照品、和厚朴酚对照品，加甲醇制成每毫升各含1mg的混合溶液，作为对照品溶液。照薄层色谱法（通则0502）试验，吸取上述两种溶液各5μL，分别点于同一硅胶G薄层板上，以甲苯－甲醇（17：1）为展开剂，展开，取出，晾干，喷以1%香草醛硫酸溶液，在100℃加热至斑点显色清晰。供试品色谱中，在与对照品色谱相应的位置上，显相同颜色的斑点。

（3）特征图谱 照高效液相色谱法［《中国药典》（2015年版）通则0512］测定。

色谱条件与系统适用性试验 以十八烷基硅烷键合硅胶为填充剂；以乙腈－甲醇－水（40：5：55）为流动相；检测波长为280nm。

对照品溶液的制备 取厚朴酚对照品、和厚朴酚对照品各适量，精密称定，加甲醇分别制成每毫升含厚朴酚40μg、和厚朴酚24μg的溶液，即得。

供试品溶液的制备 取本品粉末20g，照《中国药典》（2015年版）四部通则2204挥发油测定法甲法，于圆底烧瓶中加入各粉末，加水300mL，提取挥发油，5h后收集挥发油提取器内的水液，并用乙醚冲洗提取器管壁，与水液合并，用乙醚按1：1萃取收集液3次，合并乙醚层，于蒸发皿自然挥干，残渣用甲醇溶解，定容至2mL，得到供试品溶液。

测定法 精密吸取对照品溶液与供试品溶液各20μL，注入液相色谱仪，测定，即得。

供试品特征图谱中应有6个特征峰，以参照峰（S）计算各特征峰的相对保留时间，其相对保留时间应在规定值的±5%之内。规定值为1.000［峰1（S）］、2.050（峰2）、3.626（峰3）、3.848（峰4）、4.975（峰5）、6.361（峰6），见图3-22。

【检查】

水分 不得过10%［《中国药典》（2015年版）四部通则0832第四法］。

总灰分 不得过5%［《中国药典》（2015年版）通则2302］。

酸不溶性灰分 不得过3%［《中国药典》（2015年版）通则2302］。

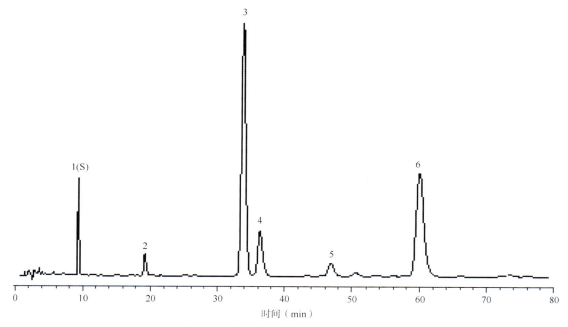

图 3-22　姜厚朴候选标准饮片特征图谱

农药残留　不得检出［按《中国药典》（2015 年版）四部通则 2341 第一法中 9 种有机氯类农药残留量测定法］。

【含量测定】　照《中国药典》（2015 年版）四部 0512 高效液相色谱法测定。

色谱条件与系统适用性试验　以十八烷基硅烷键合硅胶为填充剂；以甲醇 – 水（78 : 22）为流动相；检测波长为 294nm。理论板数按厚朴酚峰计算应不低于 3800。

对照品溶液的制备　取厚朴酚对照品、和厚朴酚对照品各适量，精密称定，加甲醇分别制成每毫升含厚朴酚 40μg、和厚朴酚 24μg 的溶液，即得。

供试品溶液的制备　取本品粉末约 0.2g，精密称定，置具塞锥形瓶中，精密加入甲醇 25mL，摇匀，密塞，浸渍 24h，滤过，精密量取续滤液 5mL，置 25mL 量瓶中，加甲醇至刻度，摇匀，即得。

测定法　分别精密吸取对照品溶液与供试品溶液各 3 ～ 5μL，注入液相色谱仪，测定，即得。

本品按干燥品计算，含厚朴酚（$C_{18}H_{18}O_2$）与和厚朴酚（$C_{18}H_{18}O_2$）的总量不得少于 1.6%。

第七节　杜　仲

一、原料药材采集加工技术规范

1　概述

名称：杜仲。

采集时间：2015 年 10 月。
采集地点：四川省广元市旺苍县。
生长年限：10 年以上。

2 基原

本品为杜仲科植物杜仲 *Eucommia ulmoides* Oliv. 的干燥树皮。

3 原料药材产地

主产于广西、张家界、四川、安徽、陕西、湖北、河南等地，其中以四川广元为道地产区。

4 采集及加工依据

依据《中国药典》（2015 年版）进行采集加工。

5 工艺流程（图 3-23）

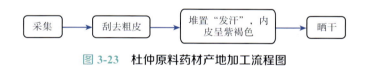

图 3-23 杜仲原料药材产地加工流程图

6 加工工艺操作要求及关键参数

取杜仲科植物杜仲新鲜树皮，趁鲜刮去外表粗皮，堆置"发汗"，内表皮呈紫褐色，晒干。在产地调研过程中及后续饮片收集时发现，为最大程度保留杜仲有效成分，大部分杜仲都没有刮去粗皮。

7 贮存及注意事项

散装，置通风、干燥处。

8 原料药材质量标准

杜仲 **Duzhong**

EUCOMMIAE CORTEX

【基原】、【采集加工】、【性状】 同《中国药典》（2015 年版）"杜仲"项下相应内容。
【鉴别】
（1）显微鉴别 同《中国药典》（2015 年版）"杜仲"项下相应内容。

（2）薄层鉴别　取本品粉末 2g，加甲醇 50mL，超声处理 40min，滤过，滤液置于 90℃水浴蒸干，残渣加甲醇 2mL 使溶解，作为供试品溶液。另取松脂醇二葡萄糖苷对照品、京尼平苷酸对照品，加甲醇制成每毫升各含 1mg 的混合溶液，作为对照品溶液。照薄层色谱法［《中国药典》（2015 年版）通则 0522］试验，吸取上述两种溶液各 10μL，分别点于同一硅胶 G 薄层板上，以三氯甲烷 – 正丁醇 – 水 – 冰乙酸（1：7：1：1）为展开剂，展开，取出，晾干，喷以 5% 香草醛硫酸溶液，于 105℃加热至显色，于日光灯下检视。供试品色谱中，在与对照品色谱相应的位置上，显相同颜色的斑点。

【检查】

水分　同《中国药典》（2015 年版）"杜仲"项下相应内容。

总灰分　同《中国药典》（2015 年版）"杜仲"项下相应内容。

酸不溶性灰分　不得过 4.0%［《中国药典》（2015 年版）通则 2302］。

【浸出物】　同《中国药典》（2015 年版）"杜仲"项下相应内容。

【含量测定】　照高效液相色谱法［《中国药典》（2015 年版）通则 0512］测定。

色谱条件与系统适用性试验　以十八烷基硅烷键合硅胶为填充剂；以甲醇 -0.1% 磷酸水溶液（25：75）为流动相；检测波长为 277nm。理论板数按松脂醇二葡萄糖苷峰计算应不低于 1000。

对照品溶液的制备　取松脂醇二葡萄糖苷对照品适量，精密称定，加 50% 甲醇制成每毫升含 0.2mg 的溶液，即得。

供试品溶液的制备　取本品粉末 2.0g，精密称定，精密加入甲醇 50mL，称定重量后置 90℃水浴中加热回流 60min 取出，放冷，补足减失的重量，过滤，精密吸取续滤液 5mL，加水定容至 10mL，混匀取上清液，即得。

测定法　分别精密吸取对照品溶液与供试品溶液各 10μL，注入液相色谱仪，测定，即得。

本品含松脂醇二葡萄糖苷（$C_{22}H_{42}O_{16}$）不得少于 0.10%。

二、原形饮片炮制工艺技术规范

1　概述

品名：杜仲。

外观：丝状。外表面淡棕色或灰褐色，有明显的皱纹。内表面暗紫色，光滑。断面有细密、银白色、富弹性的橡胶丝相连。气微，味稍苦。

规格：宽丝（5～6mm）。

2　来源

本品为杜仲科植物杜仲 *Eucommia ulmoides* Oliv. 的干燥树皮经炮制加工后制成的饮片。

3　原料药材产地

主产于广西、湖南、四川、安徽、陕西、湖北、河南等地，其中以四川广元为道地产区。

4 生产依据

依据《中国药典》（2015 年版）炮制通则炮制加工杜仲饮片。

5 主要设备

不锈钢洗润池、直线往复式切药机、烘干箱。

6 工艺流程（图 3-24）

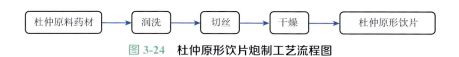

图 3-24 杜仲原形饮片炮制工艺流程图

7 炮制工艺操作要求及关键参数

取杜仲原料药材，刮去残留粗皮，除去非药用部位。润洗使其软化，能够切制即可，不能伤水。切制 5 ～ 6mm 的宽丝。70 ～ 80℃干燥。

8 包装规格

按照常规包装规格进行包装，即 1kg/ 袋、0.5kg/ 袋；包装材料为聚乙烯塑料薄膜（GB-4456，GB-12056）。

9 贮存及注意事项

置通风、干燥处贮存。

10 原形饮片质量标准

杜仲 Duzhong

EUCOMMIAE CORTEX

【原料药材】 杜仲科植物杜仲 *Eucommia ulmoides* Oliv. 的干燥树皮。

【炮制】 取杜仲原料药材刮去残留粗皮，洗净，切块或丝，干燥。

【性状】 丝状。外表面淡棕色或灰褐色，有明显的皱纹。内表面暗紫色，光滑。断面有细密、银白色、富弹性的橡胶丝相连。气微，味稍苦。

【鉴别】、【检查】 同"杜仲原料药材质量标准"项下相应内容。

【浸出物】 照"醇溶性浸出物测定法"[《中国药典》（2015 年版）通则 2201]项下的热浸法测定，用 75% 乙醇作溶剂，不得少于 12.0%。

【含量测定】 同"杜仲原料药材质量标准"项下相应内容。

三、候选标准饮片均匀化、包装及贮存技术规范

1 概述

名称：杜仲。
外观：粉末状，棕色。气微，味稍苦。
粒度：24 目。
均匀化方法：高速粉碎机粉碎、搅拌混合机混匀。

2 主要设备

高速中药粉碎机、振动式药物超微粉碎机。

3 均匀化操作要求及关键参数

将杜仲原形饮片 100g 置高速中药粉碎机中粉碎 3min，再置振动式药物超微粉碎机中粉碎 30min 取出，粉碎时间少于 30min，会使粒度较大，粉末流动性差；粉碎时间过长，会使粉末黏度增大，结块成团。粉碎至全部通过二号筛，通过八号筛不得少于 74% 的粉末。混匀，即得。

4 包装操作要求及关键参数

采用棕色硼硅玻璃西林瓶、丁基胶塞两种规格。1g/ 瓶。

5 贮存操作要求

置阴凉、干燥处密封贮存。本品易吸潮。保质期暂定 2 年。

6 候选标准饮片质量标准

杜仲 **Duzhong**

EUCOMMIAE CORTEX

【原料药材】 杜仲科植物杜仲 *Eucommia ulmoides* Oliv. 的干燥树皮。
【采集加工】 4 ～ 6 月份剥取，刮去粗皮，堆置"发汗"至内皮呈紫褐色，晒干。
【炮制】 取杜仲原料药材，刮去残留粗皮，除去非药用部位。润洗使其软化，能够切制即可，不能伤水。切制 5 ～ 6mm 的宽丝。70 ～ 80℃干燥。

【均匀化】　取杜仲原形饮片 100g 置高速中药粉碎机中粉碎 3min，再置振动式药物超微粉碎机中粉碎 30min，取出，至全部通过二号筛，通过八号筛不得少于 74% 的粉末。混匀，即得。

【性状】　棕色粉末，气微，味稍苦。

【鉴别】

（1）显微鉴别　本品棕色。石细胞甚多，类长方形、类圆形、长条形或形状不规则。壁厚，有的胞腔内含橡胶团块。木栓细胞表面观多角形，壁不均匀增厚，木化，有细小纹孔；侧面观长方形，壁三面增厚，一面薄，孔沟明显。

（2）薄层鉴别　取杜仲样品粉末 2g 置锥形瓶中，置索氏提取器中，加入三氯甲烷适量，加热回流 6h，弃去三氯甲烷液。药渣挥去三氯甲烷，加甲醇 50mL，热回流提取 1h，滤过，滤液置 90℃ 水浴中蒸干，加甲醇 2mL 使残渣溶解，分别作为供试品溶液。取松脂醇二葡萄糖苷对照品、京尼平苷酸对照品，加甲醇制成每毫升各含 1mg 的混合溶液，作为对照品溶液。照薄层色谱法［《中国药典》（2015 年版）通则 0522］试验，吸取上述三种溶液各 10μL，分别点于同一硅胶 G 薄层板上，以三氯甲烷 – 正丁醇 – 水 – 冰乙酸（1∶8∶1∶1）为展开剂，室温条件下展开，取出，晾干，喷以 5% 香草醛硫酸溶液，于 105℃ 加热至显色，于日光灯下检视。供试品与对照品色谱在相应的位置上显相同颜色的斑点。

（3）特征图谱　照高效液相色谱法［《中国药典》（2015 年版）通则 0512］测定。

色谱条件与系统适用性试验　以十八烷基硅烷键合硅胶为填充剂（4.6mm×150mm×5μm）；以乙腈为流动相 A，以 0.1% 磷酸水溶液为流动相 B，进行梯度洗脱（表 3-17）；检测波长 230nm，流速 1mL/min，柱温 30℃。

表 3-17　杜仲候选标准饮片特征图谱流动相梯度

时间（min）	流动相 A（%）	流动相 B（%）
0	5	95
40	15	85
70	35	65
75	5	95

对照品溶液的制备　分别取京尼平、京尼平苷酸、绿原酸及松脂醇二葡萄糖苷各适量，加入适量 50% 甲醇制成每毫升分别含京尼平 3.19mg、京尼平苷酸 2.76mg、绿原酸 2.80mg、松脂醇二葡萄糖苷 2.33mg 的溶液，即得。

供试品溶液的制备　取样品 2.0g，精密称定，置锥形瓶中，精密加入甲醇 50mL，称定重量后超声提取 40min，后取出，放冷，补足重量，过滤，滤液置于 90℃ 水浴蒸干，残渣置 10mL 容量瓶中以 50% 甲醇定容，取续滤液，即得。

测定法　分别精密吸取对照品溶液与供试品溶液各 10μL，注入液相色谱仪，测定，记录 75min 的色谱图，即得。

供试品特征图谱中应有 27 个特征峰，以 11 号峰松脂醇二葡萄糖苷对应的峰为 S 峰，计算各特征峰的相对保留时间，其相对保留时间应在规定值的 ±5% 之内。规定值为 0.142（峰 1）、0.160（峰 2）、0.176（峰 3）、0.193（峰 4）、0.423（峰 5）、0.476（峰 6）、0.504（峰 7）、0.579（峰 8）、0.826

（峰9）、0.859（峰10）、1.00[峰11（S）]、1.060（峰12）、1.085（峰13）、1.167（峰14）、1.266（峰15）、1.434（峰16）、1.461（峰17）、1.501（峰18）、1.524（峰19）、1.541（峰20）、1.636（峰21）、1.835（峰22）、1.858（峰23）、1.880（峰24）、1.901（峰25）、1.933（峰26）、2.148（峰27），见图3-25。

【检查】

水分　不得过13.0%[《中国药典》（2015年版）通则0832第二法]。

总灰分　不得过10.0%[《中国药典》（2015年版）通则2302]。

酸不溶性灰分　不得过4.0%[《中国药典》（2015年版）通则2302]。

【浸出物】　照"醇溶性浸出物测定法"[《中国药典》（2015年版）通则2201]项下的热浸法测定，用75%乙醇作溶剂，不得少于11.0%。

【含量测定】　照高效液相色谱法[《中国药典》（2015年版）通则0512]测定。

色谱条件与系统适用性试验　以十八烷基硅烷键合硅胶为填充剂；以甲醇-0.1%磷酸水溶液（25：75）为流动相；检测波长为277nm。

对照品溶液的制备　取松脂醇二葡萄糖苷对照品适量，精密称定，加50%甲醇制成每毫升含0.2mg的溶液，即得。

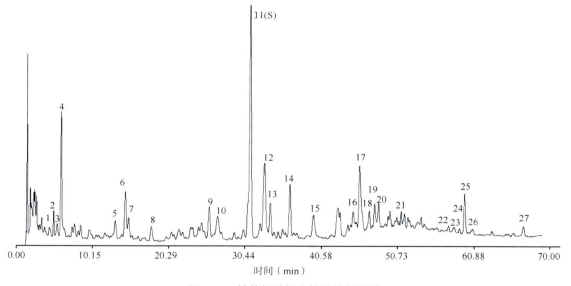

图 3-25　杜仲候选标准饮片特征图谱

峰4：京尼平苷酸；峰6：绿原酸；峰10：京尼平；峰11（S）：松脂醇二葡萄糖苷

供试品溶液的制备　取本品2.0g，精密称定，精密加入甲醇50mL，称定重量后置90℃水浴中加热回流60min取出，放冷，补足减失的重量，过滤，精密吸取续滤液5mL，加水定容至10mL，混匀取上清液，即得。

测定法　分别精密吸取对照品溶液与供试品溶液各10μL，注入液相色谱仪，测定，即得。

本品含松脂醇二葡萄糖苷（$C_{22}H_{42}O_{16}$）不得少于0.10%。

第八节　盐　杜　仲

一、原料药材采集加工技术规范

参见"第三章 第七节 杜仲"项下相应内容。

二、原形饮片炮制工艺技术规范

1　概述

品名：盐杜仲。
外观：形如杜仲块或丝，表面黑褐色，内表面褐色，折断时胶丝弹性较差。味微咸。
规格：宽丝（5～6mm）。

2　来源

本品为杜仲科植物杜仲 *Eucommia ulmoides* Oliv. 的干燥树皮经炮制加工后制成的饮片。

3　原料药材产地

主产于广西、张家界、四川、安徽、陕西、湖北、河南等地，其中以四川广元为道地产区。

4　生产依据

依据《中国药典》（2015 年版）炮制通则炮制加工盐杜仲饮片。

5　主要设备

炒药机、不锈钢润药池。

6　工艺流程（图 3-26）

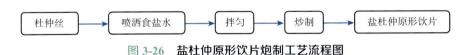

图 3-26　盐杜仲原形饮片炮制工艺流程图

7　炮制工艺操作要求及关键参数

取杜仲丝，加入食盐水。食盐用量为2%，加水量为食盐用量的5倍。闷润1h，盐水基本被药物吸净。炒制温度160～180℃，炒制程度至断丝、表面焦黑色。

8　包装规格

按照常规包装规格进行包装，即1kg/袋、0.5kg/袋；包装材料为聚乙烯塑料薄膜（GB-4456，GB-12056）。

9　贮存及注意事项

置通风、干燥处贮存。

10　原形饮片质量标准

盐杜仲　Yanduzhong

【原料药材】　杜仲科植物杜仲 Eucommia ulmoides Oliv. 的干燥树皮。

【炮制】　取杜仲块或丝，照盐炙法炒至断丝、表面焦黑色。

【性状】　形如杜仲丝，表面棕褐色，内表面褐色，折断时胶丝弹性较差。味微咸。

【鉴别】

（1）显微鉴别　同"杜仲原形饮片质量标准"项下相应内容。

（2）薄层鉴别　取本品粉末2g，加甲醇50mL，超声处理40min，滤过，滤液置90℃水浴中蒸干，残渣加甲醇2mL使溶解，作为供试品溶液。另取松脂醇二葡萄糖苷对照品、京尼平苷酸对照品，加甲醇制成每毫升各含1mg的混合溶液，作为对照品溶液。照薄层色谱法 [《中国药典》（2015年版）通则0522] 试验，吸取上述两种溶液各10μL，分别点于同一硅胶G薄层板上，以三氯甲烷–正丁醇–水–冰乙酸（1：8：1：1）为展开剂，展开，取出，晾干，喷以5%香草醛硫酸溶液，于105℃加热至显色，于日光灯下检视。供试品色谱中，在与对照品色谱相应的位置上，显相同颜色的斑点。

【检查】、【浸出物】、【含量测定】　同"杜仲原形饮片质量标准"项下相应内容。

三、候选标准饮片均匀化、包装及贮存技术规范

1　概述

名称：盐杜仲。

外观：粉末状，棕色。气微，味微咸。

粒度：24目。

均匀化方法：高速粉碎机粉碎、搅拌混合机混匀。

2　主要设备

高速中药粉碎机、振动式药物超微粉碎机。

3　均匀化操作要求及关键参数

将盐杜仲原形饮片 100g 置高速中药粉碎机中粉碎 3min，再置振动式药物超微粉碎机中粉碎 30min 取出，粉碎时间少于 30min，会使粒度较大，粉末流动性差；粉碎时间过长，会使粉末黏度增大，结块成团。粉碎至全部通过二号筛，通过 150 目筛不得少于 74% 的粉末，混匀，即得。

4　包装操作要求及关键参数

采用棕色硼硅玻璃西林瓶、丁基胶塞两种规格。1g/ 瓶。

5　贮存操作要求

置阴凉、干燥处密封贮存。本品易吸潮。保质期暂定 2 年。

6　候选标准饮片质量标准

盐杜仲　Yanduzhong

【原料药材】　杜仲科植物杜仲 *Eucommia ulmoides* Oliv. 的干燥树皮。

【采集加工】　4～6 月份剥取，刮去粗皮，堆置"发汗"至内皮呈紫褐色，晒干。

【炮制】　取杜仲块或丝，照盐炙法炒至断丝、表面焦黑色。

【均匀化】　取盐杜仲原形饮片 100g 置高速中药粉碎机中粉碎 3min，再置振动式药物超微粉碎机中粉碎 30min，取出，至全部通过二号筛，通过八号筛不得少于 74% 的粉末，混匀，即得。

【性状】　棕色粉末，气微，味微咸。

【鉴别】

（1）显微鉴别　本品棕色。石细胞甚多，类长方形、类圆形、长条形或形状不规则。壁厚，有的胞腔内含橡胶团块。木栓细胞表面观多角形，木化，有细小纹孔；侧面观长方形，壁三面增厚，一面薄，孔沟明显。

（2）薄层鉴别　取杜仲样品粉末 2g，置锥形瓶中，置索氏提取器中，加入三氯甲烷适量，加热回流 6h，弃去三氯甲烷液。药渣挥去三氯甲烷，加甲醇 50mL，热回流提取 1h，滤过，滤液置 90℃水浴中蒸干，加甲醇 2mL 使残渣溶解，分别作为供试品溶液。取松脂醇二葡萄糖苷对照品、京尼平苷酸对照品，加甲醇制成每毫升各含 1mg 的混合溶液，作为对照品溶液。照薄层色谱法［《中国药典》（2015 年版）通则 0522］试验，吸取上述三种溶液各 10μL，分别点于同一硅胶 G 薄层板上，以三氯甲烷 - 正丁醇 - 水 - 冰乙酸（1∶8∶1∶1）为展开剂，室温条件下展开，取出，晾干，喷以 5% 香草醛硫酸溶液，于 105℃加热至显色，于日光灯下检视。供试品与对照品色谱在相应的位置上显相同颜色的斑点。

（3）特征图谱　照高效液相色谱法［《中国药典》（2015 年版）通则 0512］测定。

色谱条件与系统适用性试验　以十八烷基硅烷键合硅胶为填充剂（4.6mm×150mm×5μm）；以乙腈为流动相 A，以 0.1% 磷酸水溶液为流动相 B，进行梯度洗脱（表 3-18）；检测波长 230nm，流速 1mL/min，柱温 30℃。

表 3-18　盐杜仲候选标准饮片特征图谱流动相梯度

时间（min）	流动相 A（%）	流动相 B（%）
0	5	95
40	15	85
70	35	65
75	5	95

对照品溶液的制备　分别取京尼平、京尼平苷酸、绿原酸及松脂醇二葡萄糖苷各适量，加入适量 50% 甲醇制成每毫升分别含京尼平 3.19mg、京尼平苷酸 2.76mg、绿原酸 2.80mg、松脂醇二葡萄糖苷 2.33mg 的溶液，即得。

供试品溶液的制备　取样品 2.0g，精密称定，置锥形瓶中，精密加入甲醇 50mL，称定重量后超声提取 40min，后取出，放冷，补足重量，过滤，滤液置 90℃水浴中蒸干，残渣置 10mL 容量瓶中以 50% 甲醇定容，取续滤液，即得。

测定法　分别精密吸取对照品溶液与供试品溶液各 10μL，注入液相色谱仪，测定，记录 75min 的色谱图，即得。

供试品特征图谱中应有 27 个特征峰，以 11 号峰松脂醇二葡萄糖苷对应的峰为 S 峰，计算各特征峰的相对保留时间，其相对保留时间应在规定值的 ±5% 之内。规定值为 0.142（峰 1）、0.160（峰 2）、0.176（峰 3）、0.193（峰 4）、0.423（峰 5）、0.476（峰 6）、0.504（峰 7）、0.579（峰 8）、0.826（峰 9）、0.859（峰 10）、1.00［峰 11（S）］、1.060（峰 12）、1.085（峰 13）、1.167（峰 14）、1.266（峰 15）、1.434（峰 16）、1.461（峰 17）、1.501（峰 18）、1.524（峰 19）、1.541（峰 20）、1.636（峰 21）、1.835（峰 22）、1.858（峰 23）、1.880（峰 24）、1.901（峰 25）、1.933（峰 26）、2.148（峰 27），见图 3-27。

【检查】

水分　不得过 13.0%［《中国药典》（2015 年版）通则 0832 第二法］。

总灰分　不得过 10.0%［《中国药典》（2015 年版）通则 2302］。

酸不溶性灰分　不得过 4.0%［《中国药典》（2015 年版）通则 2302］。

【浸出物】　照"醇溶性浸出物测定法"［《中国药典》（2015 年版）通则 2201］项下的热浸法测定，用 75% 乙醇作溶剂，不得少于 12.0%。

【含量测定】　照高效液相色谱法［《中国药典》（2015 年版）通则 0512］测定。

色谱条件与系统适用性试验　以十八烷基硅烷键合硅胶为填充剂；以甲醇 -0.1% 磷酸水溶液（25：75）为流动相；检测波长为 277nm。

对照品溶液的制备　取松脂醇二葡萄糖苷对照品适量，精密称定，加 50% 甲醇制成每毫升含 0.2mg 的溶液，即得。

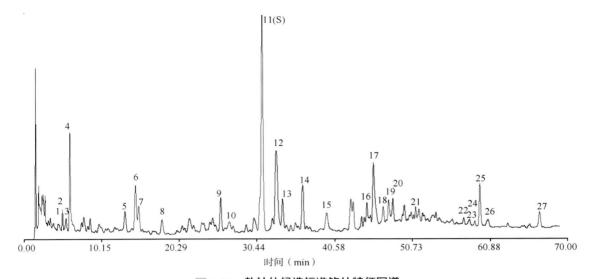

图 3-27　盐杜仲候选标准饮片特征图谱

峰 4：京尼平苷酸；峰 6：绿原酸；峰 10：京尼平；峰 11（S）：松脂醇二葡萄糖苷

供试品溶液的制备　取本品粉末 2.0g，精密称定，精密加入甲醇 50mL，称定重量后置 90℃水浴中加热回流 60min 取出，放冷，补足减失的重量，过滤，精密吸取续滤液 5mL，加水定容至 10mL，混匀取上清液，即得。

测定法　分别精密吸取对照品溶液与供试品溶液各 10μL，注入液相色谱仪，测定，即得。

本品含松脂醇二葡萄糖苷（$C_{22}H_{42}O_{16}$）不得少于 0.10%。

第四章

全草类中药标准饮片制备技术规范

　　全草类中药常因加工、运输、贮存等因素而失去其鉴别特征，从而导致代用品、伪品等混杂其中不易鉴别，影响了全草类中药的整体质量，也增加了质量评价的难度。因此，建立专属性的质量评价方法和标准是解决这一问题的重要途径。通过对全草类中药原料药材 – 原形饮片 – 候选标准饮片质量传递规律的分析可知，生品从原料药材到原形饮片、候选标准饮片的制备过程中，其变化主要体现在外观性状方面，内在质量属性特征未发生显著改变；而制片不仅有外观性状方面的变化，其内在质量属性特征也发生了显著改变，但从原形饮片到候选标准饮片的过程中，制片的质量属性特征未发生改变，说明候选标准饮片的制备技术稳定，能够真实反映饮片的质量属性特征，在确定了作为标准物质所必需的理化参数后，可以作为中药饮片质量评价的标准物质应用。本章共分六节，收录了 3 种中药的原料药材采集加工技术规范、6 种原形饮片的炮制工艺技术规范及 6 种候选标准饮片的制备技术规范。

第一节　大　　蓟

一、原料药材采集加工技术规范

1　概述

名称：大蓟。
采集时间：7、8 月份花期时间。
采集地点：江西樟树、浙江衢州、河北隆化。
生长年限：1 年。

2　基原

本品为菊科植物蓟 *Cirsium japonicum* Fisch. ex DC. 的干燥地上部分。

3　原料药材产地

主产于江西、浙江、山东、福建、广东、湖南、湖北、四川、陕西等地。

4　采集及加工依据

依据《中国药典》（2015 年版）进行采集加工。

5　加工工艺操作要求及关键参数

采割地上部分，除去杂质，晒干。

6　贮存及注意事项

麻袋包装，置通风、干燥处。

7　原料药材质量标准

大蓟　Daji
CIRSII JAPONICI HERBA

【基原】、【采集加工】、【性状】　同《中国药典》（2015 年版）"大蓟"项下相应内容。

【鉴别】

（1）显微鉴别　同《中国药典》（2015 年版）"大蓟"项下相应内容。

（2）薄层鉴别　取本品粉末 1g，加甲醇 10mL，超声处理 30min 滤过，滤液蒸干，残渣加甲醇 2mL 使溶解，作为供试品溶液。再取新绿原酸、绿原酸、隐绿原酸、咖啡酸、蒙花苷和柳穿鱼叶苷对照品，分别加甲醇制成浓度为 0.2mg/mL 的对照品溶液。照薄层色谱法［《中国药典》（2015 年版）通则 0502］试验，吸取上述两种溶液各 1 ～ 2μL，分别点于同一聚酰胺薄膜上，以微乳液（十二烷基硫酸钠 5.4g，正丁醇 10.6g，正庚烷 2.0g，水 60mL）- 甲酸（9 ∶ 0.5）为展开剂，展开，取出，晾干，喷以每毫升甲醇含 1mg 2-A minoethyl diphenylborinate 和 50mg PEG$_{400}$ 的显色剂，晾干，置紫外光灯（365nm）下检视。供试品色谱中，在与对照品色谱相应的位置上，显相同颜色的荧光斑点。

（3）特征图谱　照高效液相色谱法［《中国药典》（2015 年版）通则 0512］测定。

色谱条件与系统适用性试验　以十八烷基硅烷键合硅胶为填充剂；以乙腈为流动相 A，以 0.1% 磷酸溶液为流动相 B，进行梯度洗脱（表 4-1）；检测波长 330nm。理论塔板数按柳穿鱼叶苷峰面积计算应不低于 3000。

表 4-1　大蓟原料药材特征图谱流动相梯度

时间（min）	流动相 A（%）	流动相 B（%）
0	5	95
3	6	94

续表

时间（min）	流动相A（%）	流动相B（%）
4	8	92
6	12	88
10	12	88
70	25	75
80	40	60
86	40	60

对照品溶液的制备 取绿原酸、新绿原酸、隐绿原酸、咖啡酸、蒙花苷、柳穿鱼叶苷对照品各适量，精密称定，加甲醇制成每毫升分别含上述对照品 14.10μg、2.28μg、2.95μg、2.29μg、55.20μg、81.00μg 的溶液，即得。

供试品溶液的制备 取本品粉末（过 60 目筛）0.5g，精密称定，置具塞锥形瓶中，精密加入 70% 乙醇 100mL，称定重量，加热回流 1h，放冷，再称定重量，用 70% 乙醇补足减失的重量，摇匀，滤过，取续滤液过微孔滤膜（0.22μm），即得。

测定法 分别精密吸取对照品溶液与供试品溶液各 10μL，注入液相色谱仪，测定，即得。

供试品特征图谱中应有 14 个特征峰，以参照峰（S）计算各特征峰的相对保留时间，其相对保留时间应在规定值的 ±5% 之内。规定值为 0.134（峰 1）、0.179（峰 2）、0.196（峰 3）、0.233（峰 4）、0.632（峰 5）、0.679（峰 6）、0.701（峰 7）、0.728（峰 8）、0.765（峰 9）、0.973（峰 10）、1.000[峰 11（S）]、1.121（峰 12）、1.131（峰 13）、1.153（峰 14），见图 4-1。

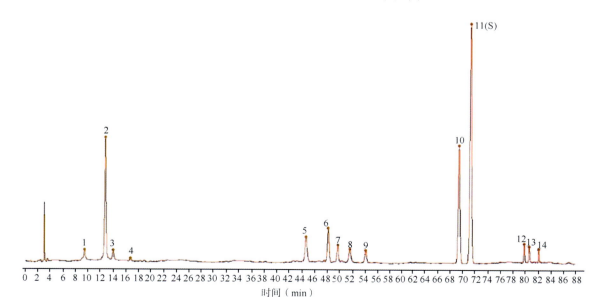

图 4-1　大蓟原料药材特征图谱

峰 1：新绿原酸；峰 2：绿原酸；峰 3：隐绿原酸；峰 4：咖啡酸；峰 10：蒙花苷；峰 11（S）：柳穿鱼叶苷

【检查】、【浸出物】 同《中国药典》（2015 年版）"大蓟"项下相应内容。

【含量测定】 照高效液相色谱法 [《中国药典》（2015 年版）通则 0512] 测定。

色谱条件与系统适用性试验　以十八烷基硅烷键合硅胶为填充剂；以乙腈为流动相 A，以 0.1% 磷酸溶液为流动相 B，进行梯度洗脱（表 4-2）；检测波长 330nm。理论塔板数按柳穿鱼叶苷峰面积计算应不低于 3000。

表 4-2　大蓟原料药材含量测定流动相梯度

时间（min）	流动相 A（%）	流动相 B（%）
0	5	95
3	6	94
4	8	92
6	12	88
10	12	88
70	25	75
80	40	60
86	40	60

对照品溶液的制备　取对照品新绿原酸、绿原酸、隐绿原酸、蒙花苷和柳穿鱼叶苷加甲醇制成每毫升各含 0.1mg 的混合溶液，即得。

供试品溶液的制备　取本品粉末（过 60 目筛）0.5g，精密称定，置具塞锥形瓶中，精密加入 70% 乙醇 100mL，称定重量，加热回流 1h，放冷，再称定重量，用 70% 乙醇补足减失的重量，摇匀，滤过，取续滤液过微孔滤膜（0.22μm），即得。

测定法　分别精密吸取对照品溶液与供试品溶液各 10μL，注入液相色谱仪，测定，即得。

本品按干燥品计算，含新绿原酸（$C_{16}H_{18}O_9$）不得低于 0.01%，绿原酸（$C_{16}H_{18}O_9$）不得低于 0.07%，隐绿原酸（$C_{16}H_{18}O_9$）不得低于 0.01%，蒙花苷（$C_{28}H_{32}O_{14}$）不得低于 0.40%，柳穿鱼叶苷（$C_{28}H_{34}O_{15}$）不得低于 1.00%。

二、原形饮片炮制工艺技术规范

1　概述

品名：大蓟。

外观：不规则的段。茎短圆柱形，表面绿褐色，有数条纵棱，被丝状毛；切面灰白色，髓部疏松或中空。叶皱缩，多破碎，边缘具不等长的针刺；两面均具灰白色丝状毛。头状花序多破碎。

规格：段（2.5～3cm）。

2　来源

本品为菊科植物蓟 *Cirsium japonicum* Fisch. ex DC. 的干燥地上部分经炮制加工后制成的饮片。

3 原料药材产地

主产于江西、浙江、山东、福建、广东、湖南、湖北、四川、陕西等地。

4 生产依据

依据《中国药典》（2015 年版）炮制通则炮制加工大蓟饮片。

5 主要设备

剁刀式切药机。

6 工艺流程（图 4-2）

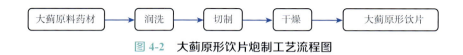

图 4-2 大蓟原形饮片炮制工艺流程图

7 炮制工艺操作要求及关键参数

大蓟原料药材，除去杂质，抢水洗后切成 2.5 ～ 3cm 的小段，于 50℃ 烘干。

8 包装规格

按照常规包装规格进行包装，小包装可分为 3g/ 袋、10g/ 袋、15g/ 袋；中包装一般为
500g/ 袋和 1kg/ 袋。包装材料为聚乙烯塑料薄膜（GB-4456，GB-12056）。

9 贮存及注意事项

置通风、干燥处贮存。

10 原形饮片质量标准

大蓟 Daji

CIRSII JAPONICI HERBA

【原料药材】 菊科植物蓟 *Cirsium japonicum* Fisch. ex DC. 的干燥地上部分经炮制后制成的饮片。

【炮制】 除去杂质，抢水洗或润软后，切段，干燥。

【性状】 同《中国药典》（2015 年版）"大蓟"项下相应内容。

【鉴别】、【检查】、【浸出物】 同"大蓟原料药材质量标准"项下相应内容。

【含量测定】 照高效液相色谱法 [《中国药典》（2015 年版）通则 0512] 测定。

色谱条件与系统适用性试验　以十八烷基硅烷键合硅胶为填充剂；以乙腈为流动相 A，以 0.1% 磷酸溶液为流动相 B，进行梯度洗脱（表 4-3）；检测波长 330nm。理论塔板数按柳穿鱼叶苷峰面积计算应不低于 3000。

表 4-3　大蓟原形饮片含量测定流动相梯度

时间（min）	流动相 A（%）	流动相 B（%）
0	5	95
3	6	94
4	8	92
6	12	88
10	12	88
25	30	70
33	40	60
40	60	40
46	60	40

对照品溶液的制备　取对照品新绿原酸、绿原酸、隐绿原酸、蒙花苷和柳穿鱼叶苷加甲醇制成每毫升各含 0.1mg 的混合溶液，即得。

供试品溶液的制备　取本品粉末（过 60 目筛）0.5g，精密称定，置具塞锥形瓶中，精密加入 70% 乙醇 100mL，称定重量，加热回流 1h，放冷，再称定重量，用 70% 乙醇补足减失的重量，摇匀，滤过，取续滤液过微孔滤膜（0.22μm），即得。

测定法　分别精密吸取对照品溶液与供试品溶液各 10μL，注入液相色谱仪，测定，即得。

本品按干燥品计算，含新绿原酸（$C_{16}H_{18}O_9$）不得低于 0.01%，绿原酸（$C_{16}H_{18}O_9$）不得低于 0.07%，隐绿原酸（$C_{16}H_{18}O_9$）不得低于 0.01%，蒙花苷（$C_{28}H_{32}O_{14}$）不得低于 0.40%，柳穿鱼叶苷（$C_{28}H_{34}O_{15}$）不得低于 1.00%。

三、候选标准饮片均匀化、包装及贮存技术规范

1　概述

名称：大蓟。
外观：粉末状，绿褐色。气微，味淡。
粒度：50 目。
均匀化方法：粉碎，混合均匀。

2　主要设备

摇摆式高速中药粉碎机。

3 均匀化操作要求及关键参数

大蓟原形饮片投料量占粉碎机的体积约为 2/3，粉碎次数为 3 次，每次粉碎时间为 30s。

4 包装操作要求及关键参数

采用塑料包装材料，非真空密封包装。

5 贮存操作要求

置阴凉、通风、干燥处贮存。保质期暂定 2 年。

6 候选标准饮片质量标准

大蓟 **Daji**

CIRSII JAPONICI HERBA

【原料药材】 菊科植物蓟 *Cirsium japonicum* Fisch. ex DC. 的干燥地上部分炮制后制成的均匀化饮片。

【采集加工】 夏、秋二季花开时采割地上部分，除去杂质，晒干。

【炮制】 大蓟原料药材，除去杂质，抢水洗后切成 2.5 ～ 3cm 的小段，于 50℃烘干。

【均匀化】 取大蓟原形饮片，投料量占粉碎机的体积约为 2/3，粉碎次数为 3 次，每次粉碎时间为 30s。

【性状】 绿褐色粉末，气微，味淡。

【鉴别】

（1）薄层鉴别 取本品粉末 2g，加 70% 乙醇 30mL，超声处理 30min，滤过，滤液蒸干，残渣加 70% 乙醇 2mL 使溶解，作为供试品溶液。另取大蓟对照药材 1 g，加 70% 乙醇 10mL，同法制成对照药材溶液。照薄层色谱法（通则 0502）试验，吸取供试品溶液、对照药材溶液各 1 ～ 2μL，分别点于同一聚酰胺薄膜上，以丙酮 – 水（1∶1）为展开剂，展开，取出，晾干，喷以 0.1% 三氯化铝乙醇溶液，晾干，置紫外光灯（365nm）下检视。供试品色谱中，在与对照药材色谱相应的位置上，显相同颜色的荧光斑点。

（2）特征图谱 照高效液相色谱法［《中国药典》（2015 年版）通则 0512］测定。

色谱条件与系统适用性试验 以十八烷基硅烷键合硅胶为填充剂；以乙腈为流动相 A，以 0.1% 磷酸溶液为流动相 B，进行梯度洗脱（表 4-4）；检测波长 330nm。理论塔板数按柳穿鱼叶苷峰面积计算应不低于 3000。

表 4-4 大蓟候选标准饮片特征图谱流动相梯度

时间（min）	流动相 A（%）	流动相 B（%）
0	5	95
3	6	94

续表

时间（min）	流动相A（%）	流动相B（%）
4	8	92
6	12	88
10	12	88
22	22	78
35	30	70
43	40	60
50	60	40
56	60	40

　　对照品溶液的制备　取绿原酸、蒙花苷、柳穿鱼叶苷对照品各适量，精密称定，加甲醇制成每毫升分别含上述对照品14.10μg、55.20μg、81.00μg的溶液，即得。

　　供试品溶液的制备　取本品粉末（过60目筛）0.5g，精密称定，置具塞锥形瓶中，精密加入70%乙醇100mL，称定重量，加热回流1h，放冷，再称定重量，用70%乙醇补足减失的重量，摇匀，滤过，取续滤液过微孔滤膜（0.22μm），即得。

　　测定法　分别精密吸取对照品溶液与供试品溶液各10μL，注入液相色谱仪，测定，即得。

　　供试品特征图谱中应有7个特征峰，以参照峰（S）计算各特征峰的相对保留时间，其相对保留时间应在规定值的±5%之内。规定值为0.472（峰1）、0.924（峰2）、1.000[峰3（S）]、1.054（峰4）、1.257（峰5）、1.273（峰6）、1.314（峰7），见图4-3。

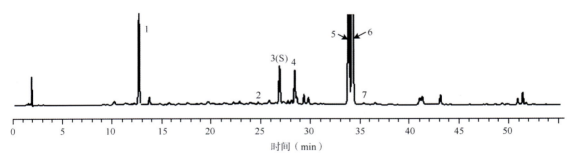

图4-3　大蓟候选标准饮片特征图谱

峰1：绿原酸；峰5：蒙花苷；峰6：柳穿鱼叶苷

【检查】

　　水分　不得过13.0%[《中国药典》（2015年版）通则0832第二法]。

　　酸不溶性灰分　不得过3.0%[《中国药典》（2015年版）通则2302]。

　　【浸出物】　照"醇溶性浸出物测定法"（通则2201）项下的热浸法规定，用稀乙醇作溶剂，不得少于15.0%。

　　【含量测定】　照高效液相色谱法[《中国药典》（2015年版）通则0512]测定。

　　色谱条件与系统适用性试验　以十八烷基硅烷键合硅胶为填充剂；以乙腈为流动相A，以0.1%磷酸溶液为流动相B，进行梯度洗脱（表4-5）；检测波长330nm。理论塔板数按柳穿鱼叶苷峰面积计算应不低于3000。

表 4-5　大蓟候选标准饮片含量测定流动相梯度

时间（min）	流动相 A（%）	流动相 B（%）
0	5	95
3	6	94
4	8	92
6	12	88
10	12	88
25	30	70
33	40	60
40	60	40
46	60	40

对照品溶液的制备　取对照品新绿原酸、绿原酸、隐绿原酸、蒙花苷和柳穿鱼叶苷加甲醇制成每毫升各含 0.1mg 的混合溶液，即得。

供试品溶液的制备　取本品粉末（过 60 目筛）0.5g，精密称定，置具塞锥形瓶中，精密加入 70% 乙醇 100mL，称定重量，加热回流 1h，放冷，再称定重量，用 70% 乙醇补足减失的重量，摇匀，滤过，取续滤液过微孔滤膜（0.22μm），即得。

测定法　分别精密吸取对照品溶液与供试品溶液各 10μL，注入液相色谱仪，测定，即得。

本品按干燥品计算，含新绿原酸（$C_{16}H_{18}O_9$）不得低于 0.01%，绿原酸（$C_{16}H_{18}O_9$）不得低于 0.07%，隐绿原酸（$C_{16}H_{18}O_9$）不得低于 0.01%，蒙花苷（$C_{28}H_{32}O_{14}$）不得低于 0.40%，柳穿鱼叶苷（$C_{28}H_{34}O_{15}$）不得低于 1.00%。

第二节　大　蓟　炭

一、原料药材采集加工技术规范

参见"第四章 第一节 大蓟"项下相应内容。

二、原形饮片炮制工艺技术规范

1　概述

品名：大蓟炭。
外观：不规则的段。表面黑褐色。质地疏脆，断面棕黑色。气焦香。
规格：段。

2 来源

本品为菊科植物蓟 *Cirsium japonicum* Fisch. ex DC 的干燥地上部分经炮制加工后的制成品。

3 原料药材产地

主产于江西、浙江、山东、福建、广东、湖南、湖北、四川、陕西等地。

4 生产依据

依据《中国药典》（2015 年版）炮制通则炮制加工大蓟饮片。

5 主要设备

自控温旋盖燃气炒药机。

6 工艺流程（图 4-4）

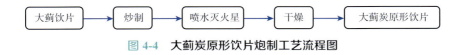

图 4-4 大蓟炭原形饮片炮制工艺流程图

7 炮制工艺操作要求及关键参数

取大蓟生品置自控温旋盖燃气炒药机中，表盘温度定为 380℃，炒 11min 出锅后，喷水灭尽火星，放凉，晾干，得大蓟炭，得率 70%。

8 包装规格

按照常规包装规格进行包装，小包装可分为 3g/ 袋、10g/ 袋、15g/ 袋；中包装一般为500g/ 袋和 1kg/ 袋。包装材料为聚乙烯塑料薄膜（GB-4456，GB-12056）。

9 贮存及注意事项

置通风、干燥处贮存。

10 原形饮片质量标准

大蓟炭 Dajitan

CIRSII JAPONICI HERBA CARBONISATA

【原料药材】 菊科植物蓟 *Cirsium japonicum* Fisch. ex DC. 的干燥地上部分经炮制后制成的饮片。

【炮制】 取大蓟生品置自控温旋盖燃气炒药机中，表盘温度定为 380℃，炒 11min 出锅后，喷水灭尽火星，放凉，晾干。

【性状】 不规则的段。表面黑褐色。质地疏脆，断面棕黑色。气焦香。

【鉴别】

（1）薄层鉴别 同"大蓟原形饮片质量标准"项下相应内容。

（2）特征图谱 照高效液相色谱法［《中国药典》（2015 年版）通则 0512］测定。

色谱条件与系统适用性试验 以十八烷基硅烷键合硅胶为填充剂；以乙腈为流动相 A，以 0.1% 磷酸溶液为流动相 B，进行梯度洗脱（表 4-6）；检测波长 330nm。理论塔板数按柳穿鱼黄素峰面积计算应不低于 3000。

表 4-6 大蓟炭原形饮片特征图谱流动相梯度

时间（min）	流动相 A（%）	流动相 B（%）
0	5	95
3	6	94
4	8	92
6	12	88
10	12	88
25	30	70
33	40	60
40	60	40

对照品溶液的制备 取绿原酸和柳穿鱼黄素对照品各适量，精密称定，加甲醇制备成含上述对照品分别为 0.564mg/mL、0.468mg/mL 的溶液，即得。

供试品溶液的制备 取本品粉末（过 60 目筛）0.1g，精密称定，置具塞锥形瓶中，精密加入 70% 乙醇 10mL，称定重量，超声处理 15min，放冷，再称定重量，用 70% 乙醇补足减失的重量，摇匀，滤过，取续滤液过微孔滤膜（0.22μm），即得。

测定法 分别精密吸取对照品溶液与供试品溶液各 10μL，注入液相色谱仪，测定，即得。

供试品特征图谱中应有 13 个特征峰，以参照峰（S）计算各特征峰的相对保留时间，其相对保留时间应在规定值的 ±5% 之内。规定值为 0.312（峰 1）、0.494（峰 2）、0.513（峰 3）、0.612（峰 4）、0.682（峰 5）、0.825（峰 6）、0.837（峰 7）、0.877（峰 8）、0.898（峰 9）、0.927（峰 10）、0.984（峰 11）、1.000［峰 12（S）］和 1.092（峰 13），见图 4-5。

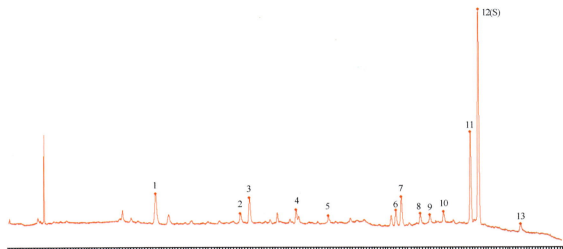

图 4-5　大蓟炭原形饮片特征图谱

峰 1：绿原酸；峰 12（S）：柳穿鱼黄素

【检查】

杂质　不得过 8.0%[《中国药典》（2015 年版）通则 2301]。

水分　不得过 15%[《中国药典》（2015 年版）通则 0832 第二法]。

总灰分　不得过 20.0%[《中国药典》（2015 年版）通则 2302]。

酸不溶性灰分　不得过 8.0%[《中国药典》（2015 年版）通则 2302]。

【浸出物】　照"醇溶性浸出物测定法"（通则 2201）项下的热浸法规定，用 70% 乙醇作溶剂，不得少于 13.0%。

【含量测定】　照高效液相色谱法（通则 0512）测定。

色谱条件与系统适用性试验　以十八烷基硅烷键合硅胶为填充剂；以乙腈为流动相 A，以 0.1% 磷酸溶液为流动相 B，进行梯度洗脱（表 4-7）；检测波长 330nm。理论塔板数按柳穿鱼黄素峰面积计算应不低于 3000。

表 4-7　大蓟炭原形饮片含量测定流动相梯度

时间（min）	流动相 A（%）	流动相 B（%）
0	5	95
3	6	94
4	8	92
6	12	88
10	12	88
25	30	70
33	40	60
40	60	40
46	60	40

对照品溶液的制备　取对照品柳穿鱼黄素适量，精密称定，加 70% 乙醇制成每毫升含 0.1mg 的溶液，即得。

供试品溶液的制备　取本品粉末（过 60 目筛）0.1g，精密称定，置具塞锥形瓶中，精密加入 70% 乙醇 10mL，称定重量，超声处理 15min，放冷，再称定重量，用 70% 乙醇补足减失的重量，摇匀，滤过，取续滤液过微孔滤膜（0.22μm），即得。

测定法　分别精密吸取对照品溶液与供试品溶液各 10μL，注入液相色谱仪，测定，即得。

本品按干燥品计算，含柳穿鱼黄素（$C_{28}H_{34}O_{15}$）不得低于 0.02%。

三、候选标准饮片均匀化、包装及贮存技术规范

1　概述

名称：大蓟。
外观：粉末状，绿褐色。气微，味淡。
粒度：50 目。
均匀化方法：粉碎，混合均匀。

2　主要设备

摇摆式高速中药粉碎机。

3　均匀化操作要求及关键参数

大蓟原形饮片投料量占粉碎机的体积约为 2/3，粉碎次数为 3 次，每次粉碎时间为 30s。

4　包装操作要求及关键参数

采用塑料包装材料，非真空密封包装。

5　贮存操作要求

置阴凉、通风、干燥处贮存。保质期暂定 2 年。

6　候选标准饮片质量标准

大蓟炭　Dajitan
CIRSII JAPONICI HERBA CARBONISATA

【原料药材】　菊科植物蓟 *Cirsium japonicum* Fisch. ex DC. 的干燥地上部分。
【采集加工】　夏、秋二季花开时采割地上部分，除去杂质，晒干。
【炮制】　取大蓟生品置自控温旋盖燃气炒药机中，表盘温度定为 380℃，炒 11min 出锅后，喷水

灭尽火星，放凉，晾干。

【均匀化】　取大蓟炭候选标准饮片，投料量占粉碎机的体积约为 2/3，粉碎次数为 3 次，每次粉碎时间为 30s。

【性状】　黑褐色粉末，气焦香。

【鉴别】

（1）薄层鉴别　取本品粉末 2g，加 70% 乙醇 30mL，超声处理 30min，滤过，滤液蒸干，残渣加 70% 乙醇 2mL 使溶解，作为供试品溶液。另取大蓟对照药材 1g，加 70% 乙醇 10mL，同法制成对照药材溶液。照薄层色谱法（通则 0502）试验，吸取供试品溶液、对照药材溶液各 1～2μL，分别点于同一聚酰胺薄膜上，以丙酮－水（1∶1）为展开剂，展开，取出，晾干，喷以 0.1% 三氯化铝乙醇溶液，晾干，置紫外光灯（365nm）下检视。供试品色谱中，在与对照药材色谱相应的位置上，显相同颜色的荧光斑点。

（2）特征图谱　照高效液相色谱法［《中国药典》（2015 年版）通则 0512］测定。

色谱条件与系统适用性试验　以十八烷基硅烷键合硅胶为填充剂；以乙腈为流动相 A，以 0.1% 磷酸溶液为流动相 B，进行梯度洗脱（表 4-8）；检测波长 330nm。理论塔板数按柳穿鱼黄素峰面积计算应不低于 3000。

表 4-8　大蓟炭候选标准饮片特征图谱流动相梯度

时间（min）	流动相 A（%）	流动相 B（%）
0	5	95
3	6	94
4	8	92
6	12	88
10	12	88
22	22	78
35	30	70
43	40	60
50	60	40
56	60	40

对照品溶液的制备　取蒙花苷和柳穿鱼黄素对照品各适量，精密称定，加甲醇制备成含上述对照品分别为 0.552mg/mL、0.468mg/mL 的溶液，即得。

供试品溶液的制备　取本品粉末（过 60 目筛）0.1g，精密称定，置具塞锥形瓶中，精密加入 70% 乙醇 10mL，称定重量，超声处理 15min，放冷，再称定重量，用 70% 乙醇补足减失的重量，摇匀，滤过，取续滤液过微孔滤膜（0.22μm），即得。

测定法　分别精密吸取对照品溶液与供试品溶液各 10μL，注入液相色谱仪，测定，即得。

供试品特征图谱中应有 7 个特征峰，以参照峰（S）计算各特征峰的相对保留时间，其相对保留时间应在规定值的 ±5% 之内。规定值为 0.548（峰 1）、0.591（峰 2）、0.763（峰 3）、1.000［峰 4（S）］、1.218（峰 5）、1.514（峰 6）、1.536（峰 7），见图 4-6。

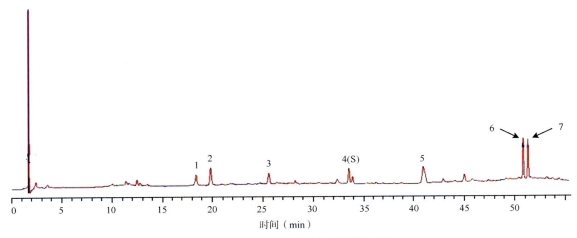

图 4-6　大蓟炭候选标准饮片特征图谱

峰 4（S）：蒙花苷；峰 7：柳穿鱼黄素

【检查】

杂质　不得过 8.0%[《中国药典》（2015 年版）通则 2301]。

水分　不得过 15%[《中国药典》（2015 年版）通则 0832 第二法]。

总灰分　不得过 20.0%[《中国药典》（2015 年版）通则 2302]。

酸不溶性灰分　不得过 8.0%[《中国药典》（2015 年版）通则 2302]。

【浸出物】　照"醇溶性浸出物测定法"（通则 2201）项下的热浸法规定，用 70% 乙醇作溶剂，不得少于 13.0%。

【含量测定】　照高效液相色谱法（通则 0512）测定。

色谱条件与系统适用性试验　以十八烷基硅烷键合硅胶为填充剂；以乙腈为流动相 A，以 0.1% 磷酸溶液为流动相 B，进行梯度洗脱（表 4-9）；检测波长 330nm。理论塔板数按柳穿鱼黄素峰面积计算应不低于 3000。

表 4-9　大蓟炭候选标准饮片含量测定流动相梯度

时间（min）	流动相 A（%）	流动相 B（%）
0	5	95
3	6	94
4	8	92
6	12	88
10	12	88
25	30	70
33	40	60
40	60	40
46	60	40

对照品溶液的制备　取对照品柳穿鱼黄素适量，精密称定，加 70% 乙醇制成每毫升含 0.1mg 的溶

液，即得。

供试品溶液的制备 取本品粉末（过 60 目筛）0.1g，精密称定，置具塞锥形瓶中，精密加入 70% 乙醇 10mL，称定重量，超声处理 15min，放冷，再称定重量，用 70% 乙醇补足减失的重量，摇匀，滤过，取续滤液过微孔滤膜（0.22μm），即得。

测定法 分别精密吸取对照品溶液与供试品溶液各 10μL，注入液相色谱仪，测定，即得。

本品按干燥品计算，含柳穿鱼黄素（$C_{28}H_{34}O_{15}$）不得低于 0.02%。

第三节 小 蓟

一、原料药材采集加工技术规范

1 概述

名称：小蓟。
采集时间：5、6 月份花期时间。
采集地点：江苏、安徽、天津。
生长年限：1 年。

2 基原

本品为菊科植物刺儿菜 *Cirsium setosum*（Willd.）MB. 的干燥地上部分。

3 原料药材产地

分布于除广东、广西、云南、西藏外的全国各地。

4 采集及加工依据

依据《中国药典》（2015 年版）进行采集加工。

5 工艺流程（图 4-7）

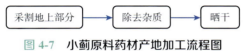

采割地上部分 → 除去杂质 → 晒干

图 4-7 小蓟原料药材产地加工流程图

6 贮存及注意事项

麻袋包装，置通风、干燥处。

7 原料药材质量标准

小蓟 Xiaoji

CIRSII HERBA

【基原】 同《中国药典》（2015 年版）"小蓟"项下相应内容。

【采集加工】 夏、秋二季花开期时割取全草晒干或鲜用。

【性状】 同《中国药典》（2015 年版）"小蓟"项下相应内容。

【鉴别】

（1）显微鉴别 同《中国药典》（2015 年版）"小蓟"项下相应内容。

（2）薄层鉴别 取本品粉末 0.5g，加甲醇 5mL，超声处理 30min，滤过，滤液蒸干，残渣加甲醇 2mL 使溶解，作为供试品溶液。再取绿原酸、隐绿原酸、咖啡酸、芦丁和蒙花苷对照品，分别加甲醇制成浓度为 0.2mg/mL 的对照品溶液。照薄层色谱法 [《中国药典》（2015 年版）通则 0502] 试验，吸取上述两种溶液各 1 ~ 2μL，分别点于同一聚酰胺薄膜上，以微乳液（十二烷基硫酸钠 5.4g；正丁醇 10.6g，正庚烷 2.0g，水 60mL）- 甲酸（9：0.5）为展开剂，展开，取出，晾干，喷以每毫升甲醇含 1mg 2-A minoethyl diphenylborinate 和 50mg PEG$_{400}$ 的显色剂，晾干，置紫外光灯（365nm）下检视。供试品色谱中，在与对照品色谱相应的位置上，显相同颜色的荧光斑点。

（3）特征图谱 照高效液相色谱法 [《中国药典》（2015 年版）通则 0512] 测定。

色谱条件与系统适用性试验 以十八烷基硅烷键合硅胶为填充剂；以乙腈为流动相 A，以 0.1% 磷酸溶液为流动相 B，进行梯度洗脱（表 4-10）；检测波长 330nm。理论塔板数按蒙花苷峰面积计算应不低于 1500。

表 4-10 小蓟原料药材特征图谱流动相梯度

时间（min）	流动相 A（%）	流动相 B（%）
0	5	95
3	6	94
4	8	92
6	12	88
10	12	88
70	25	75
80	40	60
86	40	60

对照品溶液的制备 取绿原酸、新绿原酸、隐绿原酸、咖啡酸、蒙花苷、芦丁对照品各适量，精密称定，加 70% 乙醇制成每毫升分别含上述对照品 282μg、457μg、295μg、458μg、552μg、464μg 的溶液，即得。

供试品溶液的制备 取本品粉末（过 60 目筛）约 0.1g，精密称定，置具塞锥形瓶中，精密加入甲醇 10mL，称定重量，超声处理（功率 400W，频率 40kHz）15min，放冷，再称定重量，用甲醇补足减失的重量，摇匀，滤过，取续滤液过微孔滤膜（0.22μm），即得。

测定法 分别精密吸取对照品溶液与供试品溶液各 10μL，注入液相色谱仪，测定，即得。

供试品特征图谱中应有 15 个特征峰，以参照峰（S）计算各特征峰的相对保留时间，其相对保留时间应在规定值的 ±5% 之内。规定值为 0.184（峰 1）、0.203（峰 2）、0.243（峰 3）、0.261（峰 4）、0.482（峰 5）、0.601（峰 6）、0.649（峰 7）、0.694（峰 8）、0.714（峰 9）、0.740（峰 10）、1.000［峰 11（S）］、1.151（峰 12）、1.185（峰 13）、1.198（峰 14）、1.210（峰 15），见图 4-8。

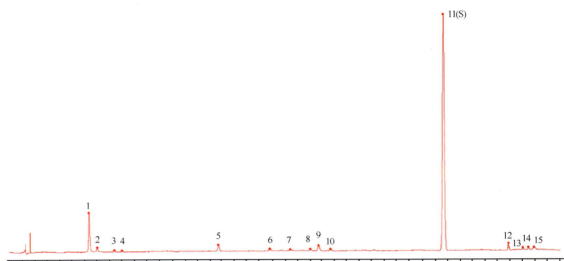

图 4-8　小蓟原料药材特征图谱

峰 1：新绿原酸；峰 2：绿原酸；峰 3：隐绿原酸；峰 4：咖啡酸；峰 5：芦丁；峰 11（S）：蒙花苷

【检查】

水分　不得过 12.0%［《中国药典》（2015 年版）通则 0832 第二法］。

酸不溶性灰分　不得过 5.0%［《中国药典》（2015 年版）通则 2302］。

【浸出物】　同《中国药典》（2015 年版）"小蓟"项下相应内容。

【含量测定】　照高效液相色谱法［《中国药典》（2015 年版）通则 0512］测定。

色谱条件与系统适用性试验　以十八烷基硅烷键合硅胶为填充剂；以乙腈为流动相 A，以 0.1% 磷酸溶液为流动相 B，进行梯度洗脱（表 4-11）；检测波长 330nm。理论塔板数按蒙花苷峰面积计算应不低于 1500。

表 4-11　小蓟原料药材含量测定流动相梯度

时间（min）	流动相 A（%）	流动相 B（%）
0	5	95
3	6	94
4	8	92
6	12	88
10	12	88
70	25	75
80	40	60
86	40	60

对照品溶液的制备　取对照品绿原酸、芦丁和蒙花苷加甲醇制成每毫升各含 0.1mg 的混合溶液，即得。

供试品溶液的制备　取本品粉末（过 60 目筛）0.1g，精密称定，置具塞锥形瓶中，精密加入甲醇 10mL，称定重量，超声处理（功率 300W，频率 40kHz）15min，放冷，再称定重量，用甲醇补足减失的重量，摇匀，滤过，取续滤液过微孔滤膜（0.22μm），即得。

测定法　分别精密吸取对照品溶液与供试品溶液各 10μL，注入液相色谱仪，测定，即得。

本品按干燥品计算，含绿原酸（$C_{16}H_{18}O_9$）不得低于 0.10%，芦丁（$C_{27}H_{30}O_{16}$）不得低于 0.02%，蒙花苷（$C_{28}H_{32}O_{14}$）不得低于 0.70%。

二、原形饮片炮制工艺技术规范

1　概述

品名：小蓟。

外观：不规则的段。茎呈圆柱形，表面灰绿色或带紫色，具纵棱和白色柔毛。切面中空。叶片多皱缩或破碎，叶齿尖具针刺；两面均具白色柔毛。头状花序，总苞钟状；花紫红色。气微，味苦。

规格：段（1.5～2cm）。

2　来源

本品为菊科植物刺儿菜 *Cirsium setosum*（Willd.）MB. 的干燥地上部分经炮制加工后的制成品。

3　原料药材产地

分布于除广东、广西、云南、西藏外的全国各地。

4　生产依据

依据《中国药典》（2015 年版）炮制通则炮制加工小蓟饮片。

5　主要设备

剁刀式切药机。

6　工艺流程（图 4-9）

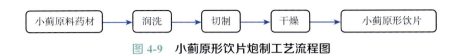

小蓟原料药材 → 润洗 → 切制 → 干燥 → 小蓟原形饮片

图 4-9　小蓟原形饮片炮制工艺流程图

7　炮制工艺操作要求及关键参数

切成 1.5～2cm 的小段，于 60℃烘干。

8　包装规格

按照常规包装规格进行包装，小包装可分为 3g/ 袋、10g/ 袋、15g/ 袋；中包装一般为 500g/ 袋和 1kg/ 袋。包装材料为聚乙烯塑料薄膜（GB-4456，GB-12056）。

9　贮存及注意事项

置通风、干燥处贮存。

10　原形饮片质量标准

小蓟　Xiaoji

CIRSII HERBA

【原料药材】　菊科植物刺儿菜 *Cirsium setosum*（Willd.）MB. 的干燥地上部分经炮制加工制成的饮片。

【炮制】　除去杂质，抢水洗或润软后，切段，干燥。

【性状】　同《中国药典》（2015 年版）"小蓟"项下相应内容。

【鉴别】　同"小蓟原料药材质量标准"项下相应内容。

【检查】

水分　不得过 12%[《中国药典》（2015 年版）通则 0832 第二法]。

酸不溶性灰分　不得过 2%[《中国药典》（2015 年版）通则 2302]。

【浸出物】　照"醇溶性浸出物测定法"[《中国药典》（2015 年版）通则 2201]项下的热浸法测定，用稀乙醇作溶剂，不得少于 14.0%。

【含量测定】　同"小蓟原料药材质量标准"项下相应内容。

三、候选标准饮片均匀化、包装及贮存技术规范

1　概述

名称：小蓟。
外观：粉末状，绿褐色。气微，味淡。
粒度：50 目。
均匀化方法：粉碎，混合均匀。

2　主要设备

摇摆式高速中药粉碎机。

3　均匀化操作要求及关键参数

取小蓟原形饮片，投料量占粉碎机的体积约为 2/3，粉碎次数为 3 次，每次粉碎时间为 30s，过三号筛，包装，即得。

4　包装操作要求及关键参数

采用塑料包装材料，非真空密封包装。

5　贮存操作要求

置通风、阴凉、干燥处。保质期暂定 2 年。

6　候选标准饮片质量标准

小蓟　Xiaoji
CIRSII HERBA

【原料药材】　菊科植物刺儿菜 *Cirsium setosum*（Willd.）MB. 的干燥地上部分。
【采集加工】　夏、秋二季花开期时割取全草晒干或鲜用。
【炮制】　除去杂质，抢水洗或润软后，切段，干燥。
【均匀化】　取小蓟原形饮片粉碎，投料量占粉碎机的体积约为 2/3，粉碎次数为 3 次，粉碎时间 30s。
【性状】　绿褐色粉末，气微，味淡。
【鉴别】
（1）薄层鉴别　取本品粉末 0.5g，加甲醇 5mL，超声处理 30min，滤过，滤液蒸干，残渣加甲醇

2mL 使溶解，作为供试品溶液。另取小蓟对照药材 0.5g，同法制成对照药材溶液。再取蒙花苷对照品，加甲醇制成每毫升含 0.5mg 的溶液，作为对照品溶液。照薄层色谱法（通则 0502）试验，吸取上述三种溶液各 1μL，分别点于同一聚酰胺薄膜上，以乙酰丙酮－丁酮－乙醇－水（1：3：3：13）为展开剂，展开，取出，晾干，喷以三氯化铝试液，晾干，置紫外光灯（365nm）下检视。供试品色谱中，在与对照药材色谱和对照品色谱相应的位置上，显相同颜色的荧光斑点。

（2）特征图谱　照高效液相色谱法［《中国药典》（2015 年版）通则 0512］测定。

色谱条件与系统适用性试验　以十八烷基硅烷键合硅胶为填充剂；以乙腈为流动相 A，以 0.1% 磷酸溶液为流动相 B，进行梯度洗脱（表 4-12）；检测波长 330nm。理论塔板数按柳穿鱼叶苷峰面积计算应不低于 1500。

表 4-12　小蓟候选标准饮片特征图谱流动相梯度

时间（min）	流动相 A（%）	流动相 B（%）
0	5	95
3	6	94
4	8	92
6	12	88
10	12	88
22	22	78
35	30	70
43	40	60
50	60	40
56	60	40

对照品溶液的制备　取绿原酸、蒙花苷、芦丁对照品各适量，精密称定，加 70% 乙醇制成每毫升分别含上述对照品 282μg、552μg、464μg 的溶液，即得。

供试品溶液的制备　本品粉末（过 60 目筛）约 0.1g，精密称定，置具塞锥形瓶中，精密加入甲醇 10mL，称定重量，超声处理（功率 400W，频率 40kHz）15min，放冷，再称定重量，用甲醇补足减失的重量，摇匀，滤过，低温蒸干，用甲醇溶解至 1mL，过微孔滤膜（0.22μm），即得。

测定法　分别精密吸取对照品溶液与供试品溶液各 10μL，注入液相色谱仪，测定，即得。

供试品特征图谱中应有 12 个特征峰，以参照峰（S）计算各特征峰的相对保留时间，其相对保留时间应在规定值的 ±5% 之内。规定值为 0.372（峰 1）、0.402（峰 2）、0.432（峰 3）、0.673（峰 4）、0.746（峰 5）、0.794（峰 6）、1.000［峰 7（S）］、1.212（峰 8）、1.277（峰 9）、1.305（峰 10）、1.511（峰 11）、1.536（峰 12），见图 4-10。

【检查】

水分　不得过 12.0%［《中国药典》（2015 年版）通则 0832 第二法］。

酸不溶性灰分　不得过 5.0%［《中国药典》（2015 年版）通则 2302］。

【浸出物】　照"醇溶性浸出物测定法"［《中国药典》（2015 年版）通则 2201］项下的热浸法测定，用稀乙醇作溶剂，不得少于 14.0%。

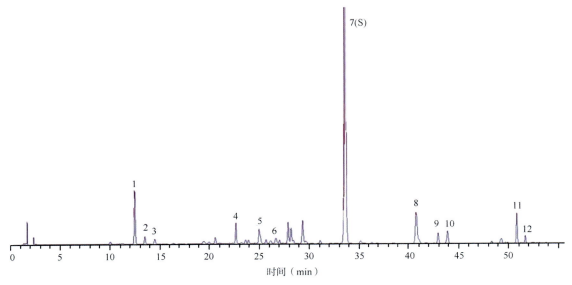

图 4-10　小蓟候选标准饮片特征图谱

峰 1：绿原酸；峰 4：芦丁；峰 7（S）：蒙花苷

【含量测定】　照高效液相色谱法［《中国药典》（2015 年版）通则 0512］测定。

色谱条件与系统适用性试验　以十八烷基硅烷键合硅胶为填充剂；以乙腈为流动相 A，以 0.1% 磷酸溶液为流动相 B，进行梯度洗脱（表 4-13）；检测波长 330nm。理论塔板数按蒙花苷峰面积计算应不低于 1500。

表 4-13　小蓟候选标准饮片含量测定流动相梯度

时间（min）	流动相 A（%）	流动相 B（%）
0	5	95
3	6	94
4	8	92
6	12	88
10	12	88
70	25	75
80	40	60
86	40	60

对照品溶液的制备　取对照品绿原酸、芦丁和蒙花苷加甲醇制成每毫升各含 0.1mg 的混合溶液，即得。

供试品溶液的制备　取本品粉末（过 60 目筛）0.1g，精密称定，置具塞锥形瓶中，精密加入甲醇 10mL，称定重量，超声处理（功率 300W，频率 40kHz）15min，放冷，再称定重量，用甲醇补足减失的重量，摇匀，滤过，取续滤液过微孔滤膜（0.22μm），即得。

测定法　分别精密吸取对照品溶液与供试品溶液各 10μL，注入液相色谱仪，测定，即得。

本品按干燥品计算，含绿原酸（$C_{16}H_{18}O_9$）不得低于 0.10%，芦丁（$C_{27}H_{30}O_{16}$）不得低于 0.02%，

蒙花苷（$C_{28}H_{32}O_{14}$）不得低于 0.70%。

第四节　小　蓟　炭

一、原料药材采集加工技术规范

参见"第四章 第三节 小蓟"项下相应内容。

二、原形饮片炮制工艺技术规范

1　概述

品名：小蓟炭。
外观：不规则的段。表面黑褐色。质地疏脆，断面棕黑色。气焦香。
规格：段。

2　来源

本品为菊科植物刺儿菜 *Cirsium setosum*（Willd.）MB. 的干燥地上部分经炮制加工后制成的饮片。

3　原料药材产地

分布于除广东、广西、云南、西藏外的全国各地。

4　生产依据

依据《中国药典》（2015 年版）炮制通则炮制加工小蓟炭饮片。

5　主要设备

炒药机。

6　工艺流程（图 4-11）

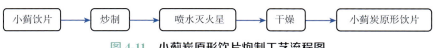

图 4-11　小蓟炭原形饮片炮制工艺流程图

7 炮制工艺操作要求及关键参数

当锅底温度为 379℃时，将小蓟放入炒制容器内用武火不断翻炒至靠近锅底的药面温度为 185℃时，调节温度，在药面温度 185℃下翻炒 4min。

8 包装规格

按照常规包装规格进行包装，小包装可分为 3g/ 袋、10g/ 袋、15g/ 袋；中包装一般为 500g/ 袋和 1kg/ 袋。包装材料为聚乙烯塑料薄膜（GB-4456，GB-12056）。

9 贮存及注意事项

置通风、干燥处贮存。

10 原形饮片质量标准

小蓟炭 Xiaojitan

【原料药材】 菊科植物刺儿菜 *Cirsium setosum*（Willd.）MB. 的干燥地上部分。

【炮制】 当锅底温度为 379℃时，将小蓟放入炒制容器内用武火不断翻炒至靠近锅底的药面温度为 185℃时，调节温度，在药面温度 185℃下翻炒 4min。

【性状】 形如小蓟，表面呈黑褐色，内部棕褐色。

【鉴别】

（1）薄层鉴别 取本品粉末 1g，加甲醇 5mL，超声处理 30min，滤过，滤液蒸干，残渣加甲醇 2mL 使溶解，作为供试品溶液。再取绿原酸和蒙花苷对照品，分别加甲醇制成浓度为 0.2mg/mL 的对照品溶液。照薄层色谱法 [《中国药典》（2015 年版）通则 0502] 试验，吸取上述两种溶液各 1～2μL，分别点于同一聚酰胺薄膜上，以微乳液（十二烷基硫酸钠 5.4g，正丁醇 10.6g，正庚烷 2.0g，水 60mL）- 甲酸（9：0.5）为展开剂，展开，取出，晾干，喷以每毫升甲醇含 1mg 2-Aminoethyl diphenylborinate 和 50mg PEG$_{400}$ 的显色剂，晾干，置紫外光灯（365nm）下检视。供试品色谱中，在与对照品色谱相应的位置上，显相同颜色的荧光斑点。

（2）特征图谱 照高效液相色谱法 [《中国药典》（2015 年版）通则 0512] 测定。

色谱条件与系统适用性试验 以十八烷基硅烷键合硅胶为填充剂；以乙腈为流动相 A，以 0.1% 磷酸溶液为流动相 B，进行梯度洗脱（表 4-14）；检测波长 330nm。理论塔板数按蒙花苷峰面积计算应不低于 1500。

表 4-14 小蓟炭原形饮片特征图谱流动相梯度

时间（min）	流动相 A（%）	流动相 B（%）
0	5	95
3	6	94
4	8	92

续表

时间（min）	流动相 A（%）	流动相 B（%）
6	12	88
10	12	88
25	30	70
33	40	60
40	60	40
46	60	40

　　对照品溶液的制备　精密称取蒙花苷对照品适量，加甲醇溶解，制备成浓度为 0.552mg/mL 的溶液，即得。

　　供试品溶液的制备　取本品粉末（过 60 目筛）约 0.1g，精密称定，置具塞锥形瓶中，精密加入甲醇 10mL，称定重量，超声处理（功率 400W，频率 40kHz）15min，放冷，再称定重量，用甲醇补足减失的重量，摇匀，滤过，取续滤液过微孔滤膜（0.22μm），即得。

　　测定法　分别精密吸取对照品溶液与供试品溶液各 10μL，注入液相色谱仪，测定，即得。

　　供试品特征图谱中应有 6 个特征峰，以参照峰（S）计算各特征峰的相对保留时间，其相对保留时间应在规定值的 ±5% 之内。规定值为 0.457（峰 1）、0.897（峰 2）、1.000［峰 3（S）］、1.068（峰 4）、1.195（峰 5）和 1.442（峰 6），见图 4-12。

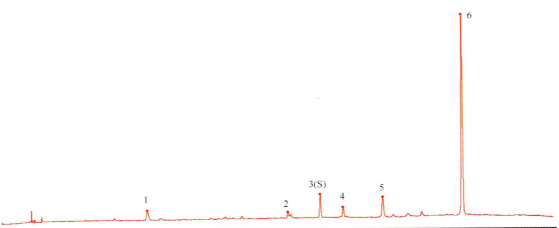

图 4-12　小蓟炭原形饮片特征图谱

峰 3（S）：蒙花苷

【**检查**】

　　水分　不得过 12%［《中国药典》（2015 年版）通则 0832 第二法］。

　　酸不溶性灰分　不得过 10%［《中国药典》（2015 年版）通则 2302］。

【**浸出物**】　照"浸出物测定法"［《中国药典》（2015 年版）通则 2201］项下的热浸法测定，用 70% 乙醇作溶剂，不得少于 8.0%。

【**含量测定**】　照高效液相色谱法［《中国药典》（2015 年版）通则 0512］测定。

色谱条件与系统适用性试验 以十八烷基硅烷键合硅胶为填充剂；以乙腈为流动相 A，以 0.1% 磷酸溶液为流动相 B，进行梯度洗脱（表 4-15）；检测波长 330nm。理论塔板数按蒙花苷峰面积计算应不低于 1500。

表 4-15 小蓟炭原形饮片含量测定流动相梯度

时间（min）	流动相 A（%）	流动相 B（%）
0	5	95
3	6	94
4	8	92
6	12	88
10	12	88
25	30	70
33	40	60
40	60	40
46	60	40

对照品溶液的制备 取对照品蒙花苷适量，精密称定，加甲醇制成每毫升各含 0.1mg 的溶液，即得。

供试品溶液的制备 取本品粉末（过 60 目筛）0.1g，精密称定，置具塞锥形瓶中，精密加入甲醇 10mL，称定重量，超声处理（功率 300W，频率 40kHz）15min，放冷，再称定重量，用甲醇补足减失的重量，摇匀，滤过，取续滤液过微孔滤膜（0.22μm），即得。

测定法 分别精密吸取对照品溶液与供试品溶液各 10μL，注入液相色谱仪，测定，即得。

本品按干燥品计算，含蒙花苷（$C_{28}H_{32}O_{14}$）不得低于 0.10%。

三、候选标准饮片均匀化、包装及贮存技术规范

1 概述

名称：小蓟炭。
外观：粉末状，棕褐色至黑褐色。
粒度：50 目。
均匀化方法：粉碎，混合均匀。

2 主要设备

摇摆式高速中药粉碎机。

3 均匀化操作要求及关键参数

取小蓟炭原形饮片，投料量占粉碎机的体积约为 2/3，粉碎次数为 3 次，每次粉碎时间

为 30s，过 3 号筛，包装，即得。

4　包装操作要求及关键参数

采用塑料包装材料，非真空密封包装。

5　贮存操作要求

置通风、阴凉、干燥处贮存。保质期暂定 2 年。

6　候选标准饮片质量标准

小蓟炭　Xiaojitan

【原料药材】　菊科植物刺儿菜 *Cirsium setosum*（Willd.）MB. 的干燥地上部分。

【采集加工】　夏、秋二季花开期时割取全草晒干或鲜用。

【炮制】　当锅底温度为 379℃时，将小蓟放入炒制容器内用武火不断翻炒至靠近锅底的药面温度为 185℃时，调节温度，在药面温度 185℃下翻炒 4min。

【均匀化】　取小蓟炭原形饮片粉碎，投料量占粉碎机的体积约为 2/3，粉碎次数为 3 次，每次粉碎时间 30s。

【性状】　棕褐色至黑褐色粉末。

【鉴别】

（1）薄层鉴别　取本品粉末 1g，加甲醇 5mL，超声处理 30min，滤过，滤液蒸干，残渣加甲醇 2mL 使溶解，作为供试品溶液。再取绿原酸和蒙花苷对照品，分别加甲醇制成浓度为 0.2mg/mL 的对照品溶液。照薄层色谱法 [《中国药典》（2015 年版）通则 0502] 试验，吸取上述两种溶液各 1 ～ 2μL，分别点于同一聚酰胺薄膜上，以微乳液（十二烷基硫酸钠 5.4g，正丁醇 10.6g，正庚烷 2.0g，水 60mL）- 甲酸（9∶0.5）为展开剂，展开，取出，晾干，喷以每毫升甲醇含 1mg 2-A minoethyl diphenylborinate 和 50mg PEG$_{400}$ 的显色剂，晾干，置紫外光灯（365nm）下检视。供试品色谱中，在与对照品色谱相应的位置上，显相同颜色的荧光斑点。

（2）特征图谱　照高效液相色谱法 [《中国药典》（2015 年版）通则 0512] 测定。

色谱条件与系统适用性试验　以十八烷基硅烷键合硅胶为填充剂；以乙腈为流动相 A，以 0.1% 磷酸溶液为流动相 B，进行梯度洗脱（表 4-16）；检测波长 330nm。理论塔板数按柳穿鱼叶苷峰面积计算应不低于 1500。

表 4-16　小蓟炭候选标准饮片特征图谱流动相梯度

时间（min）	流动相 A（%）	流动相 B（%）
0	5	95
3	6	94
4	8	92
6	12	88
10	12	88

续表

时间（min）	流动相 A（%）	流动相 B（%）
22	22	78
35	30	70
43	40	60
50	60	40
56	60	40

对照品溶液的制备　精密称取蒙花苷对照品适量，加甲醇溶解，制备成浓度为 0.552mg/mL 的溶液，即得。

供试品溶液的制备　取本品粉末（过 60 目筛）约 0.1g，精密称定，置具塞锥形瓶中，精密加入甲醇 10mL，称定重量，超声处理（功率 400W，频率 40kHz）15min，放冷，再称定重量，用甲醇补足减失的重量，摇匀，滤过，低温蒸干，用甲醇溶解至 1mL，过微孔滤膜（0.22μm），即得。

测定法　分别精密吸取对照品溶液与供试品溶液各 10μL，注入液相色谱仪，测定，即得。

供试品特征图谱中应有 7 个特征峰，以参照峰（S）计算各特征峰的相对保留时间，其相对保留时间应在规定值的 ±5% 之内。规定值为 0.358（峰 1）、0.387（峰 2）、0.505（峰 3）、0.659（峰 4）、0.802（峰 5）、0.884（峰 6）、1.000［峰 7（S）］，见图 4-13。

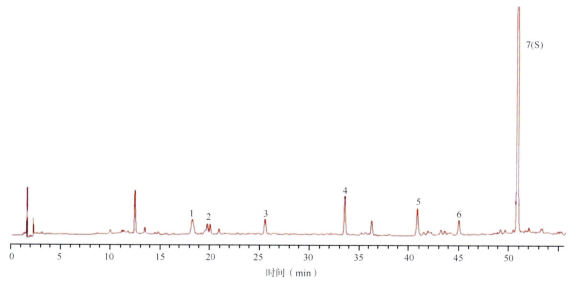

图 4-13　小蓟炭候选标准饮片特征图谱

峰 4：蒙花苷

【检查】

水分　不得过 12%［《中国药典》（2015 年版）通则 0832 第二法］。

酸不溶性灰分　不得过 10%［《中国药典》（2015 年版）通则 2302］。

【浸出物】　照"浸出物测定法"［《中国药典》（2015 年版）通则 2201］项下的热浸法测定，用 70% 乙醇作溶剂，不得少于 8.0%。

【含量测定】　照高效液相色谱法［《中国药典》（2015 年版）通则 0512］测定。

色谱条件与系统适用性试验　以十八烷基硅烷键合硅胶为填充剂；以乙腈为流动相 A，以 0.1% 磷酸溶液为流动相 B，进行梯度洗脱（表 4-17）；检测波长 330nm。理论塔板数按蒙花苷峰面积计算应不低于 1500。

表 4-17　小蓟炭候选标准饮片含量测定流动相梯度

时间（min）	流动相 A（%）	流动相 B（%）
0	5	95
3	6	94
4	8	92
6	12	88
10	12	88
25	30	70
33	40	60
40	60	40
46	60	40

对照品溶液的制备　取对照品蒙花苷适量，精密称定，加甲醇制成每毫升含 0.1mg 的溶液，即得。

供试品溶液的制备　取本品粉末（过 60 目筛）0.1g，精密称定，置具塞锥形瓶中，精密加入甲醇 10mL，称定重量，超声处理（功率 300W，频率 40kHz）15min，放冷，再称定重量，用甲醇补足减失的重量，摇匀，滤过，取续滤液过微孔滤膜（0.22μm），即得。

测定法　分别精密吸取对照品溶液与供试品溶液各 10μL，注入液相色谱仪，测定，即得。

本品按干燥品计算，含蒙花苷（$C_{28}H_{32}O_{14}$）不得低于 0.10%。

第五节　荆　芥

一、原料药材采集加工技术规范

1　概述

名称：荆芥。
采集时间：2018 年 9 月。
采集地点：河北省安国市。
生长年限：1 年。

2　基原

本品为唇形科植物荆芥 *Schizonepeta tenuifolia* Briq. 的干燥地上部分。

3 原料药材产地

主产于河北、安徽等省。

4 采集及加工依据

依据《中国药典》（2015 年版）进行采集加工。

5 工艺流程（图 4-14）

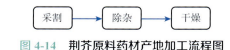

图 4-14 荆芥原料药材产地加工流程图

6 加工工艺操作要求及关键参数

选择晴好天气，收割时距地 3 ～ 7cm 处割取地上部分。将采割的药材摊开，挑拣并除去其中的杂草。置阴凉、通风、干燥处晾干，水分不得过 12%，即得。

7 贮存及注意事项

由于荆芥药材本身长度较长，达到 50 ～ 80cm，捆扎包装后占地较大，且反复包装操作容易造成荆芥穗部分损失，影响质量，因此较少以原料药材形式，大部分以切断成饮片形式进行贮存。

8 原料药材质量标准

荆芥 Jingjie

SCHIZONEPETAE HERBA

【基原】　同《中国药典》（2015 年版）"荆芥"项下相应内容。

【采集加工】　当年秋季 9 月底，花开到顶、半花半籽时采收。收割时距地 3 ～ 7cm 处割取地上部分，阴凉、通风、干燥处晾干。

【性状】　同《中国药典》（2015 年版）"荆芥"项下相应内容。

【鉴别】

（1）显微鉴别　同《中国药典》（2015 年版）"荆芥"项下相应内容。

（2）薄层鉴别　同《中国药典》（2015 年版）"荆芥"项下相应内容。

（3）特征图谱

1）HPLC 特征图谱：照高效液相色谱法［《中国药典》（2015 年版）通则 0512］测定。

色谱条件与系统适用性试验　以十八烷基硅烷键合硅胶为填充剂；以 0.5% 甲酸水溶液为流动相 A，以乙腈为流动相 B，进行梯度洗脱（表 4-18）；检测波长 270nm；进样体积 5μL；流速 0.8mL/min。

表 4-18　荆芥原料药材特征图谱流动相梯度

时间（min）	流动相 A（%）	流动相 B（%）
0	95	5
20	67	33
23	53	47
28	47	53
31	5	95
34	5	95

　　对照品溶液的制备　取胡薄荷酮对照品适量，精密称定，加甲醇制成每毫升含 10μg 的溶液，即得。

　　供试品溶液的制备　取本品约 1g，精密称定，置具塞锥形瓶中，加甲醇 20mL，称定重量，超声处理（功率 250W，频率 50kHz）30min，再称定重量，用甲醇补足减失的重量，摇匀，滤过，取续滤液，即得。

　　测定法　分别精密吸取对照品溶液与供试品溶液各 10μL，注入液相色谱仪，测定，即得。

　　供试品特征图谱中应有 11 个特征峰，以峰 11 为参照物峰（S），计算各特征峰的相对保留时间，其相对保留时间应在规定值的 ±5% 之内。规定值为 0.353（峰 1）、0.383（峰 2）、0.432（峰 3）、0.462（峰 4）、0.485（峰 5）、0.498（峰 6）、0.616（峰 7）、0.721（峰 8）、0.791（峰 9）、0.952（峰 10）、1.000［峰 11（S）］，见图 4-15。

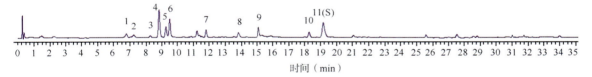

图 4-15　荆芥原料药材 HPLC 特征图谱

峰 11（S）：胡薄荷酮

　　2）GC 特征图谱：照气相色谱法［《中国药典》（2015 年版）通则 0521］测定。

　　色谱条件与系统适用性试验　以 10% 二甲基聚硅氧烷为固定相的色谱柱，柱温为程序升温：初始温度 50℃，保持 4min，以每分钟 10℃的速率升温至 90℃，保持 6min，再以每分钟 8℃的速率升温至 180℃。进样口温度 220℃；检测器（FID）温度 250℃；分流进样，分流比 20∶1；流量 1mL/min。顶空加热温度 120℃，顶空加热时间 20min。

　　对照品溶液的制备　取胡薄荷酮对照品适量，精密称定，加甲醇制成每毫升含 10μg 的溶液，即得。精密量取该溶液 2mL，置 20mL 顶空瓶中，密塞。

　　供试品溶液的制备　取本品粉末约 0.5g，精密称定，置 20mL 顶空瓶中，密塞。

　　测定法　于 120℃顶空加热 20min，分别精密吸取对照品溶液与供试品上方气体各 1mL，注入气相色谱仪，测定，即得。

　　供试品特征图谱中应有 4 个特征峰，以峰 4 为参照物峰（S），计算各特征峰的相对保留时间，其相对保留时间应在规定值的 ±5% 之内。规定值为 0.394（峰 1）、0.491（峰 2）、0.767（峰 3）、1.000［峰 4（S）］，见图 4-16。

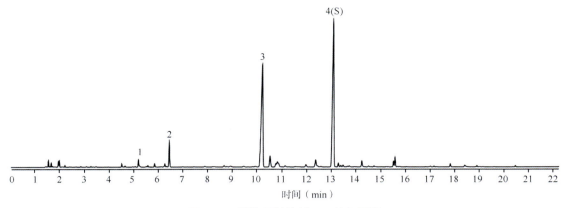

图 4-16　荆芥原料药材 GC 特征图谱

峰 4（S）：胡薄荷酮

【检查】、【含量测定】　同《中国药典》（2015 年版）"荆芥"项下相应内容。

二、原形饮片炮制工艺技术规范

1　概述

品名：荆芥。

外观：不规则的段。茎呈方柱形，表面淡黄绿色或淡紫红色，被短柔毛。切面类白色。叶多已脱落。穗状轮伞花序。气芳香，味微涩而辛凉。

规格：段（长 2～4cm）。

2　来源

本品为唇形科植物荆芥 *Schizonepeta tenuifolia* Briq. 的干燥地上部分经炮制加工后制成的饮片。

3　原料药材产地

主产于河北、安徽等省。

4　生产依据

依据《中国药典》（2015 年版）炮制通则炮制加工荆芥饮片。

5　主要设备

电热恒温鼓风干燥箱、直线往复式切药机。

6　工艺流程（图 4-17）

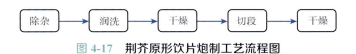

图 4-17　荆芥原形饮片炮制工艺流程图

7　炮制工艺操作要求及关键参数

取荆芥原料药材摊开，挑拣并除去其中的杂草。每千克药材，喷淋清水 200mL，至润透。将润透后的药材，置 50℃条件下干燥 1h。将干燥后的药材切制成长 2～4cm 的段。将切制成的荆芥段，置 40℃条件下干燥 3h。

8　包装规格

按照常规包装规格进行包装，即 0.5kg/ 袋；包装材料为聚乙烯塑料薄膜（GB-4456，GB-12056）。

9　贮存及注意事项

置阴凉、干燥处贮存。

10　原形饮片质量标准

荆芥　Jingjie

SCHIZONEPETAE HERBA

【原料药材】　唇形科植物荆芥 *Schizonepeta tenuifolia* Briq. 的干燥地上部分。

【炮制】　取荆芥原料药材摊开，除去杂草。润透，置 50℃条件下干燥 1h。切制成长 2～4cm 的段，干燥，即得。

【性状】　不规则的段。茎呈方柱形，表面淡黄绿色或淡紫红色，被短柔毛。切面类白色。叶多已脱落。穗状轮伞花序。气芳香，味微涩而辛凉。

【鉴别】

（1）显微鉴别　本品粉末黄棕色。宿萼表皮细胞垂周壁深波状弯曲。腺鳞头部 8 细胞，直径 95～110μm；柄单细胞，棕黄色。小腺毛头部 1～2 细胞；柄单细胞。非腺毛 1～6 细胞，大多具壁疣。外果皮细胞表面观多角形，壁黏液化，胞腔含棕色物。内果皮石细胞淡紫色，垂周壁深波状弯曲，密具纹孔。纤维成束，直径 12～40μm，壁平直或微波状。花粉粒近球形，具 6 沟，外壁 2 层，具网状雕纹。气孔直轴式，螺纹导管。

（2）薄层鉴别　取本品约 0.8g，加石油醚（60～90℃）20mL，密塞，时加振摇，放置过夜。滤过，将滤液挥发至 1mL，作为供试品溶液。另取荆芥对照药材 0.8g，同法制成对照药材溶液。照薄层色谱法试验，吸取上述两种溶液各 10μL，分别点于同一硅胶 G 薄层板上，以石油醚 – 乙酸乙酯（6：1）

为展开剂，展开，取出，晾干，喷以 5% 香草醛的 5% 硫酸乙醇溶液，在 105℃加热至斑点显色清晰。供试品色谱中，在与对照药材色谱相应的位置上，显相同颜色的斑点。

（3）特征图谱　同"荆芥原料药材质量标准"项下相应内容。

【检查】

水分　不得过 12.0%［《中国药典》（2015 年版）通则 0832 第二法］。

【含量测定】　照高效液相色谱法［《中国药典》（2015 年版）通则 0512］测定。

（1）胡薄荷酮　同"荆芥原料药材质量标准"项下相应内容。

本品按干燥品计算，含胡薄荷酮（$C_{10}H_{16}O$）不得少于 0.020%。

（2）橙皮苷

色谱条件与系统适用性试验　以十八烷基硅烷键合硅胶为填充剂；以 0.5% 甲酸 – 水溶液为流动相 A，以乙腈为流动相 B，进行梯度洗脱（表 4-19）；检测波长 270nm；进样体积 5μL；流速 0.8mL/min。

表 4-19　荆芥原形饮片含量测定流动相梯度

时间（min）	流动相 A（%）	流动相 B（%）
0	95	5
20	67	33
23	53	47
28	47	53
31	5	95
34	5	95

对照品溶液的制备　取橙皮苷对照品适量，精密称定，加甲醇制成每毫升含橙皮苷 50μg 的溶液，即得。

供试品溶液的制备　取样品粉末约 0.5g，精密称定，置具塞锥形瓶中，精密加入 50% 甲醇 20mL，称定重量，超声处理（功率 250W，频率 50kHz）30min，再称定重量，用 50% 甲醇补足减失的重量，摇匀，滤过，取续滤液，即得。

测定法　分别精密吸取对照品溶液与供试品溶液各 10μL，注入液相色谱仪，测定，即得。

本品按干燥品计算，含橙皮苷（$C_{28}H_{34}O_{15}$）不得少于 0.08%。

三、候选标准饮片均匀化、包装及贮存技术规范

1　概述

名称：荆芥。

外观：粉末状，黄棕色，气芳香，味微涩而辛凉。

粒度：65 目。

均匀化方法：粉碎，混合均匀。

2　主要设备

中药粉碎机。

3　均匀化操作要求及关键参数

将荆芥原形饮片置中药粉碎机中，高速粉碎 0.5min。将粉碎后的荆芥原形饮片取出，并过四号筛。将未过四号筛的部分，置粉碎机中，高速粉碎 0.5min。将再粉碎后的荆芥原形饮片取出，并过四号筛。将未过筛的部分继续放入粉碎机中，重复粉碎直至全部通过四号筛，但混有能通过五号筛的粉末不超过 60%。

4　包装操作要求及关键参数

采用玻璃瓶密闭包装，分为 200g 和 10g 两种规格。

5　贮存操作要求

避光 4℃冷藏。贮存期暂定为 2 年。

6　候选标准饮片质量标准

荆芥　**Jingjie**

SCHIZONEPETAE HERBA

【原料药材】　唇形科植物荆芥 *Schizonepeta tenuifolia* Briq. 的干燥地上部分。

【采集加工】　当年秋季 9 月底，花开到顶、半花半籽时采收。收割时距地 3～7cm 处割取地上部分，阴凉、通风、干燥处晾干。

【炮制】　取荆芥原料药材摊开，除去杂草。润透，置 50℃条件下干燥 1h。切制成长 2～4cm 的段，干燥，即得。

【均匀化】　将荆芥原形饮片置粉碎机中，高速粉碎 0.5min。将粉碎后的荆芥原形饮片取出，并过四号筛。将未过四号筛的部分，置粉碎机中，高速粉碎 0.5min。将再粉碎后的荆芥原形饮片取出，并过四号筛。将未过筛的部分继续放入粉碎机中，重复粉碎直至全部通过四号筛，但混有能通过五号筛的粉末不超过 60%。

【性状】　黄棕色粉末，气芳香，味微涩而辛凉。

【鉴别】

（1）显微鉴别　本品粉末黄棕色。宿萼表皮细胞垂周壁深波状弯曲。腺鳞头部 8 细胞，直径 95～110μm；柄单细胞，棕黄色。小腺毛头部 1～2 细胞；柄单细胞。非腺毛 1～6 细胞，大多具壁疣。外果皮细胞表面观多角形，壁黏液化，胞腔含棕色物。内果皮石细胞淡紫色，垂周壁深波状弯曲，密具纹孔。纤维成束，直径 12～40μm，壁平直或微波状。花粉粒近球形，具 6 沟，外壁 2 层，具网状雕纹。气孔直轴式，螺纹导管。

（2）薄层鉴别　取本品约0.8g，加石油醚（60～90℃）20mL，密塞，时加振摇，放置过夜。滤过，将滤液挥发至1mL，作为供试品溶液。另取荆芥对照药材0.8g，同法制成对照药材溶液。照薄层色谱法试验，吸取上述两种溶液各10μL，分别点于同一硅胶G薄层板上，以石油醚－乙酸乙酯（6∶1）为展开剂，展开，取出，晾干，喷以含5%香草醛的5%硫酸乙醇溶液，在105℃加热至斑点显色清晰。供试品色谱中，在与对照药材色谱相应的位置上，显相同颜色的斑点。

（3）特征图谱

1）HPLC特征图谱：照高效液相色谱法［《中国药典》（2015年版）通则0512］测定。

色谱条件与系统适用性试验　以十八烷基硅烷键合硅胶为填充剂；以0.5%甲酸－水溶液为流动相A，以乙腈为流动相B，进行梯度洗脱（表4-20）；检测波长270nm；进样体积5μL；流速0.8mL/min。

表4-20　荆芥候选标准饮片特征图谱流动相梯度

时间（min）	流动相A（%）	流动相B（%）
0	95	5
15	83	17
22	80	20
30	80	20
60	47	53
65	35	65

对照品溶液的制备　取胡薄荷酮对照品适量，精密称定，加甲醇制成每毫升含10μg的溶液，即得。取橙皮苷对照品适量，精密称定，加甲醇制成每毫升含50μg的溶液，即得。

供试品溶液的制备　取本品约1g，精密称定，置具塞锥形瓶中，加甲醇20mL，称定重量，超声处理（功率250W，频率50kHz）30min，再称定重量，用甲醇补足减失的重量，摇匀，滤过，取续滤液，即得。

测定法　分别精密吸取对照品溶液与供试品溶液各5μL，注入液相色谱仪，测定，即得。

供试品特征图谱中应有9个特征峰，与对照品峰相应的峰为峰9，计算各特征峰的相对保留时间，其相对保留时间应在规定值的±5%之内。规定值为0.209（峰1）、0.357（峰2）、0.452（峰3）、0.473（峰4）、0.527（峰5）、0.622（峰6）、0.642（峰7）、0.758（峰8）、1.000［峰9（S）］，见图4-18。

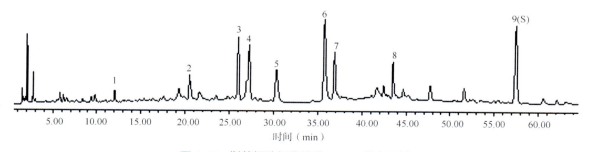

图4-18　荆芥候选标准饮片HPLC特征图谱

峰3：橙皮苷；峰9（S）：胡薄荷酮

2）GC特征图谱：照气相色谱法［《中国药典》（2015年版）通则0521］测定。

色谱条件与系统适用性试验　以 10% 二甲基聚硅氧烷为固定相的色谱柱，柱温为程序升温：初始温度 50℃，保持 4min，以每分钟 10℃ 的速率升温至 90℃，保持 6min，再以每分钟 8℃ 的速率升温至 180℃。进样口温度 220℃；检测器（FID）温度 250℃；分流进样，分流比 20：1；流量 1mL/min。顶空加热温度 120℃，顶空加热时间 20min。

对照品溶液的制备　取胡薄荷酮对照品适量，精密称定，加甲醇制成每毫升含 10μg 的溶液，即得。精密量取该溶液 2mL，置 20mL 顶空瓶中，密塞。

供试品溶液的制备　取本品粉末约 0.5g，精密称定，置 20mL 顶空瓶中，密塞。

测定法　于 120℃ 顶空加热 20min，分别精密吸取对照品溶液与供试品上方气体各 1mL，注入气相色谱仪，测定，即得。

供试品特征图谱中应有 4 个特征峰，与对照品峰相应的峰为峰 S，计算各特征峰的相对保留时间，其相对保留时间应在规定值的 ±5% 之内。规定值为 0.394（峰 1）、0.491（峰 2）、0.767（峰 3）、1.000 [峰 4（S）]，见图 4-19。

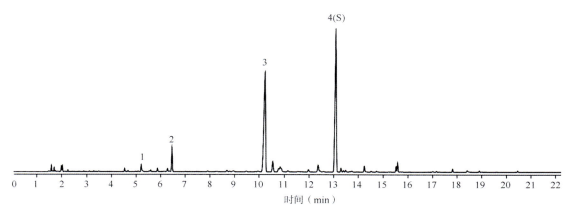

图 4-19　荆芥候选标准饮片 GC 特征图谱

峰 4（S）：胡薄荷酮

【检查】

水分　不得过 12.0%[《中国药典》（2015 年版）通则 0832 第二法]。

【含量测定】

（1）胡薄荷酮　照高效液相色谱法 [《中国药典》（2015 年版）通则 0512] 测定。

色谱条件与系统适用性试验　以十八烷基硅烷键合硅胶为填充剂；以甲醇 – 水（80：20）为流动相；检测波长为 252nm。理论板数按胡薄荷酮峰计算应不低于 3000。

对照品溶液的制备　取胡薄荷酮对照品适量，精密称定，加甲醇制成每毫升含 10μg 的溶液，即得。

供试品溶液的制备　取本品约 0.5g，精密称定，置具塞锥形瓶中，加甲醇 10mL，超声处理（功率 250W，频率 50kHz）20min，滤过，滤渣和滤纸再加甲醇 10mL，同法超声处理一次，滤过，加甲醇适量洗涤 2 次，合并滤液和洗液，转移至 25mL 量瓶中，加甲醇至刻度，摇匀，即得。

测定法　分别精密吸取对照品溶液与供试品溶液各 10μL，注入液相色谱仪，测定，即得。

本品按干燥品计算，含胡薄荷酮（$C_{10}H_{16}O$）不得少于 0.020%。

（2）橙皮苷　照高效液相色谱法 [《中国药典》（2015 年版）通则 0512] 测定。

色谱条件与系统适用性试验　以十八烷基硅烷键合硅胶为填充剂；以 0.5% 甲酸 – 水溶液为流动相 A，以乙腈为流动相 B，进行梯度洗脱（表 4-21）；检测波长 270nm；进样体积 5μL；流速 0.8mL/min。

表 4-21   荆芥候选标准饮片含量测定流动相梯度

时间（min）	流动相 A（%）	流动相 B（%）
0	95	5
20	67	33
23	53	47
28	47	53
31	5	95
34	5	95

对照品溶液的制备   取橙皮苷对照品适量，精密称定，加甲醇制成每毫升含橙皮苷 50μg 的溶液，即得。

供试品溶液的制备   取样品粉末约 0.5g，精密称定，置具塞锥形瓶中，精密加入 50% 甲醇 20mL，称定重量，超声处理（功率 250W，频率 50kHz）30min，再称定重量，用 50% 甲醇补足减失的重量，摇匀，滤过，取续滤液，即得。

测定法   分别精密吸取对照品溶液与供试品溶液各 10μL，注入液相色谱仪，测定，即得。

本品按干燥品计算，含橙皮苷（$C_{28}H_{34}O_{15}$）不得少于 0.08%。

第六节   荆 芥 炭

一、原料药材采集加工技术规范

参见"第四章 第五节 荆芥"项下相应内容。

二、原形饮片炮制工艺技术规范

1   概述

品名：荆芥炭。

外观：不规则段，长 5mm。全体黑褐色。茎方柱形，体轻，质脆，断面焦褐色。叶对生，多已脱落。花冠多脱落，宿萼钟状。略具焦香气，味苦而辛。

规格：段（长 5mm）。

2   来源

本品为唇形科植物荆芥 *Schizonepeta tenuifolia* Briq. 的干燥地上部分经炮制加工后制成的饮片。

3   原料药材产地

主产于河北、安徽等省。

4　生产依据

依据《中国药典》（2015 年版）炮制通则炮制加工荆芥炭饮片。

5　主要设备

炒药机。

6　工艺流程（图 4-20）

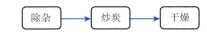

图 4-20　荆芥炭原形饮片炮制工艺流程图

7　炮制工艺操作要求及关键参数

取荆芥原料药材摊开，挑拣并除去其中的杂草。将除杂后的药材，置炒药机中，210℃炒制 10min。将炒制后的荆芥炭平铺于阴凉干燥处，晾至室温。

8　包装规格

按照常规包装规格进行包装，即 0.5kg/ 袋；包装材料为聚乙烯塑料薄膜（GB-4456，GB-12056）。

9　贮存及注意事项

置阴凉、干燥处贮存。

10　原形饮片质量标准

荆芥炭　**Jingjietan**

SCHIZONEPETAE HERBA CARBONISATA

【原料药材】　唇形科植物荆芥 *Schizonepeta tenuifolia* Briq. 的干燥地上部分。

【炮制】　取荆芥原料药材摊开，除去杂草，置炒药机中，210℃炒制 10min。将炒制后的荆芥炭平铺于阴凉、干燥处，晾至室温。

【性状】　同《中国药典》（2015 年版）"荆芥炭"项下相应内容。

【鉴别】　宿萼表皮细胞垂周壁波状弯曲。腺鳞头部 8 细胞，柄单细胞，棕黄色。小腺毛头部 1 ～ 2 细胞，柄单细胞。非腺毛 1 ～ 6 细胞，大多具壁疣。外果皮细胞表面观多角形，壁黏液化，胞腔含棕色物。内果皮石细胞淡棕色，垂周壁深波状弯曲，密具纹孔，纤维成束，壁平直或微波状。

【检查】

水分　不得过 12.0%［《中国药典》（2015 年版）通则 0832 第二法］。

三、候选标准饮片均匀化、包装及贮存技术规范

1　概述

名称：荆芥炭。
外观：粉末状，黑褐色，略具焦香气，味苦而辛。
粒度：24 目。
均匀化方法：粉碎，混合均匀。

2　主要设备

中药粉碎机。

3　均匀化操作要求及关键参数

将荆芥炭原形饮片置中药粉碎机中，高速粉碎 0.5min。将粉碎后的荆芥炭原形饮片取出，并过二号筛。将未过二号筛的部分，置粉碎机中，高速粉碎 0.5min。将再粉碎后的荆芥炭原形饮片取出，并过二号筛。将未过筛的部分继续放入粉碎机中，重复粉碎直至全部通过二号筛，但混有能通过四号筛的粉末不超过 40%。

4　包装操作要求及关键参数

采用玻璃瓶密闭包装，分为 200g 和 10g 两种规格。

5　贮存操作要求

避光保存。贮存期暂定为 2 年。

6　候选标准饮片质量标准

荆芥炭　Jingjietan
SCHIZONEPETAE HERBA CARBONISATA

【原料药材】　唇形科植物荆芥 Schizonepeta tenuifolia Briq. 的干燥地上部分。
【采集加工】　当年秋季 9 月底，花开到顶、半花半籽时采收。收割时距地 3 ～ 7cm 处割取地上部分，阴凉、通风、干燥处晾干。
【炮制】　取荆芥原料药材摊开，除去杂草，置炒药机中，210℃炒制 10min。

【均匀化】　将炒制后的荆芥炭平铺于阴凉、干燥处，晾至室温，粉碎，即得。

【性状】　黑褐色粉末，略具焦香气，味苦而辛。

【鉴别】

（1）显微鉴别　宿萼表皮细胞垂周壁波状弯曲。腺鳞头部8细胞，柄单细胞，棕黄色。小腺毛头部1～2细胞，柄单细胞。非腺毛1～6细胞，大多具壁疣。外果皮细胞表面观多角形，壁黏液化，胞腔含棕色物。内果皮石细胞淡棕色，垂周壁深波状弯曲，密具纹孔，纤维成束，壁平直或微波状。

（2）特征图谱　照高效液相色谱法［《中国药典》（2015年版）通则0512］测定。

色谱条件与系统适用性试验　以十八烷基硅烷键合硅胶为填充剂；以0.5%甲酸－水溶液为流动相A，乙腈为流动相B，进行梯度洗脱（表4-22）；检测波长270nm；进样体积5μL；流速0.8mL/min。

表4-22　荆芥炭候选标准饮片特征图谱流动相梯度

时间（min）	流动相A（%）	流动相B（%）
0	95	5
15	83	17
22	80	20
30	80	20
60	47	53
65	35	65

对照品溶液的制备　取胡薄荷酮对照品适量，精密称定，加甲醇制成每毫升含10μg的溶液，即得。

供试品溶液的制备　取本品约1g，精密称定，置具塞锥形瓶中，加甲醇20mL，称定重量，超声处理（功率250W，频率50kHz）30min，再称定重量，用甲醇补足减失的重量，摇匀，滤过，取续滤液，即得。

测定法　分别精密吸取对照品溶液与供试品溶液各10μL，注入液相色谱仪，测定，即得。

供试品特征图谱中应有6个色谱峰，以胡薄荷酮（峰6）为基峰（S），计算各特征峰的相对保留时间，相对保留时间均在规定值的±5%之内。规定值分别为0.142（峰1）、0.227（峰2）、0.279（峰3）、0.306（峰4）、0.672（峰5）、1.000［峰6（S）］，见图4-21。

【检查】

水分　不得过12.0%［《中国药典》（2015年版）通则0832第二法］。

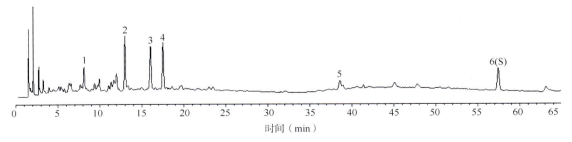

图4-21　荆芥炭候选标准饮片特征图谱

峰6（S）：胡薄荷酮

第五章

叶类及花类中药标准饮片制备技术规范

　　叶类及花类中药质地较轻薄，运输及贮存过程中极易破碎，而影响对其进行真伪鉴别和品质评价。通过对叶类及花类中药原料药材–原形饮片–候选标准饮片质量传递规律的分析可知，生品从原料药材到原形饮片、候选标准饮片的制备过程中，其变化主要体现在外观性状方面，内在质量属性特征未发生显著改变；而制片不仅有外观性状方面的变化，其内在质量属性特征也发生了显著改变，但从原形饮片到候选标准饮片的过程中，制片的质量属性特征未发生改变，说明候选标准饮片的制备技术稳定，能够真实反映饮片的质量属性特征，在确定了作为标准物质所必需的理化参数后，可以作为叶类和花类中药饮片质量评价的标准物质应用。本章共分四节，收录了 2 种中药的原料药材采集加工技术规范、4 种原形饮片的炮制工艺技术规范及 4 种候选标准饮片的制备技术规范。

第一节　侧　柏　叶

一、原料药材采集加工技术规范

1　概述

名称：侧柏叶。
采集时间：2015 年夏季、秋季。
采集地点：山东济南燕子山、南部山区、临沂费县。
生长年限：未知。

2　基原

本品为柏科植物侧柏 *Platycladus orientalis*（L.）Franco 的干燥枝梢和叶。

3　原料药材产地

全国大部分地区均产。

4　采集及加工依据

依据《中国药典》（2015 年版）进行采集加工。

5　工艺流程（图 5-1）

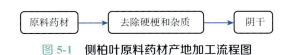

图 5-1　侧柏叶原料药材产地加工流程图

6　加工工艺操作要求及关键参数

夏、秋二季采收，除去木质硬梗及干叶等杂质，阴干。

7　贮存及注意事项

避光，置阴凉、通风、干燥处。

8　原料药材质量标准

侧柏叶　Cebaiye

PLATYCLADI CACUMEN

【基原】　同《中国药典》（2015 年版）"侧柏叶"项下相应内容。

【采集加工】　多在夏、秋二季采收，阴干。

【性状】　多分枝，小枝扁平。叶细小鳞片状，交互对生，贴伏于枝上，深绿色或黄绿色。质脆，易折断。气清香，味苦涩、微辛。

【鉴别】

（1）显微鉴别　同《中国药典》（2015 年版）"侧柏叶"项下相应内容。

（2）薄层鉴别　取侧柏叶粉末 1g，置具塞锥形瓶内，加 70% 甲醇 20mL，超声处理 30min，过滤，滤液水浴蒸干，残渣加甲醇 2mL 使溶解，作为供试品溶液。取槲皮苷标准品，加乙醇制成浓度为 0.1mg/mL 的溶液，作为对照品溶液。照薄层色谱法试验［《中国药典》（2015 年版）四部通则 0502］，吸取供试品溶液和对照品溶液各 3μL，分别点于同一硅胶 G 薄层板上，以乙酸乙酯 – 甲酸 – 水（12 : 1 : 1）为展开剂，展开，取出，晾干，喷以 1% 的三氯化铝 – 乙醇溶液，置紫外光灯（365nm）下检视。供试品色谱中，在与对照品色谱相应的位置上，显相同颜色的荧光斑点。

（3）特征图谱　照高效液相色谱法［《中国药典》（2015 年版）通则 0512］测定。

色谱条件与系统适用性试验 以十八烷基硅烷键合硅胶为填充剂，以乙腈为流动相 A，以 0.1% 磷酸为流动相 B，进行梯度洗脱（表 5-1）；流速 1mL/min；检测波长 355nm；柱温 30℃。

表 5-1 侧柏叶原料药材特征图谱流动相梯度

时间（min）	流动相 A（%）	流动相 B（%）
0	10	90
30	20	80
50	40	60
90	70	30
110	100	0

对照品溶液的制备 精密称取杨梅苷、槲皮苷、异槲皮苷、穗花双黄酮对照品各适量，加甲醇制成浓度分别为 0.974mg/mL、0.100mg/mL、1.200mg/mL、0.133mg/mL 的混合对照品溶液。

供试品溶液的制备 取侧柏叶供试品粉末 1g，精密称定，置具塞锥形瓶中，加甲醇 25mL，称重，超声处理 30min，放冷，再称定重量，用甲醇补足减失的重量，摇匀，滤过，取续滤液用微孔滤膜（0.45μm）滤过，即得。

测定法 分别精密吸取对照品溶液与供试品溶液各 5μL，注入液相色谱仪，测定，即得。

本品所测得 HPLC 特征图谱应与侧柏叶标准特征图谱基本一致，同时应检出 18 个共有特征色谱峰。以 6 号槲皮苷为参照峰（S 峰）计算各特征峰的相对保留时间，其相对保留时间应在规定值的 ±5% 之内。规定值为 0.379（峰 1）、0.616（峰 2）、0.761（峰 3）、0.815（峰 4）、0.919（峰 5）、1.000[峰 6（S）]、1.018（峰 7）、1.160（峰 8）、1.353（峰 9）、1.518（峰 10）、1.594（峰 11）、1.617（峰 12）、1.674（峰 13）、1.894（峰 14）、1.907（峰 15）、1.924（峰 16）、3.246（峰 17）、3.293（峰 18），见图 5-2。

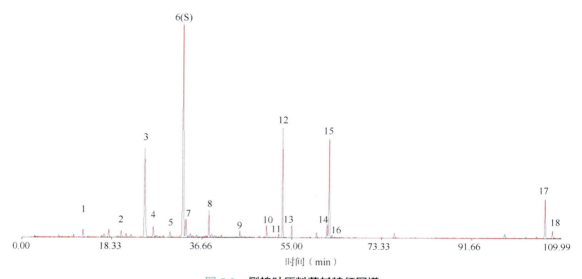

图 5-2 侧柏叶原料药材特征图谱

峰 3：杨梅苷；峰 4：异槲皮苷；峰 6（S）：槲皮苷；峰 12：穗花双黄酮

【检查】、【浸出物】 同《中国药典》（2015 年版）"侧柏叶"项下相应内容。

【含量测定】　照高效液相色谱法［《中国药典》（2015 年版）通则 0512］测定。

色谱条件与系统适用性试验　以十八烷基硅烷键合硅胶为填充剂；以乙腈为流动相 A，以 0.1% 磷酸溶液为流动相 B，进行梯度洗脱（表 5-2）；波长 355nm；柱温 35℃。理论塔板数按槲皮苷峰计算不低于 8000。

表 5-2　侧柏叶原料药材含量测定流动相梯度

时间（min）	流动相 A（%）	流动相 B（%）
0	17	83
20	17	83
60	50	50

对照品溶液的制备　精密称取杨梅苷、槲皮苷、异槲皮苷、穗花双黄酮对照品各适量，加甲醇制成浓度分别为 0.974mg/mL、0.100mg/mL、1.200mg/mL、0.133mg/mL 的混合对照品溶液。

供试品溶液的制备　取侧柏叶供试品粉末 1g，精密称定，置具塞锥形瓶中，加甲醇 25mL，称重，超声处理 30min，放冷，再称定重量，用甲醇补足减失的重量，摇匀，滤过，取续滤液用微孔滤膜（0.45μm）滤过，即得。

测定法　分别精密吸取对照品溶液与供试品溶液各 10μL，注入液相色谱仪，测定，即得。

本品按干燥品计算，含杨梅苷（$C_{21}H_{20}O_{12}$）不得少于 0.10%，异槲皮苷（$C_{21}H_{20}O_{12}$）不得少于 0.01%，槲皮苷（$C_{21}H_{20}O_{11}$）不得少于 0.10%，穗花双黄酮（$C_{30}H_{18}O_{10}$）不得少于 0.03%。

二、原形饮片炮制工艺技术规范

1　概述

品名：侧柏叶。
外观：叶细小鳞片状，深绿色或黄绿色，质脆，易折断。气清香，味苦涩、微辛。
规格：搓碎品（通过元胡筛）。

2　来源

本品为柏科植物侧柏 *Platycladus orientalis*（L.）Franco 的干燥枝梢和叶经炮制加工后制成的饮片。

3　原料药材产地

全国大部分地区均产。

4　生产依据

依据《中国药典》（2015 年版）炮制通则、《北京市中药饮片炮制规范》（2008 年版），结合山东省全国第一批老药工资深中药炮制专家姜保生老先生的实践经验炮制加工侧柏叶饮片。

5 主要设备

元胡筛、中药饮片包装机。

6 工艺流程（图5-3）

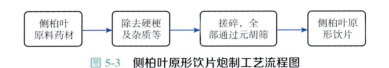

图 5-3　侧柏叶原形饮片炮制工艺流程图

7 炮制工艺操作要求及关键参数

取侧柏叶原料药材，去除侧柏叶药材中的硬梗及杂质。将净侧柏叶药材搓碎，过元胡筛。

8 包装规格

按照常规包装规格进行包装，即1kg/袋；包装材料为聚乙烯塑料薄膜（GB-4456，GB-12056）。

9 贮存及注意事项

置阴凉、通风、干燥处。

10 原形饮片质量标准

侧柏叶　**Cebaiye**

PLATYCLADI CACUMEN

【原料药材】　柏科植物侧柏 *Platycladus orientalis*（L.）Franco 的干燥枝梢和叶。

【炮制】　取侧柏叶原料药材，除去硬梗及杂质等，搓碎，全部过元胡筛，即可。

【性状】　叶细小鳞片状，深绿色或黄绿色。质脆，易折断。气清香，味苦涩、微辛。

【鉴别】

（1）显微鉴别　同"侧柏叶原料药材质量标准"项下相应内容。

（2）薄层鉴别　取侧柏叶饮片粉末1g，加70%甲醇20mL，超声处理30min，滤过，滤液蒸干，加甲醇2mL使溶解，作为供试品溶液。取异槲皮苷、槲皮苷、穗花双黄酮对照品，加甲醇制成异槲皮苷0.1mg/mL、槲皮苷1mg/mL、穗花双黄酮0.1mg/mL的混合对照品溶液。照薄层色谱法（通则0502）试验，吸取供试品溶液和对照品溶液各3μL，分别点于同一硅胶G薄层板上，以乙酸乙酯–

甲醇-水（100 : 17 : 13）为展开剂，展至约 3cm，取出，晾干，再以甲苯（水饱和）-甲酸乙酯-甲酸（4.5 : 4.5 : 1）为展开剂，展开，取出，晾干，喷以 1% 三氯化铝试液，100℃加热 5min，置紫外光灯（365nm）下检视，供试品色谱中，在与对照品色谱相应的位置上，显相同颜色的荧光斑点。

（3）特征图谱 同"侧柏叶原料药材质量标准"项下相应内容。

【检查】、【浸出物】、【含量测定】 同"侧柏叶原料药材质量标准"项下相应内容。

三、候选标准饮片均匀化、包装及贮存技术规范

1 概述

名称：侧柏叶。
外观：粉末状，黄绿色。气清香，味苦涩、微辛。
粒度：40 目。
均匀化方法：粉碎，混合均匀。

2 主要设备

粉碎机、分样筛、包装机。

3 均匀化操作要求及关键参数

侧柏叶原形饮片直接用粉碎机粉碎，注意不要连续粉碎，防止粉碎机温度过高。将粉碎的侧柏叶粉末过 40 目样品筛，未过筛的再继续粉碎，直至所有样品均通过 40 目筛。将所得侧柏叶均匀化饮片再过 40 目筛 2 次，以混合均匀。

4 包装操作要求及关键参数

采用瓶装，设 250g/ 瓶和 10g/ 瓶。PET 塑料密封罐，透明玻璃包装瓶。

5 贮存操作要求

置阴凉、通风、干燥处。保质期暂定 1 年。

6 候选标准饮片质量标准

侧柏叶 **Cebaiye**
PLATYCLADI CACUMEN

【原料药材】 柏科植物侧柏 *Platycladus orientalis*（L.）Franco 的干燥枝梢和叶。

【采集加工】　多在夏、秋二季采收，阴干。

【炮制】　取侧柏叶原料药材，除去硬梗及杂质等，搓碎，全部过元胡筛，即可。

【均匀化】　将侧柏叶原形饮片粉碎，过 40 目筛，混合均匀后包装。

【性状】　黄绿色粉末。气清香，味苦涩、微辛。

【鉴别】

（1）显微鉴别　本品粉末黄绿色。叶上表皮细胞长方形，壁略厚。下表皮细胞类方形；气孔甚多，凹陷型，保卫细胞较大，侧面观呈哑铃状。薄壁细胞含油滴。纤维细长，直径约 18μm。具缘纹孔导管细胞有时可见。

（2）薄层鉴别　取侧柏叶供试品粉末 1g，加 70% 甲醇 20mL，超声处理 30min，滤过，滤液蒸干，加甲醇 2mL 使溶解，作为供试品溶液。取异槲皮苷、槲皮苷、穗花双黄酮对照品，加甲醇制成异槲皮苷 0.1mg/mL、槲皮苷 1mg/mL、穗花双黄酮 0.1mg/mL 的混合对照品溶液。照薄层色谱法（通则 0502）试验，吸取供试品溶液和对照品溶液各 3μL，分别点于同一硅胶 G 薄层板上，以乙酸乙酯 – 甲醇 – 水（100 ∶ 17 ∶ 13）为展开剂，展至约 3cm，取出，晾干，再以甲苯（水饱和）– 甲酸乙酯 – 甲酸（4.5 ∶ 4.5 ∶ 1）为展开剂，展开，取出，晾干，喷以 1% 三氯化铝试液，100℃加热 5min，置紫外光灯（365nm）下检视，供试品色谱中，在与对照品色谱相应的位置上，显相同颜色的荧光斑点。

（3）特征图谱　照高效液相色谱法 [《中国药典》（2015 年版）通则 0512] 测定。

色谱条件与系统适用性试验　以十八烷基硅烷键合硅胶为填充剂，以乙腈为流动相 A，以 0.1% 磷酸为流动相 B，进行梯度洗脱（表 5-3）；流速 1mL/min；检测波长 355nm；柱温 30℃。

表 5-3　侧柏叶候选标准饮片特征图谱流动相梯度

时间（min）	流动相 A（%）	流动相 B（%）
0	10	90
30	20	80
50	40	60
90	70	30
110	100	0

对照品溶液的制备　精密称取杨梅苷、槲皮苷、异槲皮苷、穗花双黄酮对照品各适量，加甲醇制成浓度分别为 0.974mg/mL、0.100mg/mL、1.200mg/mL、0.133mg/mL 的混合对照品溶液。

供试品溶液的制备　取侧柏叶供试品粉末 1g，精密称定，置具塞锥形瓶中，加甲醇 25mL，称重，超声处理 30min，放冷，再称定重量，用甲醇补足减失的重量，摇匀，滤过，取续滤液用微孔滤膜（0.45μm）滤过，即得。

测定法　分别精密吸取对照品溶液与供试品溶液各 5μL，注入液相色谱仪，测定，即得。

本品所测得 HPLC 特征图谱应与侧柏叶标准特征图谱基本一致，同时应检出 18 个共有特征色谱峰。以 6 号槲皮苷为参照峰（S 峰）计算各特征峰的相对保留时间，其相对保留时间应在规定值的 ±5% 之内。规定值为 0.379（峰 1）、0.616（峰 2）、0.761（峰 3）、0.815（峰 4）、0.919（峰 5）、1.000 [峰 6（S）]、1.018（峰 7）、1.160（峰 8）、1.353（峰 9）、1.518（峰 10）、1.594（峰 11）、1.617（峰 12）、1.674（峰 13）、1.894（峰 14）、1.907（峰 15）、1.924（峰 16）、3.246（峰 17）、3.293（峰 18），见图 5-4。

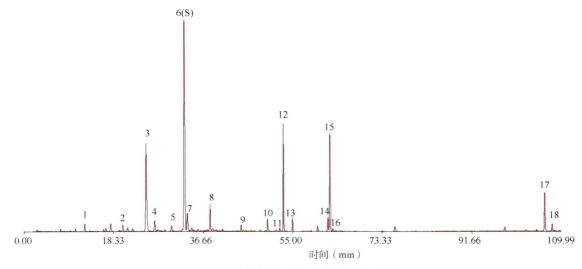

图 5-4　侧柏叶候选标准饮片特征图谱

峰 3：杨梅苷；峰 4：异槲皮苷；峰 6（S）：槲皮苷；峰 12：穗花双黄酮

【检查】

水分　不得过 11.0%[《中国药典》（2015 年版）通则 0832 第二法]。

总灰分　不得过 10.0%[《中国药典》（2015 年版）通则 2302]。

酸不溶性灰分　不得过 3.0%[《中国药典》（2015 年版）通则 2302]。

【浸出物】　照"醇溶性浸出物测定法"（通则 2201）项下的热浸法测定，用乙醇作溶剂，不得少于 15.0%。

【含量测定】　照高效液相色谱法（通则 0512）测定。

色谱条件与系统适用性试验　以十八烷基硅烷键合硅胶为填充剂；以乙腈为流动相 A，以 0.1% 磷酸溶液为流动相 B，进行梯度洗脱（表 5-4）；波长 355nm；柱温 35℃；理论塔板数按槲皮苷峰计算不低于 8000。

表 5-4　侧柏叶候选标准饮片含量测定流动相梯度

时间（min）	流动相 A（%）	流动相 B（%）
0	17	83
20	17	83
60	50	50

对照品溶液的制备　精密称取杨梅苷、槲皮苷、异槲皮苷、穗花双黄酮对照品各适量，加甲醇制成浓度分别为 0.974mg/mL、0.100mg/mL、1.200mg/mL、0.133mg/mL 的混合对照品溶液。

供试品溶液的制备　取侧柏叶供试品粉末 1g，精密称定，置具塞锥形瓶中，加甲醇 25mL，称重，超声处理 30min，放冷，再称定重量，用甲醇补足减失的重量，摇匀，滤过，取续滤液用微孔滤膜（0.45μm）滤过，即得。

测定法　分别精密吸取对照品溶液与供试品溶液各 10μL，注入液相色谱仪，测定，即得。

本品按干燥品计算，含杨梅苷（$C_{21}H_{20}O_{12}$）不得少于 0.10%，异槲皮苷（$C_{21}H_{20}O_{12}$）不得少于 0.01%，

槲皮苷（$C_{21}H_{20}O_{11}$）不得少于0.10%，穗花双黄酮（$C_{30}H_{18}O_{10}$）不得少于0.03%。

第二节　侧　柏　炭

一、原料药材采集加工技术规范

参见"第五章 第一节 侧柏叶"项下相应内容。

二、原形饮片炮制工艺技术规范

1　概述

品名：侧柏炭。
外观：形如侧柏叶，表面黑褐色。质脆，易折断，断面焦黄色。气香，味微苦涩。
规格：搓碎品，通过元胡筛。

2　来源

本品为柏科植物侧柏 *Platycladus orientalis*（L.）Franco 的干燥枝梢和叶经炮制加工后制成的饮片。

3　原料药材产地

全国大部分地区均产。

4　生产依据

依据《中国药典》（2015年版）炮制通则、《北京市中药饮片炮制规范》（2008年版），结合山东省全国第一批老药工资深中药炮制专家姜保生老先生的实践经验炮制加工侧柏炭饮片。

5　主要设备

滚筒式炒药机、中药饮片包装机等。

6　工艺流程（图5-5）

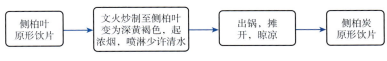

图5-5　侧柏炭原形饮片炮制工艺流程图

7　炮制工艺操作要求及关键参数

侧柏叶质地较酥脆，必须用文火炒制，起浓烟时要喷淋少许清水。出锅后的侧柏炭要及时摊晾。

8　包装规格

按照常规包装规格进行包装，即1kg/袋；包装材料为聚乙烯塑料薄膜（GB-4456，GB-12056）。

9　贮存及注意事项

置阴凉、通风、干燥处贮存。

10　原形饮片质量标准

侧柏炭　**Cebaitan**

【原料药材】　柏科植物侧柏 *Platycladus orientalis*（L.）Franco 的干燥枝梢和叶。

【炮制】　取侧柏叶饮片，文火炒制至侧柏叶变为黑褐色，起浓烟，喷淋少许清水，出锅，摊开，晾凉，即可。

【性状】　形如侧柏叶，表面黑褐色。质脆，易折断，断面焦黄色。气香，味微苦涩。

【鉴别】

（1）薄层鉴别　取侧柏炭饮片粉末1g，加70%甲醇20mL，超声处理30min，滤过，滤液蒸干，残渣加甲醇2mL使溶解，作为供试品溶液。取异槲皮苷、槲皮苷、槲皮素、山柰酚、穗花双黄酮对照品，加甲醇分别制成含异槲皮苷0.1mg/mL、槲皮苷和槲皮素0.5mg/mL、山柰酚和穗花双黄酮0.2mg/mL的混合对照品溶液。照薄层色谱法（通则0502）试验，吸取供试品溶液和对照品溶液各3μL，分别点于同一硅胶G薄层板上，以乙酸乙酯－甲醇－水（100∶17∶13）为展开剂，展至约3cm，取出，晾干，再以甲苯（水饱和）－甲酸乙酯－甲酸（4.5∶4.5∶1）为展开剂，展开，取出，晾干，喷以1%三氯化铝试液，100℃加热5min，置紫外光灯（365nm）下检视。供试品色谱中，在与对照品色谱相应的位置上，显相同颜色的荧光斑点。

（2）特征图谱　照高效液相色谱法［《中国药典》（2015年版）通则0512］测定。

色谱条件与系统适用性试验 以十八烷基硅烷键合硅胶为填充剂，以乙腈（A）-0.1% 磷酸（B）为流动相，进行梯度洗脱（表 5-5）。流速 1mL/min；检测波长 355nm；进样量 5μL；柱温 30℃。

表 5-5 侧柏炭原形饮片特征图谱流动相梯度

时间（min）	流动相 A（%）	流动相 B（%）
0 ～ 30	10 → 18	90 → 82
30 ～ 50	18 → 25	82 → 75
50 ～ 100	25 → 62	75 → 38

对照品溶液的制备 精密称取异槲皮苷、槲皮苷、槲皮素、山柰酚、穗花双黄酮对照品各适量，加甲醇制成浓度分别为 5.8μg/mL、72.2μg/mL、33.4μg/mL、18.3μg/mL、17.3μg/mL 的混合对照品溶液。

供试品溶液的制备 取侧柏炭饮片粉末 1g，精密称定，置具塞锥形瓶中，加甲醇 25mL，称重，超声处理 30min，放冷，再称定重量，用甲醇补足减失的重量，摇匀，滤过，取续滤液用微孔滤膜（0.45μm）滤过，即得。

测定法 分别精密吸取对照品溶液与供试品溶液各 5μL，注入液相色谱仪，测定，即得。

本品所测得 HPLC 特征图谱应与侧柏炭标准特征图谱基本一致，同时应检出 14 个共有特征色谱峰。其中 7 号槲皮素峰前后无杂质峰干扰，分离度较高，峰形较好，峰面积相对稳定，故将其定为参照峰，并计算各特征峰的相对保留时间，其相对保留时间应在规定值的 ±5% 之内。规定值为 0.507（峰 1）、0.546（峰 2）、0.676（峰 3）、0.734（峰 4）、0.754（峰 5）、0.808（峰 6）、1.000［峰 7（S）］、1.162（峰 8）、1.193（峰 9）、1.244（峰 10）、1.277（峰 11）、1.324（峰 12）、1.474（峰 13）、1.484（峰 14），见图 5-6。

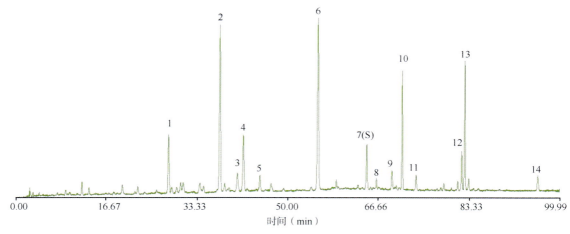

图 5-6 侧柏炭原形饮片特征图谱

峰 2：异槲皮苷；峰 3：槲皮苷；峰 7（S）：槲皮素；峰 8：山柰酚；峰 11：穗花双黄酮

【浸出物】 照"醇溶性浸出物测定法"（通则 2201）项下的热浸法测定，用乙醇作溶剂，不得少于 15.0%。

【含量测定】 照高效液相色谱法（通则 0512）测定。

色谱条件与系统适用性试验 以十八烷基硅烷键合硅胶为填充剂；以乙腈（A）-0.1% 磷酸溶液（B）为流动相，进行梯度洗脱（表 5-6）。检测波长 355nm；柱温 35℃。理论塔板数按槲皮苷峰计算不低于 9000。

表 5-6 侧柏炭原形饮片含量测定流动相梯度

时间（min）	流动相 A（%）	流动相 B（%）
0～20	17	83
20～60	17→50	83→50

对照品溶液的制备 精密称取槲皮苷、槲皮素、山柰酚、穗花双黄酮对照品各适量，加甲醇制成浓度分别为 0.433mg/mL、0.200mg/mL、0.055mg/mL、0.104mg/mL 的混合对照品溶液。

供试品溶液的制备 取侧柏炭饮片粉末 1g，精密称定，置具塞锥形瓶中，加甲醇 25mL，称重，超声处理 30min，放冷，再称定重量，用甲醇补足减失的重量，摇匀，滤过，取续滤液用微孔滤膜（0.45μm）滤过，即得。

测定法 分别精密吸取对照品溶液与供试品溶液各 10μL，注入液相色谱仪，测定，即得。

本品按干燥品计算，含槲皮苷（$C_{21}H_{20}O_{11}$）不得少于 0.05%、槲皮素（$C_{15}H_{10}O_7$）不得少于 0.03%、山柰酚（$C_{15}H_{10}O_6$）和穗花双黄酮（$C_{30}H_{18}O_{10}$）均不得少于 0.01%。

三、候选标准饮片均匀化、包装及贮存技术规范

1 概述

名称：侧柏炭。
外观：粉末状，黑褐色。气香，味微苦涩。
粒度：40 目。
均匀化方法：粉碎，混合均匀。

2 主要设备

粉碎机、分样筛、包装机。

3 均匀化操作要求及关键参数

侧柏炭原形饮片直接用粉碎机粉碎，注意不要连续粉碎，防止粉碎机温度过高。将粉碎的侧柏炭粉末过 40 目样品筛，未过筛的再继续粉碎，直至所有样品均通过 40 目筛。将所得侧柏炭均匀化饮片再过 40 目筛 2 次，以混合均匀。

4 包装操作要求及关键参数

采用瓶装规格，设 250g/瓶和 10g/瓶。PET 塑料密封罐，透明玻璃包装瓶。

5 贮存操作要求

置阴凉、通风、干燥处。保质期暂定 1 年。

6 候选标准饮片质量标准

侧柏炭　Cebaitan

【原料药材】　柏科植物侧柏 *Platycladus orientalis*（L.）Franco 的干燥枝梢和叶。

【采集加工】　多在夏、秋二季采收，阴干。

【炮制】　取侧柏叶饮片，文火炒制至侧柏叶变为黑褐色，起浓烟，喷淋少许清水，出锅，摊开，晾凉即可。

【均匀化】　将侧柏炭原形饮片粉碎，过 40 目筛，混合均匀后包装。

【性状】　深褐色粉末。气香，味微苦涩。

【鉴别】

（1）薄层鉴别　取侧柏炭供试品粉末 1g，加 70% 甲醇 20mL，超声处理 30min，滤过，滤液蒸干，残渣加甲醇 2mL 使溶解，作为供试品溶液。取异槲皮苷、槲皮苷、槲皮素、山柰酚、穗花双黄酮对照品，加甲醇分别制成含异槲皮苷 0.1mg/mL、槲皮苷和槲皮素 0.5mg/mL、山柰酚和穗花双黄酮 0.2mg/mL 的混合对照品溶液。照薄层色谱法（通则 0502）试验，吸取供试品溶液和对照品溶液各 3μL，分别点于同一硅胶 G 薄层板上，以乙酸乙酯 – 甲醇 – 水（100∶17∶13）为展开剂，展至约 3cm，取出，晾干，再以甲苯（水饱和）– 甲酸乙酯 – 甲酸（4.5∶4.5∶1）为展开剂，展开，取出，晾干，喷以 1% 三氯化铝试液，100℃加热 5min，置紫外光灯（365nm）下检视。供试品色谱中，在与对照品色谱相应的位置上，显相同颜色的荧光斑点。

（2）特征图谱　照高效液相色谱法［《中国药典》（2015 年版）通则 0512］测定。

色谱条件与系统适用性试验　以十八烷基硅烷键合硅胶为填充剂，以乙腈（A）-0.1% 磷酸（B）为流动相，进行梯度洗脱（表 5-7）；流速 1mL/min；检测波长 355nm；进样量 5μL；柱温 30℃。

表 5-7　侧柏炭候选标准饮片特征图谱流动相梯度

时间（min）	流动相 A（%）	流动相 B（%）
0 ～ 30	10 → 18	90 → 82
30 ～ 50	18 → 25	82 → 75
50 ～ 100	25 → 62	75 → 38

对照品溶液的制备　精密称取异槲皮苷、槲皮苷、槲皮素、山柰酚、穗花双黄酮对照品各适量，加甲醇制成浓度分别为 5.8μg/mL、72.2μg/mL、33.4μg/mL、18.3μg/mL、17.3μg/mL 的混合对照品溶液。

供试品溶液的制备　取侧柏炭供试品粉末 1g，精密称定，置具塞锥形瓶中，加甲醇 25mL，称重，超声处理 30min，放冷，再称定重量，用甲醇补足减失的重量，摇匀，滤过，取续滤液用微孔滤膜（0.45μm）滤过，即得。

测定法　分别精密吸取对照品溶液与供试品溶液各 5μL，注入液相色谱仪，测定，即得。

　　本品所测得HPLC特征图谱应与侧柏炭标准特征图谱基本一致,同时应检出14个共有特征色谱峰。其中7号槲皮素峰前后无杂质峰干扰,分离度较高,峰形较好,峰面积相对稳定,故将其定为参照峰,并计算各特征峰的相对保留时间,其相对保留时间应在规定值的±5%之内。规定值为0.507(峰1)、0.546(峰2)、0.676(峰3)、0.734(峰4)、0.754(峰5)、0.808(峰6)、1.000[峰7(S)]、1.162(峰8)、1.193(峰9)、1.244(峰10)、1.277(峰11)、1.324(峰12)、1.474(峰13)、1.484(峰14),见图5-7。

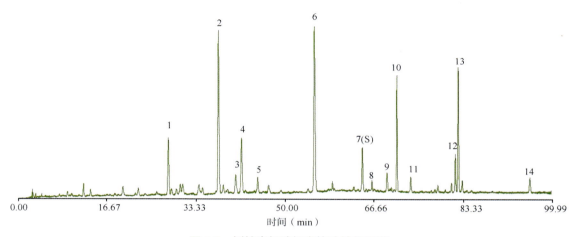

图 5-7　侧柏炭候选标准饮片特征图谱

峰2:异槲皮苷;峰3:槲皮苷;峰4:槲皮素;峰7(S):山柰酚;峰11:穗花双黄酮

【浸出物】　照"醇溶性浸出物测定法"(通则2201)项下的热浸法测定,用乙醇作溶剂,不得少于15.0%。

【含量测定】　照高效液相色谱法(通则0512)测定。

　　色谱条件与系统适用性试验　以十八烷基硅烷键合硅胶为填充剂;以乙腈(A)-0.1%磷酸溶液(B)为流动相,进行梯度洗脱(表5-8)。检测波长355nm;柱温35℃。理论塔板数按槲皮苷峰计算不低于9000。

表 5-8　侧柏炭候选标准饮片含量测定流动相梯度

时间(min)	流动相A(%)	流动相B(%)
0～20	17	83
20～60	17→50	83→50

　　对照品溶液的制备　精密称取槲皮苷、槲皮素、山柰酚、穗花双黄酮对照品各适量,加甲醇制成浓度分别为0.433mg/mL、0.200mg/mL、0.055mg/mL、0.104mg/mL的混合对照品溶液。

　　供试品溶液的制备　取侧柏炭供试品粉末1g,精密称定,置具塞锥形瓶中,加甲醇25mL,称重,超声处理30min,放冷,再称定重量,用甲醇补足减失的重量,摇匀,滤过,取续滤液用微孔滤膜(0.45μm)滤过,即得。

　　测定法　分别精密吸取对照品溶液与供试品溶液各10μL,注入液相色谱仪,测定,即得。

　　本品按干燥品计算,含槲皮苷($C_{21}H_{20}O_{11}$)不得少于0.05%、槲皮素($C_{15}H_{10}O_7$)不得少于0.03%、山柰酚($C_{15}H_{10}O_6$)和穗花双黄酮($C_{30}H_{18}O_{10}$)均不得少于0.01%。

第三节　荆　芥　穗

一、原料药材采集加工技术规范

1　概述

名称：荆芥穗。
采集时间：2018 年 9 月。
采集地点：河北安国。
生长年限：1 年。

2　基原

本品为唇形科植物荆芥 *Schizonepeta tenuisfolia* Briq. 的干燥花穗。

3　原料药材产地

主产于河北、安徽等省。

4　采集及加工依据

依据《中国药典》（2015 年版）进行采集加工。

5　工艺流程（图 5-8）

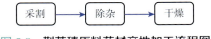

图 5-8　荆芥穗原料药材产地加工流程图

6　加工工艺操作要求及关键参数

选择晴好天气，收割时距花穗底部 2cm 左右处剪取花穗部分。将采割的药材摊开，挑拣并除去其中的杂草、残茎及叶。置于阴凉、通风、干燥处晾干，水分不得过 12%，即得。

7　贮存及注意事项

置阴凉、干燥处贮存。

8　原料药材质量标准

荆芥穗　**Jingjiesui**

SCHIZONEPETAE SPICA

【基原】　同《中国药典》（2015 年版）"荆芥穗"项下相应内容。

【采集加工】　当年秋季 9 月底，花开到顶、半花半籽时采收。收割时距花穗底部 2cm 左右处剪取花穗部分，阴凉、通风、干燥处晾干。

【性状】　穗状轮伞花序呈圆柱形，长 3～15cm，直径约 7mm。花冠多脱落，宿萼黄绿色，钟形，质脆易碎，内有棕黑色小坚果。气芳香，味微涩而辛凉。

【鉴别】

（1）显微鉴别　同《中国药典》（2015 年版）"荆芥穗"项下相应内容。

（2）薄层鉴别　同《中国药典》（2015 年版）"荆芥穗"项下相应内容。

（3）特征图谱

1）HPLC 特征图谱：照高效液相色谱法［《中国药典》（2015 年版）通则 0512］测定。

色谱条件与系统适用性试验　以十八烷基硅烷键合硅胶为填充剂；以 0.5% 甲酸 – 水溶液为流动相 A，以乙腈为流动相 B，进行梯度洗脱（表 5-9）；检测波长 270nm；进样体积 5μL；流速 0.8mL/min。

表 5-9　荆芥穗原料药材特征图谱流动相梯度

时间（min）	流动相 A（%）	流动相 B（%）
0	95	5
20	67	33
23	53	47
28	47	53
31	5	95
34	5	95

对照品溶液的制备　取胡薄荷酮对照品适量，精密称定，加甲醇制成每毫升含 10μg 的溶液，即得。

供试品溶液的制备　取本品约 1g，精密称定，置具塞锥形瓶中，加甲醇 20mL，称定重量，超声处理（功率 250W，频率 50kHz）30min，再称定重量，用甲醇补足减失的重量，摇匀，滤过，取续滤液，即得。

测定法　分别精密吸取对照品溶液与供试品溶液各 10μL，注入液相色谱仪，测定，即得。

供试品特征图谱中应有 15 个特征峰，以峰 11 为参照物峰（S），计算各特征峰的相对保留时间，其相对保留时间应在规定值的 ±5% 之内。规定值为 0.353（峰 1）、0.383（峰 2）、0.432（峰 3）、0.462（峰 4）、0.485（峰 5）、0.498（峰 6）、0.616（峰 7）、0.721（峰 8）、0.791（峰 9）、0.952（峰 10）、1.000［峰 11（S）］、1.334（峰 12）、1.434（峰 13）、1.491（峰 14）、1.506（峰 15），见图 5-9。

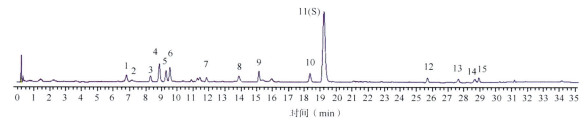

图 5-9　荆芥穗原料药材 HPLC 特征图谱

峰 11（S）：胡薄荷酮

2）GC 特征图谱：照气相色谱法 [《中国药典》（2015 年版）通则 0521] 测定。

色谱条件与系统适用性试验　以 10% 二甲基聚硅氧烷为固定相的色谱柱，柱温为程序升温：初始温度 50℃，保持 4min，以每分钟 10℃的速率升温至 90℃，保持 6min，再以每分钟 8℃的速率升温至 180℃。进样口温度 220℃；检测器（FID）温度 250℃；分流进样，分流比 20 ：1；流量 1mL/min。顶空加热温度 120℃，顶空加热时间 20min。

对照品溶液的制备　取胡薄荷酮对照品适量，精密称定，加甲醇制成每毫升含 10μg 的溶液，即得。精密量取该溶液 2mL，置 20mL 顶空瓶中，密塞。

供试品溶液的制备　取本品粉末约 0.5g，精密称定，置 20mL 顶空瓶中，密塞。

测定法　于 120℃顶空加热 20min，分别精密吸取对照品溶液与供试品上方气体各 1mL，注入气相色谱仪，测定，即得。

供试品特征图谱中应有 4 个特征峰，以 4 号峰（胡薄荷酮）计算各特征峰的相对保留时间，其相对保留时间应在规定值的 ±5% 之内。规定值为 0.394（峰 1）、0.491（峰 2）、0.767（峰 3）、1.000 [峰 4（S）]，见图 5-10。

【检查】、【浸出物】、【含量测定】　同《中国药典》（2015 年版）"荆芥穗"项下相应内容。

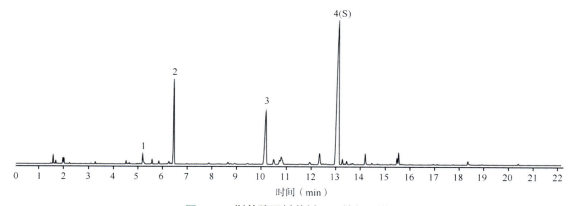

图 5-10　荆芥穗原料药材 GC 特征图谱

峰 4（S）：胡薄荷酮

二、原形饮片炮制工艺技术规范

1　概述

品名：荆芥穗。

外观：穗状轮伞花序呈圆柱形，长 3 ～ 15cm，直径约 7mm。花冠多脱落，宿萼黄绿色，钟形，质脆易碎，内有棕黑色小坚果。气芳香，味微涩而辛凉。

规格：长 3 ～ 15cm。

2 来源

本品为唇形科植物荆芥 *Schizonepeta tenuisfolia* Briq. 的干燥花穗经炮制加工后制成的饮片。

3 原料药材产地

主产于河北、安徽等省。

4 生产依据

依据《中国药典》（2015 年版），荆芥穗饮片即为荆芥穗药材，即采收后的荆芥穗既是药材又是饮片，无炮制工艺。

5 工艺流程（图 5-11）

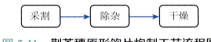

图 5-11　荆芥穗原形饮片炮制工艺流程图

6 炮制工艺操作要求及关键参数

选择晴好天气，收割时距花穗底部 2cm 左右处剪取花穗部分。将采割的药材摊开，挑拣并除去其中的杂草、残茎及叶。置于阴凉、通风、干燥处晾干，水分不得过 12%，即得。

7 包装规格

按照常规包装规格进行包装，即 0.5kg/ 袋；包装材料为聚乙烯塑料薄膜（GB-4456，GB-12056）。

8 贮存及注意事项

置阴凉、干燥处。

9 原形饮片质量标准

同"荆芥穗原料药材质量标准"。

三、候选标准饮片均匀化、包装及贮存技术规范

1　概述

名称：荆芥穗。
外观：粉末状，黄棕色，气芳香，味微涩而辛凉。
粒度：24 目。
均匀化方法：粉碎，混合均匀。

2　主要设备

中药粉碎机。

3　均匀化操作要求及关键参数

将荆芥穗原形饮片置中药粉碎机中，高速粉碎 0.5min。将粉碎后的荆芥穗原形饮片取出，并过二号筛。将未过二号筛的部分，置粉碎机中，高速粉碎 0.5min。将再粉碎后的荆芥穗原形饮片取出，并过二号筛。将未过筛的部分继续放入粉碎机中，重复粉碎直至全部通过二号筛，但混有能通过四号筛的粉末不超过 40%。

4　包装操作要求及关键参数

采用玻璃瓶密闭包装，分为 200g 和 10g 两种规格。

5　贮存操作要求

避光，4℃冷藏。贮存期暂定为 2 年。

6　候选标准饮片质量标准

荆芥穗　Jingjiesui

SCHIZONEPETAE SPICA

【原料药材】　唇形科植物荆芥 *Schizonepeta tenuisfolia* Briq. 的干燥花穗。

【采集加工】　当年秋季 9 月底，花开到顶、半花半籽时采收。收割时距花穗底部 2cm 左右处剪取花穗部分，阴凉、通风、干燥处晾干。

【炮制】　取荆芥穗原形饮片，粉碎，混合均匀，即得。

【均匀化】　荆芥穗原形饮片，置粉碎机中，高速粉碎 0.5min，过二号筛；未通过筛部分，再粉碎 0.5min，至全部通过二号筛，且能通过四号筛的粉末不超过 40%。

【性状】　黄棕色粉末。气芳香，味微涩而辛凉。

【鉴别】

（1）显微鉴别　宿萼表皮细胞垂周壁深波状弯曲。腺鳞头部8细胞，直径95～110mm；柄单细胞，棕黄色。小腺毛头部1～2细胞；柄单细胞。非腺毛1～6细胞，大多具壁疣。外果皮细胞表面观多角形，壁黏液化，胞腔含棕色物。内果皮石细胞淡棕色，垂周壁深波状弯曲，密具纹孔。纤维直径成束，壁平直或微波状。

（2）薄层鉴别　取本品约0.8g，加石油醚（60～90℃）20mL，密塞，时加振摇，放置过夜。滤过，将滤液挥发至1mL，作为供试品溶液。另取荆芥穗对照药材0.8g，同法制成对照药材溶液。照薄层色谱法试验，吸取上述两种溶液各10μL，分别点于同一硅胶G薄层板上，以石油醚－乙酸乙酯（6∶1）为展开剂，展开，取出，晾干，喷以含5%香草醛的5%硫酸乙醇溶液，在105℃加热至斑点显色清晰。供试品色谱中，在与对照药材色谱相应的位置上，显相同颜色的斑点。

（3）特征图谱

1）HPLC特征图谱：照高效液相色谱法［《中国药典》（2015年版）通则0512］测定。

色谱条件与系统适用性试验　以十八烷基硅烷键合硅胶为填充剂；以0.5%甲酸－水溶液为流动相A，以乙腈为流动相B，进行梯度洗脱（表5-10）。检测波长270nm；进样体积5μL；流速0.8mL/min。

表5-10　荆芥穗候选标准饮片HPLC特征图谱流动相梯度

时间（min）	流动相A（%）	流动相B（%）
0～20	95→67	5→33
20～23	67→53	33→47
23～28	53→47	47→53
28～31	47→5	53→95
31～34	5	95

对照品溶液的制备　取胡薄荷酮对照品适量，精密称定，加甲醇制成每毫升含10μg的溶液，即得。

供试品溶液的制备　取本品约1g，精密称定，置具塞锥形瓶中，加甲醇20mL，称定重量，超声处理（功率250W，频率50kHz）30min，再称定重量，用甲醇补足减失的重量，摇匀，滤过，取续滤液，即得。

测定法　分别精密吸取对照品溶液与供试品溶液各5μL，注入液相色谱仪，测定，即得。

供试品特征图谱中应有10个特征峰，与对照品相应的峰为峰10（S），计算各特征峰与峰10的相对保留时间，其相对保留时间应在规定值的±5%之内。规定值为0.210（峰1）、0.358（峰2）、0.452（峰3）、0.474（峰4）、0.531（峰5）、0.626（峰6）、0.644（峰7）、0.759（峰8）、0.778（峰9）、1.000［峰10（S）］，见图5-12。

2）GC特征图谱：照气相色谱法［《中国药典》（2015年版）通则0521］测定。

色谱条件与系统适用性试验　以10%二甲基聚硅氧烷为固定相的色谱柱，柱温为程序升温：初始温度50℃，保持4min，以每分钟10℃的速率升温至90℃，保持6min，再以每分钟8℃的速率升温至180℃。进样口温度220℃；检测器（FID）温度250℃；分流进样，分流比20∶1；流量1mL/min。顶空加热温度120℃，顶空加热时间20min。

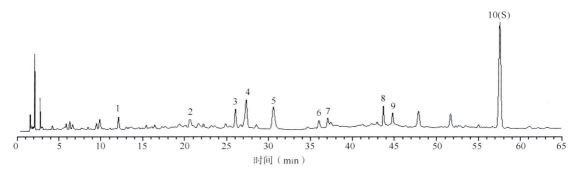

图 5-12　荆芥穗候选标准饮片 HPLC 特征图谱

峰 10（S）：胡薄荷酮

　　对照品溶液的制备　取胡薄荷酮对照品适量，精密称定，加甲醇制成每毫升含 10μg 的溶液，即得。精密量取该溶液 2mL，置 20mL 顶空瓶中，密塞。

　　供试品溶液的制备　取本品粉末约 0.5g，精密称定，置 20mL 顶空瓶中，密塞。

　　测定法　于 120℃顶空加热 20min，分别精密吸取对照品溶液与供试品上方气体各 1mL，注入气相色谱仪，测定，即得。

　　供试品特征图谱中应有 4 个特征峰，以 4 号峰为参照峰，计算各特征峰的相对保留时间，其相对保留时间应在规定值的 ±5% 之内。规定值为 0.394（峰 1）、0.491（峰 2）、0.767（峰 3）、1.000［峰 4（S）］，见图 5-13。

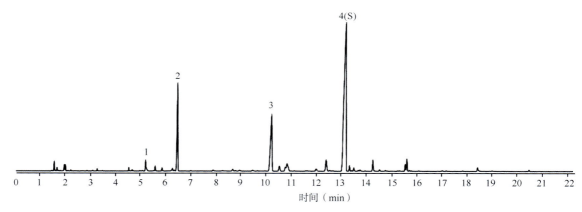

图 5-13　荆芥穗候选标准饮片 GC 特征图谱

峰 4（S）：胡薄荷酮

【检查】

　　水分　不得过 12.0%［《中国药典》（2015 年版）通则 0832 第二法］。

【含量测定】

　　（1）胡薄荷酮　照高效液相色谱法［《中国药典》（2015 版）通则 0512］测定。

　　色谱条件与系统适用性试验　以十八烷基硅烷键合硅胶为填充剂；以甲醇 – 水（80 ∶ 20）为流动相；检测波长为 252nm。理论塔板数按胡薄荷酮峰计算应不低于 3000。

　　对照品溶液的制备　取胡薄荷酮对照品适量，精密称定，加甲醇制成每毫升含 10μg 的溶液，即得。

　　供试品溶液的制备　取本品约 0.5g，精密称定，置具塞锥形瓶中，加甲醇 10mL，超声处理（功率 250W，频率 50kHz）20min，滤过，滤渣和滤纸再加甲醇 10mL，同法超声处理一次，滤过，加甲醇适量洗涤 2 次，合并滤液和洗液，转移至 25mL 量瓶中，加甲醇至刻度，摇匀，即得。

测定法 分别精密吸取对照品溶液与供试品溶液各 10μL，注入液相色谱仪，测定，即得。

本品按干燥品计算，含胡薄荷酮（$C_{10}H_{16}O$）不得少于 0.080%。

（2）橙皮苷 照高效液相色谱法［《中国药典》（2015 年版）通则 0512］测定。

色谱条件与系统适用性试验 以十八烷基硅烷键合硅胶为填充剂；以 0.5% 甲酸水溶液为流动相 A，以乙腈为流动相 B，进行梯度洗脱（表 5-11）。检测波长 270nm；进样体积 5μL；流速 0.8mL/min。

表 5-11 荆芥穗候选标准饮片含量测定流动相梯度

时间（min）	流动相 A（%）	流动相 B（%）
0～20	95→67	5→33
20～23	67→53	33→47
23～28	53→47	47→53
28～31	47→5	53→95
31～34	5	95

对照品溶液的制备 取橙皮苷对照品适量，精密称定，加甲醇制成每毫升含橙皮苷 50μg 的溶液，即得。

供试品溶液的制备 取样品粉末约 0.5g，精密称定，置具塞锥形瓶中，精密加入 50% 甲醇 20mL，称定重量，超声处理（功率 250W，频率 50kHz）30min，再称定重量，用 50% 甲醇补足减失的重量，摇匀，滤过，取续滤液，即得。

测定法 分别精密吸取对照品溶液与供试品溶液各 10μL，注入液相色谱仪，测定，即得。

本品按干燥品计算，含橙皮苷（$C_{28}H_{34}O_{15}$）不得少于 0.08%。

第四节 荆芥穗炭

一、原料药材采集加工技术规范

参见"第五章 第三节 荆芥穗"项下相应内容。

二、原形饮片炮制工艺技术规范

1 概述

品名：荆芥穗炭。

外观：不规则的段，长约 15mm。表面黑褐色。花冠多脱落，宿萼钟状，先端 5 齿裂，黑褐色。小坚果棕黑色。具焦香气，味苦而辛。

规格：段（长 15mm）。

2　来源

本品为唇形科植物荆芥 *Schizonepeta tenuisfolia* Briq. 的干燥花穗炒炭炮制加工品。

3　原料药材产地

主产于河北、安徽等省。

4　生产依据

依据《中国药典》（2015 年版）炮制通则炮制加工荆芥穗炭饮片。

5　主要设备

智能化控制炒药机。

6　工艺流程（图 5-14）

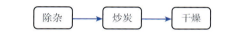

图 5-14　荆芥穗炭原形饮片炮制工艺流程图

7　炮制工艺操作要求及关键参数

取荆芥穗原料药材摊开，挑拣并除去其中的杂草、残茎及叶。将除杂后的药材，置智能化控制炒药机中，210℃炒制 6min。将炒制后的荆芥穗炭平铺于阴凉、干燥处，晾至室温。

8　包装规格

按照常规包装规格进行包装，即 0.5kg/ 袋；包装材料为聚乙烯塑料薄膜（GB-4456，GB-12056）。

9　贮存及注意事项

置阴凉、干燥处贮存。

10　原形饮片质量标准

荆芥穗炭　　**Jingjiesuitan**

SCHIZONEPETAE SPICA CARBONISATA

【原料药材】　唇形科植物荆芥 *Schizonepeta tenuisfolia* Briq. 的干燥花穗。

【炮制】　取荆芥穗原料药材摊开，除去杂草、残茎及叶，置智能化控制炒药机中，210℃炒制10min。将炒制后的荆芥穗炭平铺于阴凉、干燥处，晾至室温。

【性状】　不规则的段，长约15mm。表面黑褐色。花冠多脱落，宿萼钟状，先端5齿裂，黑褐色。小坚果棕黑色。具焦香气，味苦而辛。

【鉴别】　同《中国药典》（2015年版）"荆芥穗炭"项下相应内容。

【检查】

水分　不得过12.0%［《中国药典》（2015年版）通则0832第二法］。

三、候选标准饮片均匀化、包装及贮存技术规范

1　概述

名称：荆芥穗炭。
外观：粉末状，黑褐色，略具焦香气，味苦而辛。
粒度：65目。
均匀化方法：粉碎，混合均匀。

2　主要设备

高速中药粉碎机。

3　均匀化操作要求及关键参数

将荆芥穗炭原形饮片置高速中药粉碎机中，高速粉碎0.5min。将粉碎后的荆芥穗炭原形饮片取出，并过二号筛。将未通过二号筛的部分，置粉碎机中，高速粉碎0.5min。将再粉碎后的荆芥穗炭原形饮片取出，并过二号筛。将未通过筛的部分继续放入粉碎机中，重复粉碎直至全部通过二号筛，但混有能通过四号筛的粉末不超过40%。

4　包装操作要求及关键参数

采用玻璃瓶密闭包装，分为200g和10g两种规格。

5　贮存操作要求

避光。贮存期暂定为2年。

6 候选标准饮片质量标准

荆芥穗炭 Jingjiesuitan

SCHIZONEPETAE SPICA CARBONISATA

【原料药材】 唇形科植物荆芥 *Schizonepeta tenuisfolia* Briq. 的干燥花穗。

【采集加工】 当年秋季9月底，花开到顶、半花半籽时采收。收割时距花穗底部2cm左右剪取花穗部分，阴凉、通风、干燥处晾干。

【炮制】 取荆芥原料药材摊开，除去杂草、残茎及叶，置炒药机中，210℃炒制10min。

【均匀化】 将炒制后的荆芥穗炭平铺于阴凉、干燥处，晾至室温，粉碎，即得。

【性状】 黑褐色粉末，略具焦香气，味苦而辛。

【鉴别】

（1）显微鉴别 宿萼表皮细胞垂周壁波状弯曲。腺鳞头部8细胞，柄单细胞，棕黄色。小腺毛头部1～2细胞，柄单细胞。非腺毛1～6细胞，大多具壁疣。外果皮细胞表面观多角形，壁黏液化，胞腔含棕色物。内果皮石细胞淡棕色，垂周壁深波状弯曲，密具纹孔，纤维成束，壁平直或微波状。气孔直轴式，螺纹导管。

（2）特征图谱 照高效液相色谱法〔《中国药典》（2015年版）通则0512〕测定。

色谱条件与系统适用性试验 以十八烷基硅烷键合硅胶为填充剂；以0.2%甲酸水溶液为流动相A，以乙腈为流动相B，进行梯度洗脱（表5-12）；检测波长270nm；进样体积5μL；流速0.8mL/min。

表 5-12 荆芥穗炭候选标准饮片特征图谱流动相梯度

时间（min）	流动相 A（%）	流动相 B（%）
0	95	5
15	83	17
22	80	20
30	80	20
60	47	53
65	35	65

对照品溶液的制备 取胡薄荷酮对照品适量，精密称定，加甲醇制成每毫升含10μg的溶液，即得。

供试品溶液的制备 取本品约1g，精密称定，置具塞锥形瓶中，加甲醇20mL，称定重量，超声处理（功率250W，频率50kHz）30min，再称定重量，用甲醇补足减失的重量，摇匀，滤过，取续滤液，即得。

测定法 分别精密吸取对照品溶液与供试品溶液各20μL，注入液相色谱仪，测定，即得。

供试品特征图谱中应有7个特征峰，以峰7（S）为对照品峰，计算各特征峰的相对保留时间，其相对保留时间应在规定值的±5%之内。规定值为0.448（峰1）、0.468（峰2）、0.523（峰3）、0.758（峰4）、0.785（峰5）、0.897（峰6）、1.000〔峰7（S）〕，见图5-15。

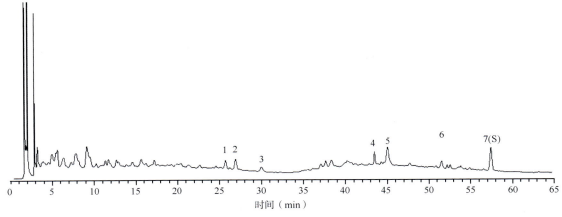

图 5-15　荆芥穗炭候选标准饮片特征图谱

峰 7（S）：胡薄荷酮

【检查】

水分　不得过 12.0%［《中国药典》（2015 年版）通则 0832 第二法］。

第六章

果实及种子类中药标准饮片制备技术规范

果实类中药多以成熟或近成熟的果实入药，由于果实本身含有种子，入药时也是一同应用，因此常将其与种子类中药归为一大类。通过对果实及种子类中药原料药材－原形饮片－候选标准饮片质量传递规律的分析可知，生品从原料药材到原形饮片、候选标准饮片的制备过程中，其变化主要体现在外观性状方面，内在质量属性特征在短时间内未发生显著改变，但种子大多富含油脂类成分，均匀化处理后易导致油脂类成分渗出，并随着贮存时间的增加而产生酸败现象；而制片在原料药材－原形饮片－候选标准饮片的过程中，不仅有外观性状方面的变化，其内在质量属性特征也发生了显著改变，同时，与生品同样存在因均匀化处理而导致其稳定性和有效性降低的问题。因此，此类中药应以原形饮片形式进行均匀化处理，临用前再进行粉碎，以确保其作为标准物质的稳定性。本章共分 25 节，收录了 12 种中药的原料药材采集加工技术规范、25 种原形饮片的炮制工艺技术规范及 25 种候选标准饮片的制备技术规范。

第一节 女 贞 子

一、原料药材采集加工技术规范

1 概述

名称：女贞子。
采集时间：第 1、2、3 批，2015 年 10 月份。
采集地点：安徽亳州。
生长年限：1 年。

2 基原

本品为木犀科女贞属植物女贞 *Ligustrum lucidum* Ait. 的干燥成熟果实。

3　原料药材产地

资源丰富，分布范围广，长江以南为其道地药材产地。

4　采集及加工依据

依据《中国药典》（2015 年版）进行采集加工。

5　工艺流程（图 6-1）

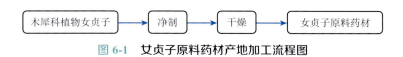

图 6-1　女贞子原料药材产地加工流程图

6　加工工艺操作要求及关键参数

10 月份采集 1 年生成熟果实，除去枝叶，干燥，即得。

7　贮存及注意事项

阴凉、干燥处保存，注意走油、霉变。

8　原料药材质量标准

女贞子　**Nüzhenzi**

LIGUSTRI LUCIDI FRUCTUS

【基原】、【采集加工】、【性状】　同《中国药典》（2015 年版）"女贞子"项下相应内容。
【鉴别】

（1）显微鉴别　同《中国药典》（2015 年版）"女贞子"项下相应内容。

（2）薄层鉴别　取女贞子粉末及女贞子对照药材各 0.5g，加甲醇 10mL，超声处理 20min，滤过，取续滤液作为供试品溶液。再以甲醇配置相应浓度的羟基酪醇、红景天苷、酪醇、特女贞苷对照品溶液，照薄层色谱法，点样于硅胶 G 板上，以氯仿 – 甲醇（4 : 1）为展开剂，碘熏至斑点清晰，3 批女贞子原料药材及对照药材应与对照品在相应位置上，显相同颜色的斑点。

（3）特征图谱　照高效液相色谱法［《中国药典》（2015 年版）通则 0512］测定。

色谱条件与系统适用性试验　以十八烷基硅烷键合硅胶为填充剂；以乙腈为流动相 A，以 0.1% 磷酸溶液为流动相 B，进行梯度洗脱（表 6-1）；检测波长为 270nm。

表 6-1 女贞子原料药材特征图谱流动相梯度

时间（min）	流动相 A（%）	流动相 B（%）
0～10	5→12	95→88
10～32	12→17	88→83
32～50	17→23	83→77
50～70	23→29	77→71
70～75	29→32	71→68

对照品溶液的制备 取对照品各适量，精密称定，加甲醇制成每毫升含羟基酪醇 0.799mg、红景天苷 4.191mg、酪醇 1.003mg、特女贞苷 36.051mg、橄榄苦苷 1.556mg 的溶液，即得。

供试品溶液的制备 取本品粉末（过 60 目筛）0.5g，精密称定，精密加入 50% 甲醇溶液 10mL，称定重量，超声（250W、40kHz）提取 30min，放冷，再称定重量，用 50% 甲醇溶液补足减失的重量，摇匀，滤过，取续滤液，过 0.45μm 微孔滤膜，即得。

测定法 分别精密吸取对照品溶液与供试品溶液各 10μL，注入液相色谱仪，测定，即得。

女贞子原料药材特征图谱应检测到 10 个特征峰。以 7 号峰（S 峰）为参照峰，依据《中国药典》（2015 年版）关于中药特征图谱的规定，计算各特征峰与 S 峰的相对保留时间，其相对保留时间应在规定值的 ±5% 之内。规定值为 0.212（峰 1）、0.260（峰 2）、0.305（峰 3）、0.593（峰 4）、0.812（峰 5）、0.885（峰 6）、1.000[峰 7（S）]、1.555（峰 8）、1.598（峰 9）、1.642（峰 10），见图 6-2。

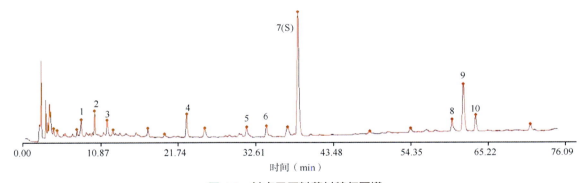

图 6-2 女贞子原料药材特征图谱

峰 1：羟基酪醇；峰 2：红景天苷；峰 3：酪醇；峰 7（S）：特女贞苷；峰 10：橄榄苦苷

【检查】

水分 不得过 7.5%[《中国药典》（2015 年版）通则 0832 第二法]。

总灰分 不得过 4.5%[《中国药典》（2015 年版）通则 2302]。

【浸出物】 照"浸出物测定法"[《中国药典》（2015 年版）通则 2201]项下的热浸法测定，用水作溶剂，不得少于 30.0%；用 30% 乙醇作溶剂，不得少于 31.0%。

【含量测定】 照"高效液相色谱法"[《中国药典》（2015 年版）通则 0512]测定。

色谱条件与系统适用性试验 以十八烷基硅烷键合硅胶为填充剂；以乙腈（A）- 水（B）为流动相，进行梯度洗脱（表 6-2）；检测波长为 224nm。

表 6-2　女贞子原料药材含量测定流动相梯度

时间（min）	流动相 A（%）	流动相 B（%）
0～10	5→15	95→85
10～15	15→20	85→80
15～18	20→22	80→78
18～20	22→23	78→77
20～27	23→24	77→76
27～35	24→30	76→70

　　对照品溶液的制备　取羟基酪醇、红景天苷、酪醇、特女贞苷、橄榄苦苷对照品各适量，精密称定，加甲醇制成每毫升含羟基酪醇 0.799mg、红景天苷 4.191mg、酪醇 1.003mg、特女贞苷 36.051mg、橄榄苦苷 1.556mg 的溶液，即得。

　　供试品溶液的制备　取本品粉末（过 60 目筛）约 0.5g，精密称定，置具塞锥形瓶中，精密加入80% 甲醇溶液 10mL，称定重量，超声（250W、40kHz）提取 20min，取出，放至室温，再称定重量，用 80% 甲醇溶液补足减失的重量，摇匀，滤过，取续滤液，过 0.45μm 微孔滤膜，即得。

　　测定法　分别精密吸取对照品溶液与供试品溶液各 10μL，注入液相色谱仪，测定，即得。

　　本品按干燥品计算，含羟基酪醇（$C_8H_{10}O_3$）不得少于 0.01%，红景天苷（$C_{14}H_{20}O_7$）不得少于 0.10%，酪醇（$C_8H_{10}O_2$）不得少于 0.02%，特女贞苷（$C_{31}H_{42}O_{17}$）不得少于 1.55%，橄榄苦苷（$C_{25}H_{32}O_{13}$）不得少于 0.07%。

二、原形饮片炮制工艺技术规范

1　概述

　　品名：女贞子。

　　外观：卵形、椭圆形或肾形，表面黑紫色或灰黑色。常附有白色粉霜。皱缩不平，基部有果梗痕或具宿萼及短梗。

　　规格：颗粒（长 6～8.5mm，直径 3.5～5.5mm）。

2　来源

　　本品为木犀科女贞属植物女贞 *Ligustrum lucidum* Ait. 的干燥成熟果实炮制加工后制成的饮片。

3　原料药材产地

　　资源丰富，分布范围广，长江以南为其道地药材产地。

4 生产依据

依据《中国药典》（2015 年版）炮制通则和《北京市中药饮片炮制规范》（2008 年版）炮制加工女贞子饮片。

5 主要设备

滚筒洗药机、气流网带干燥机、中药饮片包装机。

6 工艺流程（图 6-3）

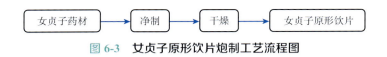

图 6-3 女贞子原形饮片炮制工艺流程图

7 炮制工艺操作要求及关键参数

取女贞子原料药材，洗净，去净杂质，置沸水中略烫，干燥或直接干燥，即可。

8 包装规格

按照常规包装规格进行包装，即 1kg/ 袋；包装材料为聚乙烯塑料薄膜（GB-4456，GB-12056）。

9 贮存及注意事项

干燥、通风处贮存，注意霉变。

10 原形饮片质量标准

女贞子 **Nǚzhēnzi**

LIGUSTRI LUCIDI FRUCTUS

【原料药材】　木犀科女贞属植物女贞 *Ligustrum lucidum* Ait. 的干燥成熟果实。

【炮制】　取女贞子药材，洗净，去除杂质，稍蒸或至沸水中略烫后，干燥。

【性状】　棕黄色粉末，气微，味甘、微苦涩。

【鉴别】

（1）显微鉴别　同"女贞子原料药材质量标准"项下相应内容。

（2）薄层鉴别　同"女贞子原料药材质量标准"项下相应内容。

（3）特征图谱　同"女贞子原料药材质量标准"项下相应内容。

女贞子原形饮片特征图谱应检测到 10 个特征峰。与对照品相对应的峰为 S 峰，依据《中国药典》（2015 年版）关于中药特征图谱的规定，计算各特征峰与 S 峰的相对保留时间，其相对保留时间应在规定值的 ±5%。规定值为 0.212（峰 1）、0.260（峰 2）、0.305（峰 3）、0.593（峰 4）、0.812（峰 5）、0.885（峰 6）、1.000［峰 7（S）］、1.555（峰 8）、1.598（峰 9）、1.642（峰 10），见图 6-4。

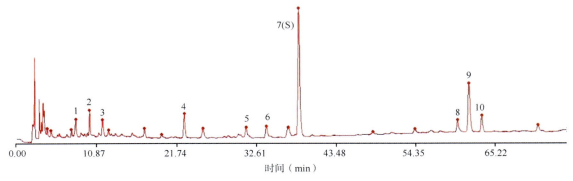

图 6-4　女贞子原形饮片特征图谱
峰 1：羟基酪醇；峰 2：红景天苷；峰 3：酪醇；峰 7（S）：特女贞苷；峰 10：橄榄苦苷

【**检查**】、【**浸出物**】　同"女贞子原料药材质量标准"项下相应内容。
【**含量测定**】　同"女贞子原料药材质量标准"项下相应内容。

本品按干燥品计算，含羟基酪醇（$C_8H_{10}O_3$）不得少于 0.01%，红景天苷（$C_{14}H_{20}O_7$）不得少于 0.10%，酪醇（$C_8H_{10}O_2$）不得少于 0.03%，特女贞苷（$C_{31}H_{42}O_{17}$）不得少于 1.50%，橄榄苦苷（$C_{25}H_{32}O_{13}$）不得少于 0.07%。

三、候选标准饮片均匀化、包装及贮存技术规范

1　概述

名称：女贞子。
外观：粉末状，棕黄色，气微，味甘、微苦涩。
粒度：60 目。
均匀化方法：采用吸尘式粉碎机粉碎，过 60 目筛后，以槽形混合机，进行均匀混合。

2　主要设备

吸尘式粉碎机、槽形混合机、包装机。

3　均匀化操作要求及关键参数

将女贞子原形饮片置吸尘式粉碎机中，粉碎 10min（3500r/min），过 60 目筛。粉末置槽形混合机中，混合 30min（24r/min），至候选标准饮片混合均匀。

4　包装操作要求及关键参数

采用瓶装和真空袋装两种规格，每种规格分别设置 200g 和 10g 两种装量。真空袋装材料为尼龙高压聚乙烯复合薄膜（GB-12025，YY-0236），200g 瓶装材料为 PET 塑料密封罐，10g 瓶装材料为亚克力透明包装瓶。

5　贮存操作要求

置阴凉、通风、干燥处贮存。保质期暂定 2 年。

6　候选标准饮片质量标准

女贞子　Nüzhenzi

LIGUSTRI LUCIDI FRUCTUS

【原料药材】　木犀科女贞属植物女贞 *Ligustrum lucidum* Ait. 的干燥成熟果实。

【采集加工】　冬季果实成熟时采收，除去枝叶，稍蒸或至沸水中略烫后，干燥或直接干燥。

【炮制】　取女贞子药材，洗净，去除杂质，稍蒸或至沸水中略烫后，干燥。

【均匀化】　将女贞子标准饮片粉碎过 60 目筛，搅拌混合均匀后包装。

【性状】　棕黄色粉末，气微，味甘、微苦涩。

【鉴别】

（1）显微鉴别　本品粉末棕黄色。果皮表皮细胞（外果皮）断面观略呈扁圆形，外壁及侧壁呈圆拱形增厚，腔内含黄棕色物。内果皮纤维无色或淡黄色，上下数层纵横交错排列，直径 9 ～ 35μm。种皮细胞散有类圆形分泌细胞，淡棕色，直径 40 ～ 88μm，内含黄棕色分泌物及油滴。

（2）薄层鉴别　分别以大极性成分羟基酪醇、红景天苷、酪醇、特女贞苷为对照品，对女贞子饮片进行鉴别。

取女贞子候选标准饮片 0.5g，加甲醇 10mL，超声处理 20min，滤过，取续滤液作为供试品溶液。再以甲醇配置相应浓度的羟基酪醇、红景天苷、酪醇、特女贞苷对照品溶液，照薄层色谱法，点样于硅胶 G 板上，以氯仿 – 甲醇（4：1）为展开剂，碘熏至斑点清晰，3 批女贞子候选标准饮片在与对照品相应的位置上，显相同颜色的斑点。

（3）特征图谱　照高效液相色谱法 [《中国药典》（2015 年版）通则 0512] 测定。

色谱条件与系统适用性试验　以十八烷基硅烷键合硅胶为填充剂；以乙腈为流动相 A，以 0.1% 磷酸溶液为流动相 B，进行梯度洗脱（表 6-3）；检测波长为 270nm。

表 6-3　女贞子候选标准饮片特征图谱流动相梯度

时间（min）	流动相 A（%）	流动相 B（%）
0 ～ 10	5 → 12	95 → 88
10 ～ 32	12 → 17	88 → 83
32 ～ 50	17 → 23	83 → 77

续表

时间（min）	流动相A（%）	流动相B（%）
50～70	23→29	77→71
70～75	29→32	71→68

对照品溶液的制备　取对照品各适量，精密称定，加甲醇制成每毫升含羟基酪醇 0.799mg、红景天苷 4.191mg、酪醇 1.003mg、特女贞苷 36.051mg、橄榄苦苷 1.556mg 的溶液，即得。

供试品溶液的制备　取本品 0.5g，精密称定，精密加入 50% 甲醇溶液 10mL，称定重量，超声（250W、40kHz）提取 30min，放冷，再称定重量，用 50% 甲醇溶液补足减失的重量，摇匀，滤过，取续滤液，过 0.45μm 微孔滤膜，即得。

测定法　分别精密吸取对照品溶液 5μL、供试品溶液 10μL，注入液相色谱仪，测定，即得。

女贞子候选标准饮片特征图谱应检测到 10 个特征峰。以 7 号峰（S 峰）为参照峰，依据《中国药典》（2015 年版）关于中药特征图谱的规定，计算各特征峰与 S 峰的相对保留时间，其相对保留时间应在规定值的 ±5% 之内。规定值为 0.212（峰 1）、0.260（峰 2）、0.305（峰 3）、0.593（峰 4）、0.812（峰 5）、0.885（峰 6）、1.000[峰 7（S）]、1.555（峰 8）、1.598（峰 9）、1.642（峰 10），见图 6-5。

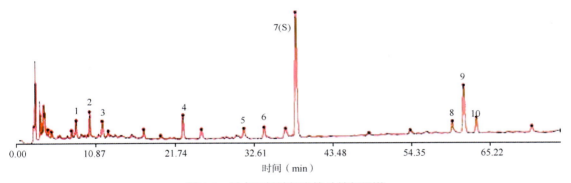

图 6-5　女贞子候选标准饮片特征图谱

峰 1：羟基酪醇；峰 2：红景天苷；峰 3：酪醇；峰 7（S）：特女贞苷；峰 10：橄榄苦苷

【检查】

水分　不得过 7.5%[《中国药典》（2015 年版）通则 0832 第二法]。

总灰分　不得过 4.5%[《中国药典》（2015 年版）通则 2302]。

【浸出物】　照"浸出物测定法"[《中国药典》（2015 年版）通则 2201]项下的热浸法测定，用水作溶剂，不得少于 30.0%；用 30% 乙醇作溶剂，不得少于 31.0%。

【含量测定】　照高效液相色谱法[《中国药典》（2015 年版）通则 0512]测定。

色谱条件与系统适用性试验　以十八烷基硅烷键合硅胶为填充剂；以乙腈（A）-水（B）为流动相，进行梯度洗脱（表 6-4）；检测波长为 224nm。

表 6-4　女贞子候选标准饮片含量测定流动相梯度

时间（min）	流动相A（%）	流动相B（%）
0～10	5→15	95→85
10～15	15→20	85→80

时间（min）	流动相 A（%）	流动相 B（%）
15～18	20→22	80→78
18～20	22→23	78→77
20～27	23→24	77→76
27～35	24→30	76→70

对照品溶液的制备 取羟基酪醇、红景天苷、酪醇、特女贞苷、橄榄苦苷对照品各适量，精密称定，加甲醇制成每毫升含羟基酪醇 0.799mg、红景天苷 4.191mg、酪醇 1.003mg、特女贞苷 36.051mg、橄榄苦苷 1.556mg 的溶液，即得。

供试品溶液的制备 取本品（过三号筛）约 0.5g，精密称定，置具塞锥形瓶中，精密加入 80% 甲醇溶液 10mL，称定重量，超声（250W、40kHz）提取 20min，取出，放至室温，再称定重量，用 80% 甲醇溶液补足减失的重量，摇匀，滤过，取续滤液，过 0.45μm 微孔滤膜，即得。

测定法 分别精密吸取对照品溶液与供试品溶液各 10μL，注入液相色谱仪，测定，即得。

本品按干燥品计算，含羟基酪醇（$C_8H_{10}O_3$）不得少于 0.01%，红景天苷（$C_{14}H_{20}O_7$）不得少于 0.10%，酪醇（$C_8H_{10}O_2$）不得少于 0.03%，特女贞苷（$C_{31}H_{42}O_{17}$）不得少于 1.60%，橄榄苦苷（$C_{25}H_{32}O_{13}$）不得少于 0.07%。

第二节　酒女贞子

一、原料药材采集加工技术规范

参见"第六章 第一节 女贞子"项下相应内容。

二、原形饮片炮制工艺技术规范

1　概述

品名：酒女贞子。

外观：卵形、椭圆形或肾形，表面黑褐色或灰黑色。常附有白色粉霜。皱缩不平，基部有果梗痕或具宿萼及短梗。

规格：颗粒（长 6～8.5mm，直径 3.5～5.5mm）。

2　来源

本品为木犀科女贞属植物女贞 *Ligustrum lucidum* Ait. 的干燥成熟果实炮制加工后制成的饮片。

3　原料药材产地

资源丰富，分布范围广，长江以南为其道地药材产地。

4　生产依据

依据《中国药典》（2015 年版）炮制通则和《北京市中药饮片炮制规范》（2008 年版）炮制加工酒女贞子饮片。

5　主要设备

滚筒燃气炒药机、中药饮片包装机。

6　工艺流程（图 6-6）

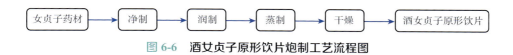

图 6-6　酒女贞子原形饮片炮制工艺流程图

7　炮制工艺操作要求及关键参数

取女贞子，洗净去杂，加黄酒拌匀，闷润 3h 左右，置密封蒸罐内蒸 15 ～ 24h，至色泽黑褐时取出晾干，得酒女贞子原形饮片。

8　包装规格

按照常规包装规格进行包装，即 1kg/ 袋；包装材料为聚乙烯塑料薄膜（GB-4456，GB-12056）。

9　贮存及注意事项

干燥、通风处贮存，注意霉变。

10　原形饮片质量标准

酒女贞子　**Jiunüzhenzi**

【原料药材】　木犀科女贞属植物女贞 *Ligustrum lucidum* Ait. 的干燥成熟果实。

【炮制】　取原料药材，洗净去杂，加黄酒拌匀，闷润 3h 左右，置密封蒸罐内蒸 15 ～ 24h，至色泽黑褐时取出晾干。

【性状】　形如女贞子，表面黑褐色或灰黑色，常附有白色粉霜。微有酒香气。

【鉴别】

（1）显微鉴别　同"女贞子原形饮片质量标准"项下相应内容。

（2）薄层鉴别　同"女贞子原形饮片质量标准"项下相应内容。

（3）特征图谱　同"女贞子原形饮片质量标准"项下相应内容。

酒女贞子原形饮片特征图谱应检测到 11 个特征峰。以 8 号峰（S 峰）为参照峰，计算各特征峰的相对保留时间，其相对保留时间应在规定值的 ±5% 之内。规定值为 0.170（峰 1）、0.212（峰 2）、0.260（峰 3）、0.305（峰 4）、0.576（峰 5）、0.594（峰 6）、0.966（峰 7）、1.000[峰 8（S）]、1.560（峰 9）、1.602（峰 10）、1.646（峰 11），见图 6-7。

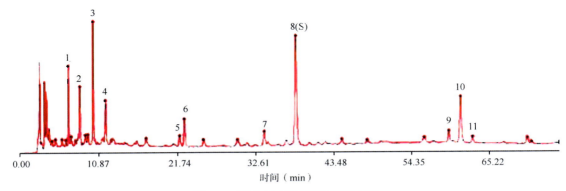

图 6-7　酒女贞子原形饮片特征图谱

峰 1：5- 羟基糠醛；峰 2：羟基酪醇；峰 3：红景天苷；峰 4：酪醇；峰 8（S）：特女贞苷；峰 11：橄榄苦苷

【检查】

水分　不得过 8.0%[《中国药典》（2015 年版）通则 0832 第二法]。

总灰分　不得过 4.0%[《中国药典》（2015 年版）通则 2302]。

【浸出物】　照"浸出物测定法"[《中国药典》（2015 年版）通则 2201] 项下的热浸法测定，用水作溶剂，不得少于 33.0%；用 30% 乙醇作溶剂，不得少于 34.0%。

【含量测定】　照高效液相色谱法 [《中国药典》（2015 年版）通则 0512] 测定。

色谱条件与系统适用性试验　以十八烷基硅烷键合硅胶为填充剂；以乙腈（A）- 水（B）为流动相，进行梯度洗脱（表 6-5）；检测波长为 224nm。

表 6-5　酒女贞子原形饮片含量测定流动相梯度

时间（min）	流动相 A（%）	流动相 B（%）
0～10	5→15	95→85
10～15	15→20	85→80
15～18	20→22	80→78
18～20	22→23	78→77
20～27	23→24	77→76
27～35	24→30	76→70

对照品溶液的制备　取 5- 羟基糠醛、羟基酪醇、红景天苷、酪醇、特女贞苷、橄榄苦苷对照品各适量，精密称定，加甲醇制成每毫升含 5- 羟基糠醛 0.254mg、羟基酪醇 0.799mg、红景天苷 4.191mg、酪醇 1.003mg、特女贞苷 36.051mg、橄榄苦苷 1.556mg 的溶液，即得。

供试品溶液的制备　取本品（过 60 目筛）约 0.5g，精密称定，置具塞锥形瓶中，精密加入 80% 甲醇溶液 10mL，称定重量，超声（250W、40kHz）提取 20min，取出，放至室温，再称定重量，用 80% 甲醇溶液补足减失的重量，摇匀，滤过，取续滤液，过 0.45μm 微孔滤膜，即得。

测定法　分别精密吸取对照品溶液与供试品溶液各 10μL，注入液相色谱仪，测定，即得。

本品按干燥品计算，含 5- 羟基糠醛（$C_6H_6O_3$）不得少于 0.01%，羟基酪醇（$C_8H_{10}O_3$）不得少于 0.07%，红景天苷（$C_{14}H_{20}O_7$）不得少于 0.50%，酪醇（$C_8H_{10}O_2$）不得少于 0.10%，特女贞苷（$C_{31}H_{42}O_{17}$）不得少于 1.50%，橄榄苦苷（$C_{25}H_{32}O_{13}$）不得少于 0.04%。

三、候选标准饮片均匀化、包装及贮存技术规范

1　概述

名称：酒女贞子。
外观：粉末状，黑褐色，微有酒香气。
粒度：60 目。
均匀化方法：采用吸尘式粉碎机粉碎，过 60 目筛后，以槽形混合机，进行均匀混合。

2　主要设备

吸尘式粉碎机、槽形混合机、包装机。

3　均匀化操作要求及关键参数

将酒女贞子原形饮片置吸尘式粉碎机中，粉碎 10min（3500r/min），过 60 目筛。粉末置槽形混合机中，混合 30min（24r/min），至候选标准饮片混合均匀。

4　包装操作要求及关键参数

采用瓶装和真空袋装两种规格，每种规格分别设置 200g 和 10g 两种装量。真空袋装材料为尼龙高压聚乙烯复合薄膜（GB-12025，YY-0236），200g 瓶装材料为 PET 塑料密封罐，10g 瓶装材料为亚克力透明包装瓶。

5　贮存操作要求

置阴凉、通风、干燥处贮存。保质期暂定 3 年。

6 候选标准饮片质量标准

酒女贞子 Jiunüzhenzi

【原料药材】   木犀科女贞属植物女贞 *Ligustrum lucidum* Ait. 的干燥成熟果实。

【采集加工】   冬季果实成熟时采收，除去枝叶，稍蒸或至沸水中略烫后，干燥或直接干燥。

【炮制】   取原料药材，洗净去杂，加黄酒拌匀，闷润 3h 左右，置密封蒸罐内蒸 15～24h，至色泽黑褐时取出晾干。

【均匀化】   将酒女贞子原形饮片粉碎过 60 目筛，搅拌混合均匀后包装。

【性状】   棕红色粉末，微有酒香气。

【鉴别】

（1）显微鉴别   本品粉末棕红色。果皮表皮细胞（外果皮）断面观略呈扁圆形，外壁及侧壁呈圆拱形增厚，腔内含黄棕色物。内果皮纤维无色或淡黄色，上下数层纵横交错排列，直径 9～35μm。种皮细胞散有类圆形分泌细胞，淡棕色，直径 40～88μm，内含黄棕色分泌物及油滴。

（2）薄层鉴别   分别以大极性成分羟基酪醇、红景天苷、酪醇、特女贞苷为对照品，对女贞子饮片进行鉴别。

取女贞子候选标准饮片 0.5g，加甲醇 10mL，超声处理 20min，滤过，取续滤液作为供试品溶液。再以甲醇配置相应浓度的羟基酪醇、红景天苷、酪醇、特女贞苷对照品溶液，照薄层色谱法，点样于硅胶 G 板上，以氯仿－甲醇（4∶1）为展开剂，碘熏至斑点清晰，3 批酒女贞子候选标准饮片在与对照品相应的位置上，显相同颜色的斑点。

（3）特征图谱   照高效液相色谱法［《中国药典》（2015 年版）通则 0512］测定。

色谱条件与系统适用性试验   以十八烷基硅烷键合硅胶为填充剂；以乙腈为流动相 A，以 0.1% 磷酸溶液为流动相 B，进行梯度洗脱（表 6-6）；检测波长为 270nm。

表 6-6   酒女贞子候选标准饮片特征图谱流动相梯度

时间（min）	流动相 A（%）	流动相 B（%）
0～10	5→12	95→88
10～32	12→17	88→83
32～50	17→23	83→77
50～70	23→29	77→71
70～75	29→32	71→68

对照品溶液的制备   取 5- 羟基糠醛、羟基酪醇、红景天苷、酪醇、特女贞苷、橄榄苦苷对照品各适量，精密称定，加甲醇制成每毫升含 5- 羟基糠醛 0.254mg、羟基酪醇 0.799mg、红景天苷 4.191mg、酪醇 1.003mg、特女贞苷 36.051mg、橄榄苦苷 1.556mg 的溶液，即得。

供试品溶液的制备   取本品 0.5g，精密称定，精密加入 50% 甲醇溶液 10mL，称定重量，超声（250W，40kHz）提取 30min，放冷，再称定重量，用 50% 甲醇溶液补足减失的重量，摇匀，滤过，取续滤液，过 0.45μm 微孔滤膜，即得。

测定法   分别精密吸取对照品溶液 5μL、供试品溶液 10μL，注入液相色谱仪，测定，即得。

酒女贞候选标准饮片特征图谱应检测到 11 个特征峰。以 8 号峰（S 峰）为参照峰，计算各特征与 S 峰的相对保留时间，其相对保留时间应在规定值的 ±5% 之内。规定值为 0.170（峰 1）、0.212（峰 2）、0.260（峰 3）、0.305（峰 4）、0.576（峰 5）、0.594（峰 6）、0.966（峰 7）、1.000[峰 8（S）]、1.560（峰 9）、1.602（峰 10）、1.646（峰 11），见图 6-8。

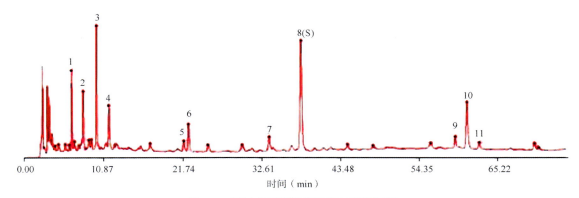

图 6-8　酒女贞子候选标准饮片特征图谱

峰 1：5- 羟基糠醛；峰 2：羟基酪醇；峰 3：红景天苷；峰 4：酪醇；峰 8（S）：特女贞苷；峰 11：橄榄苦苷

【检查】

水分　不得过 8.0%[《中国药典》（2015 年版）通则 0832 第二法]。

总灰分　不得过 4.0%[《中国药典》（2015 年版）通则 2302]。

【浸出物】　照"浸出物测定法"[《中国药典》（2015 年版）通则 2201]项下的热浸法测定，用水作溶剂，不得少于 33.5%；用 30% 乙醇作溶剂，不得少于 34.0%。

【含量测定】　照高效液相色谱法[《中国药典》（2015 年版）通则 0512]测定。

色谱条件与系统适用性试验　以十八烷基硅烷键合硅胶为填充剂；以乙腈（A）- 水（B）为流动相，进行梯度洗脱（表 6-7）；检测波长为 224nm。

表 6-7　酒女贞子候选标准饮片含量测定流动相梯度

时间（min）	流动相 A（%）	流动相 B（%）
0～10	5→15	95→85
10～15	15→20	85→80
15～18	20→22	80→78
18～20	22→23	78→77
20～27	23→24	77→76
27～35	24→30	76→70

对照品溶液的制备　取 5- 羟基糠醛、羟基酪醇、红景天苷、酪醇、特女贞苷、橄榄苦苷对照品各适量，精密称定，加甲醇制成每毫升含 5- 羟基糠醛 0.254mg、羟基酪醇 0.799mg、红景天苷 4.191mg、酪醇 1.003mg、特女贞苷 36.051mg、橄榄苦苷 1.556mg 的溶液，即得。

供试品溶液的制备　取本品（过 60 目筛）约 0.5g，精密称定，置具塞锥形瓶中，精密加入 80% 甲醇溶液 10mL，称定重量，超声（250W、40kHz）提取 20min，取出，放至室温，再称定重量，用 80% 甲醇溶液补足减失的重量，摇匀，滤过，取续滤液，过 0.45μm 微孔滤膜，即得。

测定法　分别精密吸取对照品溶液与供试品溶液各 10μL，注入液相色谱仪，测定，即得。

本品按干燥品计算，含 5- 羟基糠醛（$C_6H_6O_3$）不得少于 0.02%，羟基酪醇（$C_8H_{10}O_3$）不得少于 0.06%，红景天苷（$C_{14}H_{20}O_7$）不得少于 0.50%，酪醇（$C_8H_{10}O_2$）不得少于 0.10%，特女贞苷（$C_{31}H_{42}O_{17}$）不得少于 1.50%，橄榄苦苷（$C_{25}H_{32}O_{13}$）不得少于 0.04%。

第三节　五　味　子

一、原料药材采集加工技术规范

1　概述

名称：五味子。
采集时间：第 1、2、3 批，2015 年 10 月份霜降后。
采集地点：辽宁丹东。
生长年限：1 年。

2　基原

本品为木兰科植物五味子 *Schisandra chinensis*（Turcz.）Baill. 的干燥成熟果实。

3　原料药材产地

集中在黄河流域以北，主要分布于东北、华北，包括黑龙江、吉林、辽宁、内蒙古、河北、山西、宁夏、甘肃、山东，其中东北是五味子的道地产区。

4　采集及加工依据

依据《中国药典》（2015 年版）进行采集加工。

5　工艺流程（图 6-9）

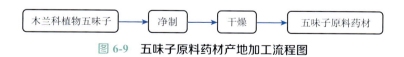

图 6-9　**五味子原料药材产地加工流程图**

6　加工工艺操作要求及关键参数

木兰科植物五味子 10 月份霜降后 1 年生果实变红成熟后采摘，去净果柄及杂质，晒干，即得。

7　贮存及注意事项

阴凉、干燥处保存，注意走油、霉变。

8　原料药材质量标准

五味子　Wuweizi

SCHISANDRAE CHINENSIS FRUCTUS

【基原】　同《中国药典》（2015 年版）"五味子"项下相应内容。

【采集加工】　每年 10 月份霜降后 1 年生果实变红成熟后采摘，去净果柄及杂质，晒干，即得。

【性状】　同《中国药典》（2015 年版）"五味子"项下相应内容。

【鉴别】

（1）显微鉴别　同《中国药典》（2015 年版）"五味子"项下相应内容。

（2）薄层鉴别　取本品 1g，加三氯甲烷 20mL，加热回流 30min，滤过，滤液蒸干，残渣加三氯甲烷 1mL 使溶解，作为供试品溶液。另取五味子醇甲、五味子甲素、五味子乙素对照品，加三氯甲烷制成每毫升含 1mg 的溶液，作为对照品溶液。照薄层色谱法 [《中国药典》（2015 年版）通则 0502] 试验，吸取上述三种溶液各 2μL，分别点于同一硅胶 GF$_{254}$ 薄层板上，以石油醚（60 ～ 90℃）- 甲酸乙酯 - 甲酸（15 ∶ 5 ∶ 1）的上层溶液为展开剂，展开，取出，晾干，置紫外光灯（254nm）下检视。供试品色谱中，在与对照品色谱相应的位置上，显相同颜色的斑点。

（3）特征图谱　照高效液相色谱法 [《中国药典》（2015 年版）通则 0512] 测定。

色谱条件与系统适用性试验　以十八烷基硅烷键合硅胶为填充剂；以乙腈为流动相 A，以 15mmol/L 磷酸二氢钾溶液（磷酸调 pH 至 2.0）为流动相 B，进行梯度洗脱（表 6-8）；检测波长 210nm、254nm。

表 6-8　五味子原料药材特征图谱流动相梯度

时间（min）	流动相 A（%）	流动相 B（%）
0 ～ 8	1	99
8 ～ 40	1 → 24	99 → 76
40 ～ 60	24 → 60	76 → 40

对照品溶液的制备　取五味子醇甲、五味子醇乙、五味子酯甲、五味子甲素、五味子乙素、五味子丙素、原儿茶酸对照品各适量，精密称定，分别加甲醇制成浓度分别为 0.1348μg/μL、0.1896μg/μL、0.1736μg/μL、0.1396μg/μL、0.2028μg/μL、0.1536μg/μL、0.5660μg/μL 的溶液；另取柠檬酸、奎尼酸对照品各适量，精密称定，加水溶解制成浓度分别为 2.4280μg/μL、0.6060μg/μL 的溶液，作为对照品溶液。

供试品溶液的制备　取本品 0.5g，精密称定，置具塞锥形瓶中，精密加入 30% 甲醇 25mL，密塞，称定重量，超声提取 10min，放冷，密塞，再称定重量，用 30% 甲醇补足减失的重量，摇匀，滤过，取续滤液 1mL 回收溶剂至干后以 5mL 水溶解，以微孔滤膜（0.45μm）滤过，即得。

测定法 分别精密吸取对照品溶液与供试品溶液各 10μL，注入液相色谱仪，测定，即得。

五味子原料药材特征图谱在 210nm 波长下，应检测到 16 个特征峰。以五味子醇甲为参照峰（S 峰），计算各特征峰的相对保留时间，其相对保留时间应在规定值的 ±5% 之内。规定值为 0.06（峰1）、0.09（峰2）、0.11（峰3）、0.15（峰4）、0.17（峰5）、0.28（峰6）、0.32（峰7）、0.34（峰8）、0.36（峰9）、1.00［峰10（S 峰）］、1.02（峰11）、1.04（峰12）、1.06（峰13）、1.08（峰14）、1.11（峰15）、1.14（峰16），见图 6-10。

供试品特征图谱在 254nm 波长下应有 8 个特征峰，以五味子醇甲为参照峰（S 峰），计算各特征峰的相对保留时间，其相对保留时间应在规定值的 ±5% 之内。规定值为 0.06（峰1）、0.28（峰2）、0.36（峰3）、1.00［峰4（S）］、1.02（峰5）、1.04（峰6）、1.06（峰7）、1.08（峰8），见图 6-11。

【检查】

水分 不得过 14.0%［《中国药典》（2015 年版）通则 0832 第二法］。

总灰分 不得过 6.0%［《中国药典》（2015 年版）通则 2302］。

【浸出物】 照"浸出物测定法"［《中国药典》（2015 年版）通则 2201］项下的热浸法测定，用水作溶剂，不得少于 56.0%；用 95% 乙醇作溶剂，不得少于 59.0%。

【含量测定】 照高效液相色谱法［《中国药典》（2015 年版）通则 0512］测定。

（1）木脂素类成分

色谱条件与系统适用性试验 以十八烷基硅烷键合硅胶为填充剂；以甲醇为流动相 A，以 0.5% 冰醋酸为流动相 B，进行梯度洗脱（表 6-9）；检测波长 254nm。

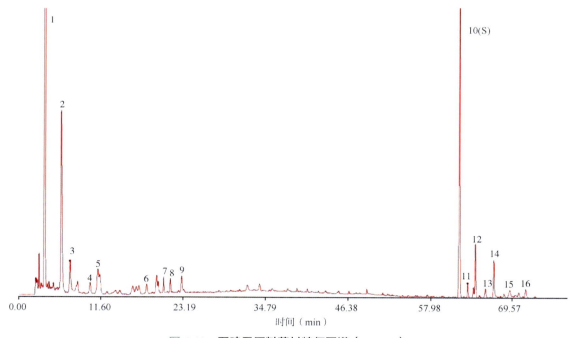

图 6-10 五味子原料药材特征图谱（210nm）

峰1：奎尼酸；峰2：柠檬酸；峰7：原儿茶酸；峰10（S）：五味子醇甲；峰12：五味子醇乙；峰13：五味子甲素；峰14：五味子乙素；

峰15：五味子丙素；峰16：五味子酯甲

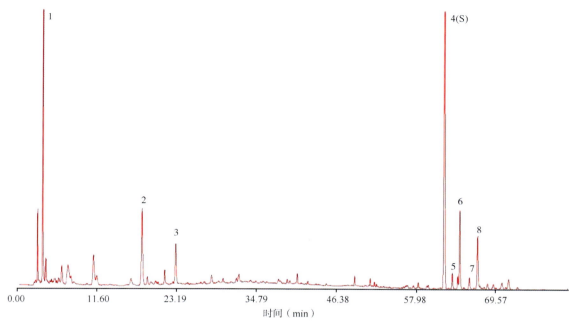

图 6-11　五味子原料药材特征图谱（254nm）

峰 2：5-羟基糠醛；峰 3：原儿茶酸；峰 4（S）：五味子醇甲；峰 6：五味子醇乙；峰 7：五味子甲素；峰 8：五味子乙素

表 6-9　五味子原料药材含量测定流动相梯度

时间（min）	流动相 A（%）	流动相 B（%）
0～25	62	38
25～37	62→80	38→20
37～50	80→90	20→10

对照品溶液的制备　取五味子醇甲、五味子醇乙、五味子酯甲、五味子甲素、五味子乙素、五味子丙素对照品各适量，分别加甲醇制成各成分浓度分别为 0.1348μg/μL、0.1896μg/μL、0.1736μg/μL、0.1396μg/μL、0.2028μg/μL、0.1536μg/μL 的溶液，作为对照品溶液。

供试品溶液的制备　取本品粉末（过 60 目筛）0.5g，精密称定，置具塞锥形瓶中，精密加入甲醇 25mL，密塞，称定重量，超声提取 10min，放冷，密塞，再称定重量，用甲醇补足减失的重量，摇匀，滤过，取续滤液，以微孔滤膜（0.45μm）滤过，即得。

测定法　分别精密吸取对照品溶液与供试品溶液各 10μL，注入液相色谱仪，测定，即得。

本品含五味子醇甲（$C_{24}H_{32}O_7$）不得少于 0.55%，五味子醇乙（$C_{23}H_{28}O_7$）不得少于 0.13%，五味子酯甲（$C_{30}H_{32}O_9$）不得少于 0.02%，五味子甲素（$C_{24}H_{32}O_6$）不得少于 0.14%，五味子乙素（$C_{32}H_{28}O_6$）不得少于 0.27%，五味子丙素（$C_{22}H_{24}O_6$）不得少于 0.02%。

（2）有机酸类成分

1）原儿茶酸

色谱条件与系统适用性试验　以十八烷基硅烷键合硅胶为填充剂；以乙腈 -5mmol/L 乙酸铵溶液 – 冰醋酸（6∶94∶1）为流动相；检测波长 260nm；流速 1.0mL/min；柱温 35℃。

对照品溶液的制备　取原儿茶酸对照品适量，精密称定，加甲醇溶解制成每毫升含 0.566mg 的溶液。

供试品溶液的制备　取本品粉末（过 60 目筛）0.5g，精密称定，置具塞锥形瓶中，精密加入 50% 乙醇 – 冰醋酸（100 ∶ 1）25mL，密塞，称定重量，放置 1h 后超声提取 20min，放冷，密塞，再称定重量，用溶剂补足减失的重量，摇匀，滤过，取续滤液过微孔滤膜（0.45μm），即得。

测定法　分别精密吸取对照品溶液与供试品溶液各 10μL，注入液相色谱仪，测定，即得。

本品含原儿茶酸（$C_7H_6O_4$）不得少于 0.01%。

2）奎尼酸和柠檬酸

色谱条件与系统适用性试验　以十八烷基硅烷键合硅胶为填充剂；以乙腈 -15mmol/L 磷酸二氢钾溶液（磷酸调 pH 至 2.0）（1 ∶ 99）为流动相；检测波长 210nm；流速 1.0mL/min；柱温 30℃。

对照品溶液的制备　取柠檬酸、奎尼酸对照品各适量，精密称定，加水溶解制成每毫升分别含柠檬酸 2.428mg、奎尼酸 0.606mg 的溶液。

供试品溶液的制备　取本品粉末（过 60 目筛）0.5g，精密称定，置具塞锥形瓶中，精密加入 30% 甲醇 25mL，密塞，称定重量，超声提取 40min，放冷，密塞，再称定重量，用 30% 甲醇补足减失的重量，摇匀，滤过，取续滤液，取 10mL 回收溶剂至干，再以 10mL 水溶解，以微孔滤膜（0.45μm）滤过，即得。

测定法　分别精密吸取对照品溶液与供试品溶液各 10μL，注入液相色谱仪，测定，即得。

本品含奎尼酸（$C_7H_{12}O_6$）不得少于 2.99%，柠檬酸（$C_6H_8O_7$）不得少于 13.47%。

二、原形饮片炮制工艺技术规范

1　概述

品名：五味子。

外观：不规则的球形或扁球形，表面红色、紫红色或暗红色，皱缩，显油润；有的表面呈黑红色或出现"白霜"。果肉柔软，种子 1 ～ 2 个，肾形，表面棕黄色，有光泽，种皮薄而脆。果肉气微，味酸；种子破碎后，有香气，味辛、微苦。

规格：颗粒（直径 5 ～ 8mm）。

2　来源

本品为木兰科植物五味子 *Schisandra chinensis*（Turcz.）Baill. 的干燥成熟果实经炮制加工后制成的饮片。

3　原料药材产地

集中在黄河流域以北，主要分布于东北、华北，包括黑龙江、吉林、辽宁、内蒙古、河北、山西、宁夏、甘肃、山东，其中东北是五味子的道地产区。

4　生产依据

依据《中国药典》（2015 年版）炮制通则和《北京市中药饮片炮制规范》（2008 年版）炮制加工五味子饮片。

5　主要设备

滚筒洗药机、气流网带干燥机、中药饮片包装机。

6　工艺流程（图 6-12）

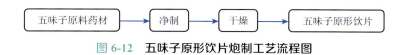

五味子原料药材 → 净制 → 干燥 → 五味子原形饮片

图 6-12　五味子原形饮片炮制工艺流程图

7　炮制工艺操作要求及关键参数

取五味子原料药材，去除果梗及杂质，洗净，晒干或蒸后晒干。

8　包装规格

按照常规包装规格进行包装，即 1kg/ 袋；包装材料为聚乙烯塑料薄膜（GB-4456，GB-12056）。

9　贮存及注意事项

阴凉、干燥处保存，注意走油、霉变。

10　原形饮片质量标准

五味子　Wuweizi

SCHISANDRAE CHINENSIS FRUCTUS

【原料药材】　木兰科植物五味子 *Schisandra chinensis*（Turcz.）Baill. 的干燥成熟果实。

【炮制】　取五味子药材，去除果梗及杂质，洗净，晒干或蒸后晒干。

【性状】　不规则的球形或扁球形，直径 5～8mm。表面红色、紫红色或暗红色，皱缩，显油润；有的表面呈黑红色或出现"白霜"。果肉柔软，种子 1～2 个，肾形，表面棕黄色，有光泽，种皮薄而脆。果肉气微，味酸；种子破碎后，有香气，味辛、微苦。

【鉴别】、【检查】、【浸出物】　同"五味子原料药材质量标准"项下相应内容。

【含量测定】　照高效液相色谱法［《中国药典》（2015 年版）通则 0512］测定。

本品含五味子醇甲（$C_{24}H_{32}O_7$）不得少于 0.54%，五味子醇乙（$C_{23}H_{28}O_7$）不得少于 0.13%，五味子酯甲（$C_{30}H_{32}O_9$）不得少于 0.02%，五味子甲素（$C_{24}H_{32}O_6$）不得少于 0.13%，五味子乙素（$C_{32}H_{28}O_6$）不得少于 0.27%，五味子丙素（$C_{22}H_{24}O_6$）不得少于 0.02%。

本品含原儿茶酸（$C_7H_6O_4$）不得少于 0.01%，奎尼酸（$C_7H_{12}O_6$）不得少于 3.20%，柠檬酸（$C_6H_8O_7$）不得少于 15.14%。

三、候选标准饮片均匀化、包装及贮存技术规范

1 概述

名称：五味子。
外观：紫红色粉末，有香气，味辛、微苦。
粒度：60 目。
均匀化方法：采用吸尘式粉碎机粉碎，再以槽形混合机分次混匀。

2 主要设备

吸尘式粉碎机、槽形混合机、包装机。

3 均匀化操作要求及关键参数

将五味子原形饮片置吸尘式粉碎机中，粉碎 10min（3500r/min），过 60 目筛。粉末置槽形混合机中，分 3 次混合，每次 10min（24r/min），至候选标准饮片混合均匀。

4 包装操作要求及关键参数

采用瓶装和真空袋装两种规格，每种规格分别设置 200g 和 10g 两种装量。真空袋装材料为尼龙高压聚乙烯复合薄膜（GB-12025，YY-0236），200g 瓶装材料为 PET 塑料密封罐，10g 瓶装材料为亚克力透明包装瓶。

5 贮存操作要求

置阴凉、通风、干燥处贮存。保质期暂定 2 年。

6 候选标准饮片质量标准

五味子　Wuweizi

SCHISANDRAE CHINENSIS FRUCTUS

【原料药材】 木兰科植物五味子 *Schisandra chinensis*（Turcz.）Baill. 的干燥成熟果实。

【采集加工】　每年 10 月份霜降后 1 年生果实变红成熟后采摘，去净果柄及杂质，晒干，即得。

【炮制】　取五味子，去除杂质，洗净，晒干。

【均匀化】　将五味子原形饮片粉碎，过 60 目筛，搅拌混合均匀后包装。

【性状】　紫红色粉末，有香气，味辛、微苦。

【鉴别】

（1）显微鉴别　粉末紫红色。种皮表皮石细胞表面观呈多角形或长多角形，直径 18～50μm，壁厚，孔沟极细密，胞腔内含深棕色物。种皮内层石细胞呈多角形、类圆形或不规则形，直径约至 83μm，壁稍厚，纹孔较大。果皮表皮细胞表面观类多角形，垂周壁略呈连珠状增厚，表面有角质线纹；表皮中散有油细胞。中果皮细胞皱缩，含暗棕色物，并含淀粉粒。

（2）薄层鉴别　取本品 1g，加三氯甲烷 20mL，加热回流 30min，滤过，滤液蒸干，残渣加三氯甲烷 1mL 使溶解，作为供试品溶液。另取五味子醇甲、五味子甲素、五味子乙素对照品，加三氯甲烷制成每毫升含 1mg 的溶液，作为对照品溶液。照薄层色谱法［《中国药典》（2015 年版）通则 0502］试验，吸取上述三种溶液各 2μL，分别点于同一硅胶 GF₂₅₄ 薄层板上，以石油醚（60～90℃）–甲酸乙酯 – 甲酸（15：5：1）的上层溶液为展开剂，展开，取出，晾干，置紫外光灯（254nm）下检视。供试品色谱中，在与对照品色谱相应的位置上，显相同颜色的斑点。

（3）特征图谱　照高效液相色谱法［《中国药典》（2015 年版）通则 0512］测定。

色谱条件与系统适用性试验　以十八烷基硅烷键合硅胶为填充剂；以乙腈为流动相 A，以 15mmol/L 磷酸二氢钾溶液（磷酸调 pH 至 2.0）为流动相 B，进行梯度洗脱（表 6-10）；检测波长 210nm、254nm。

表 6-10　五味子候选标准饮片特征图谱流动相梯度

时间（min）	流动相 A（%）	流动相 B（%）
0～8	1	99
8～40	1→24	99→76
40～60	24→60	76→40

对照品溶液的制备　取五味子醇甲、五味子醇乙、五味子酯甲、五味子甲素、五味子乙素、五味子丙素、原儿茶酸对照品各适量，精密称定，分别加甲醇制成浓度分别为 0.1348μg/μL、0.1896μg/μL、0.1736μg/μL、0.1396μg/μL、0.2028μg/μL、0.1536μg/μL、0.5660μg/μL 的溶液；另取柠檬酸、奎尼酸对照品各适量，精密称定，加水溶解制成浓度分别为 2.4280μg/μL、0.6060μg/μL 的溶液，作为对照品溶液。

供试品溶液的制备　取本品 0.5g，精密称定，置具塞锥形瓶中，精密加入 30% 甲醇 25mL，密塞，称定重量，超声提取 10min，放冷，密塞，再称定重量，用 30% 甲醇补足减失的重量，摇匀，滤过，取续滤液 10mL 回收溶剂至干后以 5mL 水溶解，以微孔滤膜（0.45μm）滤过，即得。

测定法　分别精密吸取对照品溶液与供试品溶液各 10μL，注入液相色谱仪，测定，即得。

五味子候选标准饮片特征图谱在 210nm 波长下，应检测到 16 个特征峰。以五味子醇甲为参照峰（S 峰），计算各特征峰的相对保留时间，其相对保留时间应在规定值的 ±5% 之内。规定值为 0.06（峰 1）、0.09（峰 2）、0.11（峰 3）、0.15（峰 4）、0.17（峰 5）、0.28（峰 6）、0.32（峰 7）、0.34（峰 8）、0.36（峰 9）、1.00［峰 10（S）］、1.02（峰 11）、1.04（峰 12）、1.06（峰 13）、1.08（峰 14）、1.11（峰 15）、1.14（峰 16），见图 6-13。

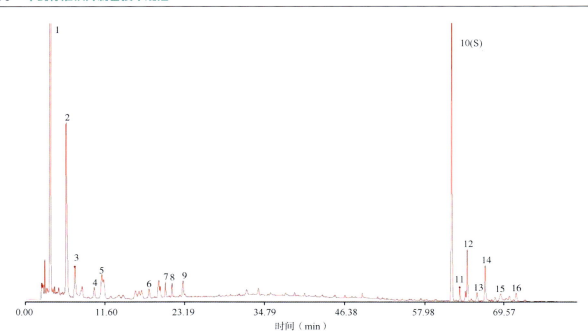

图 6-13　五味子候选标准饮片特征图谱（210nm）

峰 1：奎尼酸；峰 2：柠檬酸；峰 7：原儿茶酸；峰 10（S）：五味子醇甲；峰 12：五味子醇乙；峰 13：五味子甲素；峰 14：五味子乙素；
峰 15：五味子丙素；峰 16：五味子酯甲

　　供试品特征图谱在 254nm 波长下应有 8 个特征峰，以五味子醇甲为参照峰（S 峰），计算各特征峰的相对保留时间，其相对保留时间应在规定值的 ±5% 之内。规定值为 0.06（峰 1）、0.28（峰 2）、0.36（峰 3）、1.00［峰 4（S）］、1.02（峰 5）、1.04（峰 6）、1.06（峰 7）、1.08（峰 8），见图 6-14。

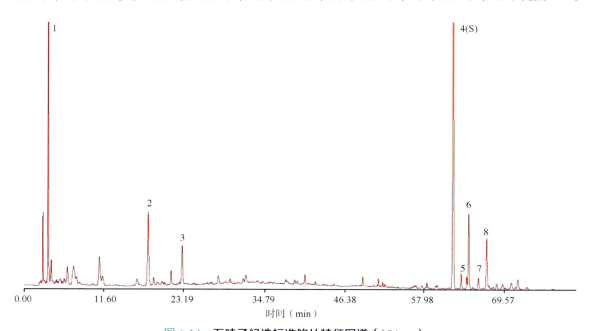

图 6-14　五味子候选标准饮片特征图谱（254nm）

峰 2：5- 羟基糠醛；峰 3：原儿茶酸；峰 4（S）：五味子醇甲；峰 6：五味子醇乙；峰 7：五味子甲素；峰 8：五味子乙素

【检查】

水分　不得过 14.0%[《中国药典》（2015 年版）通则 0832 第二法]。

总灰分　不得过 6.0%[《中国药典》（2015 年版）通则 2302]。

【浸出物】　照"浸出物测定法"[《中国药典》（2015 年版）通则 2201]项下的热浸法测定，用水作溶剂，不得少于 56.0%；用 95% 乙醇作溶剂，不得少于 59.0%。

【含量测定】　照高效液相色谱法[《中国药典》（2015 年版）通则 0512]测定。

（1）木脂素类成分

色谱条件与系统适用性试验　以十八烷基硅烷键合硅胶为填充剂；以甲醇为流动相 A，以 0.5% 冰醋酸为流动相 B，进行梯度洗脱（表 6-11）；检测波长 254nm。

表 6-11　五味子候选标准饮片含量测定流动相梯度

时间（min）	流动相 A（%）	流动相 B（%）
0～25	62	38
25～37	62→80	38→20
37～50	80→90	20→10

对照品溶液的制备　取五味子醇甲、五味子醇乙、五味子酯甲、五味子甲素、五味子乙素、五味子丙素对照品各适量，分别加甲醇制成各成分浓度分别为 0.1348μg/μL、0.1896μg/μL、0.1736μg/μL、0.1396μg/μL、0.2028μg/μL、0.1536μg/μL 的溶液，作为对照品溶液。

供试品溶液的制备　取本品 0.5g，精密称定，置具塞锥形瓶中，精密加入甲醇 25mL，密塞，称定重量，超声提取 10min，放冷，密塞，再称定重量，用甲醇补足减失的重量，摇匀，滤过，取续滤液，以微孔滤膜（0.45μm）滤过，即得。

测定法　分别精密吸取对照品溶液与供试品溶液各 10μL，注入液相色谱仪，测定，即得。

本品含五味子醇甲（$C_{24}H_{32}O_7$）不得少于 0.55%，五味子醇乙（$C_{23}H_{28}O_7$）不得少于 0.14%，五味子酯甲（$C_{30}H_{32}O_9$）不得少于 0.02%，五味子甲素（$C_{24}H_{32}O_6$）不得少于 0.13%，五味子乙素（$C_{32}H_{28}O_6$）不得少于 0.28%，五味子丙素（$C_{22}H_{24}O_6$）不得少于 0.02%。

（2）有机酸类成分

1）原儿茶酸

色谱条件与系统适用性试验　以十八烷基硅烷键合硅胶为填充剂；以乙腈 -5mmol/L 乙酸铵溶液 - 冰醋酸（6：94：1）为流动相；检测波长 260nm；流速 1.0mL/min；柱温 35℃。

对照品溶液的制备　取原儿茶酸对照品适量，精密称定，加甲醇溶解制成每毫升含 0.566mg 的溶液。

供试品溶液的制备　取本品 0.5g，精密称定，置具塞锥形瓶中，精密加入 50% 乙醇 - 冰醋酸（100：1）25mL，密塞，称定重量，放置 1h 后超声提取 20min，放冷，密塞，再称定重量，用溶剂补足减失的重量，摇匀，滤过，取续滤液过微孔滤膜（0.45μm），即得。

测定法　分别精密吸取对照品溶液与供试品溶液各 10μL，注入液相色谱仪，测定，即得。

本品含原儿茶酸（$C_7H_6O_4$）不得少于 0.01%。

2）奎尼酸和柠檬酸

色谱条件与系统适用性试验　以十八烷基硅烷键合硅胶为填充剂；以乙腈 -15mmol/L 磷酸二氢钾

溶液（磷酸调 pH 至 2.0）（1∶99）为流动相；检测波长 210nm；流速 1.0mL/min；柱温 30℃。

　　对照品溶液的制备　取柠檬酸、奎尼酸对照品各适量，精密称定，加水溶解制成每毫升分别含柠檬酸 2.428mg、奎尼酸 0.606mg 的溶液。

　　供试品溶液的制备　取本品 0.5g，精密称定，置具塞锥形瓶中，精密加入 30% 甲醇 25mL，密塞，称定重量，超声提取 40min，放冷，密塞，再称定重量，用 30% 甲醇补足减失的重量，摇匀，滤过，取续滤液，取 10mL 回收溶剂至干，再以 10mL 水溶解，以微孔滤膜（0.45μm）滤过，即得。

　　测定法　分别精密吸取对照品溶液与供试品溶液各 10μL，注入液相色谱仪，测定，即得。

　　本品含奎尼酸（$C_7H_{12}O_6$）不得少于 3.18%，柠檬酸（$C_6H_8O_7$）不得少于 14.40%。

第四节　醋 五 味 子

一、原料药材采集加工技术规范

参见"第六章 第三节 五味子"项下相应内容。

二、原形饮片炮制工艺技术规范

1　概述

品名：醋五味子。
外观：不规则的球形或扁球形，表面乌黑色，油润，稍有光泽。有醋香气。
规格：颗粒（直径 5～8mm）。

2　来源

本品为木兰科植物五味子 *Schisandra chinensis*（Turcz.）Baill. 的干燥成熟果实炮制加工后制成的饮片。

3　原料药材产地

集中在黄河流域以北，主要分布于东北、华北，包括黑龙江、吉林、辽宁、内蒙古、河北、山西、宁夏、甘肃、山东，其中东北是五味子的道地产区。

4　生产依据

依据《中国药典》（2015 年版）炮制通则和《北京市中药饮片炮制规范》（2008 年版）炮制加工醋五味子饮片。

5　主要设备

蒸煮罐、中药饮片包装机。

6　工艺流程（图6-15）

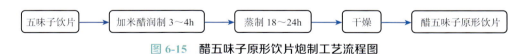

图 6-15　醋五味子原形饮片炮制工艺流程图

7　炮制工艺操作要求及关键参数

取五味子饮片，加米醋拌匀，闷润 3 ～ 4h，置密闭蒸煮罐内，蒸 18 ～ 24h，至乌黑有光泽时取出，干燥（每 100kg 五味子加米醋 20kg），即得醋五味子原形饮片。

8　包装规格

按照常规包装规格进行包装，即 1kg/ 袋；包装材料为聚乙烯塑料薄膜（GB-4456，GB-12056）。

9　贮存及注意事项

阴凉、干燥处保存，注意走油、霉变。

10　原形饮片质量标准

醋五味子　Cuwuweizi

【原料药材】　木兰科植物五味子 *Schisandra chinensis*（Turcz.）Baill. 的干燥成熟果实。

【炮制】　取五味子饮片，加米醋拌匀，闷润 3 ～ 4h，置密闭蒸煮罐内，蒸 18 ～ 24h，至乌黑有光泽时取出，干燥（每 100kg 五味子加米醋 20kg）。

【性状】　不规则的球形或扁球形，表面乌黑色，油润，稍有光泽。有醋香气。

【鉴别】

（1）显微鉴别　同"五味子原形饮片质量标准"项下相应内容。

（2）薄层鉴别　同"五味子原形饮片质量标准"项下相应内容。

（3）特征图谱　同"五味子原形饮片质量标准"项下相应内容。

醋五味子原形饮片特征图谱在 210nm 波长下应有 12 个特征峰，以五味子醇甲为参照峰（S 峰），计算各特征峰的相对保留时间，其相对保留时间应在规定值的 ±5% 之内。规定值为 0.058（峰 1）、0.094（峰 2）、0.284（峰 3）、0.307（峰 4）、0.324（峰 5）、0.362（峰 6）、1.000[峰 7（S）]、1.019（峰 8）、1.036（峰 9）、1.059（峰 10）、1.078（峰 11）、1.150（峰 12），见图 6-16。

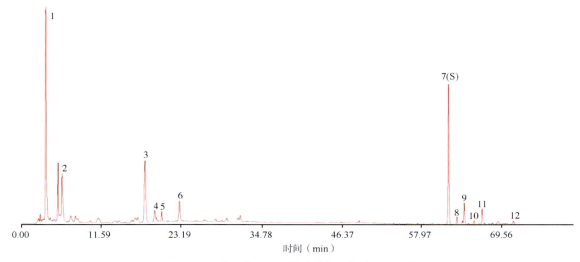

图 6-16　醋五味子原形饮片特征图谱（210nm）

峰 1：奎尼酸；峰 2：柠檬酸；峰 5：原儿茶酸；峰 7（S）：五味子醇甲；峰 9：五味子醇乙；峰 10：五味子甲素；峰 11：五味子乙素；
峰 12：五味子酯甲

供试品特征图谱在 254nm 波长下应有 12 个特征峰，以 5- 羟基糠醛为参照峰（S 峰），计算各特征峰的相对保留时间，其相对保留时间应在规定值的 ±5% 之内。规定值为 0.301（峰 1）、0.395（峰 2）、0.597（峰 3）、1.000［峰 4（S）］、1.579（峰 5）、1.675（峰 6）、1.783（峰 7）、3.513（峰 8）、3.578（峰 9）、3.639（峰 10）、3.721（峰 11）、3.787（峰 12），见图 6-17。

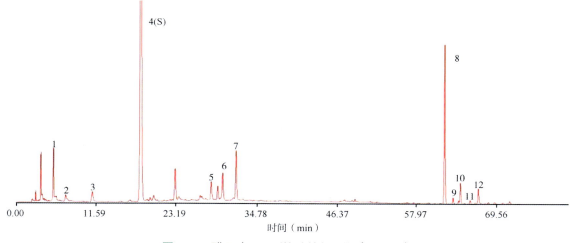

图 6-17　醋五味子原形饮片特征图谱（254nm）

峰 4（S）：5- 羟基糠醛；峰 8：五味子醇甲；峰 10：五味子醇乙；峰 11：五味子甲素；峰 12：五味子乙素

【检查】

水分　不得过 11.0%［《中国药典》（2015 年版）通则 0832 第二法］。

总灰分　不得过 4.0%［《中国药典》（2015 年版）通则 2302］。

【浸出物】　照"浸出物测定法"［《中国药典》（2015 年版）通则 2201］项下的热浸法测定，用水作溶剂，不得少于 50.0%；用 95% 乙醇作溶剂，不得少于 47.0%。

【含量测定】 同"五味子原形饮片质量标准"项下相应内容。

本品含五味子醇甲（$C_{24}H_{32}O_7$）不得少于 0.56%，五味子醇乙（$C_{23}H_{28}O_7$）不得少于 0.14%，五味子酯甲（$C_{30}H_{32}O_9$）不得少于 0.03%，五味子甲素（$C_{24}H_{32}O_6$）不得少于 0.11%，五味子乙素（$C_{32}H_{28}O_6$）不得少于 0.27%，五味子丙素（$C_{22}H_{24}O_6$）不得少于 0.03%。

本品含原儿茶酸（$C_7H_6O_4$）不得少于 0.07%，奎尼酸（$C_7H_{12}O_6$）不得少于 2.75%，柠檬酸（$C_6H_8O_7$）不得少于 11.90%。

三、候选标准饮片均匀化、包装及贮存技术规范

1 概述

名称：醋五味子。
外观：黑色粉末，有醋香气。
粒度：60 目。
均匀化方法：采用吸尘式粉碎机粉碎，再以槽形混合机分次混匀。

2 主要设备

吸尘式粉碎机、槽形混合机、包装机。

3 均匀化操作要求及关键参数

将醋五味子原形饮片置吸尘式粉碎机中，粉碎 10min（3500r/min），过 60 目筛。粉末置槽形混合机中，分 3 次混合，每次 10min（24r/min），至候选标准饮片混合均匀。

4 包装操作要求及关键参数

采用瓶装和真空袋装两种规格，每种规格分别设置 200g 和 10g 两种装量。真空袋装材料为尼龙高压聚乙烯复合薄膜（GB-12025，YY-0236），200g 瓶装材料为 PET 塑料密封罐，10g 瓶装材料为亚克力透明包装瓶。

5 贮存操作要求

置阴凉、通风、干燥处贮存。保质期暂定 2 年。

6 候选标准饮片质量标准

醋五味子 Cuwuweizi

【原料药材】 木兰科植物五味子 *Schisandra chinensis*（Turcz.）Baill. 的干燥成熟果实。

【采集加工】 每年 10 月份霜降后 1 年生果实变红成熟后采摘，去净果柄及杂质，晒干，即得。

【炮制】 取五味子饮片，加米醋拌匀，闷润 3 ～ 4h，置密闭蒸煮罐内，蒸 18 ～ 24h，至乌黑有光泽时取出，干燥（每 100kg 五味子加米醋 20kg）。

【均匀化】 醋五味子原形饮片置粉碎机中，粉碎过 60 目筛，搅拌混合均匀后包装。

【性状】 黑色粉末，有醋香气。

【鉴别】

（1）显微鉴别 粉末黑色。种皮表皮石细胞表面观呈多角形或长多角形，直径 18 ～ 50μm，壁厚，孔沟极细密，胞腔内含深棕色物。种皮内层石细胞呈多角形、类圆形或不规则形，直径约至 83μm，壁稍厚，纹孔较大。果皮表皮细胞表面观类多角形，垂周壁略呈连珠状增厚，表面有角质线纹；表皮中散有油细胞。中果皮细胞皱缩，含暗棕色物，并含淀粉粒。

（2）薄层鉴别 取本品 1g，加三氯甲烷 20mL，加热回流 30min，滤过，滤液蒸干，残渣加三氯甲烷 1mL 使溶解，作为供试品溶液。另取五味子醇甲、五味子甲素、五味子乙素对照品，加三氯甲烷制成每毫升含 1mg 的溶液，作为对照品溶液。照薄层色谱法［《中国药典》（2015 年版）通则 0502］试验，吸取上述三种溶液各 2μL，分别点于同一硅胶 GF$_{254}$ 薄层板上，以石油醚（60 ～ 90℃）– 甲酸乙酯 – 甲酸（15 : 5 : 1）的上层溶液为展开剂，展开，取出，晾干，置紫外光灯（254nm）下检视。供试品色谱中，在与对照品色谱相应的位置上，显相同颜色的斑点。

（3）特征图谱 照高效液相色谱法［《中国药典》（2015 年版）通则 0512］测定。

色谱条件与系统适用性试验 以十八烷基硅烷键合硅胶为填充剂；以乙腈为流动相 A，以 15mmol/L 磷酸二氢钾溶液（磷酸调 pH 至 2.0）为流动相 B，进行梯度洗脱（表 6-12）；检测波长 210nm、254nm。

表 6-12　醋五味子候选标准饮片特征图谱流动相梯度

时间（min）	流动相 A（%）	流动相 B（%）
0 ～ 8	1	99
8 ～ 40	1 → 24	99 → 76
40 ～ 60	24 → 60	76 → 40

对照品溶液的制备 取五味子醇甲、五味子醇乙、五味子酯甲、五味子甲素、五味子乙素、五味子丙素、原儿茶酸对照品各适量，精密称定，分别加甲醇制成浓度分别为 0.1348μg/μL、0.1896/μg/μL、0.1736μg/μL、0.1396μg/μL、0.2028μg/μL、0.1536μg/μL、0.5660μg/μL 的溶液；另取柠檬酸、奎尼酸对照品各适量，精密称定，加水溶解制成浓度分别为 2.4280μg/μL、0.6060μg/μL 的溶液，作为对照品溶液。

供试品溶液的制备 取本品 0.5g，精密称定，置具塞锥形瓶中，精密加入 30% 甲醇 25mL，密塞，称定重量，超声提取 10min，放冷，密塞，再称定重量，用 30% 甲醇补足减失的重量，摇匀，滤过，取续滤液 10mL 回收溶剂至干后以 5mL 水溶解，以微孔滤膜（0.45μm）滤过，即得。

测定法 分别精密吸取对照品溶液与供试品溶液各 10μL，注入液相色谱仪，测定，即得。

醋五味子候选标准饮片特征图谱在 210nm 波长下应有 12 个特征峰，以五味子醇甲为参照峰（S 峰），计算各特征峰的相对保留时间，其相对保留时间应在规定值的 ±5% 之内。规定值为 0.058（峰 1）、0.094（峰 2）、0.284（峰 3）、0.307（峰 4）、0.324（峰 5）、0.362（峰 6）、1.000［峰 7（S）］、

1.019（峰 8）、1.036（峰 9）、1.059（峰 10）、1.078（峰 11）、1.150（峰 12），见图 6-18。

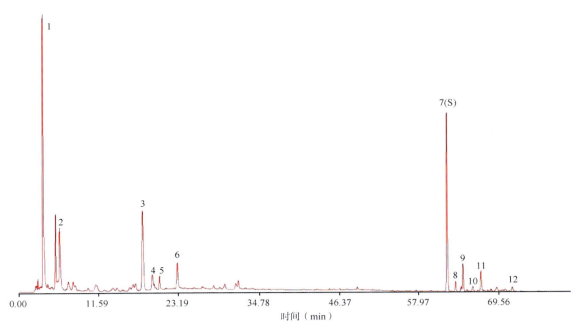

图 6-18　醋五味子候选标准饮片特征图谱（210nm）

峰 1：奎尼酸；峰 2：柠檬酸；峰 5：原儿茶酸；峰 7（S）：五味子醇甲；峰 9：五味子醇乙；峰 10：五味子甲素；峰 11：五味子乙素；

峰 12：五味子酯甲

供试品特征图谱在 254nm 波长下应有 12 个特征峰，以 5- 羟基糠醛为参照峰（S 峰），计算各特征峰的相对保留时间，其相对保留时间应在规定值的 ±5% 之内。规定值为 0.301（峰 1）、0.395（峰 2）、0.597（峰 3）、1.000［峰 4（S）］、1.579（峰 5）、1.675（峰 6）、1.783（峰 7）、3.513（峰 8）、3.578（峰 9）、3.639（峰 10）、3.721（峰 11）、3.787（峰 12），见图 6-19。

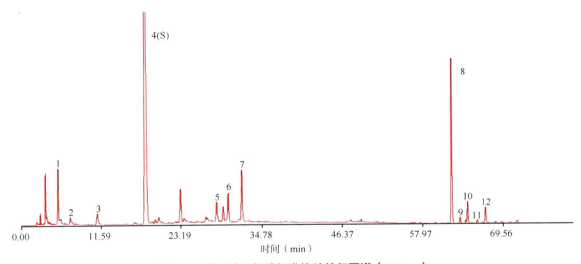

图 6-19　醋五味子候选标准饮片特征图谱（254nm）

峰 4（S）：5- 羟基糠醛；峰 8：五味子醇甲；峰 10：五味子醇乙；峰 11：五味子甲素；峰 12：五味子乙素

【检查】

水分 不得过 11.0%[《中国药典》（2015 年版）通则 0832 第二法]。

总灰分 不得过 4.0%[《中国药典》（2015 年版）通则 2302]。

【浸出物】 照"浸出物测定法"[《中国药典》（2015 年版）通则 2201] 项下的热浸法测定，用水作溶剂，不得少于 50.0%；用 95% 乙醇作溶剂，不得少于 47.0%。

【含量测定】 照高效液相色谱法[《中国药典》（2015 年版）通则 0512] 测定。

（1）木脂素类成分

色谱条件与系统适用性试验 以十八烷基硅烷键合硅胶为填充剂；以甲醇为流动相 A，以 0.5% 冰醋酸为流动相 B，进行梯度洗脱（表 6-13）；检测波长 254nm。

表 6-13 醋五味子候选标准饮片含量测定流动相梯度

时间（min）	流动相 A（%）	流动相 B（%）
0 ~ 25	62	38
25 ~ 37	62 → 80	38 → 20
37 ~ 50	80 → 90	20 → 10

对照品溶液的制备 取五味子醇甲、五味子醇乙、五味子酯甲、五味子甲素、五味子乙素、五味子丙素对照品各适量，分别加甲醇制成各成分浓度分别为 0.1348μg/μL、0.1896μg/μL、0.1736μg/μL、0.1396μg/μL、0.2028μg/μL、0.1536μg/μL 的溶液，作为对照品溶液。

供试品溶液的制备 取本品 0.5g，精密称定，置具塞锥形瓶中，精密加入甲醇 25mL，密塞，称定重量，超声提取 10min，放冷，密塞，再称定重量，用甲醇补足减失的重量，摇匀，滤过，取续滤液，以微孔滤膜（0.45μm）滤过，即得。

测定法 分别精密吸取对照品溶液与供试品溶液各 10μL，注入液相色谱仪，测定，即得。

本品含五味子醇甲（$C_{24}H_{32}O_7$）不得少于 0.40%，五味子醇乙（$C_{23}H_{28}O_7$）不得少于 0.10%，五味子酯甲（$C_{30}H_{32}O_9$）不得少于 0.02%，五味子甲素（$C_{24}H_{32}O_6$）不得少于 0.08%，五味子乙素（$C_{32}H_{28}O_6$）不得少于 0.19%，五味子丙素（$C_{22}H_{24}O_6$）不得少于 0.02%。

（2）有机酸类成分

1）原儿茶酸

色谱条件与系统适用性试验 以十八烷基硅烷键合硅胶为填充剂；以乙腈 -5mmol/L 乙酸铵溶液 – 冰醋酸（6：94：1）为流动相；检测波长 260nm；流速 1.0mL/min；柱温 35℃。

对照品溶液的制备 取原儿茶酸对照品适量，精密称定，加甲醇溶解制成每毫升含 0.566mg 的溶液。

供试品溶液的制备 取本品 0.5g，精密称定，置具塞锥形瓶中，精密加入 50% 乙醇 – 冰醋酸（100：1）25mL，密塞，称定重量，放置 1h 后超声提取 20min，放冷，密塞，再称定重量，用溶剂补足减失的重量，摇匀，滤过，取续滤液以微孔滤膜（0.45μm）滤过，即得。

测定法 分别精密吸取对照品溶液与供试品溶液各 10μL，注入液相色谱仪，测定，即得。

本品含原儿茶酸（$C_7H_6O_4$）不得少于 0.07%。

2）奎尼酸和柠檬酸

色谱条件与系统适用性试验 以十八烷基硅烷键合硅胶为填充剂；以乙腈 -15mmol/L 磷酸二氢钾

溶液（磷酸调 pH 至 2.0）（1∶99）为流动相；检测波长 210nm；流速 1.0mL/min；柱温 30℃。

对照品溶液的制备 取柠檬酸、奎尼酸对照品各适量，精密称定，加水溶解制成每毫升分别含柠檬酸 2.428mg、奎尼酸 0.606mg 的溶液。

供试品溶液的制备 取本品（过 40 目筛）0.5g，精密称定，置具塞锥形瓶中，精密加入 30% 甲醇 25mL，密塞，称定重量，超声提取 40min，放冷，密塞，再称定重量，用 30% 甲醇补足减失的重量，摇匀，滤过，取续滤液，取 10mL 回收溶剂至干，再以 10mL 水溶解，以微孔滤膜（0.45μm）滤过，即得。

测定法 分别精密吸取对照品溶液与供试品溶液各 10μL，注入液相色谱仪，测定，即得。

本品含奎尼酸（$C_7H_{12}O_6$）不得少于 2.50%，柠檬酸（$C_6H_8O_7$）不得少于 11.60%

第五节 栀 子

一、原料药材采集加工技术规范

1 概述

名称：栀子。
采集时间：第 1、2、3 批，2015 年 10 月份霜降后。
采集地点：湖南宁乡。
生长年限：1 年。

2 基原

本品为茜草科植物栀子 *Gardenia jasminoides* Ellis 的干燥成熟果实。

3 原料药材产地

全国大部分地区都有栽培，集中分布在华东、西南、中南等地区，如贵州、浙江、江苏、江西、福建、湖北、湖南、四川和陕西南部等省。湖南省为其道地产区。

4 采集及加工依据

依据《中国药典》（2015 年版）和《北京市中药饮片炮制规范》（2008 年版）进行采集加工。

5 工艺流程（图 6-20）

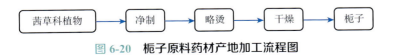

图 6-20 栀子原料药材产地加工流程图

6   加工工艺操作要求及关键参数

茜草科植物栀子 10 月份霜降后 1 年生果实由青变黄、红时采摘，放入沸水中略烫，置通风处晾 1 ～ 2 天，再晒干。

7   贮存及注意事项

阴凉、干燥处保存。

8   原料药材质量标准

栀子   Zhizi

GARDENIAE FRUCTUS

【基原】、【采集加工】、【性状】   同《中国药典》（2015 年版）"栀子"项下相应内容。

【鉴别】

（1）显微鉴别   同《中国药典》（2015 年版）"栀子"项下相应内容。

（2）薄层鉴别   取本品粉末 1g，加 50% 甲醇 10mL，超声处理 40min，滤过，取滤液作为供试品溶液。另取栀子对照药材 1g，同法制成对照药材溶液。再取京尼平苷、京尼平龙胆双糖苷对照品，分别加甲醇制成每毫升含 0.4mg、0.2mg 的溶液，作为对照品溶液。照薄层色谱法（附录 Ⅵ B）试验，吸取上述三种溶液各 2μL，分别点于同一硅胶 G 薄层板上，以乙酸乙酯 – 丙酮 – 甲酸 – 水（5：5：1：1）为展开剂，展开，取出，晾干。供试品色谱中，在与对照药材色谱相应的位置上，显相同颜色的黄色斑点；再喷以 10% 硫酸乙醇溶液，在 110℃加热至斑点显色清晰。供试品色谱中，在与对照药材色谱和对照品色谱相应的位置上，显相同颜色的斑点。

（3）特征图谱   照高效液相色谱法 [《中国药典》（2015 年版）通则 0512] 测定。

色谱条件与系统适用性试验   以十八烷基硅烷键合硅胶为填充剂；以乙腈为流动相 A，以 0.3% 甲酸水溶液为流动相 B，进行梯度洗脱（表 6-14）；检测波长 254nm、330nm、440nm。

表 6-14   栀子原料药材特征图谱流动相梯度

时间（min）	流动相 A（%）	流动相 B（%）
0 ～ 10	6	94
10 ～ 18	6 → 12	94 → 88
18 ～ 25	12 → 17	88 → 83
25 ～ 35	17 → 20	83 → 80
35 ～ 45	20 → 27	80 → 73
45 ～ 65	27 → 32	73 → 68
65 ～ 70	32 → 36	68 → 64
70 ～ 75	36 → 86	64 → 14

对照品溶液的制备   取栀子京尼平龙胆双糖苷、京尼平苷、绿原酸、西红花苷 -1、西红花

苷 -2、西红花苷 -3、西红花酸对照品各适量，精密称定，分别加甲醇制成浓度分别为 0.222 00μg/μL、0.379 60μg/μL、0.223 20μg/μL、0.125 60μg/μL、0.135 20μg/μL、0.086 60μg/μL、0.064 48μg/μL 的溶液，作为对照品溶液。

供试品溶液的制备　精密称取本品粉末（过 60 目筛）0.5g，加入甲醇 10mL，密塞，称定重量，超声提取 30min，放冷，密塞，再称定重量，用甲醇补足减失的重量，摇匀，滤过，取续滤液过微孔滤膜（0.45μm）即得。

测定法　分别精密吸取对照品溶液与供试品溶液各 10μL，注入液相色谱仪，测定，即得。

栀子原料药材特征图谱在 254nm 波长下，应检测到 13 个特征峰。以 4 号峰为参照峰（S 峰），计算各特征峰与 S 峰的相对保留时间，其相对保留时间应在规定值的 ±5% 之内。规定值为 0.427（峰 1）、0.713（峰 2）、0.888（峰 3）、1.000［峰 4（S）］、1.105（峰 5）、1.122（峰 6）、1.675（峰 7）、1.741（峰 8）、1.765（峰 9）、1.799（峰 10）、1.866（峰 11）、1.888（峰 12）、2.572（峰 13），见图 6-21。

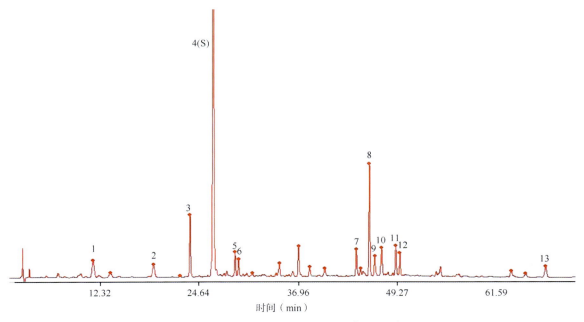

图 6-21　**栀子原料药材特征图谱（254nm）**

峰 3：京尼平龙胆双糖苷；峰 4（S）：京尼平苷

供试品特征图谱在 330nm 波长下应有 12 个特征峰，以 9 号峰为参照峰（S 峰），计算各特征峰的相对保留时间，其相对保留时间应在规定值的 ±5% 之内。规定值为 0.451（峰 1）、0.531（峰 2）、0.751（峰 3）、0.898（峰 4）、0.909（峰 5）、0.933（峰 6）、0.946（峰 7）、0.963（峰 8）、1.000［峰 9（S）］、1.291（峰 10）、1.327（峰 11）、1.378（峰 12），见图 6-22。

供试品特征图谱在 440nm 波长下应有 8 个特征峰，以 4 号峰为参照峰（S 峰），计算各特征峰的相对保留时间，其相对保留时间应在规定值的 ±5% 之内。规定值为 0.922（峰 1）、0.941（峰 2）、0.971（峰 3）、1.000［峰 4（S）］、1.101（峰 5）、1.277（峰 6）、1.312（峰 7）、1.362（峰 8），见图 6-23。

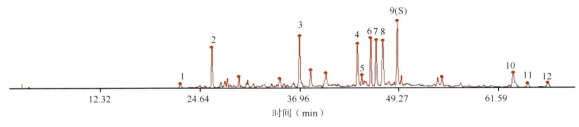

图 6-22　栀子原料药材特征图谱（330nm）

峰 2：绿原酸

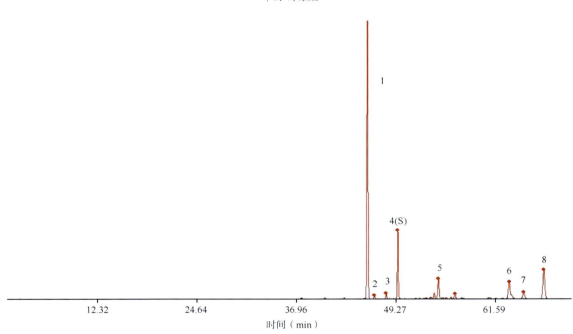

图 6-23　栀子原料药材特征图谱（440nm）

峰 1：西红花苷 -1；峰 4（S）：西红花苷 -2；峰 5：西红花苷 -3；峰 8：西红花酸

【检查】

水分　不得过 7.0%［《中国药典》（2015 年版）通则 0832 第二法］。

总灰分　不得过 5.0%［《中国药典》（2015 年版）通则 2302］。

【浸出物】　照"浸出物测定法"［《中国药典》（2015 年版）通则 2201］项下的热浸法测定，用水作溶剂，不得少于 6.5%；用 95% 乙醇作溶剂，不得少于 16.0%。

【含量测定】　照高效液相色谱法［《中国药典》（2015 年版）通则 0512］测定。

（1）环烯醚萜苷类及绿原酸

色谱条件与系统适用性试验　以十八烷基硅烷键合硅胶为填充剂；以甲醇 – 乙腈（9：1）为流动相 A，以 0.3% 甲酸为流动相 B，进行梯度洗脱（表 6-15）；检测波长 254nm、330nm。理论板数按京尼平苷峰计算应不低于 7000。

表 6-15 栀子原料药材含量测定流动相梯度

时间（min）	流动相 A（%）	流动相 B（%）
0～10	10	90
10～17	10→17	90→83
17～27	17→20	83→80
27～37	20→25	80→75
37～52	25→29.5	75→70.5

对照品溶液的制备 精密称取栀子京尼平龙胆双糖苷、京尼平苷、绿原酸对照品各适量，加甲醇制成各成分浓度分别为 0.2220μg/μL、0.3796μg/μL、0.2232μg/μL 的对照品溶液。

供试品溶液的制备 精密称取本品粉末（过 60 目筛）0.25g，加入甲醇 10mL，密塞，称定重量，超声提取 30min，放冷，密塞，再称定重量，用甲醇补足减失的重量，摇匀，滤过，取续滤液过微孔滤膜（0.45μm）即得。

测定法 分别精密吸取对照品溶液与供试品溶液各 10μL，注入液相色谱仪，测定，即得。

本品以干燥品计算，含京尼平苷（$C_{16}H_{22}O_{10}$）不得少于 4.60%，京尼平龙胆双糖苷（$C_{23}H_{34}O_{15}$）不得少于 0.55%，上述两种成分总量不得少于 5.10%；含绿原酸（$C_{16}H_{18}O_9$）不得少于 0.14%。

（2）二萜色素类成分

色谱条件与系统适用性试验 以十八烷基硅烷键合硅胶为填充剂；甲醇（A）-0.3% 甲酸（B）为流动相；检测波长 440nm；流速 1.0mL/min；柱温 35℃。梯度洗脱：0～20min，40%→90%（A）；20～25min，90%（A）。

对照品溶液的制备 精密称取栀子西红花苷 -1、西红花苷 -2、西红花苷 -3、西红花酸对照品各适量，加甲醇制成各成分浓度分别为 0.125 60μg/μL、0.135 20μg/μL、0.086 60μg/μL、0.064 48μg/μL 的混合对照品溶液。

供试品溶液的制备 精密称取本品粉末（过 60 目筛）0.5g，加入甲醇 10mL，密塞，称定重量，超声提取 30min，放冷，密塞，再称定重量，用甲醇补足减失的重量，摇匀，滤过，取续滤液过微孔滤膜（0.45μm）即得。

测定法 分别精密吸取对照品溶液与供试品溶液各 10μL，注入液相色谱仪，测定，即得。

本品以干燥品计算，含西红花苷 -1（$C_{44}H_{64}O_{24}$）不得少于 1.00%、西红花苷 -2（$C_{38}H_{54}O_{19}$）不得少于 0.23%、西红花苷 -3（$C_{32}H_{45}O_{14}$）不得少于 0.14%，上述三种成分总量不得少于 1.35%。

二、原形饮片炮制工艺技术规范

1 概述

品名：栀子。

外观：不规则的碎块状。红黄色或棕红色，有香气，味辛、微苦。

2　来源

本品为茜草科植物栀子 *Gardenia jasminoides* Ellis 的干燥成熟果实经炮制加工后制成的饮片。

3　原料药材产地

全国大部分地区都有栽培，集中分布在华东、西南、中南等地区，如贵州、浙江、江苏、江西、福建、湖北、湖南、四川和陕西南部等地。湖南省为其道地产区。

4　生产依据

依据《中国药典》（2015 年版）炮制通则和《北京市中药饮片炮制规范》（2008 年版）炮制加工栀子饮片。

5　主要设备

滚筒洗药机、对辊机、气流网带干燥机、中药饮片包装机。

6　工艺流程（图 6-24）

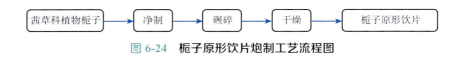

图 6-24　栀子原形饮片炮制工艺流程图

7　炮制工艺操作要求及关键参数

取栀子原料药材，洗净，去除杂质，碾碎。将栀子饮片粉碎过 60 目筛，搅拌混合均匀后包装。

8　包装规格

按照常规包装规格进行包装，即 1kg/ 袋；包装材料为聚乙烯塑料薄膜（GB-4456，GB-12056）。

9　贮存及注意事项

阴凉、干燥处保存。

10　原形饮片质量标准

栀子　Zhizi

GARDENIAE FRUCTUS

【原料药材】　茜草科植物栀子 *Gardenia jasminoides* Ellis 的干燥成熟果实。

【炮制】　取栀子原料药材，洗净，去除杂质，碾碎。

【性状】　不规则的碎块。果皮表面红黄色或棕红色，气微，味微酸而苦。

【鉴别】、【检查】、【浸出物】、【含量测定】　同"栀子原料药材质量标准"项下相应内容。

三、候选标准饮片均匀化、包装及贮存技术规范

1　概述

名称：栀子。

外观：深红色或红黄色粉末，气微，味微酸而苦。

粒度：60 目。

均匀化方法：粉碎机粉碎，再以搅拌混合机混合均匀。

2　主要设备

吸尘式粉碎机、槽形混合机、包装机。

3　均匀化操作要求及关键参数

将栀子原形饮片置吸尘式粉碎机中，粉碎 10min（3500r/min），过 60 目筛。粉末置槽形混合机中，混合 30min（24r/min），至候选标准饮片混合均匀。

4　包装操作要求及关键参数

采用瓶装和真空袋装两种规格，每种规格分别设置 200g 和 10g 两种装量。真空袋装材料为尼龙高压聚乙烯复合薄膜（GB-12025，YY-0236），200g 瓶装材料为 PET 塑料密封罐，10g 瓶装材料为亚克力透明包装瓶。

5　贮存操作要求

置阴凉、通风、干燥处贮存。保质期暂定 3 年。

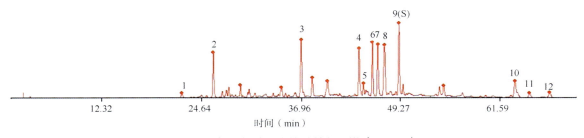

图 6-26　栀子候选标准饮片特征图谱（330nm）

峰 2：绿原酸

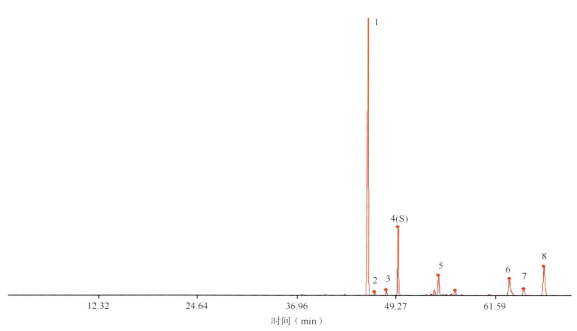

图 6-27　栀子候选标准饮片特征图谱（440nm）

峰 1：西红花苷 -1；峰 4（S）：西红花苷 -2；峰 5：西红花苷 -3；峰 8：西红花酸

【检查】

水分　不得过 7.0%［《中国药典》（2015 年版）通则 0832 第二法］。

总灰分　不得过 5.0%［《中国药典》（2015 年版）通则 2302］。

【浸出物】　照"浸出物测定法"［《中国药典》（2015 年版）通则 2201］项下的热浸法测定，用水作溶剂，不得少于 6.5%；用 95% 乙醇作溶剂，不得少于 16.0%。

【含量测定】　照高效液相色谱法［《中国药典》（2015 年版）通则 0512］测定。

（1）环烯醚萜苷类及绿原酸

色谱条件与系统适用性试验　以十八烷基硅烷键合硅胶为填充剂；甲醇 – 乙腈（9 ： 1）为流动相 A，以 0.3% 甲酸为流动相 B，进行梯度洗脱（表 6-17）；检测波长 254nm、330nm。理论板数按京尼平苷峰计算应不低于 7000。

表 6-17　栀子候选标准饮片含量测定流动相梯度

时间（min）	流动相 A（%）	流动相 B（%）
0～10	10	90
10～17	10→17	90→83
17～27	17→20	83→80
27～37	20→25	80→75
37～52	25→29.5	75→70.5

　　对照品溶液的制备　精密称取栀子京尼平龙胆双糖苷、京尼平苷、绿原酸对照品各适量，加甲醇制成各成分浓度分别为 0.2220μg/μL、0.3796μg/μL、0.2232μg/μL 的对照品溶液。

　　供试品溶液的制备　精密称取本品 0.25g，加入甲醇 10mL，密塞，称定重量，超声提取 30min，放冷，密塞，再称定重量，用甲醇补足减失的重量，摇匀，滤过，取续滤液过微孔滤膜（0.45μm）即得。

　　测定法　分别精密吸取对照品溶液与供试品溶液各 10μL，注入液相色谱仪，测定，即得。

　　本品按干燥品计算，含京尼平苷（$C_{16}H_{22}O_{10}$）不得少于 4.60%，京尼平龙胆双糖苷（$C_{23}H_{34}O_{15}$）不得少于 0.55%，上述两种成分总量不得少于 5.10%；含绿原酸（$C_{16}H_{18}O_9$）不得少于 0.13%。

　　（2）二萜色素类成分

　　色谱条件与系统适用性试验　以十八烷基硅烷键合硅胶为填充剂；以甲醇（A）-0.3% 甲酸（B）为流动相，进行梯度洗脱（表 6-18）。检测波长 440nm；流速 1.0mL/min；柱温 35℃。

表 6-18　栀子候选标准饮片含量测定流动相梯度

时间（min）	流动相 A（%）	流动相 B（%）
0～20	40→90	60→10
20～25	90	10

　　对照品溶液的制备　精密称取栀子西红花苷 -1、西红花苷 -2、西红花苷 -3、西红花酸对照品各适量，加甲醇制成各成分浓度分别为 0.125 60μg/μL、0.135 20μg/μL、0.086 60μg/μL、0.064 48μg/μL 的混合对照品溶液。

　　供试品溶液的制备　精密称取本品 0.5g，加入甲醇 10mL，密塞，称定重量，超声提取 30min，放冷，密塞，再称定重量，用甲醇补足减失的重量，摇匀，滤过，取续滤液过微孔滤膜（0.45μm）即得。

　　测定法　分别精密吸取对照品溶液与供试品溶液各 10μL，注入液相色谱仪，测定，即得。

　　本品以干燥品计算，含西红花苷 -1（$C_{44}H_{64}O_{24}$）不得少于 1.00%、西红花苷 -2（$C_{38}H_{54}O_{19}$）不得少于 0.23%、西红花苷 -3（$C_{32}H_{45}O_{14}$）不得少于 0.14%，上述三种成分总量不得少于 1.35%。

第六节　炒 栀 子

一、原料药材采集加工技术规范

参见"第六章 第五节 栀子"项下相应内容。

二、原形饮片炮制工艺技术规范

1 概述

品名：炒栀子。
外观：不规则的碎块。表面黄褐色。气微，味微酸而苦。

2 来源

本品为茜草科植物栀子 *Gardenia jasminoides* Ellis 的干燥成熟果实经炮制加工后制成的饮片。

3 原料药材产地

全国大部分地区都有栽培，集中分布在华东和西南、中南等地区，如贵州、浙江、江苏、江西、福建、湖北、湖南、四川和陕西南部等地。湖南省为其道地产区。

4 生产依据

依据《中国药典》（2015 年版）炮制通则和《北京市中药饮片炮制规范》（2008 年版）炮制加工炒栀子饮片。

5 主要设备

滚筒燃气炒药机、对辊机、中药饮片包装机。

6 工艺流程（图 6-28）

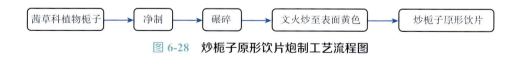

图 6-28 炒栀子原形饮片炮制工艺流程图

7 炮制工艺操作要求及关键参数

取栀子原料药材，去净杂质，碾碎，置热锅内，用文火 80℃炒至表面黄色，即得炒栀子原形饮片。

8 包装规格

按照常规包装规格进行包装，即 1kg/ 袋；包装材料为聚乙烯塑料薄膜（GB-4456,

GB-12056）。

9　贮存及注意事项

阴凉、干燥处保存。

10　原形饮片质量标准

炒栀子　Chaozhizi

【原料药材】　茜草科植物栀子 *Gardenia jasminoides* Ellis 的干燥成熟果实。

【炮制】　取栀子原料药材，洗净，去除杂质，碾碎，置热锅内，用文火 80℃炒至表面黄色。

【性状】　不规则的碎块。果皮表面黄褐色，有的可见翅状纵横。种子多数，扁卵圆形，黄褐色。气微，味微酸而苦。

【鉴别】

（1）显微鉴别　本品内含有种皮石细胞，卵形，颜色淡于栀子种皮石细胞，壁厚，纹孔大，细胞腔棕红色。内果皮纤维细长，梭形，斜向镶嵌状排列，淡黄色。

（2）薄层鉴别　同"栀子原形饮片质量标准"项下相应内容。

（3）特征图谱　同"栀子原形饮片质量标准"项下相应内容。

炒栀子原形饮片特征图谱在 254nm 波长下，应检测到 13 个特征峰。以 4 号峰为参照峰（S），计算各特征峰的相对保留时间，其相对保留时间应在规定值的 ±5% 之内。规定值为 0.427（峰 1）、0.713（峰 2）、0.888（峰 3）、1.000［峰 4（S）］、1.105（峰 5）、1.122（峰 6）、1.675（峰 7）、1.741（峰 8）、1.765（峰 9）、1.799（峰 10）、1.866（峰 11）、1.888（峰 12）、2.572（峰 13），见图 6-29。

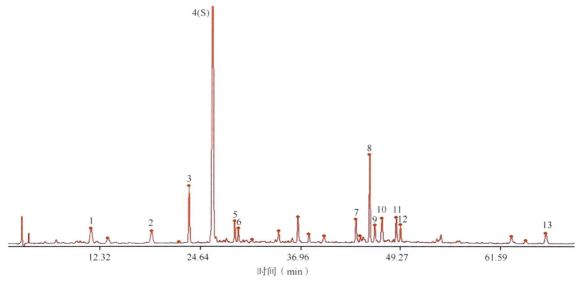

图 6-29　炒栀子原形饮片特征图谱（254nm）

峰 3：京尼平龙胆双糖苷；峰 4（S）：京尼平苷

供试品特征图谱在 330nm 波长下应有 12 个特征峰，以 9 号峰为参照峰（S），计算各特征峰的相对保留时间，其相对保留时间应在规定值的 ±5% 之内。规定值为 0.451（峰 1）、0.531（峰 2）、0.751（峰 3）、0.898（峰 4）、0.909（峰 5）、0.933（峰 6）、0.946（峰 7）、0.963（峰 8）、1.00[峰 9（S）]、1.291（峰 10）、1.327（峰 11）、1.378（峰 12），见图 6-30。

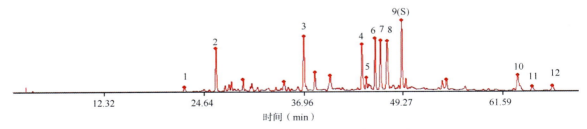

图 6-30　炒栀子原形饮片特征图谱（330nm）

峰 2：绿原酸

供试品特征图谱在 440nm 波长下应有 8 个特征峰，以 4 号峰为参照峰（S），计算各特征峰的相对保留时间，其相对保留时间应在规定值的 ±5% 之内。规定值为 0.922（峰 1）、0.941（峰 2）、0.971（峰 3）、1.000[峰 4（S）]、1.101（峰 5）、1.277（峰 6）、1.312（峰 7）、1.362（峰 8），见图 6-31。

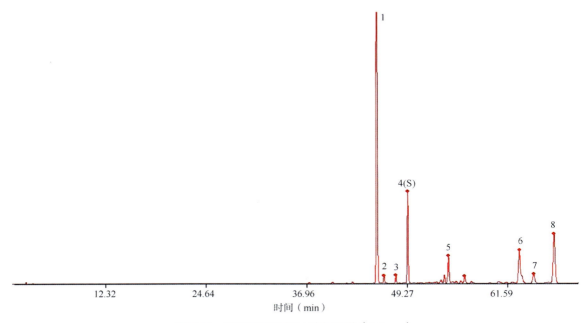

图 6-31　炒栀子原形饮片特征图谱（440nm）

峰 1：西红花苷 -1；峰 4（S）：西红花苷 -2；峰 5：西红花苷 -3；峰 8：西红花酸

【检查】

水分　不得过 6.0%[《中国药典》（2015 年版）通则 0832 第二法]。

总灰分　不得过 5.5%[《中国药典》（2015 年版）通则 2302]。

【浸出物】　照"浸出物测定法"[《中国药典》（2015 年版）通则 2201]项下的热浸法测定，用水作溶剂，不得少于 7.5%；用 95% 乙醇作溶剂，不得少于 15.5%。

【含量测定】　同"栀子原形饮片质量标准"项下相应内容。

本品以干燥品计算，含京尼平苷（$C_{16}H_{22}O_{10}$）不得少于 4.50%、京尼平龙胆双糖苷（$C_{23}H_{34}O_{15}$）不得少于 0.55%，上述两种成分总量不得少于 5.10%；含绿原酸（$C_{16}H_{18}O_9$）不得少于 0.02%。

本品以干燥品计算，含西红花苷 -1（$C_{44}H_{64}O_{24}$）不得少于 0.90%、西红花苷 -2（$C_{38}H_{54}O_{19}$）不得少于 0.20%、西红花苷 -3（$C_{32}H_{45}O_{14}$）不得少于 0.15%，上述三种成分总量不得少于 1.20%。

三、候选标准饮片均匀化、包装及贮存技术规范

1　概述

名称：炒栀子。
外观：黄褐色粉末，气微，味微酸而苦。
粒度：60 目。
均匀化方法：粉碎机粉碎，再以搅拌混合机混合均匀。

2　主要设备

吸尘式粉碎机、槽形混合机、包装机。

3　均匀化操作要求及关键参数

将炒栀子原形饮片置吸尘式粉碎机中，粉碎 10min（3500r/min），过 60 目筛。粉末置槽形混合机中，混合 30min（24r/min），至候选标准饮片混合均匀。

4　包装操作要求及关键参数

采用瓶装和真空袋装两种规格，每种规格分别设置 200g 和 10g 两种装量。真空袋装材料为尼龙高压聚乙烯复合薄膜（GB-12025，YY-0236），200g 瓶装材料为 PET 塑料密封罐，10g 瓶装材料为亚克力透明包装瓶。

5　贮存操作要求

置阴凉、通风、干燥处贮存。保质期暂定 3 年。

6　候选标准饮片质量标准

炒栀子　Chaozhizi

【原料药材】　茜草科植物栀子 *Gardenia jasminoides* Ellis 的干燥成熟果实。

【采集加工】   9～11月份果实成熟呈红黄色时采收，除去果梗和杂质，蒸至上气或置沸水中略烫，取出，干燥。

【炮制】   取栀子原料药材，洗净，去除杂质，碾碎，置热锅内，用文火80℃炒至表面黄色。

【均匀化】   炒栀子原形饮片置粉碎机中，粉碎过60目筛，混合均匀后包装。

【性状】   黄褐色粉末，气微，味微酸而苦。

【鉴别】

（1）显微鉴别   本品粉末黄褐色。炒栀子内也含有种皮石细胞，卵形，颜色淡于栀子种皮石细胞，壁厚，纹孔大，细胞腔棕红色。内果皮纤维细长，梭形，斜向镶嵌状排列，淡黄色。

（2）薄层鉴别   取本品1g，加50%甲醇10mL，超声处理40min，滤过，取滤液作为供试品溶液。另取栀子对照药材1g，同法制成对照药材溶液。再取京尼平苷、京尼平龙胆双糖苷对照品，分别加甲醇制成每毫升含0.4mg、0.2mg的溶液，作为对照品溶液。照薄层色谱法（附录Ⅵ B）试验，吸取上述三种溶液各2μL，分别点于同一硅胶G薄层板上，以乙酸乙酯－丙酮－甲酸－水（5∶5∶1∶1）为展开剂，展开，取出，晾干。供试品色谱中，在与对照药材色谱相应的位置上，显相同颜色的黄色斑点；再喷以10%硫酸乙醇溶液，在110℃加热至斑点显色清晰。供试品色谱中，在与对照药材色谱和对照品色谱相应位置上，显相同颜色的斑点。

（3）特征图谱   照高效液相色谱法［《中国药典》（2015年版）通则0512］测定。

色谱条件与系统适用性试验   以十八烷基硅烷键合硅胶为填充剂；以乙腈为流动相A，以0.3%甲酸水溶液为流动相B，进行梯度洗脱（表6-19）；检测波长254nm、330nm、440nm。理论板数按京尼平苷峰计算应不低于7000。

表6-19   炒栀子候选标准饮片特征图谱流动相梯度

时间（min）	流动相A（%）	流动相B（%）
0～10	6	94
10～18	6→12	94→88
18～25	12→17	88→83
25～35	17→20	83→80
35～45	20→27	80→73
45～65	27→32	73→68
65～70	32→36	68→64
70～75	36→86	64→14

对照品溶液的制备   取栀子京尼平龙胆双糖苷、京尼平苷、绿原酸、西红花苷-1、西红花苷-2、西红花苷-3、西红花酸对照品各适量，精密称定，分别加甲醇制成浓度分别为0.222 00μg/μL、0.379 60μg/μL、0.223 20μg/μL、0.125 60μg/μL、0.135 20μg/μL、0.086 60μg/μL、0.064 48μg/μL的溶液，作为对照品溶液。

供试品溶液的制备   精密称取本品0.5g，加入甲醇10mL，密塞，称定重量，超声提取30min，放冷，密塞，再称定重量，用甲醇补足减失的重量，摇匀，滤过，取续滤液过微孔滤膜（0.45μm）即得。

测定法   分别精密吸取对照品溶液与供试品溶液各10μL，注入液相色谱仪，测定，即得。

炒栀子候选标准饮片特征图谱在254nm波长下，应检测到13个特征峰。以4号峰为参照峰（S），计算各特征峰的相对保留时间,其相对保留时间应在规定值的 ±5% 之内。规定值为 0.427(峰 1)、0.713（峰 2）、0.888（峰 3）、1.000［峰 4（S）］、1.105（峰 5）、1.122（峰 6）、1.675（峰 7）、1.741（峰 8）、1.765（峰 9）、1.799（峰 10）、1.866（峰 11）、1.888（峰 12）、2.572（峰 13），见图 6-32。

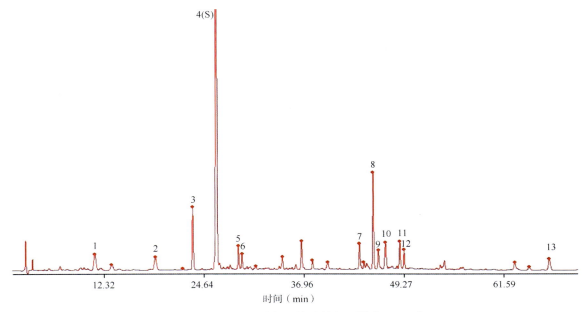

图 6-32　炒栀子候选标准饮片特征图谱（254nm）

峰 3：京尼平龙胆双糖苷；峰 4（S）：京尼平苷

供试品特征图谱在 330nm 波长下应有 12 个特征峰，以 9 号峰为参照峰（S），计算各特征峰的相对保留时间，其相对保留时间应在规定值的 ±5% 之内。规定值为 0.451（峰 1）、0.531（峰 2）、0.751（峰 3）、0.898（峰 4）、0.909（峰 5）、0.933（峰 6）、0.946（峰 7）、0.963（峰 8）、1.000［峰 9（S）］、1.291（峰 10）、1.327（峰 11）、1.378（峰 12），见图 6-33。

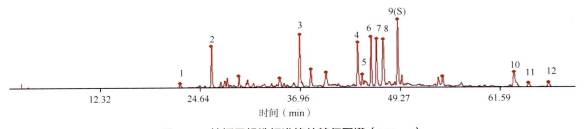

图 6-33　炒栀子候选标准饮片特征图谱（330nm）

峰 2：绿原酸

供试品特征图谱在 440nm 波长下应有 8 个特征峰，以 4 号峰为参照峰（S），计算各特征峰的相对保留时间，其相对保留时间应在规定值的 ±5% 之内。规定值为 0.922（峰 1）、0.941（峰 2）、0.971（峰 3）、1.000［峰 4（S）］、1.101（峰 5）、1.277（峰 6）、1.312（峰 7）、1.362（峰 8），见图 6-34。

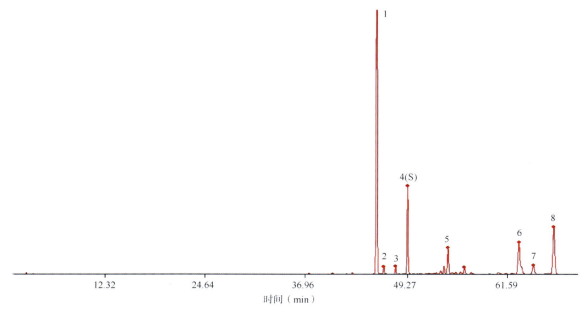

图 6-34　炒栀子候选标准饮片特征图谱（440nm）

峰 1：西红花苷 -1；峰 4（S）：西红花苷 -2；峰 5：西红花苷 -3；峰 8：西红花酸

【检查】

水分　不得过 6.0%[《中国药典》（2015 年版）通则 0832 第二法]。

总灰分　不得过 5.5%[《中国药典》（2015 年版）通则 2302]。

【浸出物】　照"浸出物测定法"[《中国药典》（2015 年版）通则 2201]项下的热浸法测定，用水作溶剂，不得少于 7.5%；用 95% 乙醇作溶剂，不得少于 15.5%。

【含量测定】　照高效液相色谱法[《中国药典》（2015 年版）通则 0512]测定。

（1）环烯醚萜苷类及绿原酸

色谱条件与系统适用性试验　以十八烷基硅烷键合硅胶为填充剂；以甲醇 – 乙腈（9∶1）为流动相 A，以 0.3% 甲酸为流动相 B，进行梯度洗脱（表 6-20）；检测波长 254nm、330nm。理论板数按京尼平苷峰计算应不低于 7000。

表 6-20　炒栀子候选标准饮片含量测定流动相梯度

时间（min）	流动相 A（%）	流动相 B（%）
0～10	10	90
10～17	10→17	90→83
17～27	17→20	83→80
27～37	20→25	80→75
37～52	25→29.5	75→70.5

对照品溶液的制备　精密称取栀子京尼平龙胆双糖苷、京尼平苷、绿原酸对照品各适量，加甲醇制成各成分浓度分别为 0.2220μg/μL、0.3796μg/μL、0.2232μg/μL 的对照品溶液。

供试品溶液的制备　精密称取本品 0.25g，加入甲醇 10mL，密塞，称定重量，超声提取 30min，放冷，密塞，再称定重量，用甲醇补足减失的重量，摇匀，滤过，取续滤液过微孔滤膜（0.45μm）即得。

测定法　分别精密吸取对照品溶液与供试品溶液各 10μL，注入液相色谱仪，测定，即得。

本品以干燥品计算，含京尼平苷（$C_{16}H_{22}O_{10}$）不得少于 4.50%，京尼平龙胆双糖苷（$C_{23}H_{34}O_{15}$）不得少于 0.55%，上述两种成分总量不得少于 5.00%；含绿原酸（$C_{16}H_{18}O_9$）不得少于 0.01%。

（2）二萜色素类成分

色谱条件与系统适用性试验　以十八烷基硅烷键合硅胶为填充剂；以甲醇（A）-0.3% 甲酸（B）为流动相，进行梯度洗脱（表 6-21）。检测波长 440nm；流速 1.0mL/min；柱温 35℃。

表 6-21　炒栀子候选标准饮片含量测定流动相梯度

时间（min）	流动相 A（%）	流动相 B（%）
0～20	40→90	60→10
20～25	90	10

对照品溶液的制备　精密称取栀子西红花苷 -1、西红花苷 -2、西红花苷 -3、西红花酸对照品各适量，加甲醇制成各成分浓度分别为 0.125 60μg/μL、0.135 20μg/μL、0.086 60μg/μL、0.064 48μg/μL 的混合对照品溶液。

供试品溶液的制备　精密称取本品 0.5g，加入甲醇 10mL，密塞，称定重量，超声提取 30min，放冷，密塞，再称定重量，用甲醇补足减失的重量，摇匀，滤过，取续滤液过微孔滤膜（0.45μm）即得。

测定法　分别精密吸取对照品溶液与供试品溶液各 10μL，注入液相色谱仪，测定，即得。

本品以干燥品计算，含西红花苷 -1（$C_{44}H_{64}O_{24}$）不得少于 0.80%、西红花苷 -2（$C_{38}H_{54}O_{19}$）不得少于 0.20%、西红花苷 -3（$C_{32}H_{45}O_{14}$）不得少于 0.15%，上述三种成分总量不得少于 1.10%。

第七节　焦　栀　子

一、原料药材采集加工技术规范

参见"第六章 第五节 栀子"项下相应内容。

二、原形饮片炮制工艺技术规范

1　概述

品名：焦栀子。

外观：不规则的碎块。表面焦褐色或焦黑色。果皮内表面棕色，种子表面黄棕色或棕褐色。气微，味微酸而苦。

2 来源

本品为茜草科植物栀子 *Gardenia jasminoides* Ellis 的干燥成熟果实经炮制加工后制成的饮片。

3 原料药材产地

全国大部分地区都有栽培，集中分布在华东、西南、中南等地区，如贵州、浙江、江苏、江西、福建、湖北、湖南、四川和陕西南部等地。湖南省为其道地产区。

4 生产依据

依据《中国药典》（2015 年版）炮制通则和《北京市中药饮片炮制规范》（2008 年版）炮制加工焦栀子饮片。

5 主要设备

滚筒燃气炒药机、中药饮片包装机。

6 工艺流程（图 6-35）

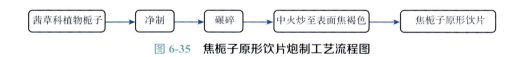

图 6-35 焦栀子原形饮片炮制工艺流程图

7 炮制工艺操作要求及关键参数

取栀子原料药材，去净杂质，碾碎，置热锅内，用中火炒至表面黄色，即得焦栀子原形饮片。

8 包装规格

按照常规包装规格进行包装，即 1kg/ 袋；包装材料为聚乙烯塑料薄膜（GB-4456，GB-12056）。

9 贮存及注意事项

阴凉、干燥处保存。

10　原形饮片质量标准

焦栀子　*Jiaozhizi*

GARDENIAE FRUCTUS PRAEPARATUS

【原料药材】　茜草科植物栀子 *Gardenia jasminoides* Ellis 的干燥成熟果实。

【炮制】　取栀子原料药材，洗净，去除杂质，碾碎，置热锅内，用中火炒至表面焦褐色或焦黑色。果皮内表面和种子表面黄棕色或棕褐色，取出，放凉。

【性状】　不规则的碎块，表面焦褐色或焦黑色。薄而脆，果皮内表面棕色，种子表面黄棕色或棕褐色。气微，味微酸而苦。

【鉴别】

（1）显微鉴别　镜下可见纤维细长，有序排列，呈深黄色。

（2）薄层鉴别　同"栀子原形饮片质量标准"项下相应内容。

（3）特征图谱　同"栀子原形饮片质量标准"项下相应内容。

焦栀子原形饮片特征图谱在 254nm 波长下，应检测到 8 个特征峰。以 2 号峰为参照峰（S），计算各特征峰的相对保留时间，其相对保留时间应在规定值的 ±5% 之内。规定值为 0.888（峰 1）、1.000〔峰 2（S）〕、1.105（峰 3）、1.122（峰 4）、1.675（峰 5）、1.741（峰 6）、1.866（峰 7）、2.572（峰 8），见图 6-36。

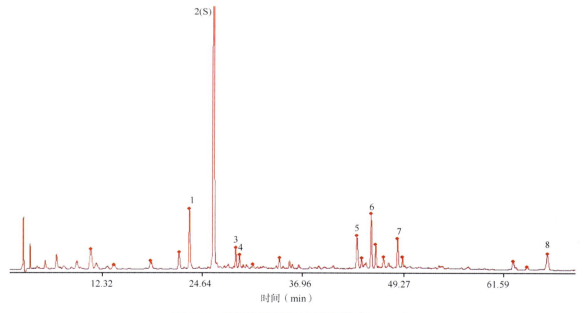

图 6-36　焦栀子原形饮片特征图谱（254nm）

峰 1：京尼平龙胆双糖苷；峰 2（S）：京尼平苷

供试品特征图谱在 330nm 波长下应有 8 个特征峰，以 7 号峰为参照峰（S），计算各特征峰的相对保留时间，其相对保留时间应在规定值的 ±5% 之内。规定值为 0.451（峰 1）、0.898（峰 2）、0.909（峰 3）、0.933（峰 4）、0.946（峰 5）、0.963（峰 6）、1.000〔峰 7（S）〕、1.378（峰 8），见图 6-37。

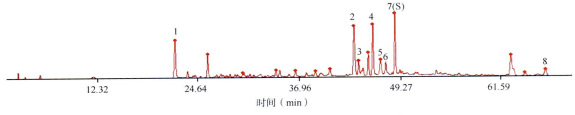

图 6-37　焦栀子原形饮片特征图谱（330nm）

供试品特征图谱在 440nm 波长下应有 2 个特征峰，以 2 号峰为参照峰（S），计算各特征峰的相对保留时间，其相对保留时间应在规定值的 ±5% 之内。规定值为 0.667（峰 1）、1.000［峰 2（S）］，见图 6-38。

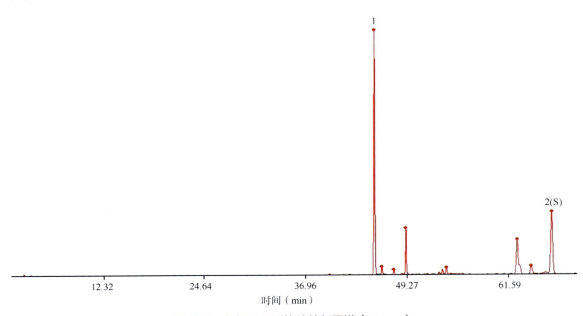

图 6-38　焦栀子原形饮片特征图谱（440nm）
峰 1：西红花苷 -1；峰 2（S）：西红花酸

【检查】
　水分　不得过 6.0%［《中国药典》（2015 年版）通则 0832 第二法］。
　总灰分　不得过 6.5%［《中国药典》（2015 年版）通则 2302］。
【浸出物】　照 "浸出物测定法"［《中国药典》（2015 年版）通则 2201］项下的热浸法测定，用水作溶剂，不得少于 8.5%；用 95% 乙醇作溶剂，不得少于 15.0%。
【含量测定】　同 "栀子原形饮片质量标准" 项下相应内容。

本品以干燥品计算，含京尼平苷（$C_{16}H_{22}O_{10}$）不得少于 3.40%、京尼平龙胆双糖苷（$C_{23}H_{34}O_{15}$）不得少于 0.50%，上述两种成分总量不得少于 3.90%；含绿原酸（$C_{16}H_{18}O_9$）不得少于 0.01%。

本品以干燥品计算，含西红花苷 -1（$C_{44}H_{64}O_{24}$）不得少于 0.39%、西红花苷 -2（$C_{38}H_{54}O_{19}$）不得少于 0.10%、西红花苷 -3（$C_{32}H_{45}O_{14}$）不得少于 0.19%、西红花酸不得少于 0.03%，上述四种成分总量不得少于 0.65%。

三、候选标准饮片均匀化、包装及贮存技术规范

1　概述

名称：焦栀子。

外观：焦褐色或焦黑色粉末，气微，味微酸而苦。

粒度：60 目。

均匀化方法：粉碎机粉碎，再以搅拌混合机混合均匀。

2　主要设备

吸尘式粉碎机、槽形混合机、包装机。

3　均匀化操作要求及关键参数

将焦栀子原形饮片置吸尘式粉碎机中；粉碎 10min（3500r/min），过 60 目筛。粉末置槽形混合机中，混合 30min（24r/min），至候选标准饮片混合均匀。

4　包装操作要求及关键参数

采用瓶装和真空袋装两种规格，每种规格分别设置 200g 和 10g 两种装量。真空袋装材料为尼龙高压聚乙烯复合薄膜（GB-12025，YY-0236），200g 瓶装材料为 PET 塑料密封罐，10g 瓶装材料为亚克力透明包装瓶。

5　贮存操作要求

置阴凉、通风、干燥处贮存。保质期暂定 3 年。

6　候选标准饮片质量标准

焦栀子　**Jiaozhizi**

GARDENIAE FRUCTUS PRAEPARATUS

【原料药材】　茜草科植物栀子 *Gardenia jasminoides* Ellis 的干燥成熟果实。

【采集加工】　9～11 月份果实成熟呈红黄色时采收，除去果梗和杂质，蒸至上气或置沸水中略烫，取出，干燥。

【炮制】　取栀子原料药材，洗净，去除杂质，碾碎，置热锅内，用中火炒至表面焦褐色或焦黑色。果皮内表面和种子表面黄棕色或棕褐色，取出，放凉。

【均匀化】　将焦栀子原形饮片置粉碎机内，粉碎过 60 目筛，混合均匀后包装。

【性状】　焦褐色或焦黑色粉末，气微，味微酸而苦。

【鉴别】

（1）显微鉴别 本品粉末焦黑色。焦栀子纤维细长，有序排列，呈深黄色。

（2）薄层鉴别 取本品 1g，加 50% 甲醇 10mL，超声处理 40min，滤过，取滤液作为供试品溶液。另取栀子对照药材 1g，同法制成对照药材溶液。再取京尼平苷、京尼平龙胆双糖苷对照品，分别加甲醇制成每毫升含 0.4mg、0.2mg 的溶液，作为对照品溶液。照薄层色谱法（附录Ⅵ B）试验，吸取上述三种溶液各 2μL，分别点于同一硅胶 G 薄层板上，以乙酸乙酯 – 丙酮 – 甲酸 – 水（5：5：1：1）为展开剂，展开，取出，晾干。供试品色谱中，在与对照药材色谱相应的位置上，显相同颜色的黄色斑点；再喷以 10% 硫酸乙醇溶液，在 110℃加热至斑点显色清晰。供试品色谱中，在与对照药材色谱和对照品色谱相应的位置上，显相同颜色的斑点。

（3）特征图谱 照高效液相色谱法［《中国药典》（2015 年版）通则 0512］测定。

色谱条件与系统适用性试验 以十八烷基硅烷键合硅胶为填充剂；以乙腈为流动相 A，以 0.3% 甲酸水溶液为流动相 B，进行梯度洗脱（表 6-22）；检测波长 254nm、330nm、440nm。理论板数按京尼平苷峰计算应不低于 7000。

表 6-22 焦栀子候选标准饮片特征图谱流动相梯度

时间（min）	流动相 A（%）	流动相 B（%）
0～10	6	94
10～18	6→12	94→88
18～25	12→17	88→83
25～35	17→20	83→80
35～45	20→27	80→73
45～65	27→32	73→68
65～70	32→36	68→64
70～75	36→86	64→14

对照品溶液的制备 取栀子京尼平龙胆双糖苷、京尼平苷、绿原酸、西红花苷 -1、西红花苷 -2、西红花苷 -3、西红花酸对照品各适量，精密称定，分别加甲醇制成浓度分别为 0.222 00μg/μL、0.379 60μg/μL、0.223 20μg/μL、0.125 60μg/μL、0.135 20μg/μL、0.086 60μg/μL、0.064 48μg/μL 的溶液，作为对照品溶液。

供试品溶液的制备 精密称取本品 0.5g，加入甲醇 10mL，密塞，称定重量，超声提取 30min，放冷，密塞，再称定重量，用甲醇补足减失的重量，摇匀，滤过，取续滤液过微孔滤膜（0.45μm）即得。

测定法 分别精密吸取对照品溶液与供试品溶液各 10μL，注入液相色谱仪，测定，即得。

焦栀子候选标准饮片特征图谱在 254nm 波长下，应检测到 8 个特征峰。以 2 号峰为参照峰（S），计算各特征峰的相对保留时间，其相对保留时间应在规定值的 ±5% 之内。规定值为 0.888（峰 1）、1.000［峰 2（S）］、1.105（峰 3）、1.122（峰 4）、1.675（峰 5）、1.741（峰 6）、1.866（峰 7）、2.572（峰 8），见图 6-39。

供试品特征图谱在 330nm 波长下应有 8 个特征峰，以 7 号峰为参照峰（S），计算各特征峰的相对保留时间，其相对保留时间应在规定值的 ±5% 之内。规定值为 0.451（峰 1）、0.898（峰 2）、0.909（峰 3）、0.933（峰 4）、0.946（峰 5）、0.963（峰 6）、1.000［峰 7（S）］、1.378（峰 8），见图 6-40。

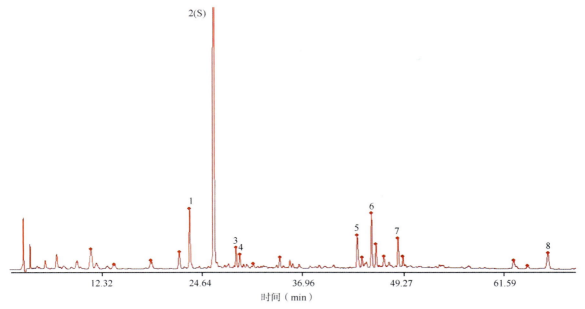

图 6-39　焦栀子候选标准饮片特征图谱（254nm）

峰 1：京尼平-龙胆双糖苷；峰 2（S）：京尼平苷

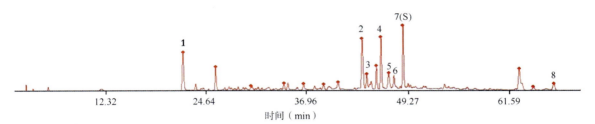

图 6-40　焦栀子候选标准饮片特征图谱（330nm）

供试品特征图谱在 440nm 波长下应有 2 个特征峰，以 2 号峰为参照峰（S），计算各特征峰的相对保留时间，其相对保留时间应在规定值的 ±5% 之内。规定值为 0.667（峰 1）、1.000［峰 2（S）］，见图 6-41。

【检查】

水分　不得过 6.0%［《中国药典》（2015 年版）通则 0832 第二法］。

总灰分　不得过 6.5%［《中国药典》（2015 年版）通则 2302］。

【浸出物】　照"浸出物测定法"［《中国药典》（2015 年版）通则 2201］项下的热浸法测定，用水作溶剂，不得少于 8.5%；用 95% 乙醇作溶剂，不得少于 15.0%。

【含量测定】　照高效液相色谱法［《中国药典》（2015 年版）通则 0512］测定。

（1）环烯醚萜苷类、绿原酸

色谱条件与系统适用性试验　以十八烷基硅烷键合硅胶为填充剂；以甲醇 – 乙腈（9：1）为流动相 A，以 0.3% 甲酸为流动相 B，进行梯度洗脱（表 6-23）；检测波长 254nm、330nm。理论板数按京尼平苷峰计算应不低于 7000。

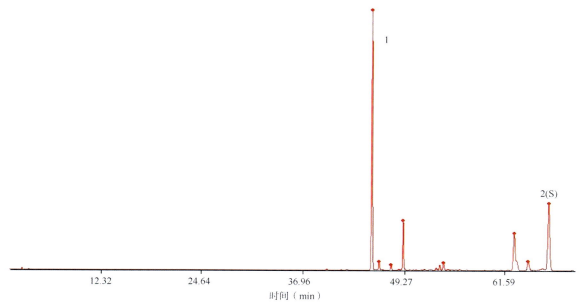

图 6-41　焦栀子候选标准饮片特征图谱（440nm）

峰 1：西红花苷 -1；峰 2（S）：西红花酸

表 6-23　焦栀子候选标准饮片含量测定流动相梯度

时间（min）	流动相 A（%）	流动相 B（%）
0 ～ 10	10	90
10 ～ 17	10 → 17	90 → 83
17 ～ 27	17 → 20	83 → 80
27 ～ 37	20 → 25	80 → 75
37 ～ 52	25 → 29.5	75 → 70.5

　　对照品溶液的制备　精密称取栀子京尼平龙胆双糖苷、京尼平苷、绿原酸对照品各适量，加甲醇制成各成分浓度分别为 0.2220μg/μL、0.3796μg/μL、0.2232μg/μL 的对照品溶液。

　　供试品溶液的制备　精密称取本品 0.25g，加入甲醇 10mL，密塞，称定重量，超声提取 30min，放冷，密塞，再称定重量，用甲醇补足减失的重量，摇匀，滤过，取续滤液过微孔滤膜（0.45μm）即得。

　　测定法　分别精密吸取对照品溶液与供试品溶液各 10μL，注入液相色谱仪，测定，即得。

　　本品以干燥品计算，含京尼平苷（$C_{16}H_{22}O_{10}$）不得少于 3.20%，京尼平龙胆双糖苷（$C_{23}H_{34}O_{15}$）不得少于 0.45%，上述两种成分总量不得少于 3.75%；含绿原酸（$C_{16}H_{18}O_9$）不得少于 0.01%。

　　（2）二萜色素类成分

　　色谱条件与系统适用性试验　以十八烷基硅烷键合硅胶为填充剂；以甲醇（A）-0.3% 甲酸（B）为流动相，进行梯度洗脱（表 6-24）。检测波长 440nm；流速 1.0mL/min；柱温 35℃。

表 6-24　焦栀子候选标准饮片含量测定流动相梯度

时间（min）	流动相 A（%）	流动相 B（%）
0 ～ 20	40 → 90	60 → 10
20 ～ 25	90	10

　　对照品溶液的制备　精密称取栀子西红花苷 -1、西红花苷 -2、西红花苷 -3、西红花酸对照品各适量，加甲醇制成各成分浓度分别为 0.125 60μg/μL、0.135 20μg/μL、0.086 60μg/μL、0.064 48μg/μL 的混合对照品溶液。

　　供试品溶液的制备　精密称取本品 0.5g，加入甲醇 10mL，密塞，称定重量，超声提取 30min，放冷，密塞，再称定重量，用甲醇补足减失的重量，摇匀，滤过，取续滤液过微孔滤膜（0.45μm）即得。

　　测定法　分别精密吸取对照品溶液与供试品溶液各 10μL，注入液相色谱仪，测定，即得。

　　本品以干燥品计算，含西红花苷 -1（$C_{44}H_{64}O_{24}$）不得少于 0.38%、西红花苷 -2（$C_{38}H_{54}O_{19}$）不得少于 0.10%、西红花苷 -3（$C_{32}H_{45}O_{14}$）不得少于 0.18%、西红花酸不得少于 0.03%，上述四种成分总量不得少于 0.65%。

第八节　乌　　梅

一、原料药材采集加工技术规范

1　概述

名称：乌梅。
采集时间：2015 年 6 月。
采集地点：浙江长兴。
生长年限：5 年。

2　基原

本品为蔷薇科植物梅 *Prunus mume*（Sieb.）Sieb. et Zucc. 的干燥近成熟果实。

3　原料药材产地

主产于浙江长兴。

4　采集及加工依据

按照《中国药典》（2015 年版）采集加工。

5　主要设备

焙炕。

6 工艺流程（图 6-42）

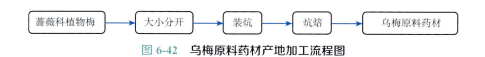

图 6-42 乌梅原料药材产地加工流程图

7 加工工艺操作要求及关键参数

蔷薇科植物梅，一般在 5 ～ 6 月份，当梅果约八成熟时（果色由青绿转青黄色）即可采摘，将采摘的青梅按大、小分开，洗净，分别放入备好的焙炕中，炕焙温度保持在 40℃左右；炕焙 2 ～ 3 天，炕焙至约六成干时翻动，当颜色呈褐黄，再焖 2 ～ 3 天，皱皮变成玄色，即得。

8 贮存及注意事项

置阴凉、干燥处，防潮。

9 原料药材质量标准

乌梅　**Wumei**

MUME FRUCTUS

【基原】、【采集加工】、【性状】　同《中国药典》（2015 年版）"乌梅"项下相应内容。

【鉴别】

（1）显微鉴别　同《中国药典》（2015 年版）"乌梅"项下相应内容。

（2）薄层鉴别　同《中国药典》（2015 年版）"乌梅"项下相应内容。

（3）特征图谱　照高效液相色谱法［《中国药典》（2015 年版）通则 0512］测定。

色谱条件与系统适用性试验　以 Venusil XBP C_{18} 色谱柱（4.6mm×250mm×5μm）；以乙腈 -0.5% 磷酸二氢铵溶液（3 ∶ 97）（磷酸调 pH 至 3.0）为流动相；流速 1.0mL/min；柱温 25℃；检测波长为 210nm。理论板数按枸橼酸峰计算应不低于 7000。

对照品溶液的制备　精密称取苹果酸对照品适量，加水制成浓度为 1.00mg/mL 的对照品溶液。精密称取枸橼酸对照品适量，加水制成浓度为 0.50mg/mL 的对照品溶液。精密称取没食子酸对照品适量，加水制成浓度为 0.05mg/mL 的对照品溶液。

供试品溶液的制备　取样品最粗粉约 0.2g，精密称定，精密加入水 50mL 称定重量，加热回流，保持微沸 1h，放冷，再称定重量，用水补足减失的重量，摇匀，离心，取上清液用微孔滤膜（0.45μm）滤过，即得供试品溶液。

测定法　精密吸取对照品溶液 5μL、供试品溶液 10μL 进样，测定。

供试品特征图谱中应有 6 个峰，乌梅原料药材特征图谱为 1 个主峰及 5 个指纹峰。以参照峰（S）计算各特征峰的相对保留时间，其相对保留时间应在规定值的 ±5% 之内。规定值为 0.774（峰 1）、0.861（峰 2）、0.950（峰 3）、1.000［峰 4（S）］、1.786（峰 5）、2.671（峰 6），见图 6-43。

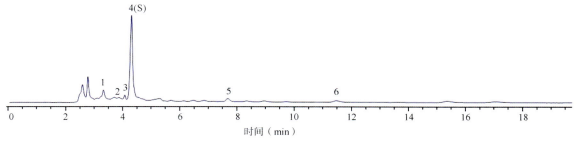

图 6-43　乌梅原料药材特征图谱

峰 1：苹果酸；峰 4（S）：枸橼酸；峰 6：没食子酸

【检查】

水分　不得过 9.5%[《中国药典》（2015 年版）通则 0832 第二法]。

总灰分　不得过 4.0%[《中国药典》（2015 年版）通则 2302]。

【浸出物】　同《中国药典》（2015 年版）"乌梅"项下相应内容。

【含量测定】　同《中国药典》（2015 年版）"乌梅"项下相应内容。

本品按干燥品计算，含枸橼酸（$C_6H_8O_7$）不得少于 27.0%。

二、原形饮片炮制工艺技术规范

1　概述

品名：乌梅。

外观：类球形或扁球形，直径 1.5 ～ 3cm。表面乌黑色或棕黑色，皱缩不平，基部有圆形果梗痕。果核坚硬，椭圆形，棕黄色，表面有凹点；种子扁卵形，淡黄色。气微，味极酸。

规格：类球形或扁球形（直径 1.5 ～ 3cm）。

2　来源

本品为蔷薇科植物梅 *Prunus mume*（Sieb.）Sieb. et Zucc. 的干燥近成熟果实。

3　原料药材产地

主产于浙江长兴。

4　生产依据

依据《中国药典》（2015 年版）炮制加工乌梅饮片。

5　主要设备

平面式振动筛、炒药机。

6　工艺流程（图 6-44）

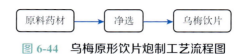

图 6-44　乌梅原形饮片炮制工艺流程图

7　炮制工艺操作要求及关键参数

取乌梅原药材，净选，即得乌梅饮片。

8　包装规格

按照常规包装规格进行包装，即 1kg/ 袋；包装材料为聚乙烯塑料薄膜（GB-4456，GB-12056）。

9　贮存及注意事项

置阴凉、干燥处，防潮。

10　原形饮片质量标准

乌梅　Wumei
MUME FRUCTUS

【原料药材】　蔷薇科植物梅 *Prunus mume*（Sieb.）Sieb. et Zucc. 的干燥近成熟果实。

【炮制】　除去杂质，洗净，干燥。

【性状】　类球形或扁球形，直径 1.5 ～ 3cm。表面乌黑色或棕黑色，皱缩不平，基部有圆形果梗痕。果核坚硬，椭圆形，棕黄色，表面有凹点；种子扁卵形，淡黄色。气微，味极酸。

【鉴别】

（1）显微鉴别　同"乌梅原料药材质量标准"项下相应内容。

（2）薄层鉴别　同"乌梅原料药材质量标准"项下相应内容。

（3）特征图谱　同"乌梅原料药材质量标准"项下相应内容。

乌梅原形饮片供试品特征图谱中应有 6 个特征峰，以参照峰（S）计算各特征峰的相对保留时间，其相对保留时间应在规定值的 ±5% 之内。规定值为 0.778（峰 1）、0.886（峰 2）、0.959（峰 3）、1.000 [峰 4（S）]、1.790（峰 5）、2.696（峰 6），见图 6-45。

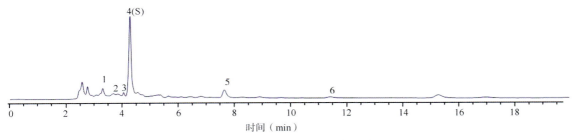

图 6-45　乌梅原形饮片特征图谱

峰 1：苹果酸；峰 4（S）：枸橼酸；峰 6：没食子酸

【检查】

水分　不得过 9.5%[《中国药典》（2015 年版）通则 0832 第二法]。

总灰分　不得过 3.5%[《中国药典》（2015 年版）通则 2302]。

【浸出物】　照"水溶性浸出物测定法"[《中国药典》（2015 年版）通则 2201] 项下的热浸法测定，用水作溶剂，不得少于 35.0%。

【含量测定】　同"乌梅原料药材质量标准"项下相应内容。

三、候选标准饮片均匀化、包装及贮存技术规范

1　概述

名称：乌梅。

外观：粉末状，红棕色。气微，味极酸。

粒度：60 目。

均匀化方法：采用流水式粉碎机粉碎。

2　主要设备

流水式粉碎机。

3　均匀化操作要求及关键参数

将乌梅原形饮片置流水式粉碎机中，固定转速为 2840r/min，放置 60 目筛对乌梅饮片进行粉碎。

4　包装操作要求及关键参数

按照常规包装规格进行包装，即 1kg/ 袋；包装材料为聚乙烯塑料薄膜（GB-4456，GB-12056）。

5 贮存操作要求

置阴凉、通风、干燥处贮存。保质期暂定 2 年。

6 候选标准饮片质量标准

乌梅 Wumei

MUME FRUCTUS

【原料药材】 蔷薇科植物梅 *Prunus mume*（Sieb.）Sieb. et Zucc. 的干燥近成熟果实。

【采集加工】 夏季果实近成熟时采收，低温烘干后闷至色变黑。

【炮制】 除去杂质，洗净，干燥。

【均匀化】 将乌梅饮片置粉碎机内，粉碎过 60 目筛，搅拌混合均匀后包装。

【性状】 红棕色粉末。气微，味极酸。

【鉴别】

（1）显微鉴别 内果皮石细胞极多，单个散在或数个成群，几乎无色或淡绿黄色，类多角形、类圆形或长圆形，直径 10～72μm，壁厚，孔沟细密，常内含红棕色物。非腺毛单细胞，稍弯曲或作钩状，胞腔多含黄棕色物。种皮石细胞棕黄色或棕红色，侧面观呈贝壳形、盔帽形或类长方形，底部较宽，外壁呈半月形或圆拱形，层纹细密。果皮表皮细胞淡黄棕色，表面观类多角形，壁稍厚，非腺毛或毛茸脱落后的痕迹多见。

（2）薄层鉴别 取本品粉末 5g，加甲醇 30mL，超声处理 30min，滤过，滤液蒸干，残渣加水 20mL 使溶解，加乙醚振摇提取 2 次，每次 20mL，合并乙醚液，蒸干，残渣用石油醚（30～60℃）浸泡 2 次，每次 15mL（浸泡约 2min），倾去石油醚，残渣加无水乙醇 2mL 使溶解，作为供试品溶液。另取乌梅对照药材 5g，同法制成对照药材溶液。再取熊果酸对照品，加无水乙醇制成每毫升含 0.5mg 的溶液，作为对照品溶液。照薄层色谱法（通则 0502）试验，吸取上述三种溶液各 1～2μL，分别点于同一硅胶 G 薄层板上，以环己烷-三氯甲烷-乙酸乙酯-甲酸（20：5：8：0.1）为展开剂，展开，取出，晾干，喷以 10% 硫酸乙醇溶液，在 105℃加热至斑点显色清晰。供试品色谱中，在与对照药材色谱和对照品色谱相应的位置上，显相同颜色的斑点。

（3）特征图谱 照高效液相色谱法[《中国药典》（2015 年版）通则 0512]测定。

色谱条件与系统适用性试验 基于《中国药典》（2015 年版）乌梅及含量测定色谱条件，Venusil XBP C_{18} 色谱柱（4.6mm×250mm×5μm）；以乙腈-0.5% 磷酸二氢铵溶液（3：97）（磷酸调 pH 至 3.0）为流动相；流速 1.0mL/min；柱温 25℃；检测波长为 210nm。理论板数按枸橼酸峰计算应不低于 7000。

对照品溶液的制备 精密称取苹果酸对照品适量，加水制成浓度为 1.00mg/mL 的对照品溶液。精密称取枸橼酸对照品适量，加水制成浓度为 0.50mg/mL 的对照品溶液。精密称取没食子酸对照品适量，加水制成浓度为 0.05mg/mL 的对照品溶液。

供试品溶液的制备 取样品粉末约 0.2g，精密称定，精密加入水 50mL 称定重量，加热回流，保持微沸 1h，放冷，再称定重量，用水补足减失的重量，摇匀，离心，取上清液用微孔滤膜（0.45μm）

滤过。即得。

测定法　精密吸取对照品溶液和供试品溶液各 10μL 进样，测定，即得。

乌梅供试品特征图谱中应有 6 个特征峰，以参照峰（S）计算各特征峰的相对保留时间，其相对保留时间应在规定值的 ±5% 之内。规定值为 0.778（峰1）、0.886（峰2）、0.959（峰3）、1.000[峰4（S）]、1.790（峰5）、2.696（峰6），见图 6-46。

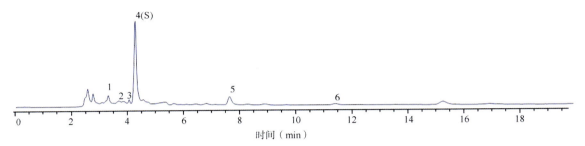

图 6-46　乌梅候选标准饮片特征图谱

峰 1：苹果酸；峰 4（S）：枸橼酸；峰 6：没食子酸

【检查】

水分　不得过 10.5%[《中国药典》（2015 年版）通则 0832 第二法]。

总灰分　不得过 4.0%[《中国药典》（2015 年版）通则 2302]。

【浸出物】　照"水溶性浸出物测定法"[《中国药典》（2015 年版）通则 2201]项下的热浸法测定，用水作溶剂，不得少于 36.0%。

【含量测定】　照高效液相色谱法[《中国药典》（2015 年版）通则 0512]测定。

色谱条件与系统适用性试验　以十八烷基硅烷键合硅胶为填充剂；以乙腈 -0.5% 磷酸二氢铵溶液（3 : 97）（磷酸调 pH 至 3.0）为流动相；检测波长为 210nm。理论板数按枸橼酸峰计算应不低于 7000。

对照品溶液的制备　取枸橼酸对照品适量，精密称定，加水制成每毫升含 0.5mg 的溶液，即得。

供试品溶液的制备　取供试品粉末约 0.2g，精密称定，精密加入水 50mL，称定重量，加热回流 1h，放冷，再称定重量，用水补足减失的重量，摇匀，离心，取上清液，即得。

测定法　分别精密吸取对照品溶液 5μL 与供试品溶液 10μL，注入液相色谱仪，测定，即得。

本品按干燥品计算，含枸橼酸（$C_6H_8O_7$）不得少于 25.0%。

第九节　乌　梅　炭

一、原料药材采集加工技术规范

参见"第六章 第八节 乌梅"项下相应内容。

二、原形饮片炮制工艺技术规范

1　概述

品名：乌梅炭。

外观：类球形或扁球形，直径 1.5 ～ 3cm。皮肉鼓起，表面焦黑色，皱缩不平，基部有圆形果梗痕。果核坚硬，椭圆形，棕黄色，表面有凹点；种子扁卵形，淡黄色。气微，味酸略有苦味。

规格：类球形或扁球形（直径 1.5 ～ 3cm）。

2　来源

本品为蔷薇科植物梅 *Prunus mume*（Sieb.）Sieb. et Zucc. 的干燥近成熟果实经炮制加工后制成的饮片。

3　原料药材产地

主产于浙江长兴。

4　生产依据

依据《中国药典》（2015 年版）炮制加工乌梅饮片。

5　主要设备

平面式振动筛。

6　工艺流程（图 6-47）

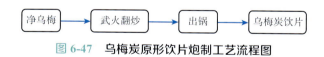

图 6-47　乌梅炭原形饮片炮制工艺流程图

7　炮制工艺操作要求及关键参数

取净乌梅，置炒制容器内，用武火翻炒（温度 150 ～ 200℃）。炒至皮肉鼓起，表面呈焦黑色，出锅，得到乌梅炭饮片。

8　包装规格

按照常规包装规格进行包装，即 1kg/袋；包装材料为聚乙烯塑料薄膜（GB-4456，GB-12056）。

9　贮存及注意事项

置阴凉、干燥处，防潮。

10　原形饮片质量标准

乌梅炭　Wumeitan

【原料药材】　蔷薇科植物梅 *Prunus mume*（Sieb.）Sieb. et Zucc. 的干燥近成熟果实。

【炮制】　取净乌梅，照炒炭法（通则 0213）炒至皮肉鼓起。

【性状】　类球形或扁球形，直径 1.5～3cm。皮肉鼓起，表面焦黑色，皱缩不平，基部有圆形果梗痕。果核坚硬，椭圆形，棕黄色，表面有凹点；种子扁卵形，淡黄色。气微，味酸、略有苦味。

【鉴别】

（1）显微鉴别　同"乌梅原形饮片质量标准"项下相应内容。

（2）薄层鉴别　同"乌梅原形饮片质量标准"项下相应内容。

（3）特征图谱　同"乌梅原形饮片质量标准"项下相应内容。

乌梅炭供试品特征图谱中应有 8 个特征峰，以参照峰（S）计算各特征峰的相对保留时间，其相对保留时间应在规定值的 ±5% 之内。规定值为 0.781（峰 1）、0.886（峰 2）、1.000[峰 3（S）]、1.068（峰 4）、1.124（峰 5）、1.800（峰 6）、2.716（峰 7）、3.614（峰 8），见图 6-48。

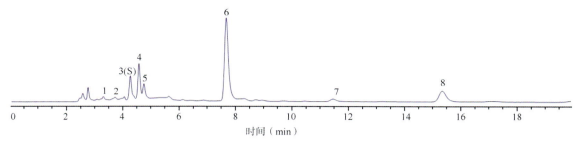

图 6-48　乌梅炭原形饮片特征图谱

峰 1：苹果酸；峰 3（S）：枸橼酸；峰 7：没食子酸

【检查】

水分　不得过 5.0%[《中国药典》（2015 年版）通则 0832 第二法]。

总灰分　不得过 3.5%[《中国药典》（2015 年版）通则 2302]。

【浸出物】　照"水溶性浸出物测定法"[《中国药典》（2015 年版）通则 2201]项下的热浸法测定，用水作溶剂，不得少于 24.0%。

【含量测定】　同"乌梅原形饮片质量标准"项下相应内容。

本品按干燥品计算，含枸橼酸（$C_6H_8O_7$）不得少于 9.30%。

三、候选标准饮片均匀化、包装及贮存技术规范

1　概述

名称：乌梅炭。

外观：粉末状，黑褐色。气微，味极酸。

粒度：60 目。

均匀化方法：采用流水式粉碎机进行粉碎。

2　主要设备

流水式粉碎机。

3　均匀化操作要求及关键参数

将乌梅原形饮片置流水式粉碎机中，固定转速为 2840r/min，放置 60 目筛对乌梅炭饮片进行粉碎。

4　包装操作要求及关键参数

按照常规包装规格进行包装，即 1kg/ 袋；包装材料为聚乙烯塑料薄膜（GB-4456，GB-12056）。

5　贮存操作要求

置阴凉、通风、干燥处贮存。保质期暂定 2 年。

6　候选标准饮片质量标准

乌梅炭　**Wumeitan**

【原料药材】　蔷薇科植物梅 *Prunus mume*（Sieb.）Sieb. et Zucc. 的干燥近成熟果实。

【采集加工】　夏季果实近成熟时采收，低温烘干后闷至色变黑。

【炮制】　取净乌梅，照炒炭法（通则 0213）炒至皮肉鼓起。

【均匀化】　将乌梅炭饮片粉碎过 60 目筛，搅拌混合均匀后包装。

【性状】　黑褐色粉末。味酸、略有苦味。

【鉴别】

（1）显微鉴别　内果皮石细胞极多，单个散在或数个成群，几无色或淡绿黄色，类多角形、类圆形或长圆形，直径 10～72μm，壁厚，孔沟细密，常内含红棕色物。非腺毛单细胞，稍弯曲或作钩状，胞腔多含黄棕色物。种皮石细胞棕黄色或棕红色，侧面观呈贝壳形、盔帽形或类长方形，底部较宽，外壁呈半月形或圆拱形，层纹细密。果皮表皮细胞淡黄棕色，表面观类多角形，壁稍厚，非腺毛或毛茸脱落后的痕迹多见。

（2）薄层鉴别　　　取本品粉末 5g，加甲醇 30mL，超声处理 30min，滤过，滤液蒸干，残渣加水 20mL 使溶解，加乙醚振摇提取 2 次，每次 20mL，合并乙醚液，蒸干，残渣用石油醚（30～60℃）浸泡 2 次，每次 15mL（浸泡约 2min），倾去石油醚，残渣加无水乙醇 2mL 使溶解，作为供试品溶液。另取乌梅对照药材 5g，同法制成对照药材溶液。再取熊果酸对照品，加无水乙醇制成每毫升含 0.5mg 的溶液，作为对照品溶液。照薄层色谱法（通则 0502）试验，吸取上述三种溶液各 1～2μL，分别点于同一硅胶 G 薄层板上，以环己烷-三氯甲烷-乙酸乙酯-甲酸（20：5：8：0.1）为展开剂，展开，取出，晾干，喷以 10% 硫酸乙醇溶液，在 105℃加热至斑点显色清晰。供试品色谱中，在与对照药材色谱和对照品色谱相应的位置上，显相同颜色的斑点。

（3）特征图谱　照高效液相色谱法［《中国药典》（2015 年版）通则 0512］测定。

色谱条件与系统适用性试验　基于《中国药典》（2015 年版）乌梅炭含量测定色谱条件，Venusil XBP C_{18} 色谱柱（4.6mm×250mm×5μm）；以乙腈-0.5% 磷酸二氢铵溶液（3：97）（磷酸调 pH 至 3.0）为流动相；流速 1.0mL/min；柱温 25℃；检测波长为 210nm。理论板数按枸橼酸峰计算应不低于 7000。

对照品溶液的制备　精密称取苹果酸对照品适量，加水制成浓度为 1.00mg/mL 的对照品溶液。精密称取枸橼酸对照品适量，加水制成浓度为 0.50mg/mL 的对照品溶液。精密称取没食子酸对照品适量，加水制成浓度为 0.05mg/mL 的对照品溶液。

供试品溶液的制备　取样品粉末约 0.2g，精密称定，精密加入水 50mL 称定重量，加热回流，保持微沸 1h，放冷，再称定重量，用水补足减失的重量，摇匀，离心，取上清液用微孔滤膜（0.45μm）滤过。即得。

测定法　精密吸取对照品溶液和供试品溶液各 10μL 进样，测定，即得。

乌梅炭供试品特征图谱中应有 8 个特征峰，以参照峰（S）计算各特征峰的相对保留时间，其相对保留时间应在规定值的 ±5% 之内。规定值为 0.781（峰 1）、0.886（峰 2）、1.000［峰 3（S）］、1.068（峰 4）、1.124（峰 5）、1.800（峰 6）、2.716（峰 7）、3.614（峰 8），见图 6-49。

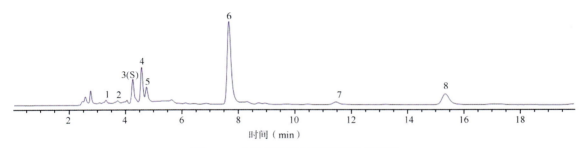

图 6-49　乌梅炭候选标准饮片特征图谱

峰 1：苹果酸；峰 3（S）：枸橼酸；峰 7：没食子酸

【检查】

水分　不得过 8.0%[《中国药典》（2015 年版）通则 0832 第二法]。

总灰分　不得过 3.5%[《中国药典》（2015 年版）通则 2302]。

【浸出物】　照"水溶性浸出物测定法"[《中国药典》（2015 年版）通则 2201] 项下的热浸法测定，用水作溶剂，不得少于 24.0%。

【含量测定】　照高效液相色谱法[《中国药典》（2015 年版）通则 0512]测定。

色谱条件与系统适用性试验　以十八烷基硅烷键合硅胶为填充剂；以乙腈 -0.5% 磷酸二氢铵溶液（3∶97）（磷酸调 pH 至 3.0）为流动相；检测波长为 210nm。理论板数按枸橼酸峰计算应不低于 7000。

对照品溶液的制备　取枸橼酸对照品适量，精密称定，加水制成每毫升含 0.5mg 的溶液，即得。

供试品溶液的制备　取供试品粉末约 0.2g，精密称定，精密加入水 50mL，称定重量，加热回流 1h，放冷，再称定重量，用水补足减失的重量，摇匀，离心，取上清液，即得。

测定法　分别精密吸取对照品溶液 5μL 与供试品溶液 10μL，注入液相色谱仪，测定，即得。

本品按干燥品计算，含枸橼酸（$C_6H_8O_7$）不得少于 9.0%。

第十节　川　楝　子

一、原料药材采集加工技术规范

1　概述

名称：川楝子。

采集时间：2016 年 2 月。

采集地点：四川省绵阳市梓潼县、四川省江油市新安镇等地。

生长年限：1 年。

2　基原

本品为楝科植物川楝 *Melia toosendan* Sieb.et Zucc. 的干燥成熟果实。

3　原料药材产地

主产于四川、云南、甘肃等省区，其中以四川产量最大，质量优，销全国，为川楝子的道地主产区。

4　采集及加工依据

依据《中国药典》（2015 年版）采集加工。

5　工艺流程（图 6-50）

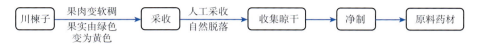

图 6-50　川楝子原料药材产地加工流程图

6　加工工艺操作要求及关键参数

楝科植物川楝，当冬季由绿色变为黄色，果肉变软稠糊状后，熟透的川楝子会从川楝树上自然脱落（或用竹竿将熟透的川楝子果实打下），而后对成熟的果实进行收集，除杂，净选，晒干。

7　贮存及注意事项

采用 PE 聚乙烯（食用、药用级别）包装、密封常温保存，存于库房阴凉、干燥处，防蛀，防霉。

8　原料药材质量标准

川楝子　**Chuanlianzi**

TOOSENDAN FRUCTUS

【基原】、【采集加工】、【性状】　同《中国药典》（2015 年版）"川楝子"项下相应内容。

【鉴别】

（1）显微鉴别　同《中国药典》（2015 年版）"川楝子"项下相应内容。

（2）薄层鉴别　同《中国药典》（2015 年版）"川楝子"项下相应内容。

（3）特征图谱　照高效液相色谱法［《中国药典》（2015 年版）通则 0512］测定。

色谱条件与系统适用性试验　以十八烷基硅烷键合硅胶为填充剂；以乙腈（A）-0.1% 甲酸水（B）为流动相，进行梯度洗脱（表 6-25）；采用 Corona Ultra 电雾式检测器，雾化气为氮气，雾化气压力为 35psi，雾化室温度 35℃；柱温 30℃；流速 1mL/min。

表 6-25　川楝子原料药材特征图谱梯度洗脱

时间（min）	流动相 A（%）	流动相 B（%）
0	5	95
3	5	95
20	20	80
35	32	68
45	38	62
60	50	50
75	50	50

续表

时间（min）	流动相 A（%）	流动相 B（%）
83	75	25
98	90	10
109	95	5

　　对照品溶液的制备　取对照品川楝素，加甲醇 1mL，超声使完全溶解，得到浓度为 1mg/mL 的标准品储备液，即得。

　　供试品溶液的制备　取本品中粉粉末 2.0g，精密加入 70% 甲醇溶液 20mL，超声提取 40min，离心机离心 10min（转速 8000r/min），将上清液减压浓缩至干，加入 1mL 70% 甲醇溶液复溶，过微孔滤膜（0.22μm），即得。

　　测定法　分别精密吸取对照品及供试品溶液各 5μL，注入液相色谱仪，测定，即得。

　　供试品特征图谱中应有 28 个特征峰，以参照峰 15（S）计算各特征峰的相对保留时间，其相对保留时间应在规定值的 ±5% 以内。规定值为 0.111（峰 1）、0.209（峰 2）、0.258（峰 3）、0.287（峰 4）、0.300（峰 5）、0.375（峰 6）、0.412（峰 7）、0.512（峰 8）、0.631（峰 9）、0.644（峰 10）、0.666（峰 11）、0.783（峰 12）、0.833（峰 13）、0.859（峰 14）、1.000［峰 15（S）］、1.065（峰 16）、1.404（峰 17）、1.458（峰 18）、1.502（峰 19）、1.604（峰 20）、1.666（峰 21）、1.797（峰 22）、1.814（峰 23）、1.927（峰 24）、2.061（峰 25）、2.162（峰 26）、2.260（峰 27）、2.281（峰 28）。其中峰 15、峰 16 通过采用与对照品溶液比对的方法，指认为川楝子指标性成分川楝素。结果见图 6-51。

　　【检查】、【浸出物】　同《中国药典》（2015 年版）"川楝子"项下相应内容。

　　【含量测定】　照高效液相色谱法［《中国药典》（2015 年版）通则 0512］测定。

　　色谱条件与系统适用性试验　以十八烷基硅烷键合硅胶为填充剂；以乙腈（A）-0.1% 甲酸水（B）（33∶67）为流动相；柱温 30℃；流速 1mL/min；采用 Corona Ultra 电雾式检测器，雾化气为氮气，雾化气压力为 35psi，雾化室温度 35℃。

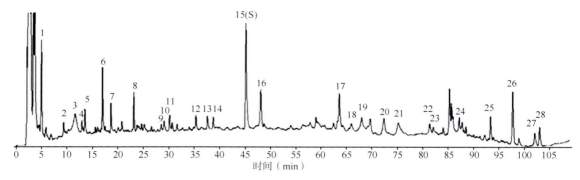

图 6-51　川楝子原料药材特征图谱
峰 15（S）、峰 16：川楝素

　　对照品溶液的制备　精密称取川楝素对照品，加甲醇，超声使完全溶解，得到浓度为 1mg/mL 的标准品储备液。

　　供试品溶液的制备　精密称取川楝子中粉粉末 1.5g，加入 50mL 甲醇溶液，超声提取 30min，过微孔滤膜（0.22μm），得供试品溶液。

测定法　分别精密吸取对照品溶液与供试品溶液各 20μL，注入液相色谱仪，测定，即得。

本品按干燥品，以川楝素两个峰面积之和计算，含川楝素（$C_{30}H_{38}O_{11}$）不得少于 0.06%。

二、原形饮片炮制工艺技术规范

1　概述

品名：川楝子。

外观：表面金黄色至棕黄色，微有光泽，少数凹陷或皱缩，具深棕色小点。外果皮革质，与果肉间或成空隙，果肉松软，淡黄色，遇水润湿显黏性。果核球形或卵圆形，质坚硬，两端平截，有 6～8 条纵棱，内分 6～8 室，每室含黑棕色长圆形的种子 1 粒。

规格：厚片（6～7mm）。

2　来源

本品为楝科植物川楝 *Melia toosendan* Sieb.et Zucc. 的干燥成熟果实经炮制加工后制成的饮片。

3　原料药材产地

主产于四川、云南、甘肃等省区，其中以四川产量最大，质量优，销全国，为川楝子饮片道地主产区。

4　生产依据

依据《中国药典》（2015 年版）炮制通则炮制加工川楝子饮片。

5　主要设备

川流式蒸汽烘干箱、滚筒式炒药机、切片机、分筛机。

6　工艺流程（图 6-52）

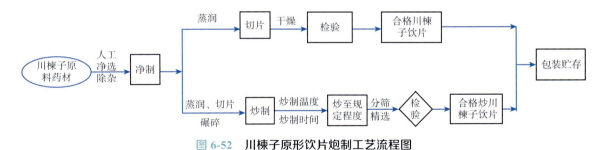

图 6-52　川楝子原形饮片炮制工艺流程图

7 炮制工艺操作要求及关键参数

取川楝子原料药材，净选，除杂，蒸汽蒸润 5min 左右，切片机切 6～7mm 厚片，烘干（厚片铺于川流式蒸汽烘干箱，厚度约 10cm，温度为 90℃±9℃，干燥时间约为 30min），所得饮片按《中国药典》（2015 年版）规定项下各目录进行质量控制检测，对符合相关规定的饮片进行包装、密封贮存。

8 包装规格

按照常规包装规格进行包装，即 1kg/袋、5g/袋、10g/袋、15g/袋；包装材料为聚乙烯塑料薄膜（GB-4456，GB-12056）。

9 贮存及注意事项

密封、常温保存，存于库房阴凉、干燥处，防蛀，防霉。

10 原形饮片质量标准

川楝子　Chuanlianzi
TOOSENDAN FRUCTUS

【原料药材】 楝科植物川楝 *Melia toosendan* Sieb.et Zucc. 的干燥成熟果实。

【炮制】 取川楝子原料药材，净选，除杂，蒸润切 6～7mm 厚片，烘干，即可。

【性状】 表面金黄色至棕黄色，微有光泽，少数凹陷或皱缩，具深棕色小点。顶端有花柱残痕，基部凹陷，有果梗痕。外果皮革质，与果肉间或成空隙，果肉松软，淡黄色，遇水润湿显黏性。果核球形或卵圆形，质坚硬，两端平截，有 6～8 条纵棱，内分 6～8 室，每室含黑棕色长圆形的种子 1 粒。气特异，味酸、苦。

【鉴别】、【检查】、【浸出物】、【含量测定】 同"川楝子原料药材质量标准"项下相应内容。

三、候选标准饮片均匀化、包装及贮存技术规范

1 概述

名称：川楝子。
外观：粉末状，棕黄色。气特异，味酸、苦。
粒度：80～100 目。
均匀化方法：粉碎、搅拌混合机混匀。

2　主要设备

高速万能粉碎机 FW-200 型、不同目数药筛、真空包装机。

3　均匀化操作要求及关键参数

将川楝子原形饮片置高速万能粉碎机 FW-200 型（电机转速：26 000r/min；电压：220V；粉碎程度：40 ～ 200 目；功率：1100W）中进行粉碎，粉碎方式为点式粉碎，以 20s 为时间间隔，粉碎 2 次，共计 40s。将粉碎后的川楝子饮片粉末过筛，取过 80 目筛不过 100 目筛的粉末作为均匀化候选粉末。

4　包装操作要求及关键参数

采用铝箔袋装，装量为 20g。铝箔包装材质为 PE+ 铝箔 +PET 三层复合。

5　贮存操作要求

置阴凉、通风、干燥处贮存。保质期暂定 1 年。

6　候选标准饮片质量标准

川楝子　Chuanlianzi
TOOSENDAN FRUCTUS

【原料药材】　楝科植物川楝 *Melia toosendan* Sieb.et Zucc. 的干燥成熟果实。

【采集加工】　当冬季川楝子果实成熟后，对成熟的果实进行收集、除杂、净选、晒干，即可。

【炮制】　取川楝子原料药材，净选，除杂，蒸润切 6 ～ 7mm 厚片，烘干，即可。

【均匀化】　将川楝子饮片置粉碎机内，粉碎 40s 后过 80 ～ 100 目筛，得到粉末混匀后包装。

【性状】　棕黄色粉末。气特异，味酸、苦。

【鉴别】

（1）显微鉴别　本品粉末深黄棕色。果皮纤维成束，末端钝圆，直径 9 ～ 36μm，壁极薄，周围的薄壁细胞中含草酸钙方晶，形成晶纤维。果皮石细胞呈类圆形、不规则长条形或长角形，有的有瘤状突起或钝圆短分枝，直径 14 ～ 54μm，长约至 150μm。种皮细胞鲜黄色或橙黄色，表皮下为一列类方形细胞，直径约至 44μm，壁极薄，有纵向微波状纹理，其下连接色素层。表皮细胞面观多角形，有较密颗粒状纹理。种皮色素层细胞胞腔内充满红棕色物。种皮含晶细胞直径 13 ～ 27μm，壁厚薄不一，厚者形成石细胞，胞腔内充满淡黄色、黄棕色或红棕色物，并含细小草酸钙方晶，直径约 5μm。草酸钙簇晶直径 5 ～ 27μm。

（2）薄层鉴别　取川楝子均匀化饮片 2g，加水 80mL，超声处理 1h，放冷，离心，取上清液，用二氯甲烷振摇提取 3 次，每次 25mL，合并二氯甲烷，蒸干，残渣加甲醇 2mL 使溶解，作为供试品溶液。另取川楝素对照品，加甲醇制成每毫升含 1mg 的溶液，作为对照品溶液。照《中国药典》（2015 年版）

薄层色谱法试验，吸取上述溶液各 10μL，分别点于同一硅胶 G 薄层板上，以二氯甲烷 – 甲醇（16：1）为展开剂，展开，取出，晾干，喷以对二甲氨基苯甲醛试液，在 105℃加热至斑点显色清晰。供试品色谱中，在与对照品色谱相应的位置上，显相同颜色的斑点。

（3）特征图谱   照高效液相色谱法［《中国药典》（2015 年版）通则 0512］测定。

色谱条件与系统适用性试验   以十八烷基硅烷键合硅胶为填充剂；以乙腈（A）-0.1% 甲酸水（B）为流动相；采用 Corona Ultra 电雾式检测器，雾化气为氮气，雾化气压力为 35 psi，雾化室温度 35℃；柱温 30℃；流速 1mL/min，进行梯度洗脱（表 6-26），检测波长为 235nm。

表 6-26   川楝子候选标准饮片特征图谱流动相梯度

时间（min）	流动相 A（%）	流动相 B（%）
0	5	95
3	5	95
20	20	80
35	32	68
45	38	62
60	50	50
75	50	50
83	75	25
98	90	10

对照品溶液的制备   精密称取川楝素对照品 1mg，溶于 1mL 甲醇中，配制成浓度为 1mg/mL 的川楝素对照品溶液。

供试品溶液的制备   精密称取本品 2g，加入 20mL 70% 甲醇溶液，超声提取 40min，离心机离心 10min（转速 8000r/min），将上清液减压浓缩至干，加入 1mL 70% 甲醇溶液复溶，过微孔滤膜（0.22μm），即得供试品溶液。

测定法   分别精密吸取对照品溶液和供试品溶液各 5μL，注入液相色谱仪，测定，即得。

川楝子候选标准饮片特征图谱至少显示 9 个特征峰，以川楝素（峰 5）为基峰（S），计算各色谱峰的相对保留时间。以川楝子候选标准饮片各色谱峰的相对保留时间的均值为规定值，规定值分别为 0.351（峰 1）、0.384（峰 2）、0.478（峰 3）、0.939（峰 4）、1.000［峰 5（S）］、1.229（峰 6）、1.325（峰 7）、1.522（峰 8）、1.771（峰 9）。其中峰 4、峰 5 通过采用与对照品溶液比对的方法，指认为川楝子指标性成分川楝素。结果见图 6-53。

【检查】

水分   不得过 12.0%［《中国药典》（2015 年版）通则 0832 第二法］。

总灰分   不得过 5.0%［《中国药典》（2015 年版）通则 2302］。

【浸出物】   照 "水溶性浸出物测定法"［《中国药典》（2015 年版）通则 2201］项下的热浸法测定，用水作溶剂，不得少于 32.0%。

【含量测定】   照高效液相色谱法［《中国药典》（2015 年版）通则 0512］测定。

色谱条件与系统适用性试验   以十八烷基硅烷键合硅胶为填充剂；以乙腈（A）-0.1% 甲酸水（B）（33：67）为流动相；柱温 30℃；流速 1mL/min；采用 Corona Ultra 电雾式检测器，雾化气为氮气，雾化气压力为35psi，雾化室温度35℃。

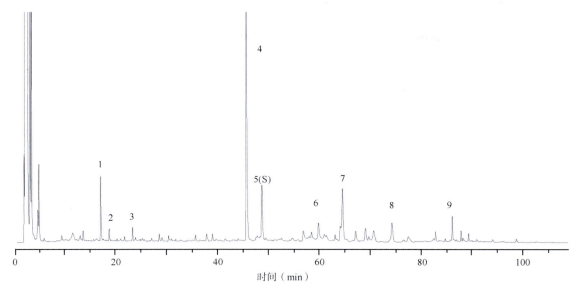

图 6-53　川楝子候选标准饮片特征图谱

峰4、峰5（S）：川楝素

　　对照品溶液的制备　精密称取川楝素对照品，加甲醇，超声使完全溶解，得到浓度为1mg/mL的标准品储备液。

　　供试品溶液的制备　精密称取本品1.5g，加入50mL甲醇溶液超声提取30min，过微孔滤膜（0.22μm），得供试品溶液。

　　测定法　分别精密吸取对照品溶液与供试品溶液各20μL，注入液相色谱仪，测定，以川楝素两个峰面积之和计算，即得。

　　本品按干燥品计算，含川楝素（$C_{30}H_{38}O_{11}$）不得少于0.06%。

第十一节　炒川楝子

一、原料药材采集加工技术规范

参见"第六章 第十节 川楝子"项下相应内容。

二、原形饮片炮制工艺技术规范

1　概述

品名：炒川楝子。

外观：半球状、厚片或不规则的碎块，表面焦黄色，偶见焦斑。
规格：呈半球状、厚片或不规则的碎块。

2 来源

本品为楝科植物川楝 *Melia toosendan* Sieb.et Zucc. 的干燥成熟果实经炮制加工后制成的饮片。

3 原料药材产地

主产于四川、云南、甘肃等省区，其中以四川产量最大，质量优，销全国，为川楝子道地主产区。

4 生产依据

依据《中国药典》（2015 年版）炮制通则炮制加工炒川楝子饮片。

5 主要设备

滚筒式炒药机、川流式蒸汽烘干箱。

6 工艺流程（图 6-54）

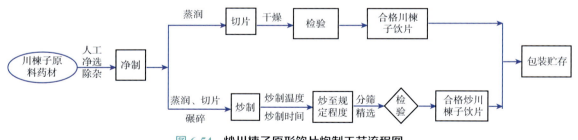

图 6-54 炒川楝子原形饮片炮制工艺流程图

7 炮制工艺操作要求及关键参数

取川楝子饮片，按药典中"清炒法"相关规定，采用滚筒式炒药机进行炒制（炒制温度为 200～220℃，炒制时间为 20～25min），炒至表面焦黄色，气焦香，味酸、苦，而后精选，所得炒品饮片按《中国药典》（2015 年版）规定项下各目录进行质量控制检测，对符合相关规定的饮片进行包装、密封贮存。

8　包装规格

按照常规包装规格进行包装，即 1kg/ 袋、5g/ 袋、10g/ 袋、15g/ 袋；包装材料为聚乙烯塑料薄膜（GB-4456，GB-12056）。

9　贮存及注意事项

密封、常温保存，存于库房阴凉、干燥处，防蛀，防霉。

10　原形饮片质量标准

炒川楝子　Chaochuanlianzi

【原料药材】　楝科植物川楝 *Melia toosendan* Sieb.et Zucc. 的干燥成熟果实。

【炮制】　取川楝子原料药材，切厚片或碾碎，按药典中"清炒法"相关规定，炒至表面焦黄色，气焦香，味酸、苦，而后精选，即可。

【性状】　半球状、厚片或不规则的碎块，表面焦黄色，偶见焦斑。气焦香，味酸、苦。

【鉴别】

（1）显微鉴别　同"川楝子原形饮片质量标准"项下相应内容。

（2）薄层鉴别　同"川楝子原形饮片质量标准"项下相应内容。

（3）特征图谱　同"川楝子原形饮片质量标准"项下相应内容。

炒川楝子原形饮片特征图谱应显示 26 个特征峰，以参照峰 11（S）计算各特征峰的相对保留时间，其相对保留时间应在规定值的 ±5% 以内。规定值为 0.112（峰 1）、0.135（峰 2）、0.213（峰 3）、0.256（峰 4）、0.290（峰 5）、0.379（峰 6）、0.413（峰 7）、0.513（峰 8）、0.667（峰 9）、0.782（峰 10）、1.000［峰 11（S）］、1.066（峰 12）、1.237（峰 13）、1.304（峰 14）、1.395（峰 15）、1.413（峰 16）、1.500（峰 17）、1.539（峰 18）、1.616（峰 19）、1.671（峰 20）、1.805（峰 21）、1.919（峰 22）、1.930（峰 23）、1.952（峰 24）、2.102（峰 25）、2.160（峰 26）。其中峰 11、峰 12 通过采用与对照品溶液比对的方法，指认为川楝子指标性成分川楝素。结果见图 6-55。

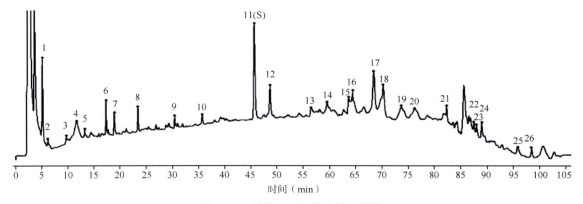

图 6-55　川楝子原形饮片特征图谱

峰 11（S）、12：川楝素

【检查】

水分　不得过 10.0%[《中国药典》（2015 年版）通则 0832 第二法]。

总灰分　不得过 4.0%[《中国药典》（2015 年版）通则 2302]。

【浸出物】　照"水溶性浸出物测定法"[《中国药典》（2015 年版）通则 2201]项下的热浸法测定，用水作溶剂，不得少于 32.0%。

【含量测定】　同"川楝子原形饮片质量标准"项下相应内容。

本品按干燥品计算，含川楝素（$C_{30}H_{38}O_{11}$）不得少于 0.04%。

三、候选标准饮片均匀化、包装及贮存技术规范

1　概述

名称：炒川楝子。
外观：粉末状，深棕黄色。气特异，味酸、苦。
粒度：65 ～ 80 目。
均匀化方法：粉碎、搅拌混合机混匀。

2　主要设备

高速万能粉碎机、药筛、美吉斯真空包装机。

3　均匀化操作要求及关键参数

将炒川楝子原形饮片置高速万能粉碎机 FW-200 型（电机转速：26 000r/min；电压：220V；粉碎程度：40 ～ 200 目；功率：1100W）中进行粉碎，粉碎方式为点式粉碎，以 20s 为时间间隔，粉碎 3 次，共计 60s。将粉碎后的川楝子饮片粉末过筛，取过 65 目筛不过 80 目筛的粉末作为均匀化候选粉末。

4　包装操作要求及关键参数

采用铝箔袋装，装量为 20g。铝箔包装材质为 PE+ 铝箔 +PET 三层复合。

5　贮存操作要求

置阴凉、通风、干燥处贮存。保质期暂定 1 年。

6　候选标准饮片质量标准

炒川楝子　Chaochuanlianzi

【原料药材】　楝科植物川楝 *Melia toosendan* Sieb.et Zucc. 的干燥成熟果实。

【采集加工】　当冬季川楝子果实成熟后，对成熟的果实进行收集，除杂，净选，晒干，即可。

【炮制】　取川楝子原料药材，切厚片或碾碎，按药典中"清炒法"相关规定，炒至表面焦黄色，气焦香，味酸、苦，而后精选，即可。

【均匀化】　将炒川楝子饮片置粉碎机内，粉碎 60s 后过 65 ～ 80 目筛，得到粉末混匀后包装。

【性状】　深棕黄色粉末。气焦香，味酸、苦。

【鉴别】

（1）显微鉴别　本品粉末深黄棕色。果皮纤维成束，末端钝圆，直径 9 ～ 36μm，壁极薄，周围的薄壁细胞中含草酸钙方晶，形成晶纤维。果皮石细胞呈类圆形、不规则长条形或长角形，有的有瘤状突起或钝圆短分枝，直径 14 ～ 54μm，长约至 150μm。种皮细胞鲜黄色或橙黄色，表皮下为一列类方形细胞，直径约至 44μm，壁极薄，有纵向微波状纹理，其下连接色素层。表皮细胞面观多角形，有较密颗粒状纹理。种皮色素层细胞胞腔内充满红棕色物。种皮含晶细胞直径 13 ～ 27μm，壁厚薄不一，厚者形成石细胞，胞腔内充满淡黄色、黄棕色或红棕色物，并含细小草酸钙方晶，直径约 5μm。草酸钙簇晶直径 5 ～ 27μm。

（2）薄层鉴别　取本品 2g，加水 80mL，超声处理 1h，放冷，离心，取上清液，用二氯甲烷振摇提取 3 次，每次 25mL，合并二氯甲烷，蒸干，残渣加甲醇 2mL 使溶解，作为供试品溶液。另取川楝素对照品，加甲醇制成每毫升含 1mg 的溶液，作为对照品溶液。照《中国药典》（2015 年版）薄层色谱法试验，吸取上述溶液各 10μL，分别点于同一硅胶 G 薄层板上，以二氯甲烷 – 甲醇（16：1）为展开剂，展开，取出，晾干，喷以对二甲氨基苯甲醛试液，在 105℃加热至斑点显色清晰。供试品色谱中，在与对照品色谱相应的位置上，显相同颜色的斑点。

（3）特征图谱　照高效液相色谱法［《中国药典》（2015 年版）通则 0512］测定。

色谱条件与系统适用性试验　以十八烷基硅烷键合硅胶为填充剂；以乙腈（A）-0.1% 甲酸水（B）为流动相；采用 Corona Ultra 电雾式检测器，雾化气为氮气，雾化气压力为 35 psi，雾化室温度 35℃；柱温 30℃；流速 1mL/min，进行梯度洗脱（表 6-27），检测波长为 235nm。

表 6-27　炒川楝子候选标准饮片特征图谱流动相梯度

时间（min）	流动相 A（%）	流动相 B（%）
0	5	95
3	5	95
20	20	80
35	32	68
45	38	62
60	50	50
75	50	50
83	75	25
98	90	10
109	95	5

  对照品溶液的制备 精密称取川楝素对照品 1mg，溶于 1mL 甲醇中，配制成浓度为 1mg/mL 的川楝素对照品溶液。

  供试品溶液的制备 精密称取本品 2g，加入 20mL 70% 甲醇溶液，超声提取 40min，离心机离心 10min（转速 8000r/min），将上清液减压浓缩至干，加入 1mL 70% 甲醇溶液复溶，过微孔滤膜（0.22μm），即得供试品溶液。

  测定法 分别精密吸取对照品溶液和供试品溶液各 5μL，注入液相色谱仪，测定，即得。

  候选标准饮片特征图谱至少显示 9 个色谱峰，以川楝素（峰 5）为基峰，计算各个色谱峰的相对保留时间。以炒川楝子候选标准饮片各色谱峰的相对保留时间的均值为规定值，规定值分别为 0.351（峰 1）、0.384（峰 2）、0.478（峰 3）、0.939（峰 4）、1.000［峰 5（S）］、1.228（峰 6）、1.324（峰 7）、1.522（峰 8）、1.769（峰 9），见图 6-56。

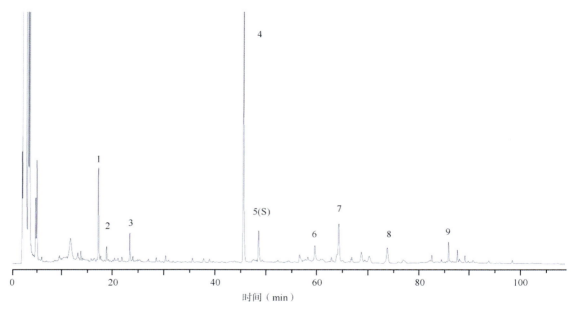

图 6-56 **炒川楝子候选标准饮片特征图谱**

峰 4、峰 5（S）：川楝素

【检查】

  水分 不得过 10.0%［《中国药典》（2015 年版）通则 0832 第二法］。

  总灰分 不得过 4.0%［《中国药典》（2015 年版）通则 2302］。

【浸出物】 照"水溶性浸出物测定法"［《中国药典》（2015 年版）通则 2201］项下的热浸法测定，用水作溶剂，不得少于 32.0%。

【含量测定】 照高效液相色谱法［《中国药典》（2015 年版）通则 0512］测定。

  色谱条件与系统适用性试验 以十八烷基硅烷键合硅胶为填充剂；以乙腈（A）-0.1% 甲酸水（B）（33 ∶ 67）为流动相；柱温 30℃；流速 1mL/min；采用 Corona Ultra 电雾式检测器，雾化气为氮气，雾化气压力为 35 psi，雾化室温度 35℃。

  对照品溶液的制备 精密称取川楝素对照品，加甲醇，超声使完全溶解，得到浓度为 1mg/mL 的标准品储备液。

供试品溶液的制备　精密称取本品 1.5g，加入 50mL 甲醇溶液，超声提取 30min，过微孔滤膜（0.22μm），得供试品溶液。

测定法　分别精密吸取对照品溶液与供试品溶液各 20μL，注入液相色谱仪，测定，以川楝素两个峰面积之和计算，即得。

本品按干燥品计算，含川楝素（$C_{30}H_{38}O_{11}$）不得少于 0.04%。

第十二节　益　智　仁

一、原料药材采集加工技术规范

1　概述

名称：益智仁。
采集时间：2015 年 6 月。
采集地点：海南各地。
生长年限：1 年。

2　基原

本品为姜科植物益智 *Alpinia oxyphylla* Miq. 的干燥成熟果实。

3　原料药材产地

主产于海南、广东、广西等地，在福建、云南等地亦有栽培。

4　采集及加工依据

依据《中国药典》（2015 年版）采集加工。

5　工艺流程（图 6-57）

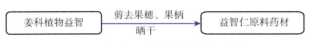

图 6-57　益智仁原料药材产地加工流程图

6　加工工艺操作要求及关键参数

姜科植物益智，种植 1 年即可收获，将果穗剪去，除去果柄，晒干，即得。

7 贮存及注意事项

避光，阴凉处保存。

8 原料药材质量标准

益智仁 *Yizhiren*

ALPINIAE OXYPHYLLAE FRUCTUS

【基原】、【采集加工】、【性状】 同《中国药典》（2015 年版）"益智"项下相应内容。

【鉴别】

（1）显微鉴别 本品颜色为黄棕色，色素层细胞皱缩，边界不明显，有深棕色物质或红棕色物质，常碎裂成形状不规则的不同色素块。油细胞有些是长方形，有些是类方形，在色素层细胞与细胞之间零散分布。黄棕色或棕色的细胞便是内种皮厚壁细胞，壁非常厚。外胚乳细胞充满微小的淀粉集合成淀粉团。内胚乳细胞中还含有糊粉粒及脂肪油滴。

（2）薄层鉴别 取本品 1g，加 5mL 无水乙醇，超声处理 30min，过滤，滤液作为供试品溶液。另取圆柚酮对照品，配置成浓度为 1mg/mL 的对照品溶液。照《中国药典》（2015 年版）通则 0502，吸取供试品和对照品各适量，分别点于同一块硅胶 G 薄层板上，展开，取出后在通风口处晾干，均匀地喷洒 5% 香草醛硫酸溶液，在 105℃下加热至样品和圆柚酮的斑点颜色清晰，分别置紫外光灯（365nm）和日光条件下检视。供试品色谱中，与对照品圆柚酮相对应的位置上，显相同色彩的斑点或荧光斑点。供试品色谱中，在与对照药材色谱相应的位置上，显相同的暗斑点。

（3）特征图谱 照高效液相色谱法 [《中国药典》（2015 年版）通则 0512] 测定。

色谱条件与系统适用性试验 以十八烷基硅烷键合硅胶为填充剂；以乙腈为流动相 A，以水为流动相 B，进行梯度洗脱（表 6-28）；检测波长为 241nm。理论板数按圆柚酮计算应不小于 3000。

表 6-28 益智仁原料药材特征图谱流动相梯度

时间（min）	流动相 A（%）	流动相 B（%）
0	13	87
2	24	76
12	65	35
14	68	32
16	75	25
18	13	87

供试品溶液的配制 取本品粉末约 1g，精密称定，置 50mL 锥形瓶中，加甲醇 25mL，超声（250W）提取 30min，然后以 5000r/min 的转速离心 10min，取上清液用 0.22μm 微孔滤膜滤过，取续滤液即得。

测定法 精密吸取供试品溶液 2μL，注入超高效液相色谱仪，测定，即得。

供试品特征图谱中应有 16 个特征峰，以峰 14 为参照峰（S），计算各特征峰的相对保留时间，其相对保留时间应在规定值的 ±5% 之内。规定值为 0.078（峰1）、0.088（峰2）、0.456（峰3）、0.499（峰4）、0.508（峰5）、0.532（峰6）、0.559（峰7）、0.596（峰8）、0.616（峰9）、0.734（峰10）、0.751（峰11）、0.818（峰12）、0.983（峰13）、1.000［峰14（S）］、1.053（峰15）、1.101（峰16），见图6-58。

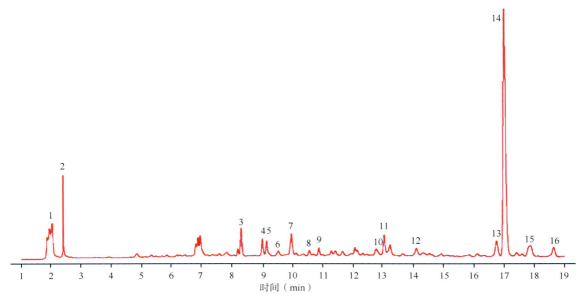

图 6-58　益智仁原料药材特征图谱

【检查】

水分　不得过 12%［《中国药典》（2015 年版）通则 0832 第二法］。

总灰分　不得过 8.5%［《中国药典》（2015 年版）通则 2302］。

酸不溶性灰分　不得过 1%［《中国药典》（2015 年版）通则 2302］。

总黄酮　不得少于 0.5%。

【浸出物】　按照《中国药典》（2015 年版）通则 2201 项下热浸法测定，用水作溶剂，不得少于 18%；用乙醇作溶剂，不得少于 10%。

【含量测定】

（1）挥发油　取本品粉末，照挥发油测定法（通则 2204）测定，含挥发油不得少于 1.0%。

（2）圆柚酮　照高效液相色谱法［《中国药典》（2015 年版）通则 0512］测定。

色谱条件　流动相为甲醇 – 水（68∶32），检测波长为 241nm，柱温为 30℃，流速为 1mL/min。

对照品溶液的制备　用电子天平精密称取圆柚酮对照品约 1.4mg，置 5mL 容量瓶中，加甲醇定容至刻度，即得对照品溶液母液待用（280μg/mL）。

供试品溶液的制备　取本品粉末 1g，称定精密，置 20mL 容量瓶中，加入 20mL 甲醇，定容，超声处理 30min，放凉，用甲醇补足减失的重量，摇匀，用微孔滤膜（0.45μm）过滤，取续滤液，即得。

测定法　精密吸取对照品溶液和供试品溶液各 20μL，注入液相色谱仪，测定，即得。

本品按干燥品计算，含圆柚酮（$C_{15}H_{22}O$）不得少于 0.17%。

二、原形饮片炮制工艺技术规范

1　概述

品名：益智仁。

外观：不规则的扁圆形，略有钝棱，直径约 3mm，表面灰褐色或灰黄色，外被淡棕色膜质的假种皮；质硬，胚乳白色，有特异香气，味辛、微苦。

规格：粒（长 1.2 ～ 2mm，直径 1.5 ～ 3mm）。

2　来源

本品为姜科植物益智 *Alpinia oxyphylla* Miq. 的干燥成熟果实经炮制加工后制成的饮片。

3　原料药材产地

主产于海南、广东、广西等地，在福建、云南等地亦有栽培。

4　生产依据

依据《中国药典》（2015 年版）炮制通则炮制加工益智仁饮片。

5　主要设备

变频风选机、旋转式电动筛、滚筒式炒药机。

6　工艺流程（图 6-59）

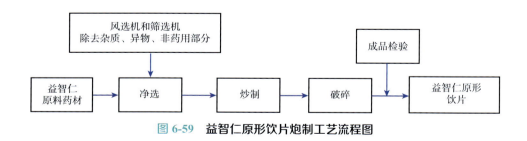

图 6-59　益智仁原形饮片炮制工艺流程图

7　炮制工艺操作要求及关键参数

取益智仁原料药材，用筛选机或风选机筛选，除去杂质及外壳（净选程度：杂质异物 ≤ 3%），用武火炒至果皮呈焦黄色（锅温 240 ～ 280℃，炒制时间 7 ～ 8min），微起泡，取出，稍凉，捣碎（检查水分≤ 13.0%），去壳取仁。用时捣碎。

8　包装规格

按照常规包装规格进行包装，即 1kg/ 袋；包装材料为聚乙烯塑料薄膜（GB-4456，GB-12056）。

9　贮存及注意事项

避光，通风、阴凉处贮存。注意防潮。

10　原形饮片质量标准

益智仁　Yizhiren
ALPINIAE OXYPHYLLAE FRUCTUS

【原料药材】　姜科植物益智 *Alpinia oxyphylla* Miq. 的干燥成熟果实。
【炮制】　取益智仁原料药材，用筛选机和风选机筛选，除去杂质及外壳，用武火炒至果皮呈焦黄色，微起泡，取出，稍凉，捣碎，去壳取仁。用时捣碎。
【性状】　不规则的扁圆形，略有钝棱，直径约 3mm，表面灰褐色或灰黄色，外被淡棕色膜质的假种皮；质硬，胚乳白色。有特异香气，味辛、微苦。
【鉴别】、【检查】、【浸出物】、【含量测定】　同"益智仁原料药材质量标准"项下相应内容。

三、候选标准饮片均匀化、包装及贮存技术规范

1　概述

名称：益智仁。
外观：粉末状，灰褐色或灰黄色，有特异香气，味辛、微苦。
粒度：80 目。
均匀化方法：粉碎机粉碎，混合均匀。

2　主要设备

高速中药粉碎机。

3　均匀化操作要求及关键参数

将益智仁原形饮片80g置高速中药粉碎机中，粉碎2次，粉碎60s，过80目筛，混合均匀。

4 包装操作要求及关键参数

采用棕色玻璃瓶包装，复合膜封口，塑料盖加封。分别设置20g/瓶、50g/瓶和100g/瓶三种规格。

5 贮存操作要求

避光，置干燥、阴凉处贮存。保质期暂定为2年。

6 候选标准饮片质量标准

益智仁　Yizhiren

ALPINIAE OXYPHYLLAE FRUCTUS

【原料药材】　姜科植物益智 *Alpinia oxyphylla* Miq. 的干燥成熟果实。

【采集加工】　摘取道地产区1年生的益智仁，将果穗剪去，除去果柄，晒干，即得。

【炮制】　取益智仁原料药材，用筛选机和风选机筛选，除去杂质及外壳，用武火炒至果皮呈焦黄色，微起泡，取出，稍凉，捣碎，去壳取仁。

【均匀化】　将益智仁饮片置粉碎机内，粉碎过80目筛，搅拌，混合均匀后包装。

【性状】　粉末状，灰褐色或灰黄色，有特异香气，味辛、微苦。

【鉴别】

（1）显微鉴别　本品颜色为灰黄色，色素层细胞皱缩，边界不明显，有深棕色物质或红棕色物质，常碎裂成形状不规则的不同色素块。油细胞有些是长方形，有些是类方形，在色素层细胞与细胞之间零散分布。黄棕色或棕色的细胞便是内种皮厚壁细胞，壁非常厚。外胚乳细胞充满微小的淀粉集合成淀粉团。内胚乳细胞中还含有糊粉粒及脂肪油滴。

（2）薄层鉴别　取本品1g，加5mL无水乙醇，超声处理30min，过滤，滤液作为供试品溶液。另取圆柚酮对照品，配置成浓度为1mg/mL的对照品溶液。照通则0502，吸取供试品和对照品各适量，分别点于同一块硅胶G薄层板上，展开，取出后在通风口处晾干，均匀地喷洒5%香草醛硫酸溶液，在105℃下加热至样品和圆柚酮的斑点颜色清晰，分别置紫外光灯（365nm）和日光条件下检视。供试品色谱中，与对照品圆柚酮相对应的位置上，显相同色彩的斑点或荧光斑点。供试品色谱中，在与对照药材色谱相应的位置上，显相同的暗斑点。

（3）特征图谱　照高效液相色谱法［《中国药典》（2015年版）通则0512］测定。

色谱条件与系统适用性试验　以十八烷基硅烷键合硅胶为填充剂；以乙腈为流动相A，以水为流动相B，进行梯度洗脱（表6-29）；检测波长为241nm。理论板数按圆柚酮计算应不小于3000。

表6-29　益智仁候选标准饮片特征图谱流动相梯度

时间（min）	流动相A（%）	流动相B（%）
0	13	87
2	24	76
12	65	35

续表

时间（min）	流动相 A（%）	流动相 B（%）
14	68	32
16	75	25
18	13	87

　　供试品溶液的制备　取本品粉末约 1g，精密称定。置 50mL 锥形瓶中，加甲醇 25mL，超声（250W）提取 30min，然后以 5000r/min 的转速离心 10min，取上清液用 0.22μm 微孔滤膜滤过，取续滤液即得。

　　测定法　精密吸取供试品溶液 2μL，注入超高效液相色谱仪，测定，即得。

　　供试品特征图谱中应有 16 个特征峰，以峰 14 为参照峰（S 峰），并以参照峰（S）计算各特征峰的相对保留时间，其相对保留时间应在规定值的 ±5% 之内。规定值为 0.078（峰 1）、0.088（峰 2）、0.456（峰 3）、0.499（峰 4）、0.508（峰 5）、0.532（峰 6）、0.559（峰 7）、0.596（峰 8）、0.616（峰 9）、0.734（峰 10）、0.751（峰 11）、0.818（峰 12）、0.983（峰 13）、1.000［峰 14（S）］、1.053（峰 15）、1.101（峰 16），见图 6-60。

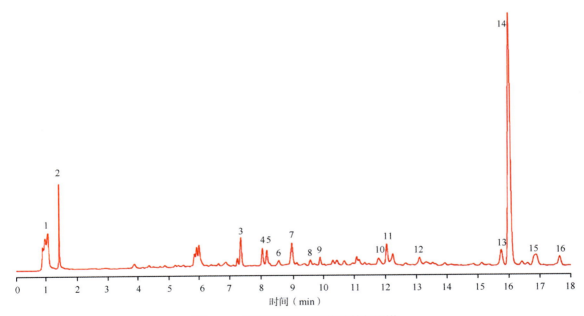

图 6-60　益智仁候选标准饮片特征图谱

【检查】

　　水分　不得过 12%［《中国药典》（2015 年版）通则 0832 第二法］。

　　总灰分　不得过 8.5%［《中国药典》（2015 年版）通则 2302］。

　　酸不溶性灰分　不得过 1%［《中国药典》（2015 年版）通则 2302］。

　　总黄酮　不得少于 0.5%。

【浸出物】　按照《中国药典》（2015 年版）通则 2201 项下热浸法测定，用水作溶剂，不得少于 18%；用乙醇作溶剂，不得少于 10%。

【含量测定】

（1）挥发油　取本品粉末，照挥发油测定法（通则2204）测定，挥发油不得少于1.0%。

（2）圆柚酮　照高效液相色谱法［《中国药典》（2015年版）通则0512］测定。

色谱条件　流动相为甲醇－水（68∶32），检测波长为241nm，柱温为30℃，流速为1mL/min。

对照品溶液的制备　用电子天平精密称取圆柚酮对照品约1.4mg，置5mL容量瓶中，加甲醇定容至刻度，即得对照品溶液母液待用（280μg/mL）。

供试品溶液的制备　取本品粉末1g，精密称定，置20mL容量瓶中，加入20mL甲醇，定容，超声处理30min，放凉，用甲醇补足减失的重量，摇匀，用微孔滤膜（0.45μm）过滤，取续滤液，即得。

测定法　精密吸取供试品溶液和对照品溶液各20μL，注入液相色谱仪，测定，即得。

本品按干燥品计算，含圆柚酮（$C_{15}H_{22}O$）不得少于0.17%。

第十三节　盐益智仁

一、原料药材采集加工技术规范

参见"第六章 第十二节　益智仁"项下相应内容。

二、原形饮片炮制工艺技术规范

1　概述

品名：盐益智仁。

外观：不规则的扁圆形，略有钝棱，直径约3mm，表面棕褐色或黑褐色，外被淡棕色膜质的假种皮；质硬，胚乳白色，有特异香气，味辛、微。

规格：粒（长1.2～2mm，直径1.5～3mm）。

2　来源

本品为姜科植物益智 *Alpinia oxyphylla* Miq. 的干燥成熟果实经炮制加工后制成的饮片。

3　原料药材产地

主产于海南、广东、广西等地，在福建、云南等地亦有栽培。

4　生产依据

依据《中国药典》（2015年版）炮制通则炮制加工盐益智仁饮片。

5　主要设备

变频风选机、旋转式电动筛、滚筒式炒药机。

6　工艺流程（图 6-61）

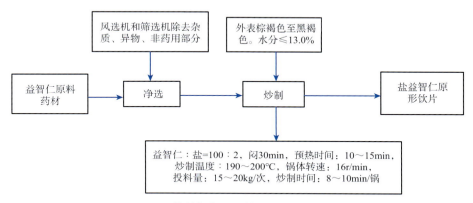

图 6-61　盐益智仁原形饮片炮制工艺流程图

7　炮制工艺操作要求及关键参数

取益智仁原料药材，用筛选机或风选机筛选，除去杂质及外壳，用武火炒至果皮呈焦黄色，微起泡，取出，稍凉，捣碎，去壳取仁，将定量的食盐加定量的水（1 份食盐加 3～4 倍量的水）溶化，与药材拌匀闷润，待盐逐渐渗入药材组织内部，以文火炒至表面呈棕褐色或黑褐色（润药时间 30min，炒制时间为 10min，炒制温度 200℃），取出，放凉，即得。

8　包装规格

按照常规包装规格进行包装，即 1kg/ 袋；包装材料为聚乙烯塑料薄膜（GB-4456，GB-12056）。

9　贮存及注意事项

避光，通风、阴凉处贮存。注意防潮。

10　原形饮片质量标准

盐益智仁　Yanyizhiren

【原料药材】　姜科植物益智 *Alpinia oxyphylla* Miq. 的干燥成熟果实。

【炮制】 取益智仁原料药材，用筛选机和风选机筛选，除去杂质及外壳，用武火炒至果皮呈焦黄色，微起泡，取出，稍凉，捣碎，去壳取仁，将定量的食盐加定量的水（1份食盐加3～4倍量的水）溶化，与药材拌匀闷润，待盐逐渐渗入药材组织内部，以文火炒至表面呈棕褐色或黑褐色，取出，放凉，即得。

【性状】 不规则的扁圆形，略有钝棱，直径约3mm，表面棕褐色或黑褐色，外被淡棕色膜质的假种皮；质硬，胚乳白色。有特异香气，味辛、微咸。

【鉴别】

（1）显微鉴别 同"益智仁原形饮片质量标准"项下相应内容。

（2）薄层鉴别 同"益智仁原形饮片质量标准"项下相应内容。

（3）特征图谱 同"益智仁原形饮片质量标准"项下相应内容。

供试品特征图谱中应有16个特征峰，以峰14为参照峰（S）计算各特征峰的相对保留时间，其相对保留时间应在规定值的 ±5% 之内。规定值为 0.065（峰1）、0.089（峰2）、0.455（峰3）、0.499（峰4）、0.508（峰5）、0.531（峰6）、0.559（峰7）、0.596（峰8）、0.616（峰9）、峰 0.736（10）、0.751（峰11）、0.818（峰12）、0.983（峰13）、1.000［峰14（S）］、1.053（峰15）、1.102（峰16），见图6-62。

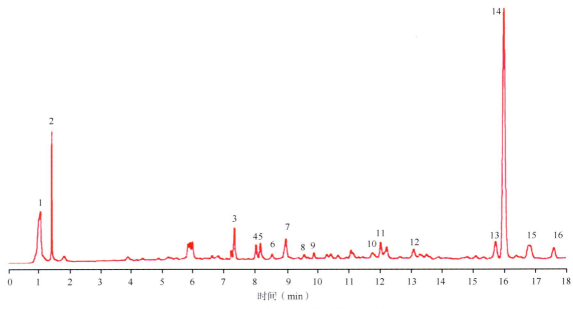

图 6-62 盐益智仁原形饮片特征图谱

【检查】

水分 不得过 13%［《中国药典》（2015 年版）通则 0832 第二法］。

总灰分 不得过 8.5%［《中国药典》（2015 年版）通则 2302］。

酸不溶性灰分 不得过 1%［《中国药典》（2015 年版）通则 2302］。

总黄酮 不得少于 0.5%。

【浸出物】 按照《中国药典》（2015 年版）通则 2201 项下热浸法测定，用水作溶剂，不得少于16%；用乙醇作溶剂，不得少于 12%。

【含量测定】

（1）挥发油　取本品粉末，照挥发油测定法（通则2204）测定，含挥发油不得少于1.0%。

（2）圆柚酮　照高效液相色谱法［《中国药典》（2015年版）通则0512］测定。

色谱条件　流动相为甲醇–水（68∶32），检测波长为241nm，柱温为30℃，流速为1mL/min。

对照品溶液的制备　用电子天平精密称取圆柚酮对照品约1.4mg，置5mL容量瓶中，加甲醇定容至刻度，即得对照品溶液母液待用（280μg/mL）。

供试品溶液的制备　取本品粉末1g，精密称定，置20mL容量瓶中，加入20mL甲醇，定容，超声处理30min，放凉，用甲醇补足减失的重量，摇匀，用微孔滤膜（0.45μm）过滤，取续滤液，即得。

测定法　分别精密吸取供试品溶液和对照品溶液各20μL，注入液相色谱仪，测定，即得。

本品按干燥品计算，含圆柚酮（$C_{15}H_{22}O$）不得少于0.17%。

三、候选标准饮片均匀化、包装及贮存技术规范

1　概述

名称：盐益智仁。

外观：粉末状，棕褐色或黑褐色，有特异香气，味辛、微苦。

粒度：80目。

均匀化方法：粉碎机粉碎，混合均匀。

2　主要设备

高速中药粉碎机。

3　均匀化操作要求及关键参数

将盐益智仁原形饮片80g置高速中药粉碎机中，粉碎2次，粉碎60s，过80目筛，混合均匀。

4　包装操作要求及关键参数

采用棕色玻璃瓶进行包装，复合膜封口，塑料盖加封。分别设置20g/瓶、50g/瓶和100g/瓶三种规格。

5　贮存操作要求

避光，置干燥、阴凉处贮存。保质期暂定为2年。

6 候选标准饮片质量标准

盐益智仁 Yanyizhiren

【原料药材】 姜科植物益智 *Alpinia oxyphylla* Miq. 的干燥成熟果实。

【采集加工】 摘取道地产区 1 年生的益智仁，将果穗剪去，除去果柄，晒干，即得。

【炮制】 取益智仁原料药材，用筛选机和风选机筛选，除去杂质及外壳，用武火炒至果皮呈焦黄色，微起泡，取出，稍凉，捣碎，去壳取仁，将定量的食盐加定量的水（1 份食盐加 3 ～ 4 倍量的水）溶化，与药材拌匀闷润，待盐逐渐渗入药材组织内部，以文火炒至表面呈棕褐色或黑褐色，取出，放凉。

【均匀化】 盐益智仁饮片用粉碎机粉碎，过 80 目筛，搅拌，混合均匀后包装。

【性状】 粉末状，棕褐色或黑褐色，有特异香气，味辛、微苦。

【鉴别】

（1）显微鉴别 本品颜色为棕褐色，色素层细胞皱缩，边界不明显，有深棕色物质或红棕色物质，常碎裂成形状不规则的不同色素块。油细胞有些是长方形，有些是类方形，在色素层细胞与细胞之间零散分布。黄棕色或棕色的细胞便是内种皮厚壁细胞，壁非常厚。外胚乳细胞充满微小的淀粉集合成淀粉团。内胚乳细胞中还含有糊粉粒及脂肪油滴。

（2）薄层鉴别 取本品 1g，加 5mL 无水乙醇，超声处理 30min，过滤，滤液作为供试品溶液。另取圆柚酮对照品，配置成浓度为 1mg/mL 的对照品溶液。照通则 0502，吸取供试品和对照品各适量，分别点于同一块硅胶 G 薄层板上，展开，取出后在通风口处晾干，均匀地喷洒 5% 香草醛硫酸溶液，在 105℃下加热至样品和圆柚酮的斑点颜色清晰，分别置紫外光灯（365nm）和日光条件下检视。供试品色谱中，与对照品圆柚酮相对应的位置上，显相同色彩的斑点和荧光斑点。供试品色谱中，在与对照药材色谱相应的位置上，显相同的暗斑点。

（3）特征图谱 照高效液相色谱法 [《中国药典》（2015 年版）通则 0512] 测定。

色谱条件与系统适用性试验 以十八烷基硅烷键合硅胶为填充剂；以乙腈为流动相 A，以水为流动相 B，进行梯度洗脱（表 6-30）；检测波长为 241nm。理论板数按圆柚酮计算应不小于 3000。

表 6-30 盐益智仁候选标准饮片特征图谱流动相梯度

时间（min）	流动相 A（%）	流动相 B（%）
0	13	87
2	24	76
12	65	35
14	68	32
16	75	25
18	13	87

供试品溶液的制备 取本品粉末约 1g，精密称定，置 50mL 锥形瓶中，加甲醇 25mL，超声（250W）提取 30min，然后以 5000r/min 的转速离心 10min，取上清液用 0.22μm 微孔滤膜滤过，取续滤液即得。

测定法 精密吸取供试品溶液 2μL，注入超高效液相色谱仪，测定，即得。

供试品特征图谱中应有16个特征峰，以峰14为参照峰（S）计算各特征峰的相对保留时间，其相对保留时间应在规定值的 ±5% 之内。规定值为0.065（峰1）、0.089（峰2）、0.455（峰3）、0.499（峰4）、0.508（峰5）、0.531（峰6）、0.559（峰7）、0.596（峰8）、0.616（峰9）、峰0.736（10）、0.751（峰11）、0.818（峰12）、0.983（峰13）、1.000[峰14（S）]、1.053（峰15）、1.102（峰16），见图6-63。

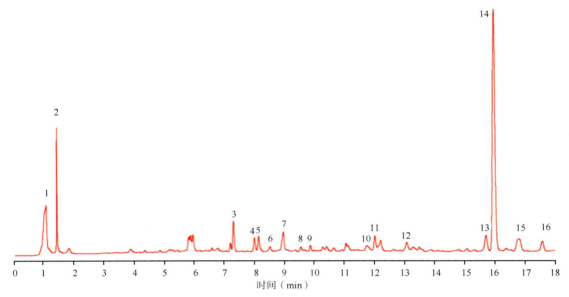

图 6-63　盐益智仁候选标准饮片特征图谱

【检查】

水分　不得过13%[《中国药典》（2015年版）通则0832第二法]。

总灰分　不得过8.5%[《中国药典》（2015年版）通则2302]。

酸不溶性灰分　不得过1%[《中国药典》（2015年版）通则2302]。

总黄酮　不得少于0.5%。

【浸出物】　按照《中国药典》（2015年版）通则2201项下热浸法测定，用水作溶剂，不得少于16%；用乙醇作溶剂，不得少于12%。

【含量测定】

（1）挥发油　取本品粉末，照挥发油测定法（通则2204）测定，含挥发油不得少于1.0%。

（2）圆柚酮　照高效液相色谱法[《中国药典》（2015年版）通则0512]测定。

色谱条件　流动相为甲醇–水（68∶32），检测波长为241nm，柱温为30℃，流速为1mL/min。

对照品溶液的制备　用电子天平精密称取圆柚酮对照品约1.4mg，置5mL容量瓶中，加甲醇定容至刻度，即得对照品溶液母液待用（280μg/mL）。

供试品溶液的制备　取本品粉末1g，精密称定，置20mL容量瓶中，加入20mL甲醇，定容，超声处理30min，放凉，用甲醇补足减失的重量，摇匀，用微孔滤膜（0.45μm）过滤，取续滤液，即得。

测定法　分别精密吸取供试品溶液和对照品溶液各20μL，注入液相色谱仪，测定，即得。

本品按干燥品计算，含圆柚酮（$C_{15}H_{22}O$）不得少于0.17%。

第十四节 牛 蒡 子

一、原料药材采集加工技术规范

1 概述

名称：牛蒡子。
采集时间：2015 年 9 月。
采集地点：内蒙古自治区。
生长年限：2 年。

2 基原

本品为菊科植物牛蒡 *Arctium lappa* L. 的干燥成熟果实。

3 原料药材产地

以辽宁为主东北产者为关大力，以浙江为主华东产者为杜大力，以四川为主西南产者为川大力，以湖北为主华中产者为泽大力。以东北产量大，销全国，并出口；浙江桐乡产者质量佳，主销江苏、浙江两地；其他各地产者，多自产自销。

4 采集及加工依据

依据《中国药典》（2015 年版）、各省药材炮制规范及《全国中药炮制规范》（1988 年版）采集加工。

5 主要设备

筛选机。

6 工艺流程（图 6-64）

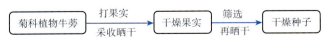

图 6-64 牛蒡子原料药材产地加工流程图

7　加工工艺操作要求及关键参数

秋季当种子黄里透黑时将果枝剪下，采收后将果序摊开暴晒，充分干燥后用木板打出果实种子，除净杂质晒至全干后即成原药材。

注：种子成熟期很不一致，故应分期采收。如久不采收，果实过分成熟，易被风吹落。

8　贮存及注意事项

置阴凉、干燥处贮存。

9　原料药材质量标准

牛蒡子　**Niubangzi**

ARCTII FRUCTUS

【基原】、【采集加工】、【性状】、【鉴别】、【检查】　同《中国药典》（2015 年版）"牛蒡子"项下相应内容。

【含量测定】　照高效液相色谱法［《中国药典》（2015 年版）通则 0512］测定。

色谱条件与系统适用性试验　以十八烷基硅烷键合硅胶为填充剂；以甲醇 – 水（48 ∶ 52）为流动相；检测波长为 280nm。理论板数按牛蒡苷峰计算应不低于 1500。

对照品溶液的制备　取牛蒡苷对照品适量，精密称定，加甲醇制成每毫升含 0.5mg 的溶液，即得。

供试品溶液的制备　取本品粉末（过三号筛）约 0.5g，精密称定，置 50mL 量瓶中，加甲醇 45mL，超声处理 20min，放冷，加甲醇至刻度，摇匀，滤过，取续滤液，即得。

测定法　分别精密吸取对照品溶液与供试品溶液各 10μL，注入液相色谱仪，测定，即得。

本品含牛蒡苷（$C_{27}H_{34}O_{11}$）不得少于 5.0%。

二、原形饮片炮制工艺技术规范

1　概述

品名：牛蒡子。

外观：长倒卵形，略扁，微弯曲，长 5 ～ 7mm，宽 2 ～ 3mm。表面灰褐色，带紫黑色斑点，有数条纵棱，通常中间 1 ～ 2 条明显。顶端钝圆，稍宽，顶面有圆环，中间具点状花柱残迹；基部略窄，着生面色较淡。果皮较硬，子叶 2，淡黄白色，富油性。气微，味苦后微辛而稍麻舌。

规格：粒（长 5 ～ 7mm，宽 2 ～ 3mm）。

2 来源

本品为菊科植物牛蒡 *Arctium lappa* L. 的干燥成熟果实经炮制加工后制成的饮片。

3 原料药材产地

以辽宁为主东北产者为关大力，以浙江为主华东产者为杜大力，以四川为主西南产者为川大力，以湖北为主华中产者为泽大力。以东北产量大，销全国，并出口；浙江桐乡产者质量佳，主销江苏、浙江两地；其他各地产者，多自产自销。

4 生产依据

依据《中国药典》（2015 年版）、各省药材炮制规范及《全国中药炮制规范》（1988 年版）炮制加工牛蒡子饮片。

5 主要设备

连杆式筛选机。

6 工艺流程（图 6-65）

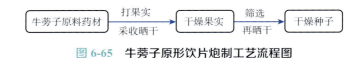

图 6-65 牛蒡子原形饮片炮制工艺流程图

7 炮制工艺操作要求及关键参数

秋季当种子黄里透黑时将果枝剪下，采收后将果序摊开暴晒，充分干燥后用木板打出果实种子，除净杂质晒至全干后即成牛蒡子原形饮片。种子成熟期很不一致，故应分期采收。如久不采收，果实过分成熟，易被风吹落。

8 包装规格

按照常规包装规格进行包装，即 1kg/ 袋；包装材料为聚乙烯塑料薄膜（GB-4456，GB-12056）。

9 贮存及注意事项

置阴凉、干燥处贮存。

10　原形饮片质量标准

牛蒡子　**Niubangzi**

ARCTII FRUCTUS

【原料药材】　菊科植物牛蒡 *Arctium lappa* L. 的干燥成熟果实。

【性状】、【鉴别】、【检查】、【含量测定】　同"牛蒡子原料药材质量标准"项下相应内容。

三、候选标准饮片均匀化、包装及贮存技术规范

名称：牛蒡子。

外观：长倒卵形，略扁，微弯曲，长5～7mm，宽2～3mm。表面灰褐色，带紫黑色斑点，有数条纵棱，通常中间1～2条明显。顶端钝圆，稍宽，顶面有圆环，中间具点状花柱残迹；基部略窄，着生面色较淡。果皮较硬，子叶2，淡黄白色，富油性。气微，味苦后微辛而稍麻舌。

规格：粒（长5～7mm，宽2～3mm）。

由于牛蒡子粉碎后油脂溢出，使粉末的流动性变差，外观性状发生明显改变，并产生酸败现象，影响饮片的质量。同时，企业的生产经验也表明，该中药不适宜粉碎后贮存和应用。故牛蒡子以原形饮片形式应用，不粉碎为粉末，临用前粉碎即可。

第十五节　炒牛蒡子

一、原料药材采集加工技术规范

参见"第六章 第十四节 牛蒡子"项下相应内容。

二、原形饮片炮制工艺技术规范

1　概述

品名：炒牛蒡子。

外观：长倒卵形，两端平截，略扁微弯，长5～7mm，直径2～3mm。表面灰褐色或淡灰褐色，具多数细小黑斑，并有明显的纵棱线。先端较宽，有一圆环，中心有点状凸起的花柱残迹；基部狭窄，有圆形果柄痕。质硬，折断后可见子叶2，淡黄白色，富油性。果实无臭。

规格：粒（长5～7mm，宽2～3mm）。

2 来源

本品为菊科植物牛蒡 *Arctium lappa* L. 的干燥成熟果实经炮制加工后制成的饮片。

3 原料药材产地

以辽宁为主东北产者为关大力，以浙江为主华东产者为杜大力，以四川为主西南产者为川大力，以湖北为主华中产者为泽大力。以东北产量大，销全国，并出口；浙江桐乡产者质量佳，主销江苏、浙江两地；其他各地产者，多自产自销。

4 生产依据

依据《中国药典》（2015 年版）、各省药材炮制规范及《全国中药炮制规范》（1988 年版）炮制加工炒牛蒡子饮片。

5 主要设备

CY-900 型滚筒式电磁加热炒药机。

6 工艺流程（图 6-66）

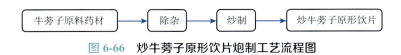

图 6-66　炒牛蒡子原形饮片炮制工艺流程图

7 炮制工艺操作要求及关键参数

取牛蒡子原料药材在 CY-900 型滚筒式电磁加热炒药机炒至略鼓起、微有香气，作为原形药材。炒药机温度设置为 240 ～ 260℃，以每锅 50kg 为标准，每锅炒制时间为 11 ～ 13min。最终炒药机内牛蒡子温度约为 190℃。

8 包装规格

按照常规包装规格进行包装，即 1kg/ 袋；包装材料为聚乙烯塑料薄膜（GB-4456，GB-12056）。

9 贮存及注意事项

置阴凉、干燥处贮存。

10　原形饮片质量标准

炒牛蒡子　Chaoniubangzi

【原料药材】　菊科植物牛蒡 *Arctium lappa* L. 的干燥成熟果实。

【炮制】　取净牛蒡子，照"清炒法"炒至略鼓起、微有香气。用时捣碎。

【性状】　形如牛蒡子，色泽加深，略鼓起。微有香气。

【鉴别】、【检查】、【含量测定】　同"牛蒡子原形饮片质量标准"项下相应内容。

三、候选标准饮片均匀化、包装及贮存技术规范

名称：炒牛蒡子。

外观：长倒卵形，两端平截，略扁微弯，长 5 ～ 7mm，直径 2 ～ 3mm。表面灰褐色或淡灰褐色，具多数细小黑斑，并有明显的纵棱线。先端较宽，有一圆环，中心有点状凸起的花柱残迹；基部狭窄，有圆形果柄痕。质硬，折断后可见子叶 2，淡黄白色，富油性。果实无臭。

规格：粒（长 5 ～ 7mm，宽 2 ～ 3mm）。

由于炒牛蒡子粉碎后油脂溢出，使粉末的流动性变差，外观性状发生明显改变，并产生酸败现象，影响饮片的质量。同时，企业的生产经验也表明，该中药不适宜粉碎后贮存和应用。故炒牛蒡子以原形饮片形式应用，不粉碎为粉末，临用前粉碎即可。

第十六节　白　芥　子

一、原料药材采集加工技术规范

1　概述

名称：白芥子。

采集时间：2015 年 6 月。

采集地点：四川中江。

生长年限：第 1、2、3 批，1 年。

2　基原

本品为十字花科植物白芥 *Sinapis alba* L. 的干燥成熟种子。

3 原料药材产地

主产于安徽、河南、四川、山东、陕西、浙江等地。

4 采集及加工依据

依据《中国药典》（2015 年版）采集加工。

5 工艺流程（图 6-67）

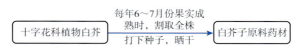

图 6-67 白芥子原料药材产地加工流程图

6 加工工艺操作要求及关键参数

十字花科植物白芥，夏末秋初果实成熟时采割植株，打下种子，除去杂质，再晾干或烘干至含水量在 14% 以下，即可。

7 贮存及注意事项

置通风、干燥处贮存，防潮。

8 原料药材质量标准

白芥子 Baijiezi

【基原】 十字花科植物白芥 Sinapis alba L. 的干燥成熟种子。

【采集加工】 夏末秋初果实成熟时采割植株，打下种子，除去杂质，晒干。

【性状】 球形，直径 1.5 ～ 2.5mm。表面灰白色至淡黄色，具细微的网纹，有明显的点状种脐。种皮薄而脆，破开后内有白色折叠的子叶，有油性。气微，味辛辣。

【鉴别】

（1）显微鉴别 本品粉末灰白色或淡黄色。种皮表皮为黏液细胞，有黏液质纹理；下皮为 2 列厚角细胞；栅状细胞 1 列，内壁及侧壁增厚，外壁菲薄。内胚乳为 1 列类方形细胞，含糊粉粒。子叶和胚根薄壁细胞含脂肪油滴和糊粉粒。

（2）薄层鉴别 取本品粉末 1g，加甲醇 50mL，超声处理 1h，滤过，滤液蒸干，残渣加甲醇 5mL 使溶解，作为供试品溶液。另取芥子碱硫氰酸盐对照品，加甲醇制成每毫升含 1mg 的溶液，作为对照品溶液。照薄层色谱法 [《中国药典》（2015 年版）通则 0502] 试验，吸取上述两种溶液各 10μL，分别点于同一硅胶 G 薄层板上，以乙酸乙酯 – 丙酮 – 甲酸 – 水（3.5：5：1：0.5）为展开剂，展开，取出，晾干，喷以稀碘化铋钾试液。供试品色谱中，在与对照品色谱相应的位置上，显相同颜色的斑点。

（3）特征图谱　照高效液相色谱法［《中国药典》（2015年版）通则0512］测定。

色谱条件与系统适用性试验　以十八烷基硅烷键合硅胶为填充剂；以乙腈（A）-0.1%甲酸溶液（每升含5g甲酸铵）（B）为流动相，进行梯度洗脱（表6-31）；检测波长为254nm。理论板数按芥子碱硫氰酸盐峰计算应不低于3000。

表6-31　白芥子原料药材特征图谱流动相梯度

时间（min）	流动相A（%）	流动相B（%）
0～5	5→20	95→80
5～7	20	80
7～25	20→25	80→75
25～30	25→90	75→10

对照品溶液的制备　精密称取芥子碱硫氰酸盐对照品5.31mg，加50%甲醇定容至10mL，配制成浓度为0.528mg/mL的溶液。

供试品溶液的制备　称取本品粉末（过60目筛）0.5g，加50%甲醇20mL，称定重量，超声提取20min，取出，放冷，过滤，加50%甲醇补足减失的重量，取续滤液过微孔滤膜（0.45μm），即得。

测定法　精密吸取对照品溶液与供试品溶液各10μL，注入液相色谱仪，测定，即得。

供试品特征图谱中应有10个特征峰，以参照峰（S）计算各特征峰的相对保留时间，其相对保留时间应在规定值的±5%之内。规定值为0.169（峰1）、0.527（峰2）、0.547（峰3）、0.941（峰4）、1.000［峰5（S）］、1.101（峰6）、1.113（峰7）、1.319（峰8）、1.363（峰9）、2.841（峰10），见图6-68。

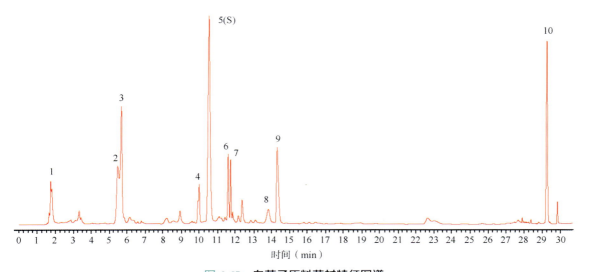

图6-68　白芥子原料药材特征图谱

峰5（S）：芥子碱硫氰酸盐

【检查】

水分　不得过 8.0%[《中国药典》（2015 年版）通则 0832 第二法]。

总灰分　不得过 6.0%[《中国药典》（2015 年版）通则 2302]。

【浸出物】　照"浸出物测定法"[《中国药典》（2015 年版）通则 2201]项下的热浸法测定，用水作溶剂，不得少于 26.0%；用 60% 乙醇作溶剂，不得少于 22.0%。

【含量测定】　照高效液相色谱法[《中国药典》（2015 年版）通则 0512]测定。

色谱条件与系统适用性试验　以十八烷基硅烷键合硅胶为填充剂；以乙腈（A）-0.1% 甲酸溶液（每升含 5g 甲酸铵）（B）为流动相，进行梯度洗脱（表 6-32）；检测波长为 254nm。理论板数按芥子碱硫氰酸盐峰计算应不低于 3000。

表 6-32　白芥子原料药材含量测定流动相梯度

时间（min）	流动相 A（%）	流动相 B（%）
0～5	5→20	95→80
5～7	20	80
7～25	20→25	80→75
25～30	25→90	75→10

对照品溶液的制备　精密称取芥子碱硫氰酸盐对照品 5.31mg，加 50% 甲醇定容至 10mL，配制成浓度为 0.528mg/mL 的溶液。

供试品溶液的制备　称取本品粉末（过 60 目筛）0.5g，加 50% 甲醇 20mL，称定重量，超声提取 20min，取出，放冷，过滤，加 50% 甲醇补足减失的重量，取续滤液过微孔滤膜（0.45μm），即得。

测定法　分别精密吸取对照品溶液与供试品溶液各 10μL，注入液相色谱仪，测定，即得。

本品按干燥品计算，含芥子碱以芥子碱硫氰酸盐（$C_{16}H_{24}NO_5 \cdot SCN$）计，不得少于 1.50%。

二、原形饮片炮制工艺技术规范

1　概述

品名：白芥子。

外观：球形，直径 1.5～2.5mm。表面灰白色至淡黄色，具细微的网纹，有明显的点状种脐。种皮薄而脆，破开后内有白色折叠的子叶，有油性。气微，味辛辣。

规格：种子（直径 1.5～2.5mm）。

2　来源

本品为十字花科植物白芥 *Sinapis alba* L. 的干燥成熟种子。

3　原料药材产地

主产于安徽、河南、四川、山东、陕西、浙江等地。

4　生产依据

依据《中国药典》（2015 年版）和《北京市中药饮片炮制规范》（2008 年版）炮制加工白芥子饮片。

5　主要设备

中药饮片包装机。

6　工艺流程（图 6-69）

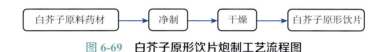

图 6-69　**白芥子原形饮片炮制工艺流程图**

7　炮制工艺操作要求及关键参数

取白芥子原料药材，去净杂质，筛去灰屑，即可。

8　包装规格

按照常规包装规格进行包装，即 15kg/ 袋；包装材料为聚乙烯塑料薄膜（GB-4456，GB-12056）。

9　贮存及注意事项

置通风、干燥处，防潮。

10　原形饮片质量标准

白芥子　**Baijiezi**

【原料药材】　十字花科植物白芥 *Sinapis alba* L. 的干燥成熟种子。

【炮制】　取白芥子原料药材，去净杂质，筛去灰屑，即可。

【性状】、【鉴别】、【检查】、【浸出物】、【含量测定】　同"白芥子原料药材质量标准"项下相应内容。

三、候选标准饮片均匀化、包装及贮存技术规范

名称：白芥子。

外观：球形，直径 1.5 ～ 2.5mm。表面灰白色至淡黄色，具细微的网纹，有明显的点状种脐。种皮薄而脆，破开后内有白色折叠的子叶，有油性。气微，味辛辣。

规格：种子（直径 1.5 ～ 2.5mm）。

由于白芥子富含油脂，临床一般为临用前捣碎。主要因其粉碎后有油脂溢出，使粉末的流动性变差，外观性状发生明显改变，并产生酸败现象，影响饮片的质量。同时，企业的生产经验也表明，该中药不适宜粉碎后贮存和应用。故白芥子以原形饮片形式应用，不粉碎为粉末，临用前粉碎即可。

第十七节　炒白芥子

一、原料药材采集加工技术规范

参见"第六章 第十六节 白芥子"项下相应内容。

二、原形饮片炮制工艺技术规范

1　概述

品名：炒白芥子。

外观：球形，直径 1.5 ～ 2.5mm。表面淡黄色至深黄色，偶有焦斑。有香辣气。

规格：种子（直径 1.5 ～ 2.5mm）。

2　来源

本品为十字花科植物白芥 *Sinapis alba* L. 的干燥成熟种子经炮制加工后制成的饮片。

3　原料药材产地

主产于安徽、河南、四川、山东、陕西、浙江等地。

4　生产依据

依据《中国药典》（2015 年版）炮制通则和《北京市中药饮片炮制规范》（2008 年版）

炮制加工炒白芥子饮片。

5　主要设备

滚筒燃气炒药机、中药饮片包装机。

6　工艺流程（图6-70）

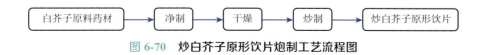

图 6-70　炒白芥子原形饮片炮制工艺流程图

7　炮制工艺操作要求及关键参数

取白芥子，置滚筒燃气炒药机内，用文火（90℃左右）炒至表面深黄色时，有爆鸣声，至有熏辣气逸出时，取出，晾凉，即炒白芥子原形饮片。

8　包装规格

按照常规包装规格进行包装，即15kg/袋；包装材料为聚乙烯塑料薄膜（GB-4456，GB-12056）。

9　贮存及注意事项

置通风、干燥处贮存，防潮。

10　原形饮片质量标准

炒白芥子　Chaobaijiezi

【原料药材】　十字花科植物白芥 *Sinapis alba* L. 的干燥成熟种子。

【炮制】　取白芥子原料药材，去净杂质，筛去灰屑，即可。

【性状】　球形，直径1.5～2.5mm。表面黄色，具细微的网纹，有明显的点状种脐。种皮薄而脆，破开后内有白色折叠的子叶，有油性。气微，味辛辣。

【鉴别】

（1）薄层鉴别　同"白芥子原形饮片质量标准"项下相应内容。

（2）特征图谱　同"白芥子原形饮片质量标准"项下相应内容。

供试品特征图谱中应有8个特征峰，以参照峰（S）计算各特征峰的相对保留时间，其相对保留时间应在规定值的±5%之内。规定值为0.169（峰1）、0.307（峰2）、0.527（峰3）、0.547（峰4）、0.941（峰5）、1.000［峰6（S）］、1.113（峰7）、1.319（峰8），见图6-71。

【检查】

水分　不得过6.5%［《中国药典》（2015年版）通则0832第二法］。

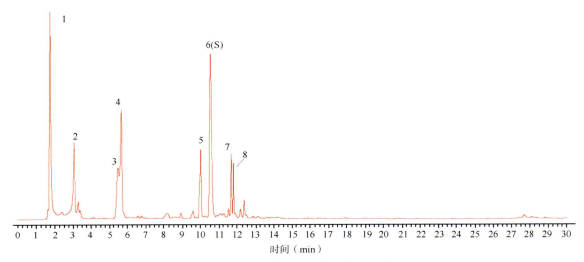

图 6-71　炒白芥子原形饮片特征图谱

峰6（S）：芥子碱硫氰酸盐

总灰分　不得过 5.5%[《中国药典》（2015 年版）通则 2302]。

【浸出物】　照"浸出物测定法"[《中国药典》（2015 年版）通则 2201] 项下的热浸法测定，用水作溶剂，不得少于 21.0%；用 60% 乙醇作溶剂，不得少于 22.5%。

【含量测定】　同"白芥子原形饮片质量标准"项下相应内容。

本品按干燥品计算，含芥子碱以芥子碱硫氰酸盐（$C_{16}H_{24}NO_5 \cdot SCN$）计，不得少于 1.40%。

三、候选标准饮片均匀化、包装及贮存技术规范

名称：炒白芥子。

外观：球形，直径 1.5～2.5mm。表面淡黄色至深黄色，偶有焦斑。有香辣气。

规格：种子（直径 1.5～2.5mm）。

由于炒白芥子富含油脂，临床一般为临用前捣碎。主要因其粉碎后有油脂溢出，使粉末的流动性变差，外观性状发生明显改变，并产生酸败现象，影响饮片的质量。同时，企业的生产经验也表明，该中药不适宜粉碎后贮存和应用。故炒白芥子以原形饮片形式应用，不粉碎为粉末，临用前粉碎即可。

第十八节　黄　芥　子

一、原料药材采集加工技术规范

1　概述

名称：黄芥子。

采集时间：2015 年 6 月。
采集地点：四川中江。
生长年限：第 1、2、3 批，1 年。

2　基原

本品为十字花科植物芥 *Brassica juncea*（L.）Czern. et Coss. 的干燥成熟种子。

3　原料药材产地

全国各地都有栽培，多分布于长江以南各省。

4　采集及加工依据

依据《中国药典》（2015 年版）采集加工。

5　工艺流程（图 6-72）

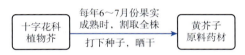

图 6-72　黄芥子原料药材产地加工流程图

6　加工工艺操作要求及关键参数

十字花科植物芥，夏末秋初果实成熟时采割植株，打下种子，除去杂质，再晾干或烘干至含水量在 14% 以下，即得。

7　贮存及注意事项

置通风、干燥处贮存，防潮。

8　原料药材质量标准

黄芥子　**Huangjiezi**

【基原】　十字花科植物芥 *Brassica juncea*（L.）Czern. et Coss. 的干燥成熟种子。
【采集加工】　夏末秋初果实成熟时采割植株，打下种子，除去杂质，晒干。
【性状】　球形，较小，直径 1～2mm。表面黄色至棕黄色，少数呈暗红棕色。研碎后加水浸湿，则产生辛烈的特异臭气。

【鉴别】

（1）显微鉴别　粉末黄色或棕黄色。种皮表皮细胞切向延长；下皮为 1 列菲薄的细胞。

（2）薄层鉴别　取本品粉末 1g，加甲醇 50mL，超声处理 1h，滤过，滤液蒸干，残渣加甲醇 5mL 使溶解，作为供试品溶液。另取芥子碱硫氰酸盐对照品，加甲醇制成每毫升含 1mg 的溶液，作为对照品溶液。照薄层色谱法［《中国药典》（2015 版）通则 0502］试验，吸取上述两种溶液各 10μL，分别点于同一硅胶 G 薄层板上，以乙酸乙酯 – 丙酮 – 甲酸 – 水（3.5 ∶ 5 ∶ 1 ∶ 0.5）为展开剂，展开，取出，晾干，喷以稀碘化铋钾试液。供试品色谱中，在与对照品色谱相应的位置上，显相同颜色的斑点。

（3）特征图谱　照高效液相色谱法［《中国药典》（2015 年版）通则 0512］测定。

色谱条件与系统适用性试验　以十八烷基硅烷键合硅胶为填充剂；以乙腈（A）-0.1% 甲酸溶液（每升含 5g 甲酸铵）（B）为流动相，进行梯度洗脱（表 6-33）；检测波长为 254nm。理论板数按芥子碱硫氰酸盐峰计算应不低于 3000。

表 6-33　黄芥子原料药材特征图谱流动相梯度

时间（min）	流动相 A（%）	流动相 B（%）
0～5	5→20	95→80
5～7	20	80
7～25	20→25	80→75
25～30	25→90	75→10

对照品溶液的制备　精密称取芥子碱硫氰酸盐对照品适量，加 50% 甲醇定容至 10mL，配制成浓度为 0.528mg/mL 的溶液。

供试品溶液的制备　称取本品粉末（过 60 目筛）0.5g，加 50% 甲醇 20mL，称定重量，超声提取 20min，取出，放冷，过滤，加 50% 甲醇补足减失的重量，取续滤液过微孔滤膜（0.45μm），即得。

测定法　分别精密吸取对照品溶液与供试品溶液各 10μL，注入液相色谱仪，测定，即得。

供试品特征图谱中应有 11 个特征峰，以参照峰（S）计算各特征峰的相对保留时间，其相对保留时间应在规定值的 ±5% 之内。规定值为 0.164（峰 1）、0.235（峰 2）、0.966（峰 3）、1.000［峰 4（S）］、1.091（峰 5）、1.114（峰 6）、1.648（峰 7）、1.989（峰 8）、2.101（峰 9）、2.645（峰 10）、2.855（峰 11），见图 6-73。

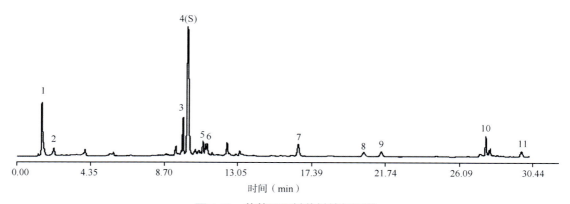

图 6-73　黄芥子原料药材特征图谱

峰 4（S）：芥子碱硫氰酸盐

【检查】

水分　不得过 7.5%［《中国药典》（2015 年版）通则 0832 第二法］。

总灰分　不得过 4.0%［《中国药典》（2015 年版）通则 2302］。

【浸出物】　照"浸出物测定法"［《中国药典》（2015 年版）通则 2201］项下的热浸法测定，用水作溶剂，不得少于 20.0%；用 60% 乙醇作溶剂，不得少于 28.0%。

【含量测定】　照高效液相色谱法［《中国药典》（2015 年版）通则 0512］测定。

色谱条件与系统适用性试验　以十八烷基硅烷键合硅胶为填充剂；以乙腈（A）-0.1% 甲酸溶液（每升含 5g 甲酸铵）（B）为流动相，进行梯度洗脱（表 6-34）；检测波长为 254nm。理论板数按芥子碱硫氰酸盐峰计算应不低于 3000。

表 6-34　黄芥子原料药材含量测定流动相梯度

时间（min）	流动相 A（%）	流动相 B（%）
0 ～ 5	5 → 20	95 → 80
5 ～ 7	20	80
7 ～ 25	20 → 25	80 → 75
25 ～ 30	25 → 90	75 → 10

对照品溶液的制备　精密称取芥子碱硫氰酸盐对照品 5.31mg，加 50% 甲醇定容至 10mL，配制成浓度为 0.528mg/mL 的溶液。

供试品溶液的制备　称取本品粉末（过 60 目筛）0.5g，加 50% 甲醇 20mL，称定重量，超声提取 20min，取出，放冷，过滤，加 50% 甲醇补足减失的重量，取续滤液过微孔滤膜（0.45μm），即得。

测定法　分别精密吸取对照品溶液与供试品溶液各 10μL，注入液相色谱仪，测定，即得。

本品按干燥品计算，含芥子碱以芥子碱硫氰酸盐（$C_{16}H_{24}NO_5 \cdot SCN$）计，不得少于 1.20%。

二、原形饮片炮制工艺技术规范

1　概述

品名：黄芥子。

外观：球形，直径 1 ～ 2mm。表面黄色至棕黄色，少数呈暗红棕色。研碎后加水浸湿，则产生辛烈的特异臭气。

规格：种子（直径 1 ～ 2mm）。

2　来源

本品为十字花科植物芥 *Brassica juncea*（L.）Czern. et Coss. 的干燥成熟种子经炮制加工后制成的饮片。

3 原料药材产地

全国各地均有栽培，多分布于长江以南各省。

4 生产依据

根据《中国药典》（2015年版）炮制通则和《全国中药炮制规范》（2008年版）炮制加工黄芥子饮片。

5 主要设备

中药饮片包装机。

6 工艺流程（图6-74）

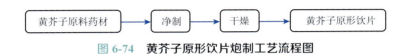

图6-74 黄芥子原形饮片炮制工艺流程图

7 炮制工艺操作要求及关键参数

取黄芥子原料药材，去净杂质，筛去灰屑，即可。

8 包装规格

按照常规包装规格进行包装，即15kg/袋；包装材料为聚乙烯塑料薄膜（GB-4456，GB-12056）。

9 贮存及注意事项

置通风、干燥处，防潮。

10 原形饮片质量标准

黄芥子 **Huangjiezi**

【原料药材】 十字花科植物芥 *Brassica juncea*（L.）Czern. et Coss. 的干燥成熟种子。

【炮制】 取黄芥子原料药材，去净杂质，筛去灰屑，即可。

【性状】、【鉴别】、【检查】、【浸出物】、【含量测定】 同"黄芥子原料药材质量标准"项下相应内容。

三、候选标准饮片均匀化、包装及贮存技术规范

名称：黄芥子。

外观：球形，直径 1～2mm。表面黄色至棕黄色，少数呈暗红棕色。研碎后加水浸湿，则产生辛烈的特异臭气。

规格：种子（直径 1～2mm）。

由于黄芥子富含油脂，临床一般为临用前捣碎。主要因其粉碎后油脂溢出，使粉末的流动性变差，外观性状发生明显改变，并产生酸败现象，影响饮片的质量。同时，企业的生产经验也表明，该中药不适宜粉碎后贮存和应用。故黄芥子以原形饮片形式应用，不粉碎为粉末，临用前粉碎即可。

第十九节　炒黄芥子

一、原料药材采集加工技术规范

参见"第六章 第十八节 黄芥子"项下相应内容。

二、原形饮片炮制工艺技术规范

1　概述

品名：炒黄芥子。

外观：球形，直径 1～2mm。表面深黄色至棕褐色，偶有焦斑，有香辣气。

规格：种子（直径 1～2mm）。

2　来源

本品为十字花科植物芥 *Brassica juncea*（L.）Czern. et Coss. 的干燥成熟种子经炮制加工后制成的饮片。

3　原料药材产地

全国各地均有栽培，多分布于长江以南各省。

4　生产依据

依据《中国药典》（2015 年版）炮制通则和《北京市中药饮片炮制规范》（2008 年版）

炮制加工炒黄芥子饮片。

5 主要设备

炒药机、中药饮片包装机。

6 工艺流程（图6-75）

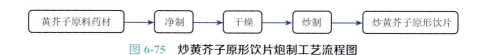

图 6-75 炒黄芥子原形饮片炮制工艺流程图

7 炮制工艺操作要求及关键参数

取黄芥子，置滚筒燃气炒药机内，用文火（90℃左右）炒至表面深黄色时，有爆鸣声，至有熏辣气逸出时，取出，晾凉，即炒黄芥子原形饮片。

8 包装规格

按照常规包装规格进行包装，即 15kg/ 袋；包装材料为聚乙烯塑料薄膜（GB-4456，GB-12056）。

9 贮存及注意事项

置通风、干燥处贮存，防潮。

10 原形饮片质量标准

炒黄芥子 Chaohuangjiezi

【原料药材】 十字花科植物芥 *Brassica juncea*（L.）Czern. et Coss. 的干燥成熟种子。

【炮制】 取黄芥子，置热锅内，用文火（90℃左右）炒至表面深黄色时，有爆鸣声，至有熏辣气逸出时，取出，晾凉，即可。

【性状】 球形，较小，直径 1 ～ 2mm。表面深黄色至棕褐色，偶有焦斑。有香辣气。

【鉴别】

（1）薄层鉴别 同"黄芥子原形饮片质量标准"项下相应内容。

（2）特征图谱 同"黄芥子原形饮片质量标准"项下相应内容。

供试品特征图谱中应有 10 个特征峰，以参照峰（S）计算各特征峰的相对保留时间，其相对保留时间应在规定值的 ±5% 之内。规定值为 0.164（峰 1）、0.235（峰 2）、0.966（峰 3）、1.000［峰 4（S）］、1.091（峰 5）、1.114（峰 6）、1.648（峰 7）、1.989（峰 8）、2.101（峰 9）、2.645（峰 10），见图 6-76。

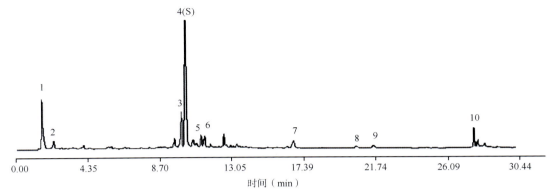

图 6-76　炒黄芥子原形饮片特征图谱

峰 4（S）：芥子碱硫氰酸盐

【检查】

水分　不得过 5.0%[《中国药典》（2015 年版）通则 0832 第二法]。

总灰分　不得过 4.0%[《中国药典》（2015 年版）通则 2302]。

【浸出物】　照"浸出物测定法"[《中国药典》（2015 年版）通则 2201]项下的热浸法测定，用水作溶剂，不得少于 14.0%；用 60% 乙醇作溶剂，不得少于 31.0%。

【含量测定】　同"黄芥子原形饮片质量标准"项下相应内容。

本品按干燥品计算，含芥子碱以芥子碱硫氰酸盐（$C_{16}H_{24}NO_5 \cdot SCN$）计，不得少于 1.10%。

三、候选标准饮片均匀化、包装及贮存技术规范

名称：炒黄芥子。

外观：球形，直径 1 ～ 2mm。表面深黄色至棕褐色，偶有焦斑，有香辣气。

规格：种子（直径 1 ～ 2mm）。

由于炒黄芥子富含油脂，临床一般为临用前捣碎。主要因其粉碎后有油脂溢出，使粉末的流动性变差，外观性状发生明显改变，并产生酸败现象，影响饮片的质量。同时，企业的生产经验也表明，该中药不适宜粉碎后贮存和应用。故炒黄芥子以原形饮片形式应用，不粉碎为粉末，临用前粉碎即可。

第二十节　酸 枣 仁

一、原料药材采集加工技术规范

1　概述

名称：酸枣仁。

采集时间：秋末冬初（9～10月份）果实完全成熟后采收。

采集地点：河北邢台。

生长年限：1年。

2　基原

本品为鼠李科植物酸枣 *Ziziphus jujuba* Mill.var.*spinosa*（Bunge）Hu ex H.F.Chou 的干燥成熟种子。

3　原料药材产地

主产于河北、陕西、辽宁、河南、山东等地，其中以河北邢台最为道地。

4　采集及加工依据

依据《中国药典》（2015年版）及产地调研结果采集加工。

5　工艺流程（图6-77）

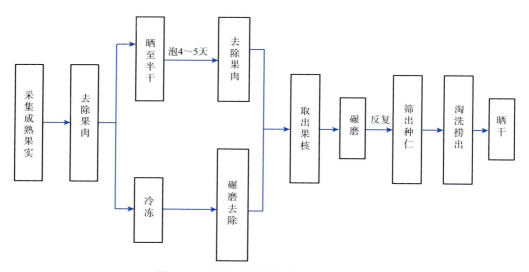

图6-77　酸枣仁原料药材产地加工流程图

6　加工工艺操作要求及关键参数

鼠李科植物酸枣，秋末冬初果实成熟时采收，除去果肉及果壳核，收集种子，晒干。其产地加工方法有：采摘后，将鲜枣晒至半干，再放到水池里泡4～5天，直至果肉稀松，去掉果肉，取出枣核，将枣核晒干放到专用石磨上去磨，磨完后用筛子筛出种仁和碎皮，然后放入水缸内淘洗，之后用笊篱随搅把种仁捞出来，晒干即可；或冬末春初将酸枣冷冻，选择干燥天气，在日出前或日落后将已冻干的酸枣用石碾碾去果肉，吹干，过筛，去其枣肉，然后再碾第二遍，如此反复多次，直至核上大部分的枣肉除去为止；或将果实浸泡1日，搓去果肉，捞出，用石碾碾碎果核，取出种子，晒干，即得枣仁或用石磨反复研磨，随时打扫过筛，然后放入水中，使碎枣核自然沉下，枣仁漂浮水面，及时捞出，晒至干燥，即得。

7　贮存及注意事项

置阴凉、干燥处，防蛀。在采收过程中应当注意掺伪、抢青、变色、走油、虫蛀、霉变等问题。

8　原料药材质量标准

酸枣仁　**Suanzaoren**

ZIZIPHI SPINOSAE SEMEN

【基原】、【采集加工】、【性状】　同《中国药典》（2015年版）"酸枣仁"项下相应内容。

【鉴别】

（1）显微鉴别　同《中国药典》（2015年版）"酸枣仁"项下相应内容。

（2）薄层鉴别　取本品粉末1g，加甲醇30mL，加热回流1h，滤过，滤液蒸干，残渣加甲醇2mL使溶解，作为供试品溶液。另取酸枣仁皂苷A、酸枣仁皂苷B、斯皮诺素对照品，加甲醇制成每毫升各含1mg的混合溶液，作为对照品溶液。照薄层色谱法［《中国药典》（2015年版）通则0522］试验，吸取上述两种溶液各5μL，分别点于同一硅胶G薄层板上，以水饱和的正丁醇为展开剂，展开，取出，晾干，喷以1%香草醛硫酸溶液，于105℃加热至显色，分别于日光、紫外光灯（365nm）下检视。供试品色谱中，在与对照品色谱相应的位置上，显相同颜色的斑点。

（3）特征图谱　照高效液相色谱法［《中国药典》（2015年版）通则0512］测定。

1）HPLC-DAD特征图谱

色谱条件与系统适用性试验　以十八烷基硅烷键合硅胶为填充剂；以乙腈为流动相A，以水为流动相B，进行梯度洗脱（表6-35），流速0.8mL/min；采用二极管阵列检测器，检测波长203nm。

表6-35　酸枣仁原料药材HPLC-DAD特征图谱流动相梯度

时间（min）	流动相A（%）	流动相B（%）
0 ～ 20	10 → 19	90 → 81
20 ～ 30	19 → 23	81 → 77
30 ～ 40	23 → 35	77 → 65
40 ～ 45	35 → 50	65 → 50
45 ～ 50	50 → 70	50 → 30
50 ～ 55	70 → 90	30 → 10
55 ～ 60	90 → 100	10 → 0
60 ～ 70	100	0

对照品溶液的制备　取斯皮诺素、酸枣仁皂苷 A、酸枣仁皂苷 B、白桦脂酸、白桦脂醇各适量，加入甲醇制成每毫升各含 0.2mg 的溶液，即得对照品溶液。

供试品溶液的制备　取本品粉末约 1g，精密称定，置索氏提取器中，加入石油醚（60～90℃）适量，加热回流 4h，取药渣挥去溶剂后转移至锥形瓶中，加入 70% 乙醇 50mL，加热回流 2h 滤过，滤渣用 70% 乙醇 5mL 洗涤，合并滤液与洗液，挥干溶剂，残渣加甲醇使溶解，转移至 5mL 容量瓶中，加甲醇至刻度，摇匀，滤过，取续滤液即得供试品溶液。

测定法　分别精密吸取对照品溶液、供试品溶液各 20μL。上述色谱条件下测定，记录色谱图，即得。

供试品特征图谱中应有 13 个特征峰，以参照峰（S）计算各特征峰的相对保留时间，其相对保留时间应在规定值的 ±5% 之内。规定值为 0.457（峰 1）、0.629（峰 2）、1.000［峰 3（S）］、1.377（峰 4）、1.473（峰 5）、1.499（峰 6）、1.821（峰 7）、2.049（峰 8）、2.112（峰 9）、2.648（峰 10）、2.719（峰 11）、2.823（峰 12）、2.873（峰 13），见图 6-78。

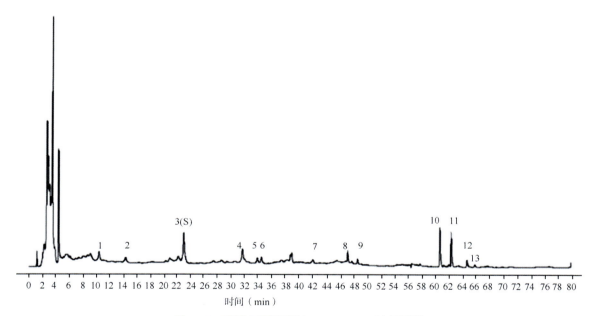

图 6-78　酸枣仁原料药材 HPLC-DAD 特征图谱

峰 3（S）：斯皮诺素；峰 8：酸枣仁皂苷 A；峰 9：酸枣仁皂苷 B；峰 10：白桦脂酸；峰 11：白桦脂醇

2）HPLC-ELSD 指纹图谱

色谱条件与系统适用性试验　以十八烷基硅烷键合硅胶为填充剂；以乙腈为流动相 A，以水为流动相 B，进行梯度洗脱。流速 0.8mL/min；采用蒸发光散射检测器，检测波长 203nm。

对照品溶液的制备　取斯皮诺素、酸枣仁皂苷 A、酸枣仁皂苷 B、白桦脂酸、白桦脂醇各适量，加入甲醇制成每毫升各含 0.2mg 的溶液，即得对照品溶液。

供试品溶液的制备　取本品粉末约 1g，精密称定，置索氏提取器中，加入石油醚（60～90℃）适量，加热回流 4h，取药渣挥去溶剂后转移至锥形瓶中，加入 70% 乙醇 50mL，加热回流 2h 滤过，滤渣用 70% 乙醇 5mL 洗涤，合并滤液与洗液，挥干溶剂，残渣加甲醇使溶解，转移至 5mL 容量瓶中，加甲醇至刻度，摇匀，滤过，取续滤液即得供试品溶液。

测定法　分别精密吸取对照品溶液、供试品溶液各 20μL。上述色谱条件下测定，记录色谱图，即得。

供试品特征图谱中应有 7 个特征峰，以参照峰（S）计算各特征峰的相对保留时间，其相对保留时间应在规定值的 ±5% 之内。规定值为 1.000［峰 1（S）］、1.254（峰 2）、1.380（峰 3）、1.570（峰 4）、1.612（峰 5）、1.930（峰 6）、1.978（峰 7），见图 6-79。

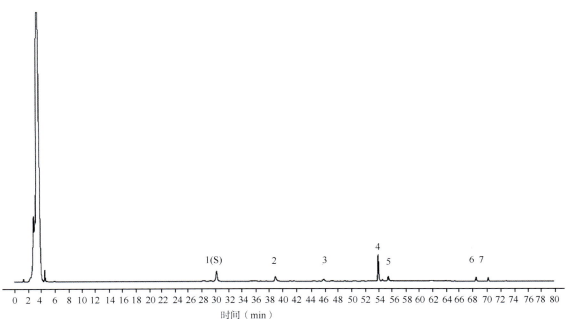

图 6-79　酸枣仁原料药材 HPLC-ELSD 特征图谱

峰 1（S）：斯皮诺素；峰 4：酸枣仁皂苷 A；峰 5：酸枣仁皂苷 B；峰 6：白桦脂酸；峰 7：白桦脂醇

3）GC-MS 特征图谱：照气相色谱法［《中国药典》（2015 年版）通则 0521］测定。

色谱条件与系统适用性试验　HP-5 MS Ultra Inert 毛细管色谱柱（30m×0.25mm×0.25μm），载气高纯氦气，升温程序：以 50℃用于 0min，以 20℃ /min 升至 180℃，然后以 5℃ /min 升至 280℃（保持5min）。MS 条件：EI 电离源，离子源温度 230℃，四极杆温度 150℃，扫描质量范围 m/z 35 ～ 550。

供试品溶液的制备　称取样品 50g，加入 250mL 石油醚（60 ～ 90℃），回流提取 5h，滤过，挥去石油醚。甲酯化：取 1mL 所得油，以 2mL 正己烷溶解，再加入 0.5mol/L 的氢氧化钠甲醇溶液2mL，70℃水浴回流 10min，冷却后加水至 20mL，振荡摇匀，超声处理 10min，12 000r/min 离心10min，取上清液，即得。

测定法　进样量 0.2μL，分流比 75：1，流速 1mL/min，容积延迟 4min。上述色谱条件下测定，记录色谱图，即得。

供试品特征图谱中应有 7 个特征峰，以参照峰（S）计算各特征峰的相对保留时间，其相对保留时间应在规定值的 ±5% 之内。规定值为 0.828（峰 1）、1.000［峰 2（S）］、1.007（峰 3）、1.026（峰 4）、1.208（峰 5）、1.234（峰 6）、1.441（峰 7），见图 6-80。按中药指纹图谱相似度评价系统，供试品指纹图谱与对照指纹图谱经相似度计算，相似度不低于 0.9。

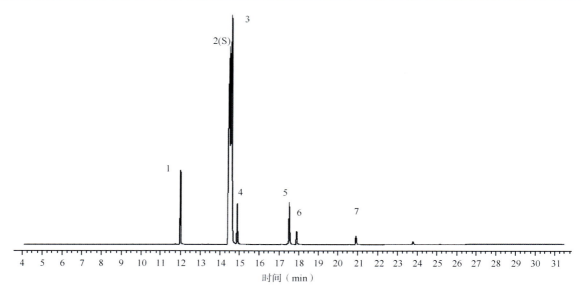

图 6-80 酸枣仁原料药材 GC-MS 特征图谱

【检查】

杂质　同《中国药典》（2015 年版）"酸枣仁"项下相应内容。

水分　同《中国药典》（2015 年版）"酸枣仁"项下相应内容。

总灰分　不得过 3.0%[《中国药典》（2015 年版）通则 2302]。

【含量测定】　同《中国药典》（2015 年版）"酸枣仁"项下相应内容。

二、原形饮片炮制工艺技术规范

1　概述

品名：酸枣仁。

外观：表面紫红色或紫褐色，平滑有光泽，有的有裂纹。有的两面均呈圆隆状突起；有的一面较平坦，中间有 1 条隆起的纵线纹；另一面稍突起。一端凹陷，可见线形种脐；另一端有细小突起的合点。

规格：种子（长 5 ～ 9mm，宽 5 ～ 7mm，厚约 3mm）。

2　来源

本品为鼠李科植物酸枣 *Ziziphus jujuba* Mill.var.*spinosa*（Bunge）Hu ex H.F.Chou 经炮制加工后制成的饮片。

3　原料药材产地

主产于河北、陕西、辽宁、河南、山东等地，其中以河北邢台最为道地。

4　生产依据

依据《中国药典》（2015 年版）及产地调研结果炮制加工酸枣仁饮片。

5　工艺流程（图 6-81）

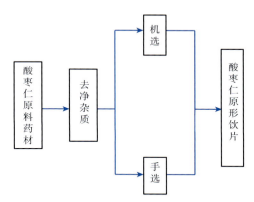

图 6-81　酸枣仁原形饮片炮制工艺流程图

6　炮制工艺操作要求及关键参数

取酸枣仁原料药材，除去残留核壳，洗净，晒干，即可。

7　包装规格

按照常规包装规格进行包装，即 1kg/ 袋；包装材料为聚乙烯塑料薄膜。

8　贮存及注意事项

置阴凉、干燥处贮存，防蛀。在采收过程中应当注意掺伪、抢青、变色、走油、虫蛀、霉变等问题。

9　原形饮片质量标准

酸枣仁　Suanzaoren

ZIZIPHI SPINOSAE SEMEN

【原料药材】　鼠李科植物酸枣 *Ziziphus jujuba* Mill.var.*spinosa*（Bunge）Hu ex H.F.Chou 的干燥成熟种子。

【炮制】　取酸枣仁原料药材，手选或以筛选机筛选，至去除残存核壳等杂质，晒干，即得。

【性状】、【鉴别】、【检查】、【含量测定】　同"酸枣仁原料药材质量标准"项下相应内容。

三、候选标准饮片均匀化、包装及贮存技术规范

1　概述

名称：酸枣仁。
外观：粉末状，棕黄色，气甚微，味甚淡，富有油性。
粒度：65目。
均匀化方法：粉碎、搅拌混合机混匀。

2　主要设备

高速粉碎机、药典筛（65目、50目）。

3　均匀化操作要求及关键参数

取酸枣仁原形饮片，于高速粉碎机中粉碎3次，每次20s，过65目筛，收集所有粉末，通过50目筛混匀。

4　包装操作要求及关键参数

采用瓶装规格，设置装量为1g/瓶。包装方式为人工称量装瓶，包装材料为棕色硼硅玻璃西林瓶、丁基胶塞。

5　贮存操作要求

置阴凉、干燥处贮存。本品易变色走油、易虫蛀霉变。保质期暂定2年。

6　候选标准饮片质量标准

酸枣仁　**Suanzaoren**

ZIZIPHI SPINOSAE SEMEN

【原料药材】　鼠李科植物酸枣 *Ziziphus jujuba* Mill.var.*spinosa*（Bunge）Hu ex H.F.Chou 的干燥成熟种子。

【采集加工】　秋末冬初果实成熟时采收，除去果肉及果壳核，收集种子，晒干，即可。

【炮制】　取酸枣仁原料药材，手选或以筛选机筛选，至去除残存核壳等杂质，晒干，即得。

【均匀化】　取净酸枣仁，于高速粉碎机中粉碎3次，每次20s，过65目筛，收集所有粉末，通过50目筛混匀，包装，即可。

【性状】　棕黄色粉末，气甚微，味甚淡，富有油性。

【鉴别】

（1）显微鉴别 本品粉末黄棕色。种皮栅状细胞棕红色，表面观多角形，壁厚，木化，胞腔小；侧面观呈长条形，外壁增厚，侧壁上、中部甚厚，下部渐薄；底面观类多角形或圆多角形。种皮内表皮细胞棕黄色，表面观长方形或类方形，垂周壁连珠状增厚，木化。子叶表皮细胞含细小草酸钙方晶。

（2）薄层鉴别 取本品粉末 1g，加甲醇 30mL，加热回流 1h，滤过，滤液蒸干，残渣加甲醇 2mL 使溶解，作为供试品溶液。另取酸枣仁皂苷 A、酸枣仁皂苷 B、斯皮诺素对照品，加甲醇制成每毫升各含 1mg 的混合溶液，作为对照品溶液。照薄层色谱法〔《中国药典》（2015 年版）通则 0522〕试验，吸取上述两种溶液各 5μL，分别点于同一硅胶 G 薄层板上，以水饱和的正丁醇为展开剂，展开，取出，晾干，喷以 1% 香草醛硫酸溶液，于 105℃ 加热至显色，分别于日光、紫外光灯（365nm）下检视。供试品色谱中，在与对照品色谱相应的位置上，显相同颜色的斑点。

（3）特征图谱 照高效液相色谱法〔《中国药典》（2015 年版）通则 0512〕测定。

1）HPLC-DAD 特征图谱

色谱条件与系统适用性试验 以十八烷基硅烷键合硅胶为填充剂；以乙腈为流动相 A，以水为流动相 B，进行梯度洗脱（表 6-36），流速 0.8mL/min；采用二极管阵列检测器，检测波长 203nm。

表 6-36 酸枣仁候选标准饮片 HPLC-DAD 特征图谱流动相梯度

时间（min）	流动相 A（%）	流动相 B（%）
0～20	10→19	90→81
20～30	19→23	81→77
30～40	23→35	77→65
40～45	35→50	65→50
45～50	50→70	50→30
50～55	70→90	30→10
55～60	90→100	10→0
60～70	100	0

对照品溶液的制备 取斯皮诺素、酸枣仁皂苷 A、酸枣仁皂苷 B、白桦脂酸、白桦脂醇各适量，加入甲醇制成每毫升各含 0.2mg 的溶液，即得对照品溶液。

供试品溶液的制备 取样品约 1g，精密称定，置索氏提取器中，加入石油醚（60～90℃）适量，加热回流 4h，取药渣挥去溶剂后转移至锥形瓶中，加入 70% 乙醇 50mL，加热回流 2h 滤过，滤渣用 70% 乙醇 5mL 洗涤，合并滤液与洗液，挥干溶剂，残渣加甲醇使溶解，转移至 5mL 容量瓶中，加甲醇至刻度，摇匀，滤过，取续滤液即得供试品溶液。

测定法 分别精密吸取对照品溶液、供试品溶液各 20μL。上述色谱条件下测定，记录色谱图，即得。

供试品特征图谱中应有 13 个特征峰，以参照峰（S）计算各特征峰的相对保留时间，其相对保留时间应在规定值的 ±5% 之内。规定值为 0.457（峰 1）、0.629（峰 2）、1.000〔峰 3（S）〕、1.377（峰 4）、1.473（峰 5）、1.499（峰 6）、1.821（峰 7）、2.049（峰 8）、2.112（峰 9）、2.648（峰 10）、2.719（峰 11）、2.823（峰 12）、2.873（峰 13），见图 6-82。

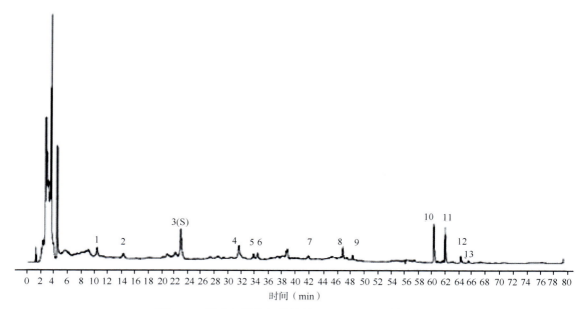

图 6-82 酸枣仁候选标准饮片 HPLC-DAD 特征图谱

峰 3（S）：斯皮诺素；峰 8：酸枣仁皂苷 A；峰 9：酸枣仁皂苷 B；峰 10：白桦脂酸；峰 11：白桦脂醇

2）HPLC-ELSD 特征图谱

色谱条件与系统适用性试验 以十八烷基硅烷键合硅胶为填充剂；以乙腈为流动相 A，以水为流动相 B，进行梯度洗脱。流速 0.8mL/min；采用蒸发光散射检测器，检测波长 203nm。

对照品溶液的制备 取斯皮诺素、酸枣仁皂苷 A、酸枣仁皂苷 B、白桦脂酸、白桦脂醇各适量，加入甲醇制成每毫升各含 0.2mg 的溶液，即得对照品溶液。

供试品溶液的制备 取本品粉末约 1g，精密称定，置索氏提取器中，加入石油醚（60～90℃）适量，加热回流 4h，取药渣挥去溶剂后转移至锥形瓶中，加入 70% 乙醇 50mL，加热回流 2h 滤过，滤渣用 70% 乙醇 5mL 洗涤，合并滤液与洗液，挥干溶剂，残渣加甲醇使溶解，转移至 5mL 容量瓶中，加甲醇至刻度，摇匀，滤过，取续滤液即得供试品溶液。

测定法 分别精密吸取对照品溶液、供试品溶液各 20μL。上述色谱条件下测定，记录色谱图，即得。

供试品特征图谱中应有 7 个特征峰，以参照峰（S）计算各特征峰的相对保留时间，其相对保留时间应在规定值的 ±5% 之内。规定值为 1.000〔峰 1（S）〕、1.254（峰 2）、1.380（峰 3）、1.570（峰 4）、1.612（峰 5）、1.930（峰 6）、1.978（峰 7），见图 6-83。

3）GC-MS 特征图谱：照气相色谱法〔《中国药典》（2015 年版）通则 0521〕测定。

色谱条件与系统适用性试验 HP-5 MS Ultra Inert 毛细管色谱柱（30m×0.25mm×0.25μm），载气高纯氦气，升温程序：以 50℃ 用于 0min，以 20℃/min 升至 180℃，然后以 5℃/min 升至 280℃（保持 5min）。MS 条件：EI 电离源，离子源温度 230℃，四极杆温度 150℃，扫描质量范围 m/z 35～550。

供试品溶液的制备 称取样品 50g，加入 250mL 石油醚（60～90℃），回流提取 5h，滤过，挥去石油醚。甲酯化：取 1mL 所得油，以 2mL 正己烷溶解，再加入 0.5mol/L 的氢氧化钠甲醇溶液 2mL，70℃ 水浴回流 10min，冷却后加水至 20mL，振荡摇匀，超声处理 10min，12 000r/min 离心 10min，取上清液，即得。

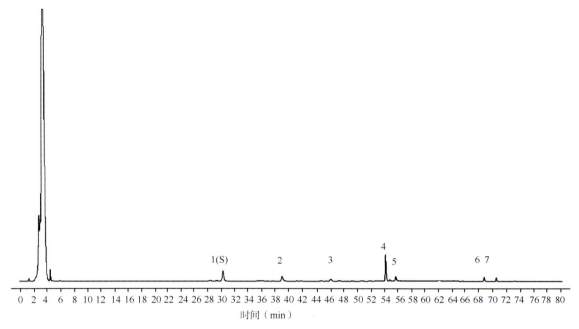

图 6-83　酸枣仁候选标准饮片 HPLC-ELSD 特征图谱

峰 1（S）：斯皮诺素；峰 4：酸枣仁皂苷 A；峰 5：酸枣仁皂苷 B；峰 6：白桦脂酸；峰 7：白桦脂醇

　　测定法　进样量 0.2μL，分流比 75 : 1，流速 1mL/min，容积延迟 4min。上述色谱条件下测定，记录色谱图，即得。

　　供试品特征图谱中应有 7 个特征峰，以参照峰（S）计算各特征峰的相对保留时间，其相对保留时间应在规定值的 ±5% 之内。规定值为 0.828（峰 1）、1.000［峰 2（S）］、1.007（峰 3）、1.026（峰 4）、1.208（峰 5）、1.234（峰 6）、1.441（峰 7），见图 6-84。按中药指纹图谱相似度评价系统，供试品特征图谱与对照图谱相似度应不低于 0.9。

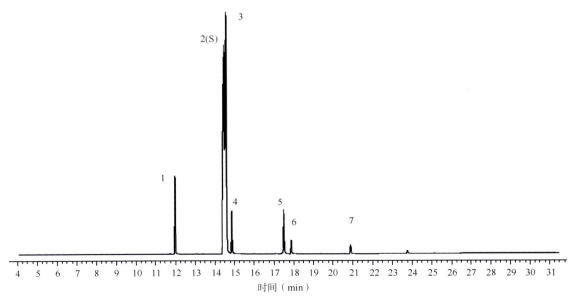

图 6-84　酸枣仁候选标准饮片 GC-MS 特征图谱

【检查】

水分 不得过 7.0%[《中国药典》（2015 年版）通则 0832 第二法]。

总灰分 不得过 4.0%[《中国药典》（2015 年版）通则 2302]。

【含量测定】

（1）酸枣仁皂苷 A 照高效液相色谱法[《中国药典》（2015 年版）通则 0512]测定。

色谱条件与系统适用性试验 以十八烷基硅烷键合硅胶为填充剂；以乙腈为流动相 A，以水为流动相 B，进行梯度洗脱（表 6-37）；采用蒸发光散射检测器检测。理论板数按酸枣仁皂苷 A 峰计算应不低于 2000。

表 6-37 酸枣仁候选标准饮片酸枣仁皂苷 A 含量测定流动相梯度

时间（min）	流动相 A（%）	流动相 B（%）
0 ~ 15	20 → 40	80 → 60
15 ~ 28	40	60
28 ~ 30	40 → 70	60 → 30
30 ~ 32	70 → 100	30 → 0

对照品溶液的制备 取酸枣仁皂苷 A 对照品适量，精密称定，加甲醇制成每毫升含 0.1mg 的溶液，即得。

供试品溶液的制备 取本品约 1g，精密称定，置索氏提取器中，加石油醚（60 ~ 90℃）适量，加热回流 4h，弃去石油醚液，药渣挥去溶剂，转移至锥形瓶中，加入 70% 乙醇 20mL，加热回流 2h，滤过，滤渣用 70% 乙醇 5mL 洗涤，合并洗液与滤液，回收溶剂至干，残渣加甲醇溶解，转移至 5mL 量瓶中，加甲醇至刻度，摇匀，滤过，取续滤液，即得。

测定法 分别精密吸取对照品溶液 5μL、20μL，供试品溶液 10μL，注入液相色谱仪，测定，用外标两点法对数方程计算，即得。

本品按干燥品计算，含酸枣仁皂苷 A（$C_{58}H_{94}O_{26}$）不得少于 0.100%。

（2）斯皮诺素 照高效液相色谱法[《中国药典》（2015 年版）通则 0512]测定。

色谱条件与系统适用性试验 以十八烷基硅烷键合硅胶为填充剂；以乙腈为流动相 A，以水为流动相 B，进行梯度洗脱（表 6-38）；检测波长为 335nm。理论板数按斯皮诺素峰计算应不低于 2000。

表 6-38 酸枣仁候选标准饮片斯皮诺素含量测定流动相梯度

时间（min）	流动相 A（%）	流动相 B（%）
0 ~ 10	12 → 19	88 → 81
10 ~ 16	19 → 20	81 → 80
16 ~ 22	20 → 100	80 → 0
22 ~ 30	100	0

对照品溶液的制备 取斯皮诺素对照品适量，精密称定，加甲醇制成每毫升含 0.2mg 的溶液，即得。

供试品溶液的制备 取本品约 1g，精密称定，置索氏提取器中，加石油醚（60 ~ 90℃）适量，加热回流 4h，弃去石油醚液，药渣挥去溶剂，转移至锥形瓶中，加入 70% 乙醇 20mL，加热回流 2h，滤过，滤渣用 70% 乙醇 5mL 洗涤，合并洗液与滤液，回收溶剂至干，残渣加甲醇使溶解，转移至 5mL 量瓶中，加甲醇至刻度，摇匀，滤过，取续滤液，即得。

测定法　分别精密吸取对照品溶液与供试品溶液各 10μL，注入液相色谱仪，测定，即得。

本品按干燥品计算，含斯皮诺素（$C_{28}H_{32}O_{15}$）不得少于 0.070%。

第二十一节　炒酸枣仁

一、原料药材采集加工技术规范

参见"第六章 第二十节 酸枣仁"项下相应内容。

二、原形饮片炮制工艺技术规范

1　概述

品名：炒酸枣仁。
外观：形似酸枣仁原形饮片，表面紫褐色，微鼓起，略具焦斑。
规格：种子（长 5～9mm，宽 5～7mm，厚约 3mm）。

2　来源

本品为鼠李科植物酸枣 *Ziziphus jujuba* Mill.var.*spinosa*（Bunge）Hu ex H.F.Chou 的干燥成熟种子经炮制加工后制成的饮片。

3　原料药材产地

主产于河北、陕西、辽宁、河南、山东等地，其中以河北邢台最为道地。

4　生产依据

依据《中国药典》（2015 年版）炮制通则炮制加工炒酸枣仁饮片。

5　主要设备

集电环式自动控温炒药机、筛选机。

6 工艺流程（图 6-85）

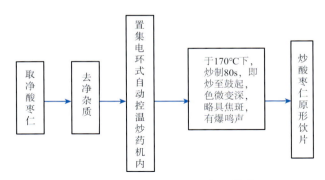

图 6-85 炒酸枣仁原形饮片炮制工艺流程图

7 炮制工艺操作要求及关键参数

取净酸枣仁，用酸枣仁筛选机去尽杂质，将净酸枣仁放入集电环式自动控温炒药机中于170℃下，炒制 80s，即炒至鼓起，色微变深，略具焦斑，有爆鸣声，取出，晾凉，即得。

8 包装规格

按照常规包装规格进行包装，即 1kg/ 袋；包装材料为聚乙烯塑料薄膜。

9 贮存及注意事项

置阴凉、干燥处，防蛀。炒制过程中，应当注意油枯、爆花、炭化等问题。

10 原形饮片质量标准

炒酸枣仁　Chaosuanzaoren

【原料药材】　鼠李科植物酸枣 *Ziziphus jujuba* Mill.var.*spinosa*（Bunge）Hu ex H.F.Chou 的干燥成熟种子。

【炮制】　取净酸枣仁，采用清炒法（通则 0213），即炒至鼓起，色微变深，略具焦斑，有爆鸣声，取出，晾凉，即得。

【性状】　表面微鼓起，微具焦斑，呈扁圆形或扁椭圆形，长 5 ～ 9mm，宽 5 ～ 7mm，厚约 3mm。表面紫红色或紫褐色，平滑有光泽，有的有裂纹。有的两面均呈圆隆状突起；有的一面较平坦，中间有 1 条隆起的纵线纹；另一面稍突起。一端凹陷，可见线形种脐；另一端有细小突起的合点。种皮较脆，胚乳白色，子叶 2，浅黄色，富油性。略有焦香气，味淡。

【鉴别】

（1）显微鉴别　粉末黄棕色。种皮栅状细胞棕红色，表面观多角形，壁厚，木化，胞腔小；侧面观呈长条形，外壁增厚，侧壁上、中部甚厚，下部渐薄；底面观类多角形或圆多角形。种皮内表皮细胞棕黄色，表面观长方形或类方形，垂周壁连珠状增厚，木化。子叶表皮细胞含细小草酸钙方晶。偶见黑色焦斑。

（2）薄层鉴别 取本品粉末 1g，加甲醇 30mL，加热回流 1h，滤过，滤液蒸干，残渣加甲醇 2mL 使溶解，作为供试品溶液。另取酸枣仁皂苷 A、酸枣仁皂苷 B、斯皮诺素对照品，加甲醇制成每毫升各含 1mg 的混合溶液，作为对照品溶液。照薄层色谱法［《中国药典》（2015 年版）通则 0522］试验，吸取上述两种溶液各 5μL，分别点于同一硅胶 G 薄层板上，以水饱和的正丁醇为展开剂，展开，取出，晾干，喷以 1% 香草醛硫酸溶液，于 105℃加热至显色，分别于日光、紫外光灯（365nm）下检视。供试品色谱中，在与对照品色谱相应的位置上，显相同颜色的斑点。

（3）特征图谱

1）HPLC-DAD 特征图谱：照高效液相色谱法［《中国药典》（2015 年版）通则 0512］测定。

色谱条件与系统适用性试验 以十八烷基硅烷键合硅胶为填充剂；以乙腈为流动相 A，以水为流动相 B，进行梯度洗脱（表 6-39），流速 0.8mL/min；采用二极管阵列检测器，检测波长 203nm。

表 6-39 炒酸枣仁原形饮片 HPLC-DAD 特征图谱流动相梯度

时间（min）	流动相 A（%）	流动相 B（%）
0～20	10→19	90→81
20～30	19→23	81→77
30～40	23→35	77→65
40～45	35→50	65→50
45～50	50→70	50→30
50～55	70→90	30→10
55～60	90→100	10→0
60～70	100	0

对照品溶液的制备 取斯皮诺素、酸枣仁皂苷 A、酸枣仁皂苷 B、白桦脂酸、白桦脂醇各适量，加入甲醇制成每毫升各含 0.2mg 的溶液，即得对照品溶液。

供试品溶液的制备 取样品约 1g，精密称定，置索氏提取器中，加入石油醚（60～90℃）适量，加热回流 4h，取药渣挥去溶剂后转移至锥形瓶中，加入 70% 乙醇 50mL，加热回流 2h 滤过，滤渣用 70% 乙醇 5mL 洗涤，合并滤液与洗液，挥干溶剂，残渣加甲醇使溶解，转移至 5mL 容量瓶中，加甲醇至刻度，摇匀，滤过，取续滤液即得供试品溶液。

测定法 分别精密吸取对照品溶液、供试品溶液各 20μL。上述色谱条件下测定，记录色谱图，即得。

供试品特征图谱中应有 14 个特征峰，以参照峰（S）计算各特征峰的相对保留时间，其相对保留时间应在规定值的 ±5% 之内。规定值为 0.457（峰 1）、0.629（峰 2）、1.000［峰 3（S）］、1.377（峰 4）、1.473（峰 5）、1.499（峰 6）、1.759（峰 7）、1.821（峰 8）、2.049（峰 9）、2.112（峰 10）、2.648（峰 11）、2.719（峰 12）、2.823（峰 13）、2.873（峰 14），见图 6-86。

2）HPLC-ELSD 特征图谱：照高效液相色谱法［《中国药典》（2015 年版）通则 0512］测定。

色谱条件与系统适用性试验 以十八烷基硅烷键合硅胶为填充剂；以乙腈为流动相 A，以水为流动相 B，进行梯度洗脱，流速 0.8mL/min；采用蒸发光散射检测器，检测波长 203nm。

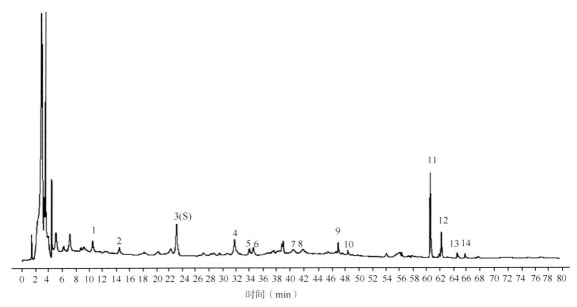

图 6-86 炒酸枣仁原形饮片 HPLC-DAD 特征图谱

峰 3（S）：斯皮诺素；峰 9：酸枣仁皂苷 A；峰 10：酸枣仁皂苷 B；峰 11：白桦脂酸；峰 12：白桦脂醇

对照品溶液的制备 取斯皮诺素、酸枣仁皂苷 A、酸枣仁皂苷 B、白桦脂酸、白桦脂醇各适量，加入甲醇制成每毫升各含 0.2mg 的溶液，即得对照品溶液。

供试品溶液的制备 取本品粉末约 1g，精密称定，置索氏提取器中，加入石油醚（60～90℃）适量，加热回流 4h，取药渣挥去溶剂后转移至锥形瓶中，加入 70% 乙醇 50mL，加热回流 2h 滤过，滤渣用 70% 乙醇 5mL 洗涤，合并滤液与洗液，挥干溶剂，残渣加甲醇使溶解，转移至 5mL 容量瓶中，加甲醇至刻度，摇匀，滤过，取续滤液即得供试品溶液。

测定法 分别精密吸取对照品溶液、供试品溶液各 20μL。上述色谱条件下测定，记录色谱图，即得。

供试品特征图谱中应有 7 个特征峰，以参照峰（S）计算各特征峰的相对保留时间，其相对保留时间应在规定值的 ±5% 之内。规定值为 1.000［峰 1（S）］、1.254（峰 2）、1.380（峰 3）、1.570（峰 4）、1.612（峰 5）、1.930（峰 6）、1.978（峰 7），见图 6-87。

3）GC-MS 特征图谱：照气相色谱法［《中国药典》（2015 年版）通则 0521］测定。

色谱条件与系统适用性试验 HP-5 MS Ultra Inert 毛细管色谱柱（30m×0.25mm×0.25μm），载气高纯氦气，升温程序：以 50℃ 用于 0min，以 20℃ /min 升至 180℃，然后以 5℃ /min 升至 280℃（保持 5min）。MS 条件：EI 电离源，离子源温度 230℃，四极杆温度 150℃，扫描质量范围 m/z 35～550。

供试品溶液的制备 称取样品 50g，加入 250mL 石油醚（60～90℃），回流提取 5h，滤过，挥去石油醚。甲酯化：取 1mL 所得油，以 2mL 正己烷溶解，再加入 0.5mol/L 的氢氧化钠甲醇溶液 2mL，70℃ 水浴回流 10min，冷却后加水至 20mL，振荡摇匀，超声处理 10min，12 000r/min 离心 10min，取上清液，即得。

测定法 进样量 0.2μL，分流比 75：1，流速 1mL/min，容积延迟 4min。上述色谱条件下测定，记录色谱图，即得。

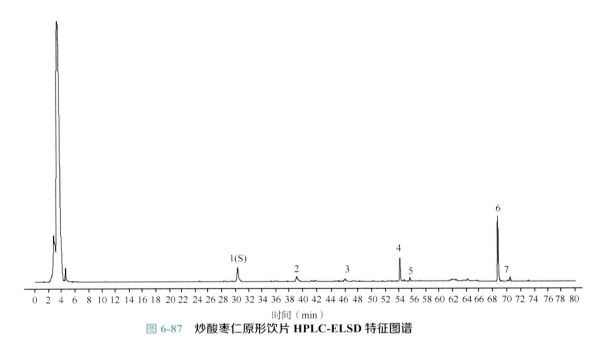

图 6-87 炒酸枣仁原形饮片 HPLC-ELSD 特征图谱

峰 1（S）：斯皮诺素；峰 4：酸枣仁皂苷 A；峰 5：酸枣仁皂苷 B；峰 6：白桦脂酸；峰 7：白桦脂醇

供试品特征图谱中应有 7 个特征峰，以参照峰（S）计算各特征峰的相对保留时间，其相对保留时间应在规定值的 ±5% 之内。规定值为 0.828（峰 1）、1.000[峰 2（S）]、1.007（峰 3）、1.026（峰 4）、1.208（峰 5）、1.234（峰 6）、1.441（峰 7），见图 6-88。按中药指纹图谱相似度评价系统，供试品特征图谱与对照特征图谱相似度应不低于 0.9。

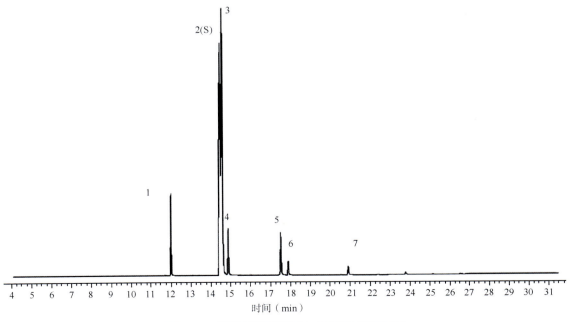

图 6-88 炒酸枣仁原形饮片 GC-MS 特征图谱

【检查】

杂质（核壳等）　不得过 2%［《中国药典》（2015 年版）通则 2301］。

水分　不得过 7.0%［《中国药典》（2015 年版）通则 0832 第二法］。

总灰分　不得过 4.0%［《中国药典》（2015 年版）通则 2302］。

【含量测定】　同"酸枣仁原形饮片质量标准"项下相应内容。

本品按干燥品计算，含酸枣仁皂苷 A（$C_{58}H_{94}O_{26}$）不得少于 0.020%，含斯皮诺素（$C_{28}H_{32}O_{15}$）不得少于 0.018%。

三、候选标准饮片均匀化、包装及贮存技术规范

1　概述

名称：炒酸枣仁。

外观：粉末状，棕黄色，气甚微，味甚淡，富有油性。

粒度：65 目。

均匀化方法：粉碎、搅拌混合机混匀。

2　主要设备

高速粉碎机、药典筛（65 目、50 目）。

3　均匀化操作要求及关键参数

取炒酸枣仁原形饮片，于高速粉碎机中粉碎 3 次，每次 20s，过 65 目筛，收集所有粉末，通过 50 目筛混匀。

4　包装操作要求及关键参数

采用瓶装规格，设置装量为 1g/ 瓶。包装方式为人工称量装瓶，包装材料为棕色硼硅玻璃西林瓶、丁基胶塞。

5　贮存操作要求

置阴凉、通风、干燥处贮存。保质期暂定 2 年。

6　候选标准饮片质量标准

炒酸枣仁　**Chaosuanzaoren**

【原料药材】　鼠李科植物酸枣 Ziziphus jujuba Mill.var.spinosa（Bunge）Hu ex H.F.Chou 的干燥成

熟种子。

【采集加工】　秋末冬初果实成熟时采收，除去果肉及果壳核，收集种子，晒干，即可。

【炮制】　取净酸枣仁，炒至鼓起，色微变深，略具焦斑，有爆鸣声，取出，晾凉，即可。

【均匀化】　炒酸枣仁原形饮片置高速粉碎机内，粉碎 3 次，每次 20s，过 65 目筛，收集所有粉末，通过 50 目筛混匀，包装，即可。

【性状】　黄棕色粉末，略有焦香气，味淡。

【鉴别】

（1）显微鉴别　本品粉末黄棕色。种皮栅状细胞棕红色，表面观多角形，壁厚，木化，胞腔小；侧面观呈长条形，外壁增厚，侧壁上、中部甚厚，下部渐薄；底面观类多角形或圆多角形。种皮内表皮细胞棕黄色，表面观长方形或类方形，垂周壁连珠状增厚，木化。子叶表皮细胞含细小草酸钙方晶。偶见黑色焦斑。

（2）薄层鉴别　取本品粉末 1g，加甲醇 30mL，加热回流 1h，滤过，滤液蒸干，残渣加甲醇 2mL 使溶解，作为供试品溶液。另取酸枣仁皂苷 A、酸枣仁皂苷 B、斯皮诺素对照品，加甲醇制成每毫升各含 1mg 的混合溶液，作为对照品溶液。照薄层色谱法 [《中国药典》（2015 年版）通则 0522] 试验，吸取上述两种溶液各 5μL，分别点于同一硅胶 G 薄层板上，以水饱和的正丁醇为展开剂，展开，取出，晾干，喷以 1% 香草醛硫酸溶液，于 105℃加热至显色，分别于日光、紫外光灯（365nm）下检视。供试品色谱中，在与对照品色谱相应的位置上，显相同颜色的斑点。

（3）特征图谱

1）HPLC-DAD 特征图谱：照高效液相色谱法 [《中国药典》（2015 年版）通则 0512] 测定。

色谱条件与系统适用性试验　以十八烷基硅烷键合硅胶为填充剂；以乙腈为流动相 A，以水为流动相 B，进行梯度洗脱（表 6-40），流速 0.8mL/min；采用二极管阵列检测器，检测波长 203nm。

表 6-40　炒酸枣仁候选标准饮片 HPLC-DAD 特征图谱流动相梯度

时间（min）	流动相 A（%）	流动相 B（%）
0～20	10→19	90→81
20～30	19→23	81→77
30～40	23→35	77→65
40～45	35→50	65→50
45～50	50→70	50→30
50～55	70→90	30→10
55～60	90→100	10→0
60～70	100	0

对照品溶液的制备　取斯皮诺素、酸枣仁皂苷 A、酸枣仁皂苷 B、白桦脂酸、白桦脂醇各适量，加入甲醇制成每毫升各含 0.2mg 的溶液，即得对照品溶液。

供试品溶液的制备　取样品约 1g，精密称定，置索氏提取器中，加入石油醚（60～90℃）适量，加热回流 4h，取药渣挥去溶剂后转移至锥形瓶中，加入 70% 乙醇 50mL，加热回流 2h 滤过，滤渣用 70% 乙醇 5mL 洗涤，合并滤液与洗液，挥干溶剂，残渣加甲醇使溶解，转移至 5mL 容量瓶内，加甲醇至刻度，摇匀，滤过，取续滤液即得供试品溶液。

测定法 分别精密吸取对照品溶液、供试品溶液各 20μL。上述色谱条件下测定，记录色谱图，即得。

供试品特征图谱中应有 14 个特征峰，以参照峰（S）计算各特征峰的相对保留时间，其相对保留时间应在规定值的 ±5% 之内。规定值为 0.457（峰 1）、0.629（峰 2）、1.000[峰 3（S）]、1.377（峰 4）、1.473（峰 5）、1.499（峰 6）、1.759（峰 7）、1.821（峰 8）、2.049（峰 9）、2.112（峰 10）、2.648（峰 11）、2.719（峰 12）、2.823（峰 13）、2.873（峰 14），见图 6-89。

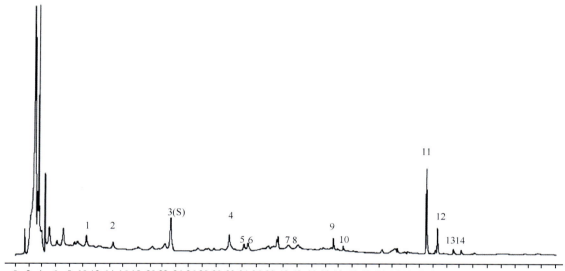

0　2　4　6　8　10　12　14　16　18　20　22　24　26　28　30　32　34　36　38　40　42　44　46　48　50　52　54　56　58　60　62　64　66　68　70　72　74　76　78　80
时间（min）

图 6-89　炒酸枣仁候选标准饮片 HPLC-DAD 特征图谱

峰 3（S）：斯皮诺素；峰 9：酸枣仁皂苷 A；峰 10：酸枣仁皂苷 B；峰 11：白桦脂酸；峰 12：白桦脂醇

2）HPLC-ELSD 特征图谱：照高效液相色谱法 [《中国药典》（2015 年版）通则 0512] 测定。

色谱条件与系统适用性试验 以十八烷基硅烷键合硅胶为填充剂；以乙腈为流动相 A，以水为流动相 B，进行梯度洗脱，流速 0.8mL/min；采用蒸发光散射检测器，检测波长 203nm。

对照品溶液的制备 取斯皮诺素、酸枣仁皂苷 A、酸枣仁皂苷 B、白桦脂酸、白桦脂醇各适量，加入甲醇制成每毫升各含 0.2mg 的溶液，即得对照品溶液。

供试品溶液的制备 取本品粉末约 1g，精密称定，置索氏提取器中，加入石油醚（60～90℃）适量，加热回流 4h，取药渣挥去溶剂后转移至锥形瓶中，加入 70% 乙醇 50mL，加热回流 2h 滤过，滤渣用 70% 乙醇 5mL 洗涤，合并滤液与洗液，挥干溶剂，残渣加甲醇使溶解，转移至 5mL 容量瓶内，加甲醇至刻度，摇匀，滤过，取续滤液即得供试品溶液。

测定法 分别精密吸取对照品溶液、供试品溶液各 20μL。上述色谱条件下测定，记录色谱图，即得。

供试品特征图谱中应有 7 个特征峰，以参照峰（S）计算各特征峰的相对保留时间，其相对保留时间应在规定值的 ±5% 之内。规定值为 1.000[峰 1（S）]、1.254（峰 2）、1.380（峰 3）、1.570（峰 4）、1.612（峰 5）、1.930（峰 6）、1.978（峰 7），见图 6-90。

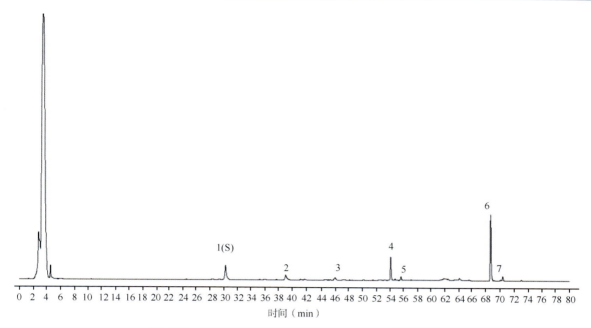

图 6-90　炒酸枣仁候选标准饮片 HPLC-ELSD 特征图谱

峰 1（S）：斯皮诺素；峰 4：酸枣仁皂苷 A；峰 5：酸枣仁皂苷 B；峰 6：白桦脂酸；峰 7：白桦脂醇

3）GC-MS 特征图谱：照气相色谱法［《中国药典》（2015 年版）通则 0521］测定。

色谱条件与系统适用性试验　HP-5 MS Ultra Inert 毛细管色谱柱（30m×0.25mm×0.25μm），载气高纯氦气，升温程序：以 50℃用于 0min，以 20℃/min 升至 180℃，然后以 5℃/min 升至 280℃（保持 5min）。MS 条件：EI 电离源，离子源温度 230℃，四极杆温度 150℃，扫描质量范围 m/z 35～550。

供试品溶液的制备　称取样品 50g，加入 250mL 石油醚（60～90℃），回流提取 5h，滤过，挥去石油醚。甲酯化：取 1mL 所得油，以 2mL 正己烷溶解，再加入 0.5mol/L 的氢氧化钠甲醇溶液 2mL，70℃水浴回流 10min，冷却后加水至 20mL，振荡摇匀，超声处理 10min，12 000r/min 离心 10min，取上清液，即得。

测定法　进样量 0.2μL，分流比 75∶1，流速 1mL/min，容积延迟 4min。上述色谱条件下测定，记录色谱图，即得。

供试品特征图谱中应有 7 个特征峰，以参照峰（S）计算各特征峰的相对保留时间，其相对保留时间应在规定值的 ±5% 之内。规定值为 0.828（峰 1）、1.000［峰 2（S）］、1.007（峰 3）、1.026（峰 4）、1.208（峰 5）、1.234（峰 6）、1.441（峰 7），见图 6-91。按中药指纹图谱相似度评价系统，供试品特征图谱与对照特征图谱相似度应不低于 0.9。

【检查】

水分　不得过 6.0%［《中国药典》（2015 年版）通则 0832 第二法］。

总灰分　不得过 3.0%［《中国药典》（2015 年版）通则 2302］。

【含量测定】

（1）酸枣仁皂苷 A　照高效液相色谱法［《中国药典》（2015 年版）通则 0512］测定。

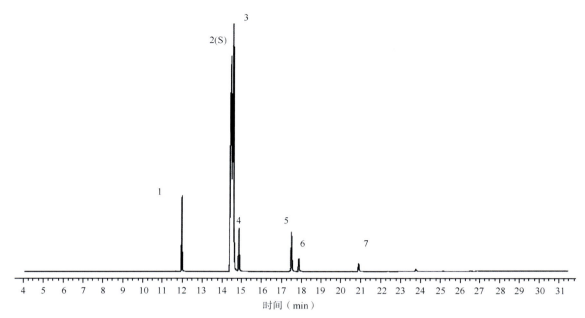

图 6-91 炒酸枣仁候选标准饮片 GC-MS 特征图谱

色谱条件与系统适用性试验 以十八烷基硅烷键合硅胶为填充剂；以乙腈为流动相 A，以水为流动相 B，进行梯度洗脱（表 6-41）；采用蒸发光散射检测器检测。理论板数按酸枣仁皂苷 A 峰计算应不低于 2000。

表 6-41 炒酸枣仁候选标准饮片酸枣仁皂苷 A 含量测定流动相梯度

时间（min）	流动相 A（%）	流动相 B（%）
0 ～ 15	20 → 40	80 → 60
15 ～ 28	40	60
28 ～ 30	40 → 70	60 → 30
30 ～ 32	70 → 100	30 → 0

对照品溶液的制备 取酸枣仁皂苷 A 对照品适量，精密称定，加甲醇制成每毫升含 0.1mg 的溶液，即得。

供试品溶液的制备 取本品约 1g，精密称定，置索氏提取器中，加石油醚（60 ～ 90℃）适量，加热回流 4h，弃去石油醚液，药渣挥去溶剂，转移至锥形瓶中，加入 70% 乙醇 20mL，加热回流 2h，滤过，滤渣用 70% 乙醇 5mL 洗涤，合并洗液与滤液，回收溶剂至干，残渣加甲醇溶解，转移至 5mL 量瓶中，加甲醇至刻度，摇匀，滤过，取续滤液，即得。

测定法 分别精密吸取对照品溶液 5μL、20μL，供试品溶液 10μL，注入液相色谱仪，测定，用外标两点法对数方程计算，即得。

本品按干燥品计算，含酸枣仁皂苷 A（$C_{58}H_{94}O_{26}$）不得少于 0.110%。

（2）斯皮诺素 照高效液相色谱法 [《中国药典》（2015 年版）通则 0512] 测定。

色谱条件与系统适用性试验　以十八烷基硅烷键合硅胶为填充剂；以乙腈为流动相 A，以水为流动相 B，进行梯度洗脱（表 6-42）；检测波长为 335nm。理论板数按斯皮诺素峰计算应不低于 2000。

表 6-42　炒酸枣仁候选标准饮片斯皮诺素含量测定流动相梯度

时间（min）	流动相 A（%）	流动相 B（%）
0～10	12→19	88→81
10～16	19→20	81→80
16～22	20→100	80→0
22～30	100	0

对照品溶液的制备　取斯皮诺素对照品适量，精密称定，加甲醇制成每毫升含 0.2mg 的溶液，即得。

供试品溶液的制备　取酸枣仁皂苷 A"含量测定"项下的续滤液，作为供试品溶液。

测定法　分别精密吸取对照品溶液与供试品溶液各 10μL，注入液相色谱仪，测定，即得。

本品按干燥品计算，含斯皮诺素（$C_{28}H_{32}O_{15}$）不得少于 0.066%。

第二十二节　槟　　榔

一、原料药材采集加工技术规范

1　概述

名称：槟榔。
采集时间：2016 年 5 月。
采集地点：海南琼海。
生长年限：1～2 年。

2　基原

本品为棕榈科植物槟榔 *Areca catechu* L. 的干燥成熟种子。

3　原料药材产地

主产于海南省。

4　采集及加工依据

依据《中国药典》（2015 年版）对原料药材进行采集与加工。

5 工艺流程（图 6-92）

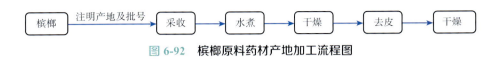

图 6-92 槟榔原料药材产地加工流程图

6 贮存及注意事项

置阴凉处保存。

7 原料药材质量标准

槟榔 **Binglang**

ARECAE SEMEN

【基原】、【采集加工】、【性状】 同《中国药典》（2015 年版）"槟榔"项下相应内容。
【鉴别】

（1）显微鉴别 同《中国药典》（2015 年版）"槟榔"项下相应内容。

（2）薄层鉴别 取本品粉末 2.0g，置锥形瓶中，加 80% 甲醇 10mL，超声处理 1h，滤过，即得供试品溶液。另取对照药材 2.0g，同法制成对照药材溶液。再取氢溴酸槟榔碱对照品和盐酸槟榔次碱对照品，加甲醇制成每毫升各含 1.0mg 的溶液，作为对照品溶液。照薄层色谱法 [《中国药典》（2015 年版）第四部通则 0502] 试验，分别吸取盐酸槟榔次碱对照品溶液 2μL、氢溴酸槟榔碱对照品溶液 2μL 和供试品溶液、对照药材溶液各 5μL，点于同一硅胶 G 薄层板上。以浓氨溶液 – 甲醇 – 二氯甲烷（0.5∶2∶6，v/v）的混合溶液为展开剂，将展开剂置于双槽展开缸中的一槽中，再将点样后的薄层板置于另一槽内，预先饱和 15min，再将展开剂小心倾入薄层板的展开槽中，展开约 8cm，取出，标记溶剂前沿，晾干。置碘蒸气中熏至斑点清晰。供试品色谱中在与对照药材色谱和对照品色谱相应的位置上，显相同颜色的斑点。

（3）特征图谱 照高效液相色谱法 [《中国药典》（2015 年版）通则 0512] 测定。

色谱条件与系统适用性试验 以强阳离子交换键合硅胶为填充剂（SCX- 强阳离子交换树脂柱）；以乙腈 – 磷酸溶液（3 → 1000，浓氨试液调节 pH 至 3.8）（65∶35）为流动相；检测波长为 210nm。理论塔板数按槟榔碱峰计算应不低于 3000。

对照品溶液的制备 精密称取各对照品适量，加 50% 甲醇制成分别含氢溴酸槟榔碱 1.501mg/mL、氢溴酸去甲槟榔碱 0.460mg/mL、盐酸槟榔次碱 0.105mg/mL、氢溴酸去甲槟榔次碱 0.315mg/mL 的对照品溶液。

供试品溶液的制备 取粉末 0.5g，精密称定，精密加入 50% 甲醇 25mL，称定重量，超声提取 50min，功率 300W，冷却，补足重量，过滤，取续滤液过 0.22μm 滤膜，即得。

测定法 分别精密吸取对照品溶液和供试品溶液各 10μL，注入液相色谱仪，测定，即得。

供试品特征图谱中应有 4 个特征峰，与参照物峰相对应的峰为 S 峰，计算各特征峰与 S 峰的相对保留时间，其相对保留时间应在规定值的 ±5% 之内。规定值为 0.52（峰 1）、0.58（峰 2）、0.85（峰

3）、1.00[峰4（S）]，见图6-93。

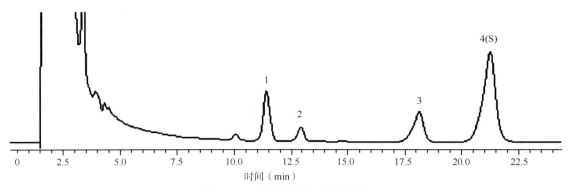

图 6-93　槟榔原料药材特征图谱

峰1：氢溴酸去甲槟榔次碱；峰2：盐酸槟榔次碱；峰3：氢溴酸去甲槟榔碱；峰4（S）：氢溴酸槟榔碱

【检查】　同《中国药典》（2015年版）"槟榔"项下相应内容。

【含量测定】　照高效液相色谱法［《中国药典》（2015年版）第四部通则0512］测定。

色谱条件与系统适用性试验　以强阳离子交换键合硅胶为填充剂（SCX-强阳离子交换树脂柱）；以乙腈–磷酸溶液（3→1000，浓氨试液调节pH至3.8）（65∶35）为流动相；检测波长为215nm。理论塔板数按槟榔碱峰计算应不低于3000。

对照品溶液的制备　精密称取盐酸槟榔次碱和氢溴酸槟榔碱对照品各适量，分别加50%甲醇制成每毫升含盐酸槟榔次碱0.1mg，氢溴酸槟榔碱1.5mg的对照品溶液，即得（槟榔次碱重量=盐酸槟榔次碱重量/1.2583，槟榔碱重量=氢溴酸槟榔碱重量/1.5214）。

供试品溶液的制备　取粉末0.5g，精密称定，精密加入50%甲醇25mL，称定重量，超声提取50min，功率300W，冷却，补足重量，过滤，取续滤液过0.22μm滤膜，即得。

测定法　分别精密吸取对照品溶液与供试品溶液各10μL，注入液相色谱仪，测定，即得。

本品按干燥品计算，含槟榔次碱（$C_7H_{11}NO_2$）不得少于0.02%，槟榔碱（$C_8H_{13}NO_2$）不得少于0.20%。

二、原形饮片炮制工艺技术规范

1　概述

品名：槟榔。
外观：类圆形的薄片。切面可见棕色种皮与白色胚乳相间的大理石样花纹。
规格：薄片（厚度1～2mm）。

2　来源

本品为棕榈科植物槟榔 *Areca catechu* L. 的干燥成熟种子经炮制加工后的饮片。

3 原料药材产地

主产于海南省。

4 生产依据

依据《中国药典》（2015 年版）炮制通则炮制加工槟榔饮片。

5 主要设备

浸药池、直线往复式切药机。

6 工艺流程（图 6-94）

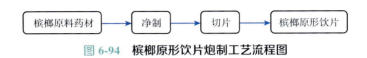

图 6-94 槟榔原形饮片炮制工艺流程图

7 炮制工艺操作要求及关键参数

将要净选的槟榔平铺于净选台上，拣选清除泥沙、虫蛀个体，分离除去残留果皮，置洁净的容器中，并注明品名、批号、净重，送至润药室。取已净选好的槟榔药材置润药筐内，放入润药机，设定润药机的真空度为 –0.05 MPa，抽真空时间为 30min，润药时间为 40min，取出。依据所执行的设备操作规程启动设备，调节片厚，切薄片 1 ~ 2mm，取已润好的槟榔进行切片，每 10min 检查一次切制质量，厚薄要均匀，切面应平整。摊开已切好的槟榔于药盘中，上货厚度不超过 2cm，放置在推车上，由下至上放盘，置通风处阴干。采用清炒法[《中国药典》（2015 年版）第四部通则 0213]，中火炒至表面焦褐色，断面焦黄色为度，取出，放凉，即得。

8 包装规格

按照常规包装规格进行包装，即 1kg/ 袋、10g/ 袋；包装材料为聚乙烯塑料薄膜（GB-4456，GB-12056）。

9 贮存及注意事项

避光，阴凉、通风处贮存。防潮。

10　原形饮片质量标准

槟榔　Binglang

ARECAE SEMEN

【原料药材】　棕榈科植物槟榔 *Areca catechu* L. 的干燥成熟种子。

【炮制】　除去杂质，浸泡，润透，切薄片，阴干。

【性状】　类圆形薄片。切面可见棕色种皮与白色胚乳相间的大理石样花纹。气微，味涩、微苦。

【鉴别】

（1）显微鉴别　本品粉末棕黄色至棕色。内胚乳细胞极多，多破碎，无色，完整者呈不规则多角形或类方形，直径 56 ～ 112μm，纹孔较多，甚大，类圆形或矩形。外胚乳细胞呈类方形、类多角形或长条状，孔沟明显，胞腔内多充满红棕色至深棕色物。种皮石细胞呈纺锤形，多角形或长条形，淡黄棕色，纹孔少数，裂缝状，有的胞腔内充满红棕色物。

（2）薄层鉴别　同"槟榔原料药材质量标准"项下相应内容。

（3）特征图谱　同"槟榔原料药材质量标准"项下相应内容。

【检查】、【含量测定】　同"槟榔原料药材质量标准"项下相应内容。

三、候选标准饮片均匀化、包装及贮存技术规范

1　概述

名称：槟榔。

外观：粉末状，棕黄色至棕色。气微，味涩、微苦。

粒度：65 目。

均匀化方法：万能粉碎机进行粉碎，搅拌混合机混匀。

2　主要设备

高速多功能粉碎机。

3　均匀化操作要求及关键参数

将槟榔原形饮片 150g 投入粉碎机中。粉碎 2 次，单次粉碎时间为 50s。粉末过四号筛 ≥ 95%。粉末径距≤ 5μm。

4　包装操作要求及关键参数

采用 10mL 西林棕色瓶，每瓶约 5g 标准饮片粉末，通过条形码识别（品名、产地、来源等信息）加以信息识别和标识。

5 贮存操作要求

置阴凉、通风、干燥处贮存。保质期暂定 2 年。

6 候选标准饮片质量标准

槟榔 Binglang
ARECAE SEMEN

【原料药材】 棕榈科植物槟榔 *Areca catechu* L. 的干燥成熟种子。

【采集加工】 春末至秋初采摘采收成熟果实，用水煮后，干燥，除去果皮，取出种子，干燥。

【炮制】 除去杂质，浸泡，润透，切薄片，阴干。

【均匀化】 取槟榔原形饮片，每次投料量为 150g，使用粉碎机粉碎 2 次，每次粉碎时间为 50s。粉末过四号筛 ≥ 95%，粉末径距 ≤ 5μm［照《中国药典》（2015 年版）第四部通则 0982 第三法］。

【性状】 棕黄色至棕色粉末。气微，味涩、微苦。

【鉴别】

（1）显微鉴别 本品粉末棕黄色至棕色。内胚乳细胞极多，多破碎，无色，完整者呈不规则多角形或类方形，直径 56 ～ 112μm，纹孔较多，甚大，类圆形或矩形。外胚乳细胞呈类方形、类多角形或长条状，孔沟明显，胞腔内多充满红棕色至深棕色物。种皮石细胞呈纺锤形、多角形或长条形，淡黄棕色，纹孔少数，裂缝状，有的胞腔内充满红棕色物。

（2）薄层鉴别 取本品粉末 2.0g，置锥形瓶中，加 80% 甲醇 10mL，超声处理 1h，滤过，即得供试品溶液。另取对照药材 2.0g，同法制成对照药材溶液。再取氢溴酸槟榔碱对照品和盐酸槟榔次碱对照品，加甲醇制成每毫升含 1.0mg 的溶液，作为对照品溶液。照薄层色谱法［《中国药典》（2015 年版）第四部通则 0502］试验，分别吸取盐酸槟榔次碱对照品溶液 2μL、氢溴酸槟榔碱对照品溶液 2μL 和供试品溶液、对照药材溶液各 5μL，点于同一硅胶 G 薄层板上。以浓氨溶液 – 甲醇 – 二氯甲烷（0.5∶2∶6，v/v）的混合溶液为展开剂，将展开剂置于双槽展开缸中的一槽中，再将点样后的薄层板置于另一槽内，预先饱和 15min，再将展开剂小心倾入置薄层板的展开槽中，展开约 8cm，取出，标记溶剂前沿，晾干。置碘蒸气中熏至斑点清晰。供试品色谱中在与对照药材色谱和对照品色谱的相应位置上，显相同颜色的斑点。

（3）特征图谱 照高效液相色谱法［《中国药典》（2015 年版）通则 0512］测定。

色谱条件与系统适用性试验 以强阳离子交换键合硅胶为填充剂（SCX- 强阳离子交换树脂柱）；以乙腈 – 磷酸溶液（3 → 1000，浓氨试液调节 pH 至 3.8）（65∶35）为流动相；检测波长为 210nm。理论塔板数按槟榔碱峰计算应不低于 3000。

对照品溶液的制备 精密称取各对照品适量，加 50% 甲醇制成分别含氢溴酸槟榔碱 1.501mg/mL、氢溴酸去甲槟榔碱 0.460mg/mL、盐酸槟榔次碱 0.105mg/mL、氢溴酸去甲槟榔次碱 0.315mg/mL 的对照品溶液。

供试品溶液的制备 取粉末 0.5g，精密称定，精密加入 50% 甲醇 25mL，称定重量，超声提取 50min，功率 300W，冷却，补足重量，过滤，取续滤液过 0.22μm 滤膜，即得。

测定法　分别精密吸取对照品溶液和供试品溶液各 10μL，注入液相色谱仪，测定，即得。

供试品特征图谱中应有 4 个特征峰，与参照物峰相对应的峰为 S 峰，计算各特征峰的相对保留时间，其相对保留时间应在规定值的 ±5% 之内。规定值为 0.52（峰 1）、0.58（峰 2）、0.85（峰 3）、1.00［峰 4（S）］，见图 6-95。

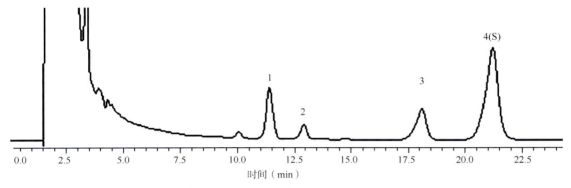

图 6-95　槟榔候选标准饮片特征图谱

峰 1：氢溴酸去甲槟榔次碱；峰 2：盐酸槟榔次碱；峰 3：氢溴酸去甲槟榔碱；峰 4（S）：氢溴酸槟榔碱

【检查】

水分　不得过 10.0%［《中国药典》（2015 年版）第四部通则 0832 法］。

【含量测定】　照高效液相色谱法［《中国药典》（2015 年版）第四部通则 0512］测定。

色谱条件与系统适用性试验　以强阳离子交换键合硅胶为填充剂（SCX- 强阳离子交换树脂柱）；以乙腈 – 磷酸溶液（3 → 1000，浓氨试液调节 pH 至 3.8）（65 ∶ 35）为流动相；检测波长为 215nm。理论塔板数按槟榔碱峰计算应不低于 3000。

对照品溶液的制备　精密称取盐酸槟榔次碱和氢溴酸槟榔碱对照品各适量，分别加 50% 甲醇制成每毫升含盐酸槟榔次碱 0.1mg，氢溴酸槟榔碱 1.5mg 的对照品溶液，即得（槟榔次碱重量 = 盐酸槟榔次碱重量 /1.2583，槟榔碱重量 = 氢溴酸槟榔碱重量 /1.5214）。

供试品溶液的制备　取本品粉末 0.5g，精密称定，精密加入 50% 甲醇 25mL，称定重量，超声提取 50min，功率 300W，冷却，补足重量，过滤，取续滤液过 0.22μm 滤膜，即得。

测定法　分别精密吸取对照品溶液与供试品溶液各 10μL，注入液相色谱仪，测定，即得。

本品按干燥品计算，含槟榔次碱（$C_7H_{11}NO_2$）不得少于 0.02%，槟榔碱（$C_8H_{13}NO_2$）不得少于 0.20%。

第二十三节　焦　槟　榔

一、原料药材采集加工技术规范

参见"第六章 第二十二节 槟榔"项下相应内容。

二、原形饮片炮制工艺技术规范

1 概述

品名：焦槟榔。
外观：类圆形薄片，切面焦黄色，可见大理石样花纹。
规格：薄片（厚度 1 ~ 2mm）。

2 来源

本品为棕榈科植物槟榔 *Areca catechu* L. 的干燥成熟种子经炮制加工后制成的饮片。

3 原料药材产地

主产于海南省。

4 生产依据

依据《中国药典》（2015 年版）炮制通则炮制加工焦槟榔饮片。

5 主要设备

洗药机、直线往复式切药机、超导电热炒药机。

6 工艺流程（图 6-96）

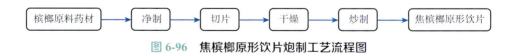

图 6-96　焦槟榔原形饮片炮制工艺流程图

7 炮制工艺操作要求及关键参数

将要净选的槟榔平铺于净选台上，拣选清除泥沙、虫蛀个体，分离除去残留果皮，置洁净的容器中，并注明品名、批号、净重，送至润药室。取已净选好的槟榔药材置润药筐内，放入润药机，设定润药机的真空度为 −0.05 MPa，抽真空时间为 30min，润药时间为 40min，取出。依据所执行的设备操作规程启动设备，调节片厚，切薄片 1 ~ 2mm，取已润好的槟榔进行切片，每 10min 检查一次切制质量，厚薄要均匀，切面应平整。摊开已切好的槟榔于药盘中，上货厚度不超过 2cm，放置在推车上，由下至上放盘，置通风处阴干。采用清炒法[《中国药典》（2015 年版）第四部通则 0213]，中火炒至表面焦褐色，断面焦黄色为度，取出，放凉，即得。

8　包装规格

按照常规包装规格进行包装，即 1kg/ 袋、10g/ 袋；包装材料为聚乙烯塑料薄膜（GB-4456，GB-12056）。

9　贮存及注意事项

避光，阴凉、通风、干燥处密封保存。

10　原形饮片质量标准

焦槟榔　*Jiaobinglang*

ARECAE SEMEN TOSTUM

【原料药材】　棕榈科植物槟榔 *Areca catechu* L. 的干燥成熟种子。

【炮制】　取槟榔，除去杂质，浸泡，润透，切薄片，阴干，炒至焦黄色。

【性状】　类圆形薄片。直径 1.5 ～ 3cm，厚 1 ～ 2mm。表面焦黄色，可见大理石样花纹。质脆，易碎。气微，味涩、微苦。

【鉴别】

（1）显微鉴别　本品粉末焦黄色。内胚乳细胞极多，多破碎，无色，完整者呈不规则多角形或类方形，胞间层不甚明显，直径 56 ～ 112μm，纹孔较多，甚大，类圆形或矩圆形，直径 8 ～ 19μm。外胚乳细胞呈类方形、类多角形或长条状，直径 40 ～ 72μm，壁稍厚，孔沟可查见，胞腔内大多数充满红棕色至深棕色物。种皮石细胞呈纺锤形、多角形或长条形，直径 24 ～ 64μm，壁厚 5 ～ 12μm，淡黄棕色，纹孔少数，裂缝状，有的胞腔内充满红棕色物。螺纹导管和网纹导管偶见，直径 8 ～ 16μm。

（2）薄层鉴别　取本品粉末 1g，加乙醚 20mL，再加碳酸盐缓冲液（取碳酸钠 1.91g 和碳酸氢钠 0.56g，加水使溶解成 100mL，即得）5mL，放置 30min，时时振摇，加热回流 30min，分取乙醚液，挥干，残渣加甲醇 1mL 使溶解，置具塞离心管中，静置 1h，离心，取上清液作为供试品溶液。另取槟榔对照药材 1g，同法制成对照药材溶液。再取氢溴酸槟榔碱对照品，加甲醇制成每毫升含 1.5mg 的溶液，作为对照品溶液。照薄层色谱法 [《中国药典》（2015 年版）第四部通则 0502] 试验，吸取上述三种溶液各 5μL，分别点于同一硅胶 G 薄层板上，以环己烷 - 乙酸乙酯 - 浓氨试液（7.5 ∶ 7.5 ∶ 0.2）为展开剂，置氨蒸气预饱和的展开缸内，展开，取出，晾干，置碘蒸气中熏至斑点清晰。供试品色谱中，在与对照药材色谱和对照品色谱相应的位置上，显形同颜色的斑点。

（3）特征图谱　同"槟榔原形饮片质量标准"项下相应内容。

【检查】

水分　不得过 9.0%[《中国药典》（2015 年版）第四部通则 0832 法]。

总灰分　不得过 2.5%[《中国药典》（2015 年版）第四部通则 2302]。

【含量测定】　同"槟榔原形饮片质量标准"项下相应内容。

本品按干燥品计算，含槟榔碱（$C_8H_{13}NO_2$）不得少于 0.10%。

三、候选标准饮片均匀化、包装及贮存技术规范

1 概述

名称：焦槟榔。
外观：粉末状，焦黄色。气微，味涩、微苦。
粒度：65 目。
均匀化方法：粉碎机进行粉碎，搅拌混合机混匀。

2 主要设备

高速多功能粉碎机。

3 均匀化操作要求及关键参数

取焦槟榔饮片 60g，单次粉碎 50s，筛出细粉，共粉碎 3 次。粉碎机使用前先预热，可以空转 30s 或者先取少量粉末粉碎一次。粉碎完毕后清理粉碎机，先用酒精清洗，后用棉花蘸取少量水清洗粉碎机内壁，防止醇不溶性成分吸附内壁，使下次粉碎时细粉吸附内壁。

4 包装操作要求及关键参数

采用 10mL 西林棕色瓶，每瓶约 5g 标准饮片粉末，通过条形码识别（品名、产地、来源等信息），来加以信息识别和标识。

5 贮存操作要求

置阴凉、通风、干燥处贮存。保质期暂定 2 年。

6 候选标准饮片质量标准

焦槟榔 **Jiaobinglang**

【原料药材】 棕榈科植物槟榔 *Areca catechu* L. 的干燥成熟种子。
【采集加工】 春末至秋初采摘采收成熟果实，用水煮后，干燥，除去果皮，取出种子，干燥。
【炮制】 取槟榔，除去杂质，浸泡，润透，切薄片，阴干，炒至焦黄色。
【均匀化】 焦槟榔原形饮片 60g，用粉碎机粉碎，单次粉碎 50s，筛出细粉，共粉碎 3 次。
【性状】 焦黄色至焦褐色。气微，味涩、微苦。
【鉴别】
（1）显微鉴别 本品粉末焦黄色至焦褐色。内胚乳细胞极多，多破碎，无色，完整者呈不规则多

角形或类方形，胞间层不甚明显，直径 56 ～ 112μm，纹孔较多，甚大，类圆形或矩圆形，直径 8 ～ 19μm。外胚乳细胞呈类方形、类多角形或长条状，直径 40 ～ 72μm，壁稍厚，孔沟可查见，胞腔内大多数充满红棕色至深棕色物。种皮石细胞呈纺锤形、多角形或长条形，直径 24 ～ 64μm，壁厚 5 ～ 12μm，淡黄棕色，纹孔少数，裂缝状，有的胞腔内充满红棕色物。螺纹导管和网纹导管偶见，直径 8 ～ 16μm。

（2）薄层鉴别　取本品粉末 1g，加乙醚 20mL，再加碳酸盐缓冲液（取碳酸钠 1.91g 和碳酸氢钠 0.56g，加水使溶解成 100mL，即得）5mL，放置 30min，时时振摇，加热回流 30min，分取乙醚液，挥干，残渣加甲醇 1mL 使溶解，置具塞离心管中，静置 1h，离心，取上清液作为供试品溶液。另取槟榔对照药材 1g，同法制成对照药材溶液。再取氢溴酸槟榔碱对照品，加甲醇制成每毫升含 1.5mg 的溶液，作为对照品溶液。照薄层色谱法［《中国药典》（2015 年版）第四部通则 0502］试验，吸取上述三种溶液各 5μL，分别点于同一硅胶 G 薄层板上，以环己烷 – 乙酸乙酯 – 浓氨试液（7.5 ∶ 7.5 ∶ 0.2）为展开剂，置氨蒸气预饱和的展开缸内，展开，取出，晾干，置碘蒸气中熏至斑点清晰。供试品色谱中，在与对照药材色谱和对照品色谱相应的位置上，显颜色相同的斑点。

（3）特征图谱　照高效液相色谱法［《中国药典》（2015 年版）通则 0512］测定。

色谱条件与系统适用性试验　以强阳离子交换键合硅胶为填充剂（SCX- 强阳离子交换树脂柱）；以乙腈 – 磷酸溶液（3 → 1000，浓氨试液调节 pH 至 3.8）（65 ∶ 35）为流动相；检测波长为 215nm。理论塔板数按槟榔碱峰计算应不低于 3000。

对照品溶液的制备　精密称取各对照品适量，加 50% 甲醇制成分别含氢溴酸槟榔碱 1.501mg/mL、氢溴酸去甲槟榔碱 0.460mg/mL、盐酸槟榔次碱 0.105mg/mL、氢溴酸去甲槟榔次碱 0.315mg/mL 的对照品溶液。

供试品溶液的制备　取粉末 0.5g，精密称定，精密加入 50% 甲醇 25mL，称定重量，超声提取 50min，功率 300W，冷却，补足重量，过滤，取续滤液过 0.22μm 滤膜，即得。

测定法　分别精密吸取对照品溶液和供试品溶液各 10μL，注入液相色谱仪，测定，即得。

供试品特征图谱中应有 4 个特征峰，与参照物峰相对应的峰为 S 峰，计算各特征峰的相对保留时间，其相对保留时间应在规定值的 ±5% 之内。规定值为 0.52（峰 1）、0.58（峰 2）、0.85（峰 3）、1.00［峰 4（S）］，见图 6-97。

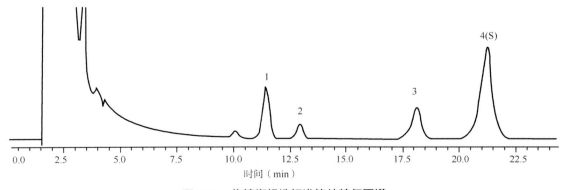

图 6-97　**焦槟榔候选标准饮片特征图谱**

峰 1：氢溴酸去甲槟榔次碱；峰 2：盐酸槟榔次碱；峰 3：氢溴酸去甲槟榔碱；峰 4（S）：氢溴酸槟榔碱

【检查】

水分　不得过 9.0%［《中国药典》（2015 年版）第四部通则 0832 法］。

总灰分　不得过 2.5%[《中国药典》（2015 年版）第四部通则 2302]。

【浸出物】　照"水溶性浸出物测定法"[《中国药典》（2015 年版）第四部通则 2201]项下的热浸法测定，用水作溶剂，不得少于 10%。

【含量测定】　照高效液相色谱法[《中国药典》（2015 年版）第四部通则 0512]测定。

色谱条件与系统适用性试验　以强阳离子交换键合硅胶为填充剂（SCX- 强阳离子交换树脂柱）；以乙腈 – 磷酸溶液（3 → 1000，浓氨试液调节 pH 至 3.8）（65 ∶ 35）为流动相；检测波长为 215nm。理论塔板数按槟榔碱峰计算应不低于 3000。

对照品溶液的制备　精密称取盐酸槟榔次碱和氢溴酸槟榔碱对照品各适量，分别加 50% 甲醇制成每毫升含盐酸槟榔次碱 0.1mg，氢溴酸槟榔碱 1.5mg 的对照品溶液，即得（槟榔次碱重量 = 盐酸槟榔次碱重量 /1.2583，槟榔碱重量 = 氢溴酸槟榔碱重量 /1.5214）。

供试品溶液的制备　取粉末 0.5g，精密称定，精密加入 50% 甲醇 25mL，称定重量，超声提取 50min，功率 300W，冷却，补足重量，过滤，取续滤液过 0.22μm 滤膜，即得。

测定法　分别精密吸取对照品溶液与供试品溶液各 10μL，注入液相色谱仪，测定，即得。

本品按干燥品计算，含槟榔碱（$C_8H_{13}NO_2$）不得少于 0.10%。

第二十四节　苦　杏　仁

一、原料药材采集加工技术规范

1　概述

名称：苦杏仁。
采集时间：2016 年 6 月。
采集地点：河北承德。
生长年限：当年果实。

2　基原

本品为蔷薇科植物杏 *Prunus armeniaca* L. 的干燥成熟种子。

3　原料药材产地

主产于内蒙古、吉林、辽宁、河北、陕西、山西等地。

4　采集及加工依据

依据《中国药典》（2015 年版）采集加工。

5　主要设备

破碎机、风选机。

6　工艺流程（图 6-98）

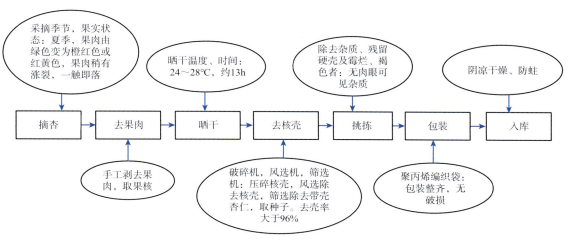

图 6-98　苦杏仁原料药材产地加工流程图

7　加工工艺操作要求及关键参数

（1）摘杏：杏果实成熟时具有较明显变化，当果肉由绿色逐渐变为橙黄色或红黄色，果肉稍有涨裂，一触即落，果实充分成熟。夏季人工采收成熟的果实。

（2）去果肉：杏果实成熟后，果肉和果壳极易分离，手工剥去果肉，取核。大生产中也有机械去果肉的。

（3）晒干：取带壳苦杏仁，置日光下晒干（24～28℃，约13h）。

（4）去核壳：取干燥的带壳苦杏仁，置破碎机内压碎核壳，再置风选机内除去破碎的核壳，经振动筛除带壳的杏仁，取种子，即得。

（5）挑拣：除去杂质、残留硬壳及霉烂、褐色者。

（6）包装：聚丙烯塑料编织袋包装。

（7）入库：阴凉库存放，防潮，防蛀。

8　贮存及注意事项

置阴凉、干燥处贮存。防潮，防蛀。

9 原料药材质量标准

苦杏仁 Kuxingren
ARMENIACAE SEMEN AMARUM

【基原】 蔷薇科植物杏 *Prunus armeniaca* L. 的干燥成熟种子。

【采集加工】 夏季采收成熟果实，除去果肉和核壳，取出种子，晒干；或除去果肉，晒干，脱去核壳，取出种子。

【性状】 扁心形，长 1.0～1.5cm，宽 0.8～1.2cm，厚 0.5～0.8cm，表面黄棕色至深棕色，一端尖，另一端钝圆，肥厚，左右不对称，尖端一侧有短线形种脐，圆端合点处向上具多数深棕色的脉纹。种皮薄，子叶 2，乳白色，富油性。气微，味苦。

【鉴别】

（1）显微鉴别 同《中国药典》（2015 年版）"苦杏仁"项下相应内容。

（2）薄层鉴别 同《中国药典》（2015 年版）"苦杏仁"项下相应内容。

（3）特征图谱 照高效液相色谱法［《中国药典》（2015 年版）通则 0512］测定。

色谱条件与系统适用性试验 以十八烷基硅烷键合硅胶为填充剂；以乙腈为流动相 A，以 0.1% 磷酸溶液为流动相 B，进行梯度洗脱（表 6-43）；流速 1.0mL/min；柱温为 25℃；检测波长为 225nm。理论塔板数按苦杏仁苷峰计算应不低于 30 000。

表 6-43 苦杏仁原料药材特征图谱流动相梯度

时间（min）	流动相 A（%）	流动相 B（%）
0～7	5→15	95→85
7～20	15→18	85→82
20～25	18→22	82→78
25～30	22→30	78→70
30～35	30→30	70→70
35～40	30→35	70→65

对照品溶液的制备 取苦杏仁苷、野黑樱苷对照品和苯甲醛对照品各适量，精密称定，加甲醇制成每毫升含苦杏仁苷、野黑樱苷各 40μg，苯甲醛 4μg 的混合溶液，即得。

供试品溶液的制备 取本品粉末（过 2 号筛）约 0.25g，精密称定，置具塞锥形瓶中，加 50% 甲醇 25mL，密塞，称定重量，超声（功率 250W，频率 40kHz）处理 30min，立即加热回流 10min，放冷，再称定重量，用 50% 甲醇补足减失的重量，摇匀，滤过，取续滤液，即得。

测定法 分别精密吸取对照品溶液与供试品溶液各 20μL，注入液相色谱仪，测定，即得。

供试品特征图谱中应呈现 7 个特征峰，其中 3 个峰应分别与相应的参照物峰保留时间一致；与苦杏仁苷对照品相应的峰为 S 峰，计算各特征峰的相对保留时间，其相对保留时间应在规定值的 ±5% 之内。规定值为 0.600（峰 1）、0.729（峰 2）、0.908（峰 3）、1.000［峰 4（S）］、1.333（峰 5）、2.261（峰 6）、2.671（峰 7），见图 6-99。

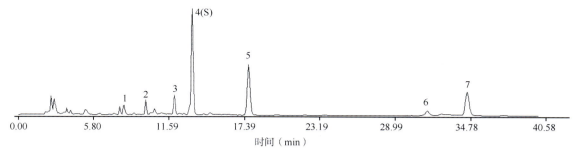

图 6-99　苦杏仁原料药材特征图谱

峰 4（S）：苦杏仁苷；峰 5：野黑樱苷；峰 7：苯甲醛

【检查】

水分　不得过 8.0%[《中国药典》（2015 年版）第四部通则 2303]。

过氧化值　同《中国药典》（2015 年版）"苦杏仁"项下相应内容。

【含量测定】　同《中国药典》（2015 年版）"苦杏仁"项下相应内容。

二、原形饮片炮制工艺技术规范

1　概述

品名：苦杏仁。

外观：扁心形，长 1.0 ～ 1.5cm，宽 0.8 ～ 1.2cm，厚 0.5 ～ 0.8cm，表面黄棕色至深棕色，一端尖，另一端钝圆，肥厚，左右不对称，尖端一侧有短线形种脐，圆端合点处向上具多数深棕色的脉纹。种皮薄，子叶 2，乳白色，富油性。

规格：种子（长 1.0 ～ 1.5cm，宽 0.8 ～ 1.2cm，厚 0.5 ～ 0.8cm）。

2　来源

本品为蔷薇科植物杏 *Prunus armeniaca* L. 的干燥成熟种子经炮制加工后制成的饮片。

3　原料药材产地

主产于内蒙古、吉林、辽宁、河北、陕西、山西等地。

4　生产依据

依据《中国药典》（2015 年版）炮制通则和《山东省中药炮制规范》（1990 年版）炮制加工苦杏仁饮片。

5 主要设备

挑拣工作台。

6 工艺流程（图 6-100）

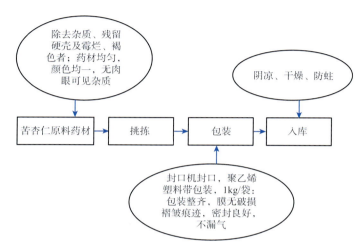

图 6-100 苦杏仁原形饮片炮制工艺流程图

7 炮制工艺操作要求及关键参数

取原料药材，置挑拣工作台上，除去杂质、残留的硬壳及褐色种子。

8 包装规格

按照常规包装规格进行包装，即 1kg/ 袋；包装材料为聚乙烯塑料薄膜（GB-4456，GB-12056）

9 贮存及注意事项

密封，置阴凉、干燥处，防潮，防蛀，避光。

10 原形饮片质量标准

苦杏仁 **Kuxingren**

ARMENIACAE SEMEN AMARUM

【原料药材】 蔷薇科植物杏 *Prunus armeniaca* L. 的干燥成熟种子经炮制加工后制成的饮片。

【炮制】 除去杂质、残留的硬壳和褐色种子。

【性状】、【鉴别】、【检查】、【含量测定】　同"苦杏仁原料药材质量标准"项下相应内容。

三、候选标准饮片均匀化、包装及贮存技术规范

1　概述

名称：苦杏仁（杏）。
外观：粉末状，土黄白色，富油性。有特异的香气，味苦。
粒度：24 目。
均匀化方法：粉碎机粉碎。

2　主要设备

高速万能粉碎机、真空保鲜包装机。

3　均匀化操作要求及关键参数

取净苦杏仁 40g（约占粉碎机容积的 40%），置洁净的粉碎机内，连续粉碎 20s，取出，过二号筛，混匀，即得。

4　包装操作要求及关键参数

采用瓶装和袋装两种规格，每种规格分别设置 250g/ 袋和 150g/ 瓶两种装量。袋装材料为聚乙烯塑料薄膜（GB - 4456，GB - 12056），瓶装材料为棕色玻璃瓶（500mL）。

5　贮存操作要求

密封，置阴凉、干燥处，防潮，防蛀，避光。保质期暂定 18 个月。

6　候选标准饮片质量标准

苦杏仁　Kuxingren

ARMENIACAE SEMEN AMARUM

【原料药材】　蔷薇科植物杏 *Prunus armeniaca* L. 的干燥成熟种子经炮制加工后制成的饮片。
【采集加工】　夏季采收成熟果实，除去果肉和核壳，取出种子，晒干；或除去果肉，晒干，脱去核壳，取出种子。
【炮制】　除去杂质、残留的硬壳和褐色种子。
【均匀化】　取净苦杏仁 40g（约占粉碎机容积的 40%），置洁净的粉碎机内，连续粉碎 20s，取出，过二号筛，混匀，即得。

【性状】 粉末状，黄白色，富油性。有特异的香气，味苦。

【鉴别】

（1）显微鉴别 种皮表面观为种皮石细胞单个散在或数个相连，黄棕色至棕色，表面观类多角形、类长圆形或贝壳形，直径 25～150μm。种皮外表皮细胞浅橙黄色至棕黄色，常与种皮石细胞相连，类圆形，壁常皱缩。

（2）薄层鉴别 取本品粉末 2g，置索氏提取器中，加二氯甲烷适量，加热回流 2h，弃去二氯甲烷液，药渣挥干，加甲醇 30mL，加热回流 30min，放冷，滤过，滤液作为供试品溶液。另取苦杏仁苷对照品，加甲醇制成每毫升含 2mg 的溶液，作为对照品溶液。照薄层色谱法 [《中国药典》（2015 年版）第四部通则 0502 薄层色谱法] 试验，吸取上述两种溶液各 5μL，分别点于同一硅胶 G 薄层板上，以三氯甲烷 – 乙酸乙酯 – 甲醇 – 水（15：40：22：10）5～10℃放置 12h 的下层溶液为展开剂，展开，取出，晾干，用含 0.8% 磷钼酸的 15% 硫酸乙醇溶液浸板，在 105℃加热至斑点显色清晰。供试品色谱中，在与对照品色谱相应的位置上，显相同颜色的斑点。

（3）特征图谱 照高效液相色谱法 [《中国药典》（2015 年版）通则 0512] 测定。

色谱条件与系统适用性试验 以十八烷基硅烷键合硅胶为填充剂（4.6mm×250cm×5μm）；以乙腈为流动相 A，以 0.1% 磷酸溶液为流动相 B，进行梯度洗脱（表 6-44）；体积流量为 1.0mL/min；柱温为 25℃；检测波长为 225nm。

表 6-44 苦杏仁候选标准饮片特征图谱流动相梯度

时间（min）	流动相 A（%）	流动相 B（%）
0～7	5→15	95→85
7～20	15→18	85→82
20～25	18→22	82→78
25～30	22→30	78→70
30～35	30→30	70→70
35～40	30→35	70→65

对照品溶液的制备 取苦杏仁苷、野黑樱苷对照品和苯甲醛对照品各适量，精密称定，加甲醇制成每毫升含苦杏仁苷、野黑樱苷各 40μg，苯甲醛 4μg 的混合溶液，即得。

供试品溶液的制备 取本品粉末（过二号筛）约 0.25g，精密称定，置具塞锥形瓶中，加 50% 甲醇 25mL，密塞，称定重量，超声（功率 250W，频率 40kHz）处理 30min，立即加热回流 10min，放冷，再称定重量，用 50% 甲醇补足减失的重量，摇匀，滤过，取续滤液，即得。

测定法 分别精密吸取对照品溶液与供试品溶液各 20μL，注入液相色谱仪，测定，即得。

供试品特征图谱中应呈现 7 个特征峰，其中 3 个峰应分别与相应的对照品峰保留时间一致；与苦杏仁苷对照品相应的峰为 S 峰，计算各特征峰的相对保留时间，其相对保留时间应在规定值的 ±5% 之内。规定值为 0.600（峰 1）、0.729（峰 2）、0.908（峰 3）、1.000[峰 4（S）]、1.333（峰 5）、2.261（峰 6）、2.671（峰 7），见图 6-101。

【检查】

水分 不得过 8.0%[《中国药典》（2015 年版）第四部通则 2303]。

过氧化值 不得过 0.11[《中国药典》（2015 年版）第四部通则 2303]。

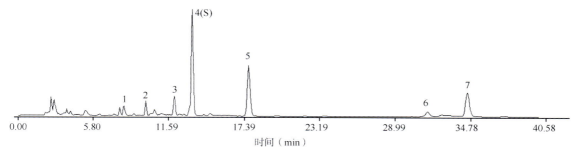

图 6-101　苦杏仁候选标准饮片特征图谱

峰 4（S）：苦杏仁苷；峰 5：野黑樱苷；峰 7：苯甲醛

【含量测定】　照高效液相色谱法［《中国药典》（2015 年版）第四部通则 0512］测定。

色谱条件与系统适用性试验　以十八烷基硅烷键合硅胶为填充剂，以乙腈 -0.1% 磷酸溶液（8 ：92）为流动相，检测波长为 207nm，柱温为 30℃；流速为 1.0mL/min。理论塔板数按苦杏仁苷峰计算应不低于 7000。

对照品溶液的制备　取苦杏仁苷对照品适量，精密称定，加甲醇制成每毫升含 40μg 的溶液，即得。

供试品溶液的制备　取本品粉末（过二号筛）约 0.25g，精密称定，置具塞锥形瓶中，精密加入甲醇 25mL，密塞，称定重量，超声处理（功率 250W，频率 40kHz）30min，放冷，再称定重量，用甲醇补足减失的重量，摇匀，滤过，精密量取续滤液 5mL，置 50mL 量瓶中，加 50% 甲醇稀释至刻度，摇匀，滤过，取续滤液，即得。

测定法　分别精密吸取对照品溶液与供试品溶液各 10 ～ 20μL，注入液相色谱仪，测定，即得。

本品按干燥品计算，含苦杏仁苷（$C_{20}H_{27}NO_{11}$）不得少于 3.0%。

第二十五节　燀苦杏仁

一、原料药材采集加工技术规范

参见"第六章 第二十四 苦杏仁"项下相应内容。

二、原形饮片炮制工艺技术规范

1　概述

品名：燀苦杏仁。

外观：扁心形或分离成单瓣，表面乳白色或黄白色，一端尖，另一端钝圆，肥厚，左右不对称，富油性。

规格：种子（长 1.0 ～ 1.5cm，宽 0.8 ～ 1.2cm，厚 0.5 ～ 0.8cm）。

2 来源

本品为蔷薇科植物杏 *Prunus armeniaca* L. 的干燥成熟种子经炮制加工后制成的饮片。

3 原料药材产地

主产于内蒙古、吉林、辽宁、河北、陕西、山西等地。

4 生产依据

依据《中国药典》（2015年版）炮制通则炮制加工燀苦杏仁饮片。

5 主要设备

龙江夹层锅、风选机。

6 工艺流程（图6-102）

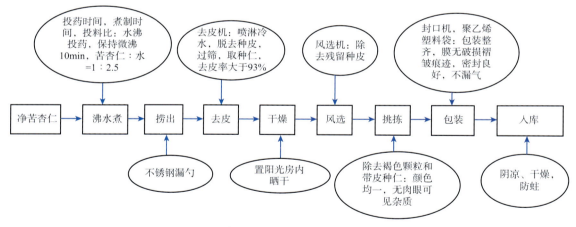

图 6-102　燀苦杏仁原形饮片炮制工艺流程图

7 炮制工艺操作要求及关键参数

将清水置锅内，加热至沸，投入净苦杏仁，继续加热至沸，轻轻翻动，保持微沸10min。每100kg苦杏仁，用清水250kg。用不锈钢漏勺将苦杏仁从锅内捞出。将捞出的苦杏仁，置去皮机（两轴间距约5mm）内，喷淋冷水，脱去种皮，过筛，取种仁，去皮率大于93%。取去皮的苦杏仁，置阳光房内晒干。将干燥后的苦杏仁，置风选机内，鼓风除去残留的种皮，取种仁。将去皮苦杏仁置挑拣工作台上，挑拣除去褐色种子和带皮杏仁。

8　包装规格

按照常规包装规格进行包装，即 1kg/袋；包装材料为聚乙烯塑料薄膜（GB-4456，GB-12056）。

9　贮存及注意事项

密封，置阴凉、干燥处，防潮，防蛀，避光。

10　原形饮片质量标准

㷶苦杏仁　Chankuxingren

【原料药材】　蔷薇科植物杏 *Prunus armeniaca* L. 的干燥成熟种子经炮制加工后制成的饮片。

【炮制】　取净苦杏仁，置沸水中，加热至沸，保持微沸 10min，至种皮微膨起时，捞出，置去皮机（两轴间距约 5mm）内，喷淋冷水，除去种皮，晒干，风选除去残留种皮，挑拣除去褐色种子，即得。每 100kg 苦杏仁，用清水 250kg。

【性状】　扁心形或分离成单瓣，表面乳白色或黄白色，一端尖，另一端钝圆，肥厚，左右不对称，富油性。有特异的香气，味苦。

【鉴别】

（1）薄层鉴别　同"苦杏仁原形饮片质量标准"项下相应内容。

（2）特征图谱　同"苦杏仁原形饮片质量标准"项下相应内容。

供试品特征图谱中应呈现 6 个特征峰，与对照品相应的峰为 S 峰，计算各特征峰的相对保留时间，其相对保留时间应在规定值的 ±5% 之内。规定值为 0.614（峰 1）、0.788（峰 2）、0.902（峰 3）、1.000 [峰 4（S）]、1.416（峰 5）、2.637（峰 6）。5 号峰与 4 号峰峰面积的比值不得大于 0.20。结果见图 6-103。

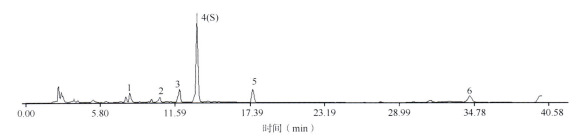

图 6-103　㷶苦杏仁原形饮片特征图谱

峰 4（S）：苦杏仁苷；峰 5：野黑樱苷；峰 6：苯甲醛

【检查】　同"苦杏仁原形饮片质量标准"项下相应内容。

【含量测定】　同"苦杏仁原形饮片质量标准"项下相应内容。

本品按干燥品计算，含苦杏仁苷（$C_{20}H_{27}NO_{11}$）不得少于 2.4%。

三、候选标准饮片均匀化、包装及贮存技术规范

1 概述

名称：焯苦杏仁。
外观：粉末状，乳白色至黄白色，富油性。有特异的香气，味苦。
粒度：24 目。
均匀化方法：粉碎机粉碎。

2 主要设备

高速万能粉碎机、真空保鲜包装机。

3 均匀化操作要求及关键参数

将焯苦杏仁原形饮片 40g（约占粉碎机容积的 40%），置洁净的粉碎机内，连续粉碎 20s，取出，过二号筛，混匀，即得。

4 包装操作要求及关键参数

采用瓶装和袋装两种规格，每种规格分别设置 250g/ 袋和 150g/ 瓶两种装量。袋装材料为聚乙烯塑料薄膜（GB-4456，GB-12056），瓶装材料为棕色玻璃瓶。

5 贮存操作要求

密封，置阴凉、干燥处，防潮，防蛀，避光。保质期暂定 18 个月。

6 候选标准饮片质量标准

焯苦杏仁　Chankuxingren

【原料药材】　蔷薇科植物杏 *Prunus armeniaca* L. 的干燥成熟种子经炮制加工后制成的饮片。
【采集加工】　夏季采收成熟果实，除去果肉和核壳，取出种子，晒干；或除去果肉，晒干，脱去核壳，取出种子。
【炮制】　取净苦杏仁，置沸水中，加热至沸，保持微沸 10min，至种皮微膨起时，捞出，置去皮机（两轴间距约 5mm）内，喷淋冷水，除去种皮，晒干，风选除去残留种皮，挑拣除去褐色种子，即得。每 100kg 苦杏仁，用清水 250kg。
【均匀化】　取净焯苦杏仁 40g（约占粉碎机容积的 40%），置洁净的粉碎机内，连续粉碎 20s，取出，过二号筛，混匀，即得。
【性状】　粉末状，乳白色，富油性。有特异的香气，味苦。

【鉴别】

（1）**薄层鉴别**　取本品粉末 2g，置索氏提取器中，加二氯甲烷适量，加热回流 2h，弃去二氯甲烷液，药渣挥干，加甲醇 30mL，加热回流 30min，放冷，滤过，滤液作为供试品溶液。另取苦杏仁苷对照品，加甲醇制成每毫升含 2mg 的溶液，作为对照品溶液。照薄层色谱法［《中国药典》（2015 年版）第四部通则 0502 薄层色谱法］试验，吸取上述两种溶液各 5μL，分别点于同一硅胶 G 薄层板上，以三氯甲烷－乙酸乙酯－甲醇－水（15：40：22：10）5～10℃放置 12h 的下层溶液为展开剂，展开，取出，晾干，用含 0.8% 磷钼酸的 15% 硫酸乙醇溶液浸板，在 105℃ 加热至斑点显色清晰。供试品色谱中，在与对照品色谱相应的位置上，显相同颜色的斑点。

（2）**特征图谱**　照高效液相色谱法［《中国药典》（2015 年版）第四部通则 0512］测定。

　　色谱条件与系统适用性试验　以十八烷基硅烷键合硅胶为填充剂；流动相：A 为乙腈，B 为 0.1% 磷酸溶液，进行梯度洗脱（表 6-45）；体积流量 1.0mL/min，柱温 25℃，检测波长 225nm。

表 6-45　燀苦杏仁候选标准饮片特征图谱流动相梯度

时间（min）	流动相 A（%）	流动相 B（%）
0～7	5→15	95→85
7～20	15→18	85→82
20～25	18→22	82→78
25～30	22→30	78→70
30～35	30→30	70→70
35～40	30→35	70→65

　　对照品溶液的制备　取苦杏仁苷对照品、野黑樱苷对照品、苯甲醛对照品各适量，精密称定，加甲醇制成每毫升含苦杏仁苷、野黑樱苷各 40μg，苯甲醛 4μg 的混合溶液，即得。

　　供试品溶液的制备　取本品粉末（过二号筛）约 0.25g，精密称定，置具塞锥形瓶中，加入 50% 甲醇 25mL，密塞，称定重量，超声（功率 250W，频率 40kHz）处理 30min，放冷，再称定重量，用 50% 甲醇补足减失的重量，摇匀，滤过，取续滤液，即得。

　　测定法　分别精密吸取对照品溶液与供试品溶液各 20μL，注入液相色谱仪，测定，即得。

　　供试品特征图谱中应呈现 6 个特征峰，其中 3 个峰应分别与相应的对照品峰保留时间一致；与苦杏仁苷对照品相应的峰为 S 峰，计算各特征峰的相对保留时间，其相对保留时间应在规定值的 ±5% 之内。规定值为 0.614（峰 1）、0.788（峰 2）、0.902（峰 3）、1.000［峰 4（S）］、1.416（峰 5）、2.637（峰 6）。5 号峰与 4 号峰峰面积的比值不得大于 0.20。结果见图 6-104。

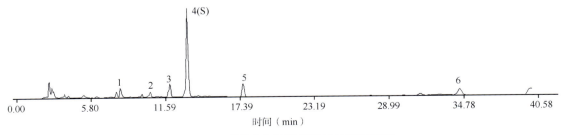

图 6-104　燀苦杏仁候选标准饮片特征图谱

峰 4（S）：苦杏仁苷；峰 5：野黑樱苷；峰 6：苯甲醛

【检查】

水分　不得过 8.0%[《中国药典》（2015 年版）第四部通则 2303]。

过氧化值　不得过 0.11[《中国药典》（2015 年版）第四部通则 2303]。

【含量测定】　照高效液相色谱法[《中国药典》（2015 年版）第四部通则 0512]测定。

色谱条件与系统适用性试验　以十八烷基硅烷键合硅胶为填充剂；以乙腈 -0.1% 磷酸溶液（8 ：92）为流动相，检测波长为 207nm，柱温为 30℃；流速为 1.0mL/min。理论塔板数按苦杏仁苷峰计算应不低于 7000。

对照品溶液的制备　取苦杏仁苷对照品适量，精密称定，加甲醇制成每毫升含 40μg 的溶液，即得。

供试品溶液的制备　取本品粉末（过二号筛）约 0.25g，精密称定，置具塞锥形瓶中，精密加入甲醇 25mL，密塞，称定重量，超声处理（功率 250W，频率 40kHz）30min，放冷，再称定重量，用甲醇补足减失的重量，摇匀，滤过，精密量取续滤液 5mL，置 50mL 量瓶中，加 50% 甲醇稀释至刻度，摇匀，滤过，取续滤液，即得。

测定法　分别精密吸取对照品溶液与供试品溶液各 10 ～ 20μL，注入液相色谱仪，测定，即得。

本品按干燥品计算，含苦杏仁苷（$C_{20}H_{27}NO_{11}$）不得少于 2.4%。

第七章

原料药材、原形饮片及候选标准饮片对照

　　中药候选标准饮片作为标准物质应用的过程中，除需按照所建立的原料药材采集加工技术规范、原形饮片炮制工艺技术规范、候选标准饮片均匀化、包装及贮存技术规范中收载的相应质量评价标准，对供试品进行属性识别以外，还需结合原料药材、原形饮片及候选标准饮片的性状特征、实物照片对供试品进行快速鉴别，以实现传统与现代相结合、外观与内在属性相结合的科学评价。本章共收录了 37 种中药的原料药材，及其对应的 80 种原形饮片和 80 种候选标准饮片的性状鉴别特征和实物对照图片。

黄芩鉴别特征

	原料药材	原形饮片	候选标准饮片
性状特征	圆锥形，扭曲，长8～25cm，直径1～3cm。表面棕黄色或深黄色，有稀疏的疣状细根痕，上部较粗糙，有扭曲的纵皱纹或不规则的网纹，下部有顺纹和细皱纹。质硬而脆，易折断，断面黄色，中心红棕色；老根中心呈枯朽状或中空，暗棕色或棕黑色。气微，味苦。	类圆形或不规则形薄片。外表皮黄棕色或棕褐色。切面黄棕色或黄绿色，具放射状纹理。	黄色粉末，质轻，气微，味苦。
照片	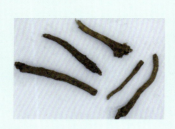	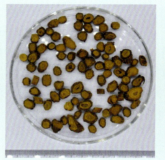	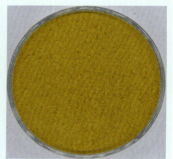

酒黄芩鉴别特征

	原料药材	原形饮片	候选标准饮片
性状特征	圆锥形，扭曲，长8～25cm，直径1～3cm。表面棕黄色或深黄色，有稀疏的疣状细根痕，上部较粗糙，有扭曲的纵皱纹或不规则的网纹，下部有顺纹和细皱纹。质硬而脆，易折断，断面黄色，中心红棕色；老根中心呈枯朽状或中空，暗棕色或棕黑色。气微，味苦。	类圆形或不规则形薄片。外表皮黄棕色或棕褐色。切面黄棕色或黄绿色，具放射状纹理，略带焦斑，微有酒香气。	黄色粉末，质轻，气微，味苦。
照片	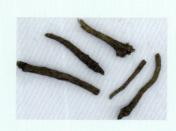	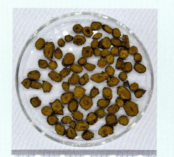	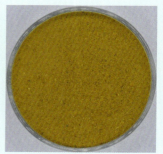

延胡索鉴别特征

	原料药材	原形饮片	候选标准饮片
性状特征	不规则的扁球形，直径 0.5 ～ 1.5cm。表面黄褐色，有不规则网状皱纹。顶端有略凹陷的茎痕，底部有疙瘩状突起。质硬而脆，断面黄色，角质样，有蜡样光泽。气微，味苦。	不规则圆形厚片或颗粒。外表黄褐色，有不规则细皱纹。断面黄色，角质样，具蜡样光泽。气微，味苦。	淡黄褐色粉末，质轻，气微，味苦。
照片	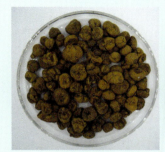	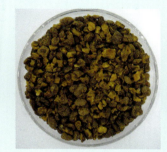	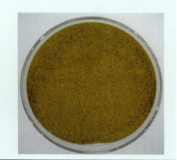

醋延胡索鉴别特征

	原料药材	原形饮片	候选标准饮片
性状特征	不规则的扁球形，直径 0.5 ～ 1.5cm。表面黄褐色，有不规则网状皱纹。顶端有略凹陷的茎痕，底部有疙瘩状突起。质硬而脆，断面黄色，角质样，有蜡样光泽。气微，味苦。	不规则圆形厚片或颗粒。外表和断面黄褐色，质较硬。微具醋香气。	黄褐色粉末，质轻，气微，味苦。
照片	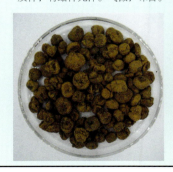	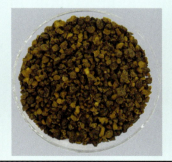	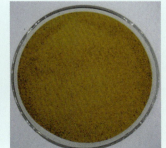

白芍鉴别特征

	原料药材	原形饮片	候选标准饮片
性状特征	圆柱形，平直或稍弯曲，两端平截，长5～18cm，直径1～2.5cm。表面类白色或淡棕红色，光洁或有纵皱纹及细根痕，偶有残存的棕褐色外皮。质坚实，不易折断，断面较平坦，类白色或微带棕红色，形成层环明显，射线放射状。气微，味微苦、酸。	圆形或类圆形的薄片，外皮淡红棕色或类白色，平坦。切面类白色或淡红棕色，形成层环明显，有时可见呈放射状排列。气微，味极苦、酸。	类白色粉末，质轻，气微，味微苦、酸。
照片	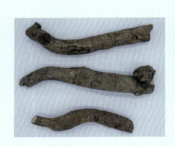	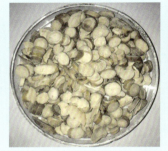	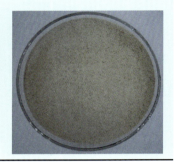

炒白芍鉴别特征

	原料药材	原形饮片	候选标准饮片
性状特征	圆柱形，平直或稍弯曲，两端平截，长5～18cm，直径1～2.5cm。表面类白色或淡棕红色，光洁或有纵皱纹及细根痕，偶有残存的棕褐色外皮。质坚实，不易折断，断面较平坦，类白色或微带棕红色，形成层环明显，射线放射状。气微，味微苦、酸。	圆形或类圆形的薄片，外皮微黄色或棕黄色，平坦。切面微黄色或棕黄色，有时可见呈放射状排列，有的可见焦斑。气微香。	微黄色或淡棕黄色粉末，质轻，气微香。
照片	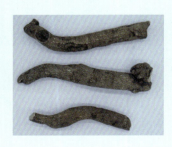	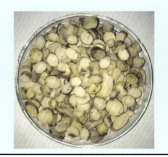	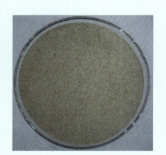

丹参鉴别特征

	原料药材	原形饮片	候选标准饮片
性状特征	根茎短粗，顶端有时残留茎基。根数条，长圆柱形，略弯曲，有的分枝并具须状细根，长10～20cm，直径0.3～1cm。表面棕红色或暗棕红色，粗糙，具纵皱纹。老根外皮疏松，多显紫棕色，常呈鳞片状剥落。质硬而脆，断面疏松，有裂隙或略平整而致密，皮部棕红色，木部灰黄色或紫褐色，导管束黄白色，呈放射状排列。气微，味微苦涩。	类圆形或椭圆形的厚片。外表皮棕红色或暗棕红色，粗糙，具纵皱纹。切面有裂隙或略平整而致密，有的呈角质样，皮部棕红色，木部灰黄色或紫褐色，具黄白色放射状纹理。气微，味微苦涩。	红棕色粉末，气微，味微苦涩。
照片	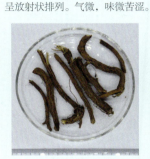	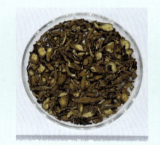	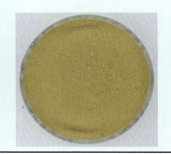

酒丹参鉴别特征

	原料药材	原形饮片	候选标准饮片
性状特征	根茎短粗，顶端有时残留茎基。根数条，长圆柱形，略弯曲，有的分枝并具须状细根，长10～20cm，直径0.3～1cm。表面棕红色或暗棕红色，粗糙，具纵皱纹。老根外皮疏松，多显紫棕色，常呈鳞片状剥落。质硬而脆，断面疏松，有裂隙或略平整而致密，皮部棕红色，木部灰黄色或紫褐色，导管束黄白色，呈放射状排列。气微，味微苦涩。	形如丹参片，表面红褐色，略具酒香气，气微，味微苦涩。	红褐色粉末，气微，味微苦涩，微具酒香气。
照片	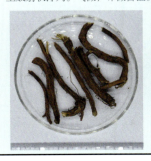	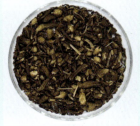	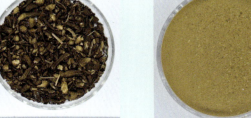

黄连鉴别特征

	原料药材	原形饮片	候选标准饮片
性状特征	多集聚成簇，常弯曲，形如鸡爪，单枝根茎长3～6cm，直径0.3～0.8cm。表面灰黄色或黄褐色，粗糙，有不规则结节状隆起、须根及须根残基，有的节间表面平滑如茎秆，习称"过桥"。上部多残留褐色鳞叶，顶端常留有残余的茎或叶柄。质硬，断面不整齐，皮部橙红色或暗棕色，木部鲜黄色或橙黄色，呈放射状排列，髓部有的中空。气微，味极苦。	不规则的薄片。外表皮灰黄色或黄褐色，粗糙，有细小的须根。切面或碎断面鲜黄色或红黄色，具放射状纹理，气微，味极苦。	黄色或黄棕色粉末，气微、味极苦。
照片	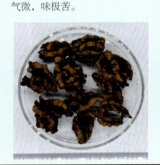	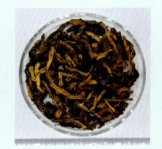	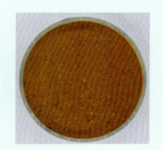

姜黄连鉴别特征

	原料药材	原形饮片	候选标准饮片
性状特征	多集聚成簇，常弯曲，形如鸡爪，单枝根茎长3～6cm，直径0.3～0.8cm。表面灰黄色或黄褐色，粗糙，有不规则结节状隆起、须根及须根残基，有的节间表面平滑如茎秆，习称"过桥"。上部多残留褐色鳞叶，顶端常留有残余的茎或叶柄。质硬，断面不整齐，皮部橙红色或暗棕色，木部鲜黄色或橙黄色，呈放射状排列，髓部有的中空。气微，味极苦。	形如黄连片，表面棕黄色。有姜的辛辣味。	黄色或棕黄色粉末，味极苦。有姜的辛辣味。
照片	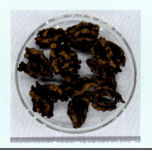	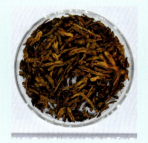	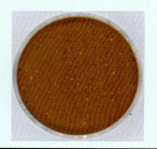

萸黄连鉴别特征

	原料药材	原形饮片	候选标准饮片
性状特征	多集聚成簇，常弯曲，形如鸡爪，单枝根茎长 3～6cm，直径 0.3～0.8cm。表面灰黄色或黄褐色，粗糙，有不规则结节状隆起、须根及须根残基，有的节间表面平滑如茎秆，习称"过桥"。上部多残留褐色鳞叶，顶端常留有残余的茎或叶柄。质硬，断面不整齐，皮部橙红色或暗棕色，木部鲜黄色或橙黄色，呈放射状排列，髓部有的中空。气微，味极苦。	形如黄连片，表面棕黄色。有吴茱萸的辛辣香气。	黄色或棕黄色粉末，味极苦。有吴茱萸的辛辣香气。
照片	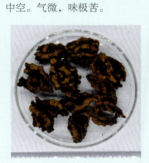	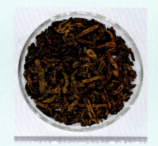	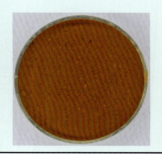

北苍术鉴别特征

	原料药材	原形饮片	候选标准饮片
性状特征	呈疙瘩块状或结节状圆柱形，长4～9cm，直径1～4cm。表面黑棕色，除去外皮者黄棕色。质较疏松，断面散有黄棕色油室。香气较淡，味辛、苦。	不规则厚片，断面黄白色或灰白色，散有棕红色的油点。质较松泡。气香特异，味微甘、辛、苦。	黄棕色粉末。气香特异，味微甘、辛、苦。
照片	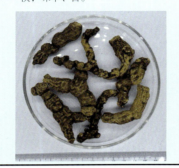	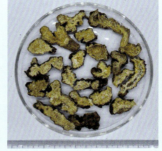	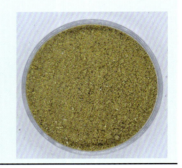

麸炒北苍术鉴别特征

	原料药材	原形饮片	候选标准饮片
性状特征	呈疙瘩块状或结节状圆柱形，长4～9cm，直径1～4cm。表面黑棕色，除去外皮者黄棕色。质较疏松，断面散有黄棕色油室。香气较淡，味辛、苦。	形如北苍术片，表面深黄色，散有多数棕褐色油室。有焦香气。	深棕色粉末。具焦香气，味苦。
照片	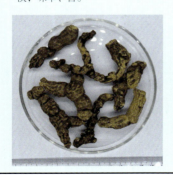	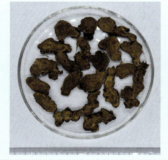	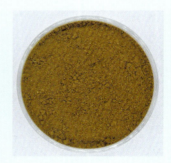

茅苍术鉴别特征

	原料药材	原形饮片	候选标准饮片
性状特征	不规则连珠状或结节圆柱形，略弯曲，偶有分枝，长3～10cm，直径1～2cm。表面灰棕色，有皱纹、横曲纹及残留须根，顶端具茎痕或残留茎基。质坚实，断面黄白色或灰白色，散有多数橙黄色或棕红色油室，暴露稍久，可析出白色细针状结晶。气香特异，味微甘、辛、苦。	不规则类圆形或条形厚片。外表皮灰棕色至黄棕色，有皱纹，有时可见根痕。切面黄白色或灰白色，散有多数橙黄色或棕红色油室，有的可析出白色细针状结晶。气香特异，味微甘、辛、苦。	黄棕色粉末，暴露稍久，可见析出白色细针状结晶（俗称"起霜"），并伴有黄色油状物析出。气香特异，味微甘、辛、苦。
照片	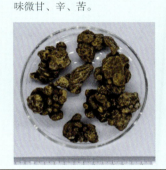	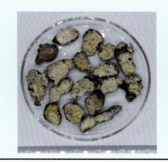	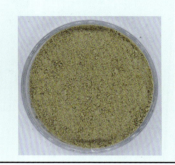

麸炒茅苍术鉴别特征

	原料药材	原形饮片	候选标准饮片
性状特征	不规则连珠状或结节圆柱形，略弯曲，偶有分枝，长3～10cm，直径1～2cm。表面灰棕色，有皱纹、横曲纹及残留须根，顶端具茎痕或残留茎基。质坚实，断面黄白色或灰白色，散有多数橙黄色或棕红色油室，暴露稍久，可析出白色细针状结晶。气香特异，味微甘、辛、苦。	形如茅苍术饮片，表面深黄色，散有多数棕褐色油室。有焦香气。	深棕色粉末，油状物少见。焦气香浓，味微甘、辛、苦。
照片	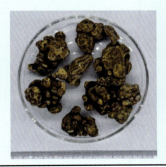	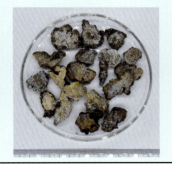	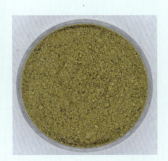

白附片鉴别特征

	原料药材	原形饮片	候选标准饮片
性状特征	圆锥形，长4～7cm，直径3～5cm。表面灰黑色，顶端有凹陷的芽痕，周围有瘤状突起的支根或支根痕。	纵切片，上宽下窄，长1.7～5cm，宽0.9～3cm，厚约0.3cm。无外皮，切面黄白色，油润具光泽，半透明状，并有纵向导管束。质硬而脆，断面角质样。气微，味淡。	黄白色或淡黄白色粉末，气微，味淡。
照片	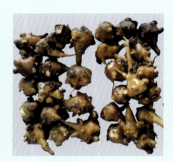	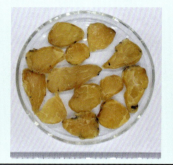	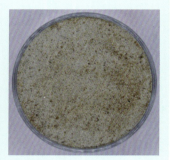

淡附片鉴别特征

	原料药材	原形饮片	候选标准饮片
性状特征	圆锥形，长4～7cm，直径3～5cm。表面灰黑色，顶端有凹陷的芽痕，周围有瘤状突起的支根或支根痕。	纵切片，上宽下窄，长1.7～5cm，宽0.9～3cm，厚0.1～0.2cm。外皮褐色。切面褐色，半透明，有纵向导管束。质硬，断面角质样。气微，味淡，口尝无麻舌感。	棕褐色或黑褐色粉末，气微，味淡，口尝无麻舌感。
照片	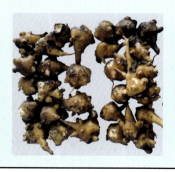	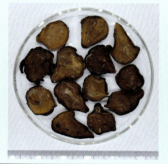	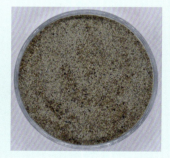

黑顺片鉴别特征

	原料药材	原形饮片	候选标准饮片
性状特征	圆锥形，长4～7cm，直径3～5cm。表面灰黑色，顶端有凹陷的芽痕，周围有瘤状突起的支根或支根痕。	纵切片，上宽下窄，长1.7～5cm，宽0.9～3cm，厚0.2～0.5cm。外皮黑褐色，切面暗黄色，油润具光泽，半透明状，并有纵向导管束。质硬而脆，断面角质样。气微，味淡。	棕黄色或暗黄色粉末，气微，味淡。
照片	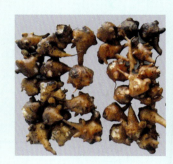	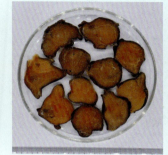	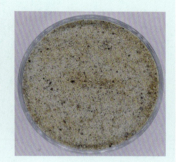

炮附片鉴别特征

	原料药材	原形饮片	候选标准饮片
性状特征	圆锥形，长4～7cm，直径3～5cm。表面灰黑色，顶端有凹陷的芽痕，周围有瘤状突起的支根或支根痕。	纵切片，上宽下窄，长1.7～5cm，宽0.9～3cm，厚0.2～0.5cm。表面鼓起呈黄棕色，质松脆。气微，味淡。	暗黄色或黄棕色粉末，气微，味淡。
照片	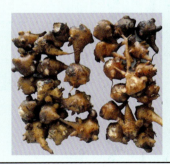	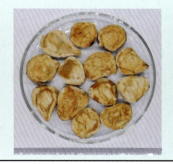	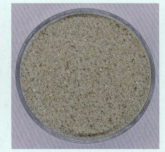

生白附子鉴别特征

	原料药材	原形饮片	候选标准饮片
性状特征	椭圆形或卵圆形，长2～5cm，直径1～3cm。表面白色至黄白色，略粗糙，有环纹及须根痕，顶端有茎痕或芽痕。质坚硬，断面白色，粉性。气微，味淡、麻刺舌。	纵切片，呈类圆形或椭圆形厚片。外表皮黄白色或黄棕色，略粗糙。切面白色，富粉性，质脆，易碎。气微，味淡、麻辣刺舌。	黄白色粉末，气微，味淡、后麻辣刺舌。
照片	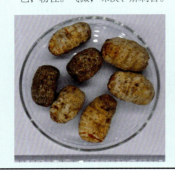	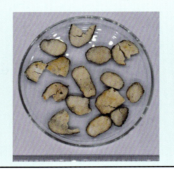	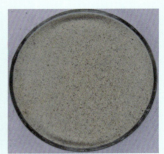

制白附子鉴别特征

	原料药材	原形饮片	候选标准饮片
性状特征	椭圆形或卵圆形，长2～5cm，直径1～3cm。表面白色至黄白色，略粗糙，有环纹及须根痕，顶端有茎痕或芽痕。质坚硬，断面白色，粉性。气微，味淡、麻刺舌。	类圆形或椭圆形厚片，外表皮棕褐色，切面黄棕色，角质。质脆，易碎。味淡、微有麻舌感。	黄棕色粉末，气微，味淡、微有麻舌感。
照片	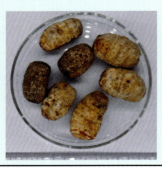	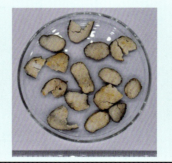	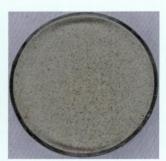

何首乌鉴别特征

	原料药材	原形饮片	候选标准饮片
性状特征	外表皮红棕色或红褐色，皱缩不平，有浅沟，并有横长皮孔样突起及细根痕。	不规则的厚片。外表皮红棕色或红褐色，皱缩不平，有浅沟，并有横长皮孔样突起及细根痕。切面浅黄棕色或浅红棕色，显粉性；横切面有的皮部可见云锦状花纹，中央木部较大，有的呈木心。气微，味微苦而甘涩。	黄棕色粉末，气微，味微苦而甘涩。
照片			

制何首乌鉴别特征

	原料药材	原形饮片	候选标准饮片
性状特征	外表皮红棕色或红褐色，皱缩不平，有浅沟，并有横长皮孔样突起及细根痕。	不规则皱缩状的块片，表面黑褐色或棕褐色，凹凸不平。质坚硬，断面角质样，棕褐色或黑色。气微，味微甘而苦涩。	棕色或棕褐色粉末。质地均匀，气微，味微甘而苦涩。
照片			

牛膝鉴别特征

	原料药材	原形饮片	候选标准饮片
性状特征	细长圆柱形，挺直或稍弯曲，长15～70cm，直径0.4～1cm。表面灰黄色或淡棕色，有微扭曲的细纵皱纹、排列稀疏的侧根痕和横长皮孔样的突起。质硬脆，易折断，受潮后变软，断面平坦，淡棕色，略呈角质样而油润，中心维管束木质部较大，黄白色，其外周散有多数黄白色点状维管束，断续排列成2～4轮。气微，味微甜而稍苦涩。	圆柱形的厚片。外表皮灰黄色或淡棕色，有微细的纵皱纹及横长皮孔。质硬脆，易折断，受潮变软。切面平坦，淡棕色或棕色，略呈角质样而油润，中心维管束木部较大，黄白色，其外围散有多数黄白色点状维管束，断续排列成2～4轮。气微，味微甜而稍苦涩。	黄白色粉末，气微，味微甜而稍苦涩。
照片	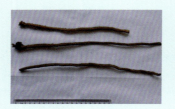	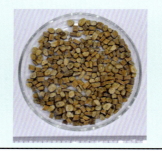	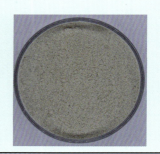

酒牛膝鉴别特征

	原料药材	原形饮片	候选标准饮片
性状特征	细长圆柱形，挺直或稍弯曲，长15～70cm，直径0.4～1cm。表面灰黄色或淡棕色，有微扭曲的细纵皱纹、排列稀疏的侧根痕和横长皮孔样的突起。质硬脆，易折断，受潮后变软，断面平坦，淡棕色，略呈角质样而油润，中心维管束木质部较大，黄白色，其外周散有多数黄白色点状维管束，断续排列成2～4轮。气微，味微甜而稍苦涩。	圆柱形的厚片。外表皮灰黄色或淡棕色，有微细的纵皱纹及横长皮孔。质硬脆，易折断，受潮变软。切面平坦，淡棕色或棕色，略呈角质样而油润，中心维管束木部较大，黄白色，其外围散有多数黄白色点状维管束，断续排列成2～4轮。气微，味微甜而稍苦涩。	黄白色粉末，气微，味微甜而稍苦涩。
照片	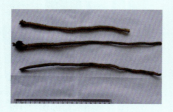	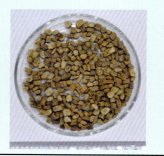	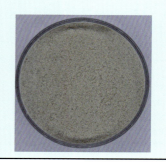

茜草鉴别特征

	原料药材	原形饮片	候选标准饮片
性状特征	结节状，丛生粗细不等的根。根呈圆柱形，略弯曲，长 10～25cm，直径 0.2～1cm；表面红棕色或暗棕色，具细纵皱纹和少数细根痕；皮部脱落处呈黄红色。质脆，易折断，断面平坦皮部狭，紫红色，木部宽广，浅黄红色，导管孔多数。气微，味微苦，久嚼刺舌。	不规则的厚片或段。根呈圆柱形，外表皮红棕色或暗棕色，具细纵纹；皮部脱落处呈黄红色。切面皮部狭，紫红色，木部宽广，浅黄红色，导管孔多数。气微，味微苦，久嚼刺舌。	红棕色粉末。气微，味微苦，久嚼刺舌。
照片	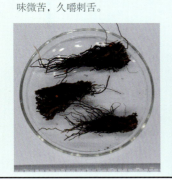	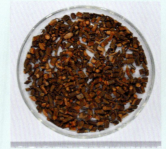	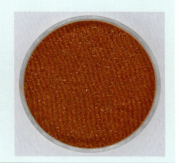

茜草炭鉴别特征

	原料药材	原形饮片	候选标准饮片
性状特征	结节状，丛生粗细不等的根。根呈圆柱形，略弯曲，长 10～25cm，直径 0.2～1cm；表面红棕色或暗棕色，具细纵皱纹和少数细根痕；皮部脱落处呈黄红色。质脆，易折断，断面平坦皮部狭，紫红色，木部宽广，浅黄红色，导管孔多数。气微，味微苦，久嚼刺舌。	类圆形厚片或段，表面焦黑色，内部棕黄色，具细纵皱纹，质脆，断面平坦，皮部狭，焦褐色，木部宽广，棕黄色，导管孔多数。气微，味微苦，久嚼刺舌。	棕褐色粉末。气微，味微苦，久嚼刺舌。
照片	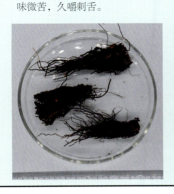	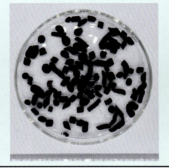	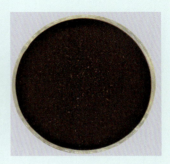

香附鉴别特征

	原料药材	原形饮片	候选标准饮片
性状特征	纺锤形，有的略弯曲，长2～3.5cm，直径0.5～1cm。表面棕褐色或黑褐色，有纵皱纹，并有6～10个略隆起的环节，节上有未除净的棕色毛须和须根断痕；去净毛须者较光滑，环节不明显。质硬，经蒸煮者断面黄棕色或红棕色，角质样；生晒者断面色白而显粉性，内皮层环纹明显，中柱色较深，点状维管束散在。气香，味微苦。	不规则厚片，外表皮棕褐色或黑褐色，有时可见环节。切面色白或黄棕色，质硬，内皮层环纹明显。气香，味微苦。	浅棕色粉末。气香，味微苦。
照片	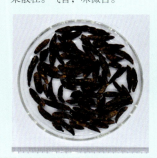	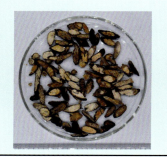	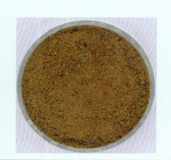

醋香附鉴别特征

	原料药材	原形饮片	候选标准饮片
性状特征	纺锤形，有的略弯曲，长2～3.5cm，直径0.5～1cm。表面棕褐色或黑褐色，有纵皱纹，并有6～10个略隆起的环节，节上有未除净的棕色毛须和须根断痕；去净毛须者较光滑，环节不明显。质硬，经蒸煮者断面黄棕色或红棕色，角质样；生晒者断面色白而显粉性，内皮层环纹明显，中柱色较深，点状维管束散在。气香，味微苦。	不规则厚片，表面棕褐色或红棕色，微有焦斑，略有醋气，味微苦。	棕褐色粉末。微有醋香气，味微苦。
照片	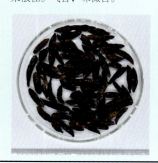	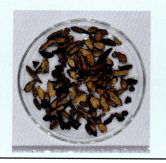	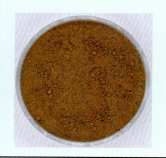

地榆鉴别特征

	原料药材	原形饮片	候选标准饮片
性状特征	不规则纺锤形或圆柱形，稍弯曲，长5～25cm，直径0.5～2cm。表面灰褐色至暗棕色，粗糙，有纵纹。质硬，断面较平坦，粉红色或淡黄色，木部略呈放射状排列。气微，味微苦涩。	不规则的类圆形片或斜切片。外表皮灰褐色至深褐色。切面较平坦，粉红色、淡黄色或黄棕色，木部略呈放射状排列。	灰黄色至土黄色粉末。气微，味微苦涩。
照片	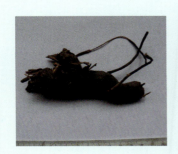	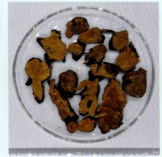	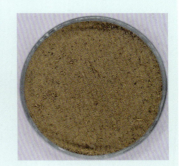

地榆炭鉴别特征

	原料药材	原形饮片	候选标准饮片
性状特征	不规则纺锤形或圆柱形，稍弯曲，长5～25cm，直径0.5～2cm。表面灰褐色至暗棕色，粗糙，有纵纹。质硬，断面较平坦，粉红色或淡黄色，木部略呈放射状排列。气微，味微苦涩。	形如地榆片，表面焦黑色，内部棕褐色。具焦香气，味微苦涩。	棕黑色粉末。气焦香，味苦涩。
照片	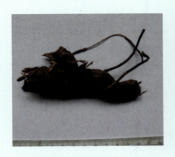	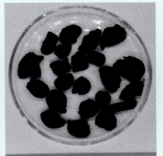	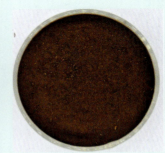

山药鉴别特征

	原料药材	原形饮片	候选标准饮片
性状特征	圆柱形，弯曲而稍扁，长15～30cm，直径1.5～6cm。表面黄白色或淡黄色，有纵沟、纵皱纹及须根痕，偶有浅棕色外皮残留。体重，质坚实，不易折断，断面白色，粉性。无臭，味淡、微酸，嚼之发黏。光山药呈圆柱形，两端平齐，长9～18cm，直径1.5～3cm。表面光滑，白色或黄白色。	不规则厚片，长1.3～3.5cm，皱缩不平，切面白色或黄白色，质坚脆，粉性。气微，味淡、微酸。	白色或黄白色粉末，气微，味淡、微酸。
照片	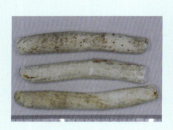	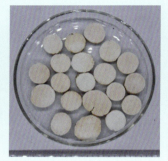	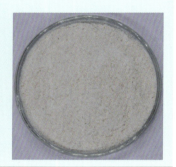

麸炒山药鉴别特征

	原料药材	原形饮片	候选标准饮片
性状特征	圆柱形，弯曲而稍扁，长15～30cm，直径1.5～6cm。表面黄白色或淡黄色，有纵沟、纵皱纹及须根痕，偶有浅棕色外皮残留。体重，质坚实，不易折断，断面白色，粉性。无臭，味淡、微酸，嚼之发黏。光山药呈圆柱形，两端平齐，长9～18cm，直径1.5～3cm。表面光滑，白色或黄白色。	不规则厚片，切面黄白色或微黄色，偶见焦斑，略有焦香气。	黄色或黄褐色粉末，焦香气。
照片	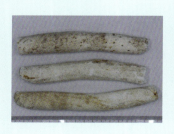	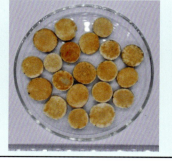	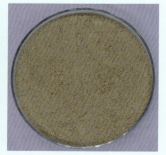

半夏鉴别特征

	原料药材	原形饮片	候选标准饮片
性状特征	类球形,有的稍偏斜,直径1～1.5cm,表面白色或浅黄色,顶端有凹陷的茎痕,周围密布麻点状根痕;下面钝圆,较光滑。质坚实,断面洁白,富粉性。气微,味辛辣、麻舌而刺喉。	类球形,有的稍偏斜,直径1～1.5cm,表面白色或浅黄色,顶端有凹陷的茎痕,周围密布麻点状根痕;下面钝圆,较光滑。质坚实,断面洁白,富粉性。气微,味辛辣、麻舌而刺喉。	浅黄色粉末。气微,味辛辣、麻舌而刺喉。
照片			

法半夏鉴别特征

	原料药材	原形饮片	候选标准饮片
性状特征	类球形,有的稍偏斜,直径1～1.5cm,表面白色或浅黄色,顶端有凹陷的茎痕,周围密布麻点状根痕;下面钝圆,较光滑。质坚实,断面洁白,富粉性。气微,味辛辣、麻舌而刺喉。	类球形。表面淡黄白色、黄色或棕黄色。质较松脆或硬脆,断面黄色或淡黄色,颗粒者质稍硬脆。气微,味淡略甘、微有麻舌感。	淡黄色至黄色粉末。气微,味淡略甘、微有麻舌感。
照片			

姜半夏鉴别特征

	原料药材	原形饮片	候选标准饮片
性状特征	类球形,有的稍偏斜,直径1～1.5cm,表面白色或浅黄色,顶端有凹陷的茎痕,周围密布麻点状根痕;下面钝圆,较光滑。质坚实,断面洁白,富粉性。气微,味辛辣、麻舌而刺喉。	类球形。表面棕色至棕褐色。质硬脆,断面淡黄棕色,常具角质样光泽。气微香,味淡、微有麻舌感,嚼之略粘牙。	淡黄棕色至灰黄色粉末。气微香,味淡、微有麻舌感,嚼之略粘牙。
照片	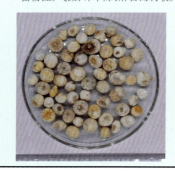	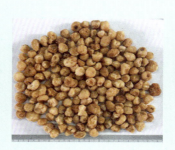	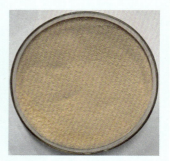

清半夏鉴别特征

	原料药材	原形饮片	候选标准饮片
性状特征	类球形,有的稍偏斜,直径1～1.5cm,表面白色或浅黄色,顶端有凹陷的茎痕,周围密布麻点状根痕;下面钝圆,较光滑。质坚实,断面洁白,富粉性。气微,味辛辣、麻舌而刺喉。	椭圆形、类圆形。切面淡灰色至灰白色,可见灰白色点状或短线状维管束迹,有的残留栓皮处下方显淡紫红色斑纹。质脆,易折断,断面略呈角质样。气微,味微涩、微有麻舌感。	类白色粉末。气微,味微涩、微有麻舌感。
照片	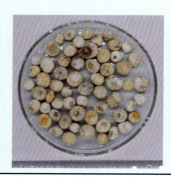	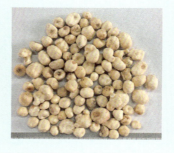	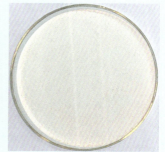

关黄柏鉴别特征

	原料药材	原形饮片	候选标准饮片
性状特征	板片状或浅槽状，长宽因剥取过程不一，厚2～4mm。皮外侧呈淡棕黄色，有裂纹；皮内侧黄色或暗黄色。体轻、质硬，有较强的纤维，断面有片状分层，鲜黄色。气微，味极苦，嚼之有黏性。	丝状，长30～50mm，宽约5mm，厚约3mm。外皮黄绿色或淡黄棕色，平坦。内皮黄色或黄棕色。切面鲜黄色，呈片状分层。气微，味极苦。	黄绿色或黄色粉末，气微，味极苦。
照片	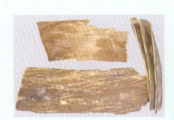	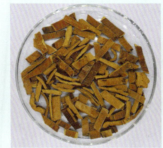	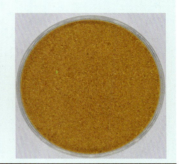

关黄柏炭鉴别特征

	原料药材	原形饮片	候选标准饮片
性状特征	板片状或浅槽状，长宽因剥取过程不一，厚2～4mm。皮外侧呈淡棕黄色，有裂纹；皮内侧黄色或暗黄色。体轻、质硬，有较强的纤维，断面有片状分层，鲜黄色。气微，味极苦，嚼之有黏性。	丝状，长30～50mm，宽约5mm，厚约3mm。表面焦黑色，平坦，断面焦褐色，呈片状分层。质轻而脆。味苦、涩。	焦褐色或焦黑色粉末，味微苦、涩。
照片	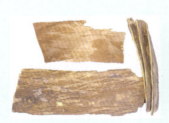	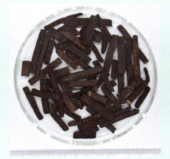	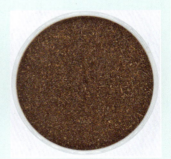

黄柏鉴别特征

	原料药材	原形饮片	候选标准饮片
性状特征	板片状或浅槽状，长宽因剥取过程不一，厚1～6mm。外表面黄褐色或黄棕色，平坦或具纵沟纹，有的可见皮孔痕及残存的灰褐色粗皮；内表面暗黄色或淡棕色，具细密的纵棱纹。体轻，质硬，断面纤维性，呈裂片状分层，深黄色。气微，味极苦，嚼之有黏性。	丝条状，长3～5cm，宽约0.5cm，厚约0.3cm。外表面黄褐色或黄棕色。内表面暗黄色或淡棕色，具纵棱纹。切面纤维性，呈裂片状分层，深黄色，味极苦。	黄色粉末，质轻，气微，味极苦。
照片	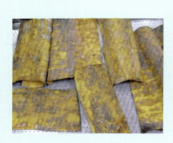	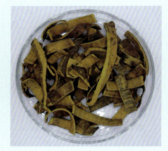	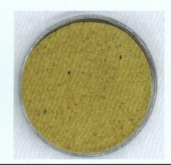

黄柏炭鉴别特征

	原料药材	原形饮片	候选标准饮片
性状特征	板片状或浅槽状，长宽因剥取过程不一，厚1～6mm。外表面黄褐色或黄棕色，平坦或具纵沟纹，有的可见皮孔痕及残存的灰褐色粗皮；内表面暗黄色或淡棕色，具细密的纵棱纹。体轻，质硬，断面纤维性，呈裂片状分层，深黄色。气微，味极苦，嚼之有黏性。	丝状，长3～5cm，宽约0.5cm，厚约0.3cm。表面焦黑色，内部深褐色或棕黑色。体轻，质脆，易折断。味苦涩。	焦黑色或焦褐色粉末。质轻，味微苦、涩。
照片	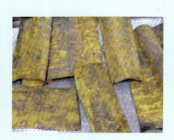	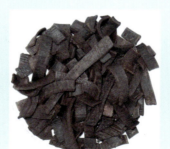	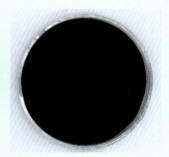

厚朴鉴别特征

	原料药材	原形饮片	候选标准饮片
性状特征	卷筒状或双卷筒状，长 30～35cm，厚 0.2～0.7cm，习称"筒朴"；近根部的干皮一端展开如喇叭口，长 13～25cm，厚 0.3～0.8cm，习称"靴筒朴"。外表面灰棕色或灰褐色，粗糙，有时呈鳞片状，较易剥落，有明显椭圆形皮孔和纵皱纹，刮去粗皮者显黄棕色。内表面紫棕色或深紫褐色，较平滑，具细密纵纹，划之显油痕。质坚硬，不易折断，断面颗粒性，外层灰棕色，内层紫褐色或棕色，有油性，有的可见多数小亮星。气香，味辛辣、微苦。	弯曲的丝条状或单、双卷筒状。外表面灰褐色，有时可见椭圆形皮孔或纵皱纹。内表面紫棕色或深紫褐色，较平滑，具细密纵纹，划之显油痕。切面颗粒性，有油性，有的可见小亮星。气香，味辛辣、微苦。	棕黄色粉末，味辛辣、微苦。
照片	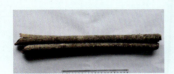	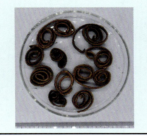	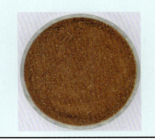

姜厚朴鉴别特征

	原料药材	原形饮片	候选标准饮片
性状特征	卷筒状或双卷筒状，长 30～35cm，厚 0.2～0.7cm，习称"筒朴"；近根部的干皮一端展开如喇叭口，长 13～25cm，厚 0.3～0.8cm，习称"靴筒朴"。外表面灰棕色或灰褐色，粗糙，有时呈鳞片状，较易剥落，有明显椭圆形皮孔和纵皱纹，刮去粗皮者显黄棕色。内表面紫棕色或深紫褐色，较平滑，具细密纵纹，划之显油痕。质坚硬，不易折断，断面颗粒性，外层灰棕色，内层紫褐色或棕色，有油性，有的可见多数小亮星。气香，味辛辣、微苦。	弯曲的丝条状或单、双卷筒状。外表面灰褐色，有时可见椭圆形皮孔或纵皱纹。内表面紫棕色或深紫褐色，较平滑，具细密纵纹，划之显油痕。切面颗粒性，有油性，有的可见小亮星。气香，味辛辣、微苦。	棕黄色粉末，味辛辣、微苦。
照片	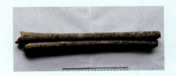	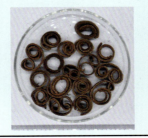	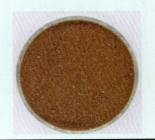

杜仲鉴别特征

	原料药材	原形饮片	候选标准饮片
性状特征	板片状或两边稍向内卷，大小不一，厚3～7mm。外表面淡棕色或灰褐色，有明显的皱纹或纵裂槽纹，有的树皮较薄，未去粗皮，可见明显的皮孔口内表面暗紫色，光滑。质脆，易折断，断面有细密、银白色、富弹性的橡胶丝相连。气微，味稍苦。	丝状。外表面淡棕色或灰褐色，有明显的皱纹。内表面暗紫色，光滑。断面有细密、银白色、富弹性的橡胶丝相连。气微，味稍苦。	棕色粉末，气微，味稍苦。
照片	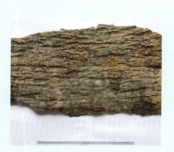	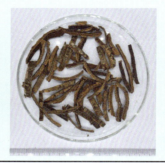	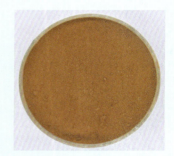

盐杜仲鉴别特征

	原料药材	原形饮片	候选标准饮片
性状特征	板片状或两边稍向内卷，大小不一，厚3～7mm。外表面淡棕色或灰褐色，有明显的皱纹或纵裂槽纹，有的树皮较薄，未去粗皮，可见明显的皮孔口内表面暗紫色，光滑。质脆，易折断，断面有细密、银白色、富弹性的橡胶丝相连。气微，味稍苦。	形如杜仲丝，表面棕褐色，内表面褐色，折断时橡胶丝弹性较差。味微咸。	棕色粉末，气微，味微咸。
照片	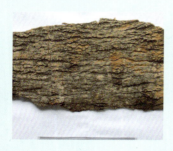	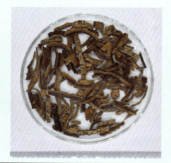	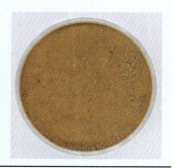

大蓟鉴别特征

	原料药材	原形饮片	候选标准饮片
性状特征	茎呈圆柱形，基部直径可达 1.2cm；表面绿褐色或棕褐色，有数条纵棱，被丝状毛；断面灰白色，髓部疏松或中空。叶皱缩，多破碎，完整叶片展平后呈倒披针形或倒卵状椭圆形，羽状深裂，边缘具不等长的针刺；上表面灰绿色或黄棕色，下表面色较浅，两面均具灰白色丝状毛。头状花序顶生，球形或椭圆形，总苞黄褐色，羽状冠毛灰白色。气微，味淡。	不规则的段。茎短圆柱形，表面绿褐色，有数条纵棱，被丝状毛；切面灰白色，髓部疏松或中空。叶皱缩，多破碎，边缘具不等长的针刺；两面均具灰白色丝状毛。头状花序多破碎。气微，味淡。	绿褐色粉末，气微，味淡。
照片	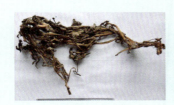	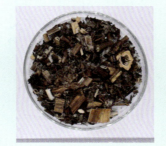	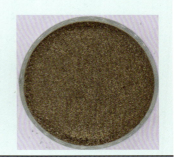

大蓟炭鉴别特征

	原料药材	原形饮片	候选标准饮片
性状特征	茎呈圆柱形，基部直径可达 1.2cm；表面绿褐色或棕褐色，有数条纵棱，被丝状毛；断面灰白色，髓部疏松或中空。叶皱缩，多破碎，完整叶片展平后呈倒披针形或倒卵状椭圆形，羽状深裂，边缘具不等长的针刺；上表面灰绿色或黄棕色，下表面色较浅，两面均具灰白色丝状毛。头状花序顶生，球形或椭圆形，总苞黄褐色，羽状冠毛灰白色。气微，味淡。	不规则的段。表面黑褐色。质地疏脆，断面棕黑色。气焦香。	黑褐色粉末，气焦香。
照片	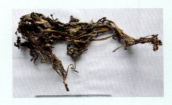	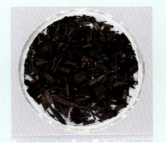	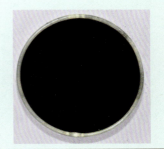

小蓟鉴别特征

	原料药材	原形饮片	候选标准饮片
性状特征	茎呈圆柱形，有的上部分枝，长5～30cm，直径0.2～0.5cm；表面灰绿色或带紫色，具纵棱及白色柔毛；质脆，易折断，断面中空。叶互生，无柄或有短柄；叶片皱缩或破碎，完整者展平后呈长椭圆形或长圆状披针形，长3～12cm，宽0.5～3cm；全缘或微齿裂至羽状深裂，齿尖具针刺；上表面绿褐色，下表面灰绿色，两面均具白色柔毛。头状花序单个或数个顶生；总苞钟状，苞片5～8层，黄绿色；花紫红色。气微，味微苦。	不规则的段。茎呈圆柱形，表面灰绿色或带紫色，具纵棱和白色柔毛。切面中空。叶片多皱缩或破碎，叶齿尖具针刺；两面均具白色柔毛。头状花序，总苞钟状；花紫红色。气微，味苦。	绿褐色粉末，气微，味淡。
照片	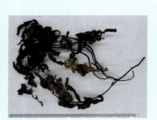	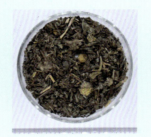	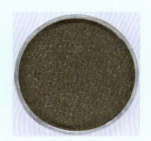

小蓟炭鉴别特征

	原料药材	原形饮片	候选标准饮片
性状特征	茎呈圆柱形，有的上部分枝，长5～30cm，直径0.2～0.5cm；表面灰绿色或带紫色，具纵棱及白色柔毛；质脆，易折断，断面中空。叶互生，无柄或有短柄；叶片皱缩或破碎，完整者展平后呈长椭圆形或长圆状披针形，长3～12cm，宽0.5～3cm；全缘或微齿裂至羽状深裂，齿尖具针刺；上表面绿褐色，下表面灰绿色，两面均具白色柔毛。头状花序单个或数个顶生；总苞钟状，苞片5～8层，黄绿色；花紫红色。气微，味微苦。	形如小蓟，表明呈黑褐色，内部棕褐色。	棕褐色至黑褐色粉末。气焦香。
照片	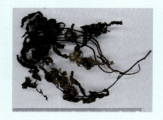	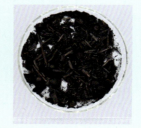	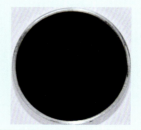

荆芥鉴别特征

	原料药材	原形饮片	候选标准饮片
性状特征	方柱形，上部有分枝，长 50 ～ 80cm，直径 0.2 ～ 0.4cm；表面淡黄绿色或淡紫红色，被短柔毛；体轻，质脆，断面类白色。叶对生，多已脱落，叶片 3 ～ 5 羽状分裂，裂片细长。穗状轮伞花序顶生，长 2 ～ 9cm，直径约 0.7cm。花冠多脱落，宿萼钟状，先端 5 齿裂，淡棕色或黄绿色，被短柔毛；小坚果棕黑色。气芳香，味微涩而辛凉。	不规则的小段状，含有茎、叶、穗。茎呈方柱形，直径 1 ～ 3mm，黄绿色至紫棕色，被短柔毛。叶多已脱落，叶片皱缩卷曲，破碎，完整者展平后叶片 3 ～ 5 羽状分裂，裂片细长。穗状轮伞花序密集，黄棕色或黄绿色。气芳香，味涩而辛凉。炒荆芥形如荆芥段，表面棕黄色，略有焦斑，气味稍弱，微具焦香气。	黄棕色粉末，气芳香，味微涩而辛凉。
照片	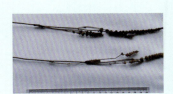	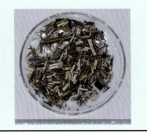	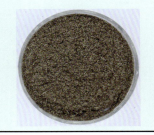

荆芥炭鉴别特征

	原料药材	原形饮片	候选标准饮片
性状特征	方柱形，上部有分枝，长 50 ～ 80cm，直径 0.2 ～ 0.4cm；表面淡黄绿色或淡紫红色，被短柔毛；体轻，质脆，断面类白色。叶对生，多已脱落，叶片 3 ～ 5 羽状分裂，裂片细长。穗状轮伞花序顶生，长 2 ～ 9cm，直径约 0.7cm。花冠多脱落，宿萼钟状，先端 5 齿裂，淡棕色或黄绿色，被短柔毛；小坚果棕黑色。气芳香，味微涩而辛凉。	形如荆芥段，表面棕褐色至棕黑色，内部焦黄色，味苦而稍辛香。	黑褐色粉末，略具焦香气，味苦而辛。
照片	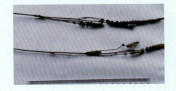	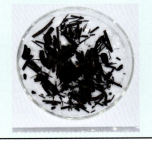	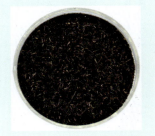

侧柏叶鉴别特征

	原料药材	原形饮片	候选标准饮片
性状特征	多分枝，小枝扁平。叶细小鳞片状，交互对生，贴伏于枝上，深绿色或黄绿色。质脆，易折断。气清香，味苦涩、微辛。	叶细小鳞片状，深绿色或黄绿色。质脆，易折断。气清香，味苦涩、微辛。	黄绿色粉末。气清香，味苦涩、微辛。
照片	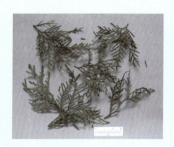	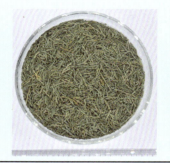	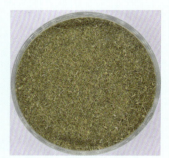

侧柏炭鉴别特征

	原料药材	原形饮片	候选标准饮片
性状特征	多分枝，小枝扁平。叶细小鳞片状，交互对生，贴伏于枝上，深绿色或黄绿色。质脆，易折断。气清香，味苦涩、微辛。	形如侧柏叶，表面黑褐色。质脆，易折断，断面焦黄色。气香，味微苦涩。	深褐色粉末。气香，味微苦涩。
照片	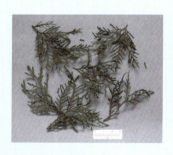	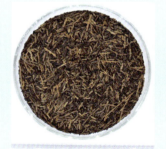	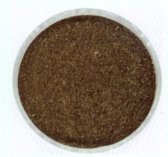

荆芥穗鉴别特征

	原料药材	原形饮片	候选标准饮片
性状特征	穗状轮伞花序呈圆柱形，长3～15cm，直径约7mm。花冠多脱落，宿萼黄绿色，钟形，质脆易碎，内有棕黑色小坚果。气芳香，味微涩而辛凉。	穗状轮伞花序呈圆柱形，长3～15cm，直径约7mm。花冠多脱落，宿萼黄绿色，钟形，质脆易碎，内有棕黑色小坚果。气芳香，味微涩而辛凉。	黄棕色粉末，气芳香，味微涩而辛凉。
照片	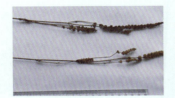	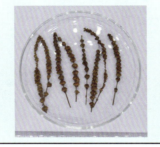	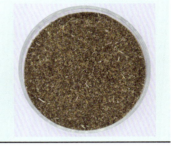

荆芥穗炭鉴别特征

	原料药材	原形饮片	候选标准饮片
性状特征	不规则的段，长约15mm。表面黑褐色。花冠多脱落，宿萼钟状，先端5齿裂，黑褐色。小坚果棕黑色。具焦香气，味苦而辛。	不规则的段，长约15mm。表面黑褐色。花冠多脱落，宿萼钟状，先端5齿裂，黑褐色。小坚果棕黑色。具焦香气，味苦而辛。	黑褐色粉末，略具焦香气，味苦而辛。
照片	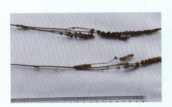	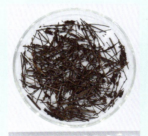	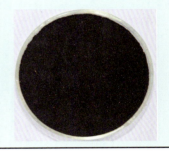

女贞子鉴别特征

	原料药材	原形饮片	候选标准饮片
性状特征	卵形、椭圆形或肾形，长6～8.5mm，直径3.5～5.5mm。表面黑紫色或灰黑色，皱缩不平，基部有果梗痕或具宿萼及短梗。体轻。外果皮薄，中果皮较松软，易剥离，内果皮木质，黄棕色，具纵棱，破开后种子通常为1粒，肾形，紫黑色，油性。无臭，味甘、微苦涩。	卵形、椭圆形或肾形，长6～8.5mm，直径3.5～5.5mm。表面黑紫色或灰黑色，皱缩不平，基部有果梗痕或具宿萼及短梗。体轻。外果皮薄，中果皮较松软，易剥离，内果皮木质，黄棕色，具纵棱，破开后种子通常为1粒，肾形，紫黑色，油性。无臭，味甘、微苦涩。	棕黄色粉末，气微，味甘、微苦涩。
照片	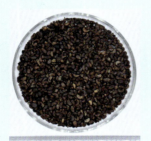	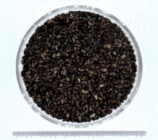	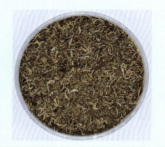

酒女贞子鉴别特征

	原料药材	原形饮片	候选标准饮片
性状特征	卵形、椭圆形或肾形，长6～8.5mm，直径3.5～5.5mm。表面黑紫色或灰黑色，皱缩不平，基部有果梗痕或具宿萼及短梗。体轻。外果皮薄，中果皮较松软，易剥离，内果皮木质，黄棕色，具纵棱，破开后种子通常为1粒，肾形，紫黑色，油性。无臭，味甘、微苦涩。	形如女贞子，表面黑褐色或灰黑色，常附有白色粉霜。微有酒香气。	棕红色粉末，气微，味甘、微苦涩。微有酒香气。
照片	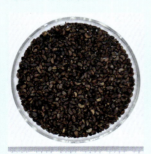	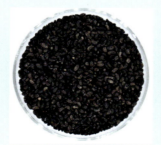	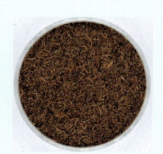

五味子鉴别特征

	原料药材	原形饮片	候选标准饮片
性状特征	不规则的球形或扁球形，直径5～8mm。表面红色、紫红色或暗红色，皱缩，显油润；有的表面呈黑红色或出现"白霜"。果肉柔软，种子1～2，肾形，表面棕黄色，有光泽，种皮薄而脆。果肉气微，味酸；种子破碎后，有香气，味辛、微苦。	不规则的球形或扁球形，直径5～8mm。表面红色、紫红色或暗红色，皱缩，显油润；有的表面呈黑红色或出现"白霜"。果肉柔软，种子1～2，肾形，表面棕黄色，有光泽，种皮薄而脆。果肉气微，味酸；种子破碎后，有香气，味辛、微苦。	暗红色粉末，有香气，味辛、微苦。
照片	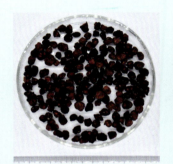	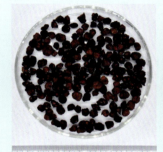	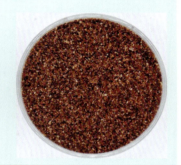

醋五味子鉴别特征

	原料药材	原形饮片	候选标准饮片
性状特征	不规则的球形或扁球形，直径5～8mm。表面红色、紫红色或暗红色，皱缩，显油润；有的表面呈黑红色或出现"白霜"。果肉柔软，种子1～2，肾形，表面棕黄色，有光泽，种皮薄而脆。果肉气微，味酸；种子破碎后，有香气，味辛、微苦。	不规则的球形或扁球形，表面乌黑色，油润，稍有光泽。有醋香气。	暗紫色粉末，有醋香气。
照片	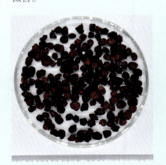	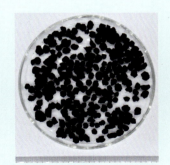	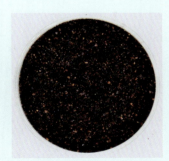

栀子鉴别特征

	原料药材	原形饮片	候选标准饮片
性状特征	长卵圆形或椭圆形，长1.5～3.5cm，直径1～1.5cm。表面红黄色或棕红色，具6条翅状纵棱，棱间常有1条明显的纵脉纹，并有分枝。顶端残存萼片，基部稍尖，有残留果梗。果皮薄而脆，略有光泽；内表面色较浅，有光泽，具2～3条隆起的假隔膜。种子多数，扁卵圆形，集结成团，深红色或红黄色，表面密具细小疣状突起。气微，味微酸而苦。	不规则的碎块。果皮表面红黄色或棕红色，气微，味微酸而苦。	深红色或红黄色粉末，气微，味微酸而苦。
照片	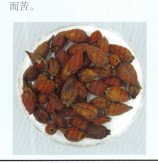	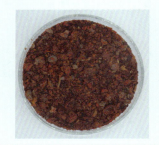	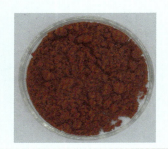

炒栀子鉴别特征

	原料药材	原形饮片	候选标准饮片
性状特征	长卵圆形或椭圆形，长1.5～3.5cm，直径1～1.5cm。表面红黄色或棕红色，具6条翅状纵棱，棱间常有1条明显的纵脉纹，并有分枝。顶端残存萼片，基部稍尖，有残留果梗。果皮薄而脆，略有光泽；内表面色较浅，有光泽，具2～3条隆起的假隔膜。种子多数，扁卵圆形，集结成团，深红色或红黄色，表面密具细小疣状突起。气微，味微酸而苦。	不规则的碎块。表面黄褐色。气微，味微酸而苦。	黄褐色粉末，气微，味微酸而苦。
照片	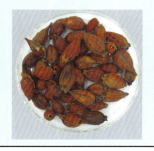	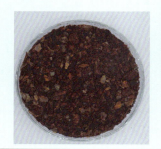	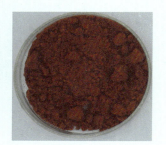

焦栀子鉴别特征

	原料药材	原形饮片	候选标准饮片
性状特征	长卵圆形或椭圆形，长1.5～3.5cm，直径1～1.5cm。表面红黄色或棕红色，具6条翅状纵棱，棱间常有1条明显的纵脉纹，并有分枝。顶端残存萼片，基部稍尖，有残留果梗。果皮薄而脆，略有光泽；内表面色较浅，有光泽，具2～3条隆起的假隔膜。种子多数，扁卵圆形，集结成团，深红色或红黄色，表面密具细小疣状突起。气微，味微酸而苦。	不规则的碎块。表面焦褐色或焦黑色。果皮内表面棕色，种子表面为黄棕色或棕褐色。气微，味微酸而苦。	焦褐色或焦黑色，气微，味微酸而苦。
照片	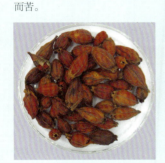	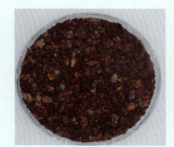	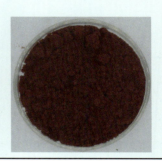

乌梅鉴别特征

	原料药材	原形饮片	候选标准饮片
性状特征	类球形或扁球形，直径 1.5 ～ 3cm。表面乌黑色或棕黑色，皱缩不平，基部有圆形果梗痕。果核坚硬，椭圆形，棕黄色，表面有凹点；种子扁卵形，淡黄色。气微，味极酸。	类球形或扁球形，直径 1.5 ～ 3cm。表面乌黑色或棕黑色，皱缩不平，基部有圆形果梗痕。果核坚硬，椭圆形，棕黄色，表面有凹点；种子扁卵形，淡黄色。气微，味极酸。	红棕色粉末。气微，味极酸。
照片	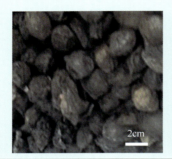	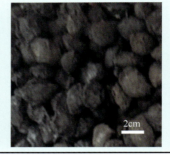	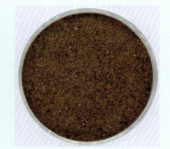

乌梅炭鉴别特征

	原料药材	原形饮片	候选标准饮片
性状特征	类球形或扁球形，直径 1.5 ～ 3cm。表面乌黑色或棕黑色，皱缩不平，基部有圆形果梗痕。果核坚硬，椭圆形，棕黄色，表面有凹点；种子扁卵形，淡黄色。气微，味极酸。	类球形或扁球形，直径 1.5 ～ 3cm。皮肉鼓起，表面焦黑色，皱缩不平，基部有圆形果梗痕。果核坚硬，椭圆形，棕黄色，表面有凹点；种子扁卵形，淡黄色。气微，味酸、略有苦味。	黑褐色粉末。味酸、略有苦味。
照片	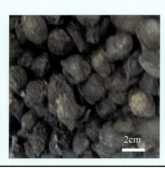	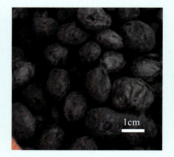	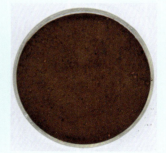

川楝子鉴别特征

	原料药材	原形饮片	候选标准饮片
性状特征	类球形，直径 2～3.2cm。表面金黄色至棕黄色，微有光泽，少数凹陷或皱缩，具深棕色小点。顶端有花柱残痕，基部凹陷，有果梗痕。外果皮革质，与果肉间或成空隙，果肉松软，淡黄色，遇水润湿显黏性。果核球形或卵圆形，质坚硬，两端平截，有 6～8 条纵棱，内分 6～8 室，每室含黑棕色长圆形的种子 1 粒。气特异，味酸、苦。	厚片，表面金黄色至棕黄色，微有光泽，少数凹陷或皱缩，具深棕色小点。顶端有花柱残痕，基部凹陷，有果梗痕。外果皮革质，与果肉间或成空隙，果肉松软，淡黄色，遇水润湿显黏性。果核球形或卵圆形，质坚硬，两端平截，有 6～8 条纵棱，内分 6～8 室，每室含黑棕色长圆形的种子 1 粒。气特异，味酸、苦。	棕黄色粉末。气特异，味酸、苦。
照片	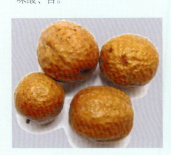	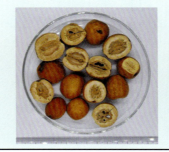	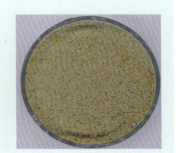

炒川楝子鉴别特征

	原料药材	原形饮片	候选标准饮片
性状特征	类球形，直径 2～3.2cm。表面金黄色至棕黄色，微有光泽，少数凹陷或皱缩，具深棕色小点。顶端有花柱残痕，基部凹陷，有果梗痕。外果皮革质，与果肉间或成空隙，果肉松软，淡黄色，遇水润湿显黏性。果核球形或卵圆形，质坚硬，两端平截，有 6～8 条纵棱，内分 6～8 室，每室含黑棕色长圆形的种子 1 粒。气特异，味酸、苦。	半球状、厚片或不规则的碎块，表面焦黄色，偶见焦斑。气焦香，味酸、苦。	深棕黄色粉末。气焦香，味酸、苦。
照片	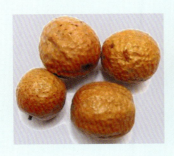	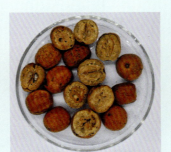	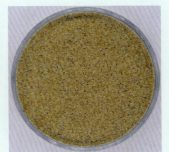

益智仁鉴别特征

	原料药材	原形饮片	候选标准饮片
性状特征	椭圆形，两端略尖，长 1.2～2cm，直径 1～1.3cm。表面棕色或灰棕色，有纵向凹凸不平的突起棱线 13～20 条，顶端有花被残基，基部常残存果梗。果皮薄而稍韧，与种子紧贴，种子集结成团，中有隔膜将种子团分为 3 瓣，每瓣有种子 6～11 粒。种子呈不规则的扁圆形，略有钝棱，直径约 3mm，表面灰褐色或灰黄色，外被淡棕色膜质的假种皮；质硬，胚乳白色。有特异香气，味辛、微苦。	不规则的扁圆形，略有钝棱，直径约 3mm，表面灰褐色或灰黄色，外被淡棕色膜质的假种皮；质硬，胚乳白色。有特异香气，味辛、微苦。	灰褐色或灰黄色粉末，有特异香气，味辛、微苦。
照片	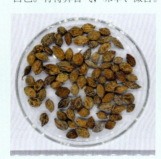	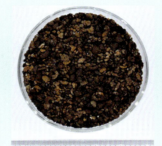	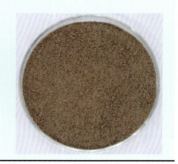

盐益智仁鉴别特征

	原料药材	原形饮片	候选标准饮片
性状特征	椭圆形，两端略尖，长 1.2～2cm，直径 1～1.3cm。表面棕色或灰棕色，有纵向凹凸不平的突起棱线 13～20 条，顶端有花被残基，基部常残存果梗。果皮薄而稍韧，与种子紧贴，种子集结成团，中有隔膜将种子团分为 3 瓣，每瓣有种子 6～11 粒。种子呈不规则的扁圆形，略有钝棱，直径约 3mm，表面灰褐色或灰黄色，外被淡棕色膜质的假种皮；质硬，胚乳白色。有特异香气，味辛、微苦。	不规则的扁圆形，略有钝棱，直径约 3mm，表面棕褐色或黑褐色，外被淡棕色膜质的假种皮；质硬，胚乳白色。有特异香气，味辛、微咸。	棕褐色或黑褐色粉末，有特异香气，味辛、微苦。
照片	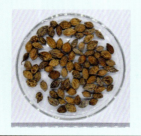	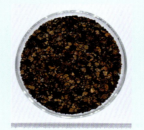	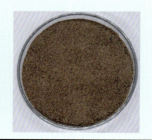

牛蒡子及炒牛蒡子鉴别特征

	原料药材	牛蒡子原形饮片	炒牛蒡子原形饮片
性状特征	长倒卵形，略扁，微弯曲，长5～7mm，宽2～3mm。表面灰褐色，带紫黑色斑点，有数条纵棱，通常中间1～2条明显。顶端钝圆，稍宽，顶面有圆环，中间具点状花柱残迹；基部略窄，着生面色较淡。果皮较硬，子叶2，淡黄白色，富油性。气微，味苦、后微辛而稍麻舌。	长倒卵形，略扁，微弯曲，长5～7mm，宽2～3mm。表面灰褐色，带紫黑色斑点，有数条纵棱，通常中间1～2条明显。顶端钝圆，稍宽，顶面有圆环，中间具点状花柱残迹；基部略窄，着生面色较淡。果皮较硬，子叶2，淡黄白色，富油性。气微，味苦、后微辛而稍麻舌。	形如牛蒡子，色泽加深，略鼓起。微有香气。
照片	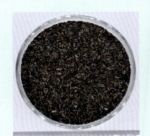	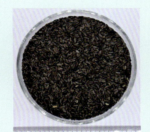	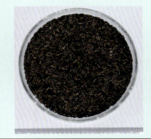

白芥子及炒白芥子鉴别特征

	原料药材	白芥子原形饮片	炒白芥子原形饮片
性状特征	球形，直径 1.5～2.5mm。表面灰白色至淡黄色，具细微的网纹，有明显的点状种脐。种皮薄而脆，破开后内有白色折叠的子叶，有油性。气微，味辛辣。	球形，直径 1.5～2.5mm。表面灰白色至淡黄色，具细微的网纹，有明显的点状种脐。种皮薄而脆，破开后内有白色折叠的子叶，有油性。气微，味辛辣。	球形，直径 1.5～2.5mm。表面淡黄色至深黄色，偶有焦斑。有香辣气。
照片			

黄芥子及炒黄芥子鉴别特征

	原料药材	黄芥子原形饮片	炒黄芥子原形饮片
性状特征	球形，较小，直径 1～2mm。表面黄色至棕黄色，少数呈暗红棕色。研碎后加水浸湿，则产生辛烈的特异臭气。	球形，较小，直径 1～2mm。表面黄色至棕黄色，少数呈暗红棕色。研碎后加水浸湿，则产生辛烈的特异臭气。	球形，直径 1～2mm。表面深黄色至棕褐色，偶有焦斑，有香辣气。
照片			

酸枣仁鉴别特征

	原料药材	原形饮片	候选标准饮片
性状特征	扁圆形或扁椭圆形，长5～9mm，宽5～7mm，厚约3mm。表面紫红色或紫褐色，平滑有光泽，有的有裂纹。有的两面均呈圆隆状突起；有的一面较平坦，中间有1条隆起的纵线纹；另一面稍突起。一端凹陷，可见线形种脐；另一端有细小突起的合点。种皮较脆，胚乳白色，子叶2，浅黄色，富油性。气微，味淡。	扁圆形或扁椭圆形，长5～9mm，宽5～7mm，厚约3mm。表面紫红色或紫褐色，平滑有光泽，有的有裂纹。有的两面均呈圆隆状突起；有的一面较平坦，中间有1条隆起的纵线纹；另一面稍突起。一端凹陷，可见线形种脐；另一端有细小突起的合点。种皮较脆，胚乳白色，子叶2，浅黄色，富油性。气微，味淡。	黄棕色粉末，气微，味淡。
照片	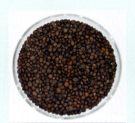	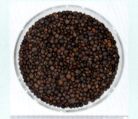	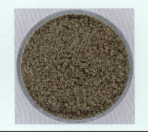

炒酸枣仁鉴别特征

	原料药材	原形饮片	候选标准饮片
性状特征	扁圆形或扁椭圆形，长5～9mm，宽5～7mm，厚约3mm。表面紫红色或紫褐色，平滑有光泽，有的有裂纹。有的两面均呈圆隆状突起；有的一面较平坦，中间有1条隆起的纵线纹；另一面稍突起。一端凹陷，可见线形种脐；另一端有细小突起的合点。种皮较脆，胚乳白色，子叶2，浅黄色，富油性。气微，味淡。	表面微鼓起，微具焦斑，呈扁圆形或扁椭圆形，长5～9mm，宽5～7mm，厚约3mm。表面紫红色或紫褐色，平滑有光泽，有的有裂纹。有的两面均呈圆隆状突起；有的一面较平坦，中间有1条隆起的纵线纹；另一面稍突起。一端凹陷，可见线形种脐；另一端有细小突起的合点。种皮较脆，胚乳白色，子叶2，浅黄色，富油性。略具焦香气，味淡。	黄棕色粉末，略具焦香气，味淡。
照片	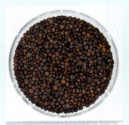	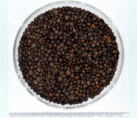	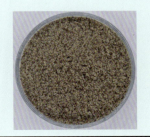

槟榔鉴别特征

	原料药材	原形饮片	候选标准饮片
性状特征	扁球形或圆锥形，高 1.5～3.5cm，底部直径 1.5～3.0cm。表面淡黄棕色或淡红棕色，具稍凹下的网状沟纹，底部中心有圆形凹陷的珠孔，其旁有一明显瘢痕状种脐。质坚硬，不易破碎，断面可见棕色种皮与白色胚乳相间的大理石样花纹。气微，味涩、微苦。	类圆形薄片。切面可见棕色种皮与白色胚乳相间的大理石样花纹。气微，味涩、微苦。	棕黄色至棕色粉末。气微，味涩、微苦。
照片	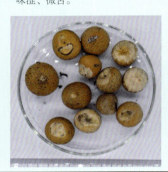	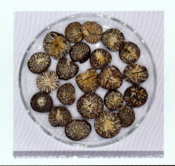	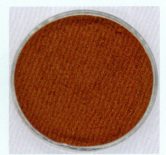

焦槟榔鉴别特征

	原料药材	原形饮片	候选标准饮片
性状特征	扁球形或圆锥形，高 1.5～3.5cm，底部直径 1.5～3.0cm。表面淡黄棕色或淡红棕色，具稍凹下的网状沟纹，底部中心有圆形凹陷的珠孔，其旁有一明显瘢痕状种脐。质坚硬，不易破碎，断面可见棕色种皮与白色胚乳相间的大理石样花纹。气微，味涩、微苦。	类圆形薄片。直径 1.5～3cm，厚 1～2mm。表面焦黄色，可见大理石样花纹。质脆，易碎。气微，味涩、微苦。	焦黄色至焦褐色粉末。气微，味涩、微苦。
照片	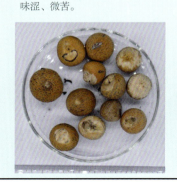	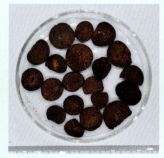	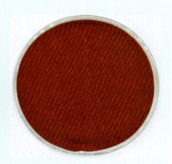

苦杏仁鉴别特征

	原料药材	原形饮片	候选标准饮片
性状特征	扁心形，长 1.0～1.5cm，宽0.8～1.2cm，厚0.5～0.8cm，表面黄棕色至深棕色，一端尖，另一端钝圆，肥厚，左右不对称，尖端一侧有短线形种脐，圆端合点处向上具多数深棕色的脉纹。种皮薄，子叶2，乳白色，富油性。气微，味苦。	扁心形，长 1.0～1.5cm，宽0.8～1.2cm，厚0.5～0.8cm，表面黄棕色至深棕色，一端尖，另一端钝圆，肥厚，左右不对称，尖端一侧有短线形种脐，圆端合点处向上具多数深棕色的脉纹。种皮薄，子叶2，乳白色，富油性。气微，味苦。	黄白色粉末，富油性。有特异的香气，味苦。
照片	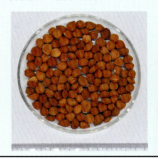	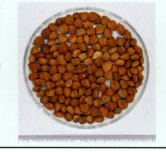	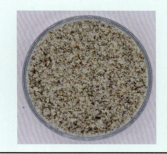

燀苦杏仁鉴别特征

	原料药材	原形饮片	候选标准饮片
性状特征	扁心形，长 1.0～1.5cm，宽0.8～1.2cm，厚0.5～0.8cm，表面黄棕色至深棕色，一端尖，另一端钝圆，肥厚，左右不对称，尖端一侧有短线形种脐，圆端合点处向上具多数深棕色的脉纹。种皮薄，子叶2，乳白色，富油性。气微，味苦。	扁心形或分离成单瓣，表面乳白色或黄白色，一端尖，另一端钝圆，肥厚，左右不对称，富油性。有特异的香气，味苦。	乳白色粉末，富油性。有特异的香气，味苦。
照片	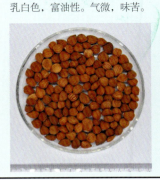	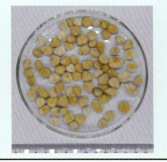	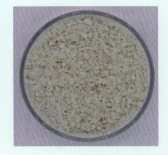